国家卫生和计划生育委员会“十三五”规划教材
全国高等中医药院校研究生教材
供中医药、中西医结合等专业用

温病学理论与实践

第2版

主　编　谷晓红　杨　宇

副主编　刘　涛　周语平　吴智兵　张思超

编　委（以姓氏笔画为序）

马伯艳（黑龙江中医药大学）　杨爱东（上海中医药大学）
马晓北（中国中医科学院）　吴智兵（广州中医药大学）
冯　明（山西中医学院）　谷晓红（北京中医药大学）
刘　林（湖北中医药大学）　张思超（山东中医药大学）
刘　涛（南京中医药大学）　陈宝国（江西中医药大学）
刘铁钢（北京中医药大学）　周语平（甘肃中医药大学）
李　斌（辽宁中医药大学）　郑旭锐（陕西中医药大学）
李鑫辉（湖南中医药大学）　赵岩松（北京中医药大学）
杨　宇（成都中医药大学）　鲁玉辉（福建中医药大学）

秘　书　刘铁钢（兼）　郭尹玲（成都中医药大学）

人民卫生出版社

图书在版编目(CIP)数据

温病学理论与实践/谷晓红,杨宇主编.—2版.—北京:人民卫生出版社,2016

ISBN 978-7-117-23148-0

Ⅰ.①温… Ⅱ.①谷… ②杨… Ⅲ.①温病学说-研究生-教材 Ⅳ.①R254.2

中国版本图书馆CIP数据核字(2016)第215335号

温病学理论与实践

第2版

主　　编:谷晓红　杨　宇
出版发行:人民卫生出版社(中继线 010-59780011)
地　　址:北京市朝阳区潘家园南里19号
邮　　编:100021
E - mail:pmph @ pmph.com
购书热线:010-59787592　010-59787584　010-65264830
印　　刷:北京机工印刷厂
经　　销:新华书店
开　　本:787×1092　1/16　　印张:18
字　　数:438千字
版　　次:2009年1月第1版　　2016年10月第2版
　　　　　2016年10月第2版第1次印刷(总第2次印刷)
标准书号:ISBN 978-7-117-23148-0/R·23149
定　　价:56.00元
打击盗版举报电话:010-59787491　E-mail:WQ @ pmph.com
(凡属印装质量问题请与本社市场营销中心联系退换)

出版说明

为了更好地贯彻落实《国家中长期教育改革和发展规划纲要(2010—2020年)》和《医药卫生中长期人才发展规划(2011—2020年)》,进一步适应新时期中医药研究生教育和教学的需要,推动中医药研究生教育事业的发展,经人民卫生出版社研究决定,在总结汲取首版教材成功经验的基础上,开展全国高等中医药院校研究生规划教材(第二轮)的编写工作。

全套教材围绕教育部的培养目标,国家卫生和计划生育委员会、国家中医药管理局的行业要求与用人需求,整体设计,科学规划,合理优化构建教材编写体系,加快教材内容改革,注重各学科之间的衔接,形成科学的教材课程体系。本套教材将以加强中医药类研究生临床能力(临床思维、临床技能)和科研能力(科研思维、科研方法)的培养、突出传承,坚持创新,着眼学生进一步获取知识、挖掘知识、提出问题、分析问题、解决问题能力的培养,正确引导研究生形成严谨的科研思维方式和严肃认真的求学态度为宗旨,同时强调实用性(临床实践、临床科研中用得上)和思想性(启发学生批判性思维、创新性思维),从内容、结构、形式等各个环节精益求精,力求使整套教材成为中医药研究生教育的精品教材。

本轮教材共规划、确定了基础、经典、临床、中药学、中西医结合5大系列55种。教材主编、副主编和编委的遴选按照公开、公平、公正的原则,在全国40余所高等院校1200余位专家和学者申报的基础上,1000余位申报者经全国高等中医药院校研究生教育国家卫生和计划生育委员会"十三五"规划教材建设指导委员会批准,聘任为主编、主审、副主编和编委。

本套教材主要特色是:

1. 坚持创新,彰显特色　教材编写思路、框架设计、内容取舍等与本科教材有明显区别,具有前瞻性、启发性。强调知识的交叉性与综合性,教材框架设计注意引进创新的理念和教改成果,彰显特色,提高研究生学习的主动性。

2. 重难热疑,四点突出　教材编写紧跟时代发展,反映最新学术、临床进展,围绕本学科的重点、难点、热点、疑点,构建教材核心内容,引导研究生深入开展关于"四点"的理论探讨和实践研究。

3. 培养能力,授人以渔　研究生的培养要体现思维方式的训练,教材编写力求有利于培养研究生获取新知识的能力、分析问题和解决问题的能力,更注重培养研究生的思维方法。注重理论联系实际,加强案例分析、现代研究进展,使研究生学以致用。

4. 注重传承,不离根本　本套研究生教材是培养中医药类研究生的重要工具,使浸含在中医中的传统文化得到大力弘扬,在讲述现代医学知识的同时,中医的辨证论治特色也在教材中得以充分反映。学生通过本套教材的学习,将进一步坚定信念,成为我国伟大的中医药事业的接班人。

5. 认真规划，详略得当　编写团队在开展工作之前，进行了认真的顶层设计，确定教材编写内容，严格界定本科与研究生的知识差异，教材编写既不沿袭本科教材的框架，也不是本科教材内容的扩充。编写团队认真总结、详细讨论了现阶段研究生必备的学科知识，并使其在教材中得以凸显。

6. 纸质数字，相得益彰　本轮教材的编写同时鼓励各学科配备相应的数字教材，此为中医出版界引领风气之先的重要举措，图文并茂、人机互动，提高研究生学以致用的效率和学习的积极性。利用网络等开放课程及时补充或更新知识，保持研究生教材内容的先进性、弥补教材易滞后的局限性。

7. 面向实际，拓宽效用　本套教材在编写过程中应充分考虑硕士层次知识结构及实际需要，并适当兼顾初级博士层次研究生教学需要，在学术过渡、引导等方面予以考量。本套教材还与住院医师规范化培训要求相对接，在规培教学方面起到实际的引领作用。同时，本套教材亦可作为专科医生、在职医疗人员重要的参考用书，促进其学术精进。

本轮教材的修订编写，教育部、国家卫生和计划生育委员会、国家中医药管理局有关领导和相关专家给予了大力支持和指导，得到了全国40余所院校和医院、科研机构领导、专家和教师的积极支持和参与，在此，对有关单位和个人致以衷心的感谢！希望各院校在教学使用中以及在探索课程体系、课程标准和教材建设与改革的进程中，及时提出宝贵意见或建议，以便不断修订和完善，为下一轮教材修订工作奠定坚实的基础。

人民卫生出版社有限公司

2016年6月

全国高等中医药院校研究生教育 国家卫生和计划生育委员会 “十三五”规划教材建设指导委员会名单

国家卫生和计划生育委员会“十三五”规划教材
全国高等中医药院校研究生规划教材目录

一、基础系列

1	自然辩证法概论（第2版）	主编　崔瑞兰
2	医学统计学	主编　王泓午
3	科研思路与方法（第2版）	主编　季　光　赵宗江
4	医学文献检索	主编　高巧林　章新友
5	循证中医药临床研究方法（第2版）	主编　刘建平
6	中医基础理论专论（第2版）	主编　郭霞珍　王　键
7	方剂学专论	主编　李　冀　谢　鸣
8	中药学专论	主编　钟赣生　杨柏灿
9	中医诊断学专论	主编　黄惠勇　李灿东
10	神经解剖学	主编　孙红梅　申国明
11	中医文献学	主编　严季澜　陈仁寿
12	中医药发展史专论	主编　程　伟　朱建平
13	医学英语	主编　姚　欣　桑　珍

二、经典系列

14	内经理论与实践（第2版）	主编　王　平　贺　娟
15	伤寒论理论与实践（第2版）	主编　李赛美　李宇航
16	金匮要略理论与实践（第2版）	主编　姜德友　贾春华
17	温病学理论与实践（第2版）	主编　谷晓红　杨　宇
18	难经理论与实践	主编　翟双庆

三、临床系列

19	中医内科学临床研究	主编　薛博瑜　吴　伟
20	中医外科学临床研究（第2版）	主编　陈红风
21	中医妇科学临床研究（第2版）	主编　罗颂平　刘雁峰
22	中医儿科学临床研究（第2版）	主编　马　融
23	中医骨伤科学临床研究（第2版）	主编　王拥军　冷向阳

24 中医优势治疗技术学 主编 张俊龙
25 中医脑病学临床研究 主编 高 颖
26 中医风湿病学临床研究 主编 刘 维
27 中医肺病学临床研究 主编 吕晓东
28 中医急诊学临床研究(第2版) 主编 刘清泉
29 针灸学临床研究(第2版) 主编 梁繁荣 许能贵
30 推拿学临床研究 主编 王之虹
31 针灸医学导论 主编 徐 斌 王富春
32 经络诊断理论与实践 主编 余曙光 陈跃来
33 针灸医案学 主编 李 瑞
34 中国推拿流派概论 主编 房 敏
35 针灸流派概论(第2版) 主编 高希言
36 中医养生保健研究(第2版) 主编 蒋力生 马烈光

四、中药学系列

37 中药化学专论(第2版) 主编 匡海学
38 中药药理学专论(第2版) 主编 孙建宁 彭 成
39 中药鉴定学专论(第2版) 主编 康廷国 王峥涛
40 中药药剂学专论(第2版) 主编 杨 明 傅超美
41 中药炮制学专论(第2版) 主编 蔡宝昌 龚千锋
42 中药分析学专论 主编 乔延江 张 彤
43 中药药房管理与药学服务 主编 杜守颖 谢 明
44 制药工程学专论 主编 王 沛
45 分子生药学专论 主编 贾景明 刘春生

五、中西医结合系列

46 中西医结合内科学临床研究 主编 杨关林 冼绍祥
47 中西医结合外科学临床研究 主编 何清湖 刘 胜
48 中西医结合妇产科学临床研究 主编 连 方 谈 勇
49 中西医结合儿科学临床研究 主编 虞坚尔 常 克
50 中西医结合急救医学临床研究 主编 方邦江 张晓云
51 中西医结合临床研究方法学 主编 刘 萍 谢雁鸣
52 中西医结合神经病学临床研究 主编 杨文明
53 中西医结合骨伤科学临床研究 主编 徐 林 刘献祥
54 中西医结合肿瘤临床研究 主编 许 玲 徐 巍
55 中西医结合重症医学临床研究 主编 张敏州

前言

全国高等中医药院校研究生“十三五”规划教材《温病学理论与实践》是国家卫生和计划生育委员会、全国高等医药教材建设研究会，为适应高等中医教育教学深化改革而组织北京中医药大学、成都中医药大学、南京中医药大学、甘肃中医药大学、广州中医药大学、山东中医药大学、上海中医药大学、中国中医科学院、湖南中医药大学、黑龙江中医药大学、湖北中医药大学、山西中医学院、辽宁中医药大学、福建中医药大学、江西中医药大学、陕西中医药大学 16 所中医院校的温病学专家编写而成。本教材适用于中医学、中西医结合各专业硕士及博士研究生，并可以作为中医理论与临床从业者的高级研修参考书。

根据国家卫生和计划生育委员会、国家中医药管理局的行业要求，结合中医学、中西医结合专业研究生培养方案，本教材以加强研究生临床能力和科研能力为宗旨，重点培养研究生温病学的辨治思维，编写过程中突出温病学的经典理论及名家治疗特色，恰当处理与本科温病学教材联系与区别，并且兼顾温病学基础理论的完整性。本教材一方面加强温病学理论的解读与阐释，重点突出温病名家及其经典著作；另一方面注重临床实践，将热点瞄准现代感染性疾病，尤其是新发传染病的认识和辨治进展，同时倡导用温病学辨治思路指导临床各科的代表疾病，拓展温病学的临床应用，体现温病学辨治思路的优势，同时体现温病学理论与临床的最新研究成果，以引导研究生的科研思维方式、启发研究生的中医临床思路。

本教材共分为上、中、下三篇。上篇为温病学理论研究，由谷晓红、刘涛、周语平、冯明、刘铁钢编写，包括温病病因与发病学说、温病辨证理论研究、温病治法研究等内容；中篇为温病学术流派及名家学术思想研究，由杨宇、马晓北、刘林、陈宝国编写，包括主流学派、温疫学派、伏温学派、兼融学派等内容；下篇为温病学临床研究，由吴智兵、张思超、赵岩松、杨爱东、郑旭锐、鲁玉辉、李鑫辉、马伯艳、李斌编写，包括常见传染病温病学辨治思路、临床各科疾病温病学辨治思路、近代温病名家学术思想与临床经验等内容。

在本教材的编写过程中，得到各编者所在院校的大力支持，于此表示诚挚的感谢！希望各兄弟院校广大师生在使用本教材过程中提出宝贵意见，以便我们进一步改进提高，共同做好温病学课程教材的建设工作。

编　者

2016 年 6 月

目　录

上篇　温病学理论研究

导论 ······ 1
一、温病学的学科特点与地位 ······ 1
二、温病学的学习要求与方法 ······ 5

第一章　温病病因与发病学说 ······ 7
第一节　六淫病因学说 ······ 7
一、六淫的概念及其源流 ······ 7
二、六淫的主要致病特点 ······ 8
第二节　疠气病因学说 ······ 9
一、疠气的概念及其源流 ······ 9
二、疠气的主要致病特点 ······ 10
第三节　温毒病因学说 ······ 10
一、温毒的概念及其源流 ······ 11
二、温毒的主要致病特点 ······ 11
第四节　温病伏气学说 ······ 12
一、伏气的概念及其源流 ······ 12
二、伏气的主要致病特点 ······ 13
第五节　温病发病学说 ······ 14
一、温病发病因素 ······ 14
二、温病发病类型 ······ 15

第二章　温病辨证理论研究 ······ 18
第一节　卫气营血辨证理论 ······ 18
一、卫气营血辨证源流 ······ 18
二、卫气营血辨证思路 ······ 19
第二节　三焦辨证理论 ······ 23
一、三焦辨证渊源 ······ 24

二、三焦辨证思路 …… 25
第三节 卫气营血辨证与三焦辨证的关系 …… 29
一、卫气营血辨证与三焦辨证的意义 …… 29
二、卫气营血辨证和三焦辨证的关系 …… 30
附:卫气营血的实验研究 …… 31

第三章 温病治法研究 …… 33
第一节 温病治疗思想 …… 33
一、祛邪思想 …… 33
二、扶正思想 …… 34
三、调理气血 …… 35
第二节 温病常用治法 …… 37
一、解表法 …… 37
二、清热法 …… 37
三、攻下法 …… 38
四、和解法 …… 39
五、清热祛湿法 …… 40
六、活血化瘀法 …… 41
七、养阴生津法 …… 42
八、开窍醒神法 …… 42
第三节 温病常用方的临床应用 …… 43
一、银翘散类方 …… 43
二、白虎汤类方 …… 44
三、承气汤类方 …… 46
四、清营汤类方 …… 47
五、犀角地黄汤类方 …… 48
六、清瘟败毒饮类方 …… 49
七、安宫牛黄丸类方 …… 50
八、沙参麦冬汤类方 …… 51
九、黄连阿胶汤类方 …… 52
十、加减复脉汤类方 …… 53
十一、三仁汤类方 …… 55
十二、新加香薷饮类方 …… 56
十三、达原饮类方 …… 57
十四、加减正气散类方 …… 58
十五、三石汤类方 …… 59
十六、宣清导浊汤类方 …… 60
附:温病治法的现代研究 …… 61

中篇 温病学术流派及名家学术思想研究

第四章 主流学派 …… 65
第一节 叶天士著作及其学术思想概要 …… 66
一、《温热论》主要内容介绍 …… 67
二、叶天士学术思想概要 …… 77
第二节 薛生白著作及其学术思想概要 …… 80
一、《湿热病篇》主要内容介绍 …… 80
二、薛生白学术思想概要 …… 88
第三节 吴鞠通著作及其学术思想概要 …… 90
一、《温病条辨》主要内容介绍 …… 91
二、吴鞠通学术思想概要 …… 99
第四节 王孟英著作及其学术思想概要 …… 104
一、《温热经纬》主要内容介绍 …… 104
二、王孟英学术思想概要 …… 108

第五章 温疫学派 …… 114
第一节 吴又可著作及其学术思想概要 …… 114
一、《温疫论》主要内容介绍 …… 114
二、吴又可学术思想概要 …… 118
第二节 戴天章著作及其学术思想概要 …… 120
一、《广瘟疫论》主要内容介绍 …… 120
二、戴天章学术思想概要 …… 122
第三节 杨栗山著作及其学术思想概要 …… 124
一、《伤寒瘟疫条辨》主要内容介绍 …… 124
二、杨栗山学术思想概要 …… 125
第四节 刘松峰著作及其学术思想概要 …… 126
一、《松峰说疫》主要内容介绍 …… 126
二、刘松峰学术思想概要 …… 128
第五节 余师愚著作及其学术思想概要 …… 129
一、《疫疹一得》主要内容介绍 …… 129
二、余师愚学术思想概要 …… 130

第六章 伏温学派 …… 133
第一节 柳宝诒著作及其学术思想概要 …… 134
一、《温热逢源》主要内容介绍 …… 134
二、柳宝诒学术思想概要 …… 136
第二节 何廉臣著作及其学术思想概要 …… 138
一、《重订广温热论》主要内容介绍 …… 138

二、何廉臣学术思想概要 …… 141

第七章 兼融学派 …… 143
第一节 俞根初著作及其学术思想概要 …… 144
一、《通俗伤寒论》主要内容介绍 …… 144
二、俞根初学术思想概要 …… 146
第二节 吴坤安著作及其学术思想概要 …… 147
一、《伤寒指掌》主要内容介绍 …… 147
二、吴坤安学术思想概要 …… 148
第三节 雷少逸著作及其学术思想概要 …… 150
一、《时病论》主要内容介绍 …… 150
二、雷少逸学术思想概要 …… 151
附:温病学文献研究 …… 152

下篇 温病学临床研究

第八章 常见传染病温病学辨治思路 …… 155
第一节 甲型 H1N1 流感 …… 155
一、概述 …… 155
二、病因病机 …… 155
三、温病学辨治思路 …… 156
四、中医治疗研究进展 …… 157
第二节 人感染 H7N9 禽流感 …… 158
一、概述 …… 158
二、病因病机 …… 158
三、温病学辨治思路 …… 159
四、中医治疗研究进展 …… 160
第三节 传染性非典型肺炎 …… 161
一、概述 …… 161
二、病因病机 …… 161
三、温病学辨治思路 …… 161
四、中医治疗研究进展 …… 164
第四节 社区获得性肺炎 …… 166
一、概述 …… 166
二、病因病机 …… 167
三、温病学辨治思路 …… 167
四、中医治疗研究进展 …… 170
第五节 手足口病 …… 170
一、概述 …… 170
二、病因病机 …… 171

三、温病学辨治思路 …… 171
四、中医治疗研究进展 …… 174
第六节　艾滋病 …… 175
一、概述 …… 175
二、病因病机 …… 175
三、温病学辨治思路 …… 176
四、中医治疗研究进展 …… 181
第七节　病毒性肝炎 …… 182
一、概述 …… 182
二、病因病机 …… 183
三、温病学辨治思路 …… 183
四、中医治疗研究进展 …… 186
第八节　流行性出血热 …… 187
一、概述 …… 187
二、病因病机 …… 187
三、温病学辨治思路 …… 188
四、中医治疗研究进展 …… 190
第九节　麻疹 …… 191
一、概述 …… 191
二、病因病机 …… 192
三、温病学辨治思路 …… 192
四、中医治疗研究进展 …… 194
第十节　病毒性肠道感染 …… 194
一、概述 …… 194
二、病因病机 …… 195
三、温病学辨治思路 …… 195
四、中医治疗研究进展 …… 197
第十一节　病毒性脑炎 …… 198
一、概述 …… 198
二、病因病机 …… 198
三、温病学辨治思路 …… 199
四、中医治疗研究进展 …… 200

第九章　临床各科疾病温病学辨治思路 …… 202
第一节　系统性红斑狼疮 …… 202
一、概述 …… 202
二、病因病机 …… 202
三、温病学辨治思路 …… 203
四、中医治疗研究进展 …… 205

第二节 类风湿关节炎 …… 206
一、概述 …… 206
二、病因病机 …… 206
三、温病学辨治思路 …… 207
四、中医药治疗的研究进展 …… 208
第三节 干燥综合征 …… 209
一、概述 …… 209
二、病因病机 …… 210
三、温病学辨治思路 …… 210
四、中医治疗研究进展 …… 212
第四节 尿路感染 …… 213
一、概述 …… 213
二、病因病机 …… 213
三、温病学辨治思路 …… 214
四、中医治疗研究进展 …… 215
第五节 尿毒症 …… 215
一、概述 …… 215
二、病因病机 …… 216
三、温病学辨治思路 …… 216
四、中医治疗研究进展 …… 217
第六节 盆腔炎 …… 218
一、概述 …… 218
二、病因病机 …… 218
三、温病学辨治思路 …… 219
四、中医治疗研究进展 …… 220
第七节 银屑病 …… 221
一、概述 …… 221
二、病因病机 …… 221
三、温病学辨治思路 …… 222
四、中医治疗研究进展 …… 223
第八节 湿疹 …… 224
一、概述 …… 224
二、病因病机 …… 225
三、温病学辨治思路 …… 225
四、中医治疗研究进展 …… 226
第九节 痤疮 …… 227
一、概述 …… 227
二、病因病机 …… 227
三、温病学辨治思路 …… 228

四、中医治疗研究进展 …… 229
第十节 带状疱疹 …… 230
一、概述 …… 230
二、病因病机 …… 230
三、温病学辨治思路 …… 230
四、中医治疗研究进展 …… 232
第十一节 复发性口腔溃疡 …… 233
一、概述 …… 233
二、病因病机 …… 233
三、温病学辨治思路 …… 233
四、中医治疗研究进展 …… 234
第十二节 儿童抽动秽语综合征 …… 236
一、概述 …… 236
二、病因病机 …… 236
三、温病学辨治思路 …… 237
四、中医治疗研究进展 …… 238
第十三节 糖尿病 …… 239
一、概述 …… 239
二、病因病机 …… 240
三、温病学辨治思路 …… 241
四、中医治疗研究进展 …… 242
第十四节 中风 …… 244
一、概述 …… 244
二、病因病机 …… 244
三、温病学辨治思路 …… 245
四、中医治疗研究进展 …… 246

第十章 近代温病名家学术思想与临床经验 …… 250
第一节 张聿青 …… 250
一、生平概况与著作 …… 250
二、学术思想与临床经验 …… 250
第二节 张锡纯 …… 251
一、生平概况与著作 …… 251
二、学术思想与临床经验 …… 252
第三节 丁甘仁 …… 254
一、生平概况与著作 …… 254
二、学术思想与临床经验 …… 254
第四节 夏应堂 …… 255
一、生平概况与著作 …… 255

二、学术思想与临床经验……256
第五节　吴锡璜……257
一、生平概况与著作……257
二、学术思想与临床经验……257
第六节　曹炳章……258
一、生平概况与著作……258
二、学术思想与临床经验……259
第七节　蒲辅周……259
一、生平概况与著作……259
二、学术思想与临床经验……260
第八节　时逸人……261
一、生平概况与著作……261
二、学术思想与临床经验……261
第九节　严苍山……262
一、生平概况与著作……262
二、学术思想与临床经验……263

主要参考书目……266

上篇　温病学理论研究

导　论

一、温病学的学科特点与地位

温病学是研究温病发生发展规律及其预防和诊治方法的一门学科。它的任务主要在于阐明温病的病因、发病、病理变化、诊断方法，及其预防和治疗措施。温病学理论不仅对指导温病的诊治具有很强的临床价值，又因其卫气营血辨证和三焦辨证体系是中医临床各科的重要基础之一，故又兼具中医基础学科的性质。其原著《温热论》、《温病条辨》等被视为中医经典著作，历来都认为温病学是学习中医学的必修课程，可见，温病学在中医学中占有重要地位。

温病学的研究对象是外感疾病中具有温热性质的一类疾病，一般称为温病。因其发病与春、夏、秋、冬四季的气候变化密切相关，故又可称为四时温病。温病学蕴涵着历代医家防治温病的丰富的学术理论和经验，实践证明，这些理论和经验对于防治多种传染病和感染性疾病，以及一些非感染性发热性疾病有着重要的意义。二十世纪中期以来，中医学得到了长足的发展，广大医务工作者运用温病学的理论和经验，治疗多种包括急性传染病在内的急性感染性疾病及其他一些发热性疾病，取得了可喜的成绩，特别是近年来，在传染性非典型肺炎、人禽流感等突发公共卫生事件的防治中展现出重要作用，引起了国内外医学界的重视。目前，传染病和感染性疾病的发生和流行，仍严重威胁着人类的健康，已经成为当今临床医学一大难题，此必将促进温病学更紧密地结合多种传染病和感染性疾病防治的重大需求，进而推动温病学理论和温病防治水平的进一步提高。

温病学的学科特点主要体现在以下两个方面：

其一，温病学是在继承《伤寒论》的基础上发展而成。温病学的形成经历了漫长的历史过程，从某种意义上说，一部温病学的发展形成史，就是其在伤寒体系中孕育，发展，变革，以致分化区别，从而自成体系的历史。

战国至晋唐时期，《内经》、《难经》、《伤寒杂病论》等先后问世，形成了中医学初步的理论体系，提出了温病病名，对温病的论述散见而无专著，其最大特点是在概念上温病隶属于伤寒范畴。

《内经》首次提出温病病名，仅《素问》中提到温病病名的就有60多处，散见于11篇中。《内经》对温病的论述，除了提出病名外，尚对其因、证、脉、治等方面作过论述。综观《内经》,与温病关系密切的论述有:《素问》中的《热论》、《刺热》、《评热病论》,《灵枢》中的《热病》。另如《本病论》、《刺法论》、《六元正纪大论》等,虽未以热病作篇名,但论述的许多有关热病的内容,也是研究温病的经典文献。从概念上讲,《内经》将温病隶属于伤寒的范畴,即《素问·热论》中“今夫热病者,皆伤寒之类也”之说。

《难经·五十八难》则进一步提出了“广义伤寒”和“狭义伤寒”的概念,所谓:“伤寒有五:有中风,有伤寒,有湿温,有热病,有温病”,将温病隶属于广义伤寒之中。

《伤寒论》承袭《内经》、《难经》之说,在广义伤寒的范畴内论述温病。简明地描述了温病初期热象偏盛的临床特点,即所谓:“太阳病,发热而渴,不恶寒者为温病”。其六经辨证纲领,对温病卫气营血、三焦辨证纲领的创立,具有重要的启迪。《伤寒论》虽未明确提出温病的治疗方剂,但所述的清热、攻下、养阴等治法及其相应方药,确可适用于温病,为温病治疗学的形成奠定了基础。

《伤寒论》之后至晋唐的一些医学著作,对温病的因、证、脉、治有进一步的认识,但理论朴素,内容驳杂。

综上,这一时期在概念上将伤寒作为一切外感热病的总称,温病归属于伤寒范畴,未能形成自身的辨证论治体系,此为温病学发展的萌芽阶段,也可称为隶属伤寒期。

至宋金元时期,则更加关注温病与伤寒的区别,在临床实践中发现采用伤寒的治法方药治疗温病的弊端,从而逐步从理论、治法、方药等方面进行变革,创立新说,推进温病从伤寒体系中分化的进程。

在《伤寒论》“特重于世”的宋代,多用《伤寒论》的理论方药通治温病。宋代研究《伤寒论》的名家,如韩祗和、庞安时、朱肱等人,在深入研究《伤寒论》和临床实践中,深刻体会到温病与伤寒的区别,提出温病的治疗不能墨守经方不变,应当变通《伤寒论》治法。如韩祗和在《伤寒微旨论》中,对仲景方“竟不能更张毫厘”的做法进行批驳,提出热病可“别立方药而不从仲景方”的主张。庞安时在《伤寒总病论》中,以桂枝汤为例,因时、因地、因人加减变化,为活用经方作出示范。朱肱继庞安时之后在《伤寒类证活人书》中,也对运用《伤寒论》辛温解表剂治疗外感病须加寒凉清热药,发表了类似的见解。而其中重要的代表人物,则为金元四大家之一的刘河间。在理论上,他根据《素问·热论》,重申伤寒六经传变俱是热证,非有阴寒之证,并创造性地提出“六气皆从火化”的观点,为温病以寒凉清热为主的治疗学的形成奠定了理论基础,开创了先河,进而创制了双解散、防风通圣散、凉膈散等辛散解表、寒凉清里的表里双解剂。刘河间创新论、立新法、制新方,使温病在摆脱伤寒体系束缚的道路上向前推进了一大步,所以,后世有“伤寒宗仲景,热病崇河间”之说。

最终使温病从伤寒体系中分化出来的是元代末年的王安道。王安道认为应当从概念、发病机理、治疗原则等三个方面,将温病与伤寒加以明确区分,其《医经溯洄集》中说:“夫惟世以温病热病混称伤寒……以用温热之药。若此者,因名乱实,而戕人之生,名其可不正乎?”强调“温病不得混称伤寒”。并提出温病的发病机理是里热外达,因而主张温病的治疗应以清里热为主。至此,对温病的认识始从伤寒体系中分化出来,故清代温病学家吴鞠通评价王安道“始能脱却伤寒,辨证温病”。

上述可见,宋至金元时期,温病学在理法方药诸方面都有重大的发展,从温病的概念、病因、病机特点、治法和方药等方面不断进行变革,逐渐使温病从《伤寒论》体系中分化出来。因此,这一时期可以说是温病学的成长阶段,也可称为变革分化期。

明清时期为温病学发展最重要的阶段，这一时期，众多医家在总结、继承前人有关温病的理论和经验的基础上，结合各自的实践体会，对温病学的多个领域进行了开拓性的深入研究，涌现了大量的温病学专著，在温病的病因、发病、辨证、诊断方法，以及治法方药诸方面不断丰富和发展，形成了较为完善的温病学理论体系，使之成为一门独立的学科，故这一时期，可称为温病学的形成阶段，也可称为自成体系期。

明代医家吴又可著第一部温疫学专著——《温疫论》，明确提出温疫与伤寒的性质完全不同，有“霄壤之隔”，对温疫的病因、病机、治疗等提出了许多独特的见解。在病因方面，推论出温疫是感受杂气所致，杂气非风、非寒、非暑、非湿，故又称作异气，其中的疠气为病颇重，众人触之即病。杂气具有致病的特异性，包括“偏中”性，如“人病而禽兽不病”；不同的杂气引起不同的疫病，即“各随其气而为诸病”；以及“专入某脏腑经络”的病位特异性。在病机方面，认为杂气从口鼻而入，始客于膜原，邪溃则有九种传变，大凡不出表里之间。在治疗上强调祛邪，创立疏利透达之法，并欲求针对温疫的特效药物，即“能知以物制气，一病只有一药之到病已，不烦君臣佐使品味加减之劳矣”。

明代医家张鹤腾（号凤逵）所著第一部暑病专著——《伤暑全书》，对暑病的病因、发病、辨证、诊断、治法和方剂等均有较为详细而系统的论述，在收录前人有关暑病的理论和证治经验的基础上，提出了许多自己的创见，对暑病的理法方药颇多发挥。

在清代众多医家中，首推被誉为“温热大师”的叶天士对温病学所作出的贡献。由叶天士口授，其门人笔录整理而成的《温热论》，为温病学理论的奠基之作。该篇系统阐述了温病的病因、病机、感邪途径、邪犯部位、传变规律和治疗大法等。指明新感温病病因是温邪，感邪途径为从口鼻而入，首犯部位为手太阴肺，其传变有逆传和顺传两种形式。创立了卫气营血学说，以阐明温病病机变化及其辨证论治规律。丰富和发展了有关温病的诊断方法，如辨舌、验齿、辨斑疹、辨白痦等。此外，由其门人所辑的《临证指南医案》保留了许多叶天士治疗温病的验案，其有关论述及其辨证、立法、处方，为后世论治温病提供了范例。

与叶天士同时代的医家薛生白，立湿热病专论，所著《湿热病篇》对湿热病的病因、病机、辨证论治作了较全面、系统的论述，尤其是对湿热之邪在上、中、下三焦的辨证、治疗和具体方药进行了条分缕析的论述，进一步充实和丰富了温病学内容。

温病学家吴鞠通以《临证指南医案》中有关温病的验案为依据，历取诸贤精妙，考之《内经》，参以心得，著成《温病条辨》，倡导三焦辨证，形成了以卫气营血、三焦为核心的温病辨证论治体系。吴鞠通总结出的一整套温病治疗方法和有效方剂，使温病的辨证与治疗臻于规范、完善。

王孟英则“以轩岐仲景之文为经，叶薛诸家之辨为纬”，旁考他书，参以经验，经纬交错，著成《温热经纬》，系统地构建了温病学体系，对19世纪60年代以前的温病学理论和证治作了较全面的整理，促进了温病学的进一步成熟和发展。至此，温病学成为一门独立学科而风行于大江南北。

以上叶、薛、吴、王，被誉为温病学四大医家。除此之外，清代还有许多医家从不同角度充实和发展了温病学的理论证治体系。如清初医家喻嘉言，在《尚论篇》中提出瘟疫三焦病变定位，以及以逐秽解毒为主的三焦分治原则，并对秋季燥邪为病的病机和治疗作了较深入的论述，将《内经》“秋伤于湿”，修订为“秋伤于燥”，创制了治疗燥热伤肺证的清燥救肺汤。此外，清代戴天章《广瘟疫论》、杨栗山《伤寒温疫条辨》、余师愚《疫疹一得》等，在吴又可《温疫论》基础上，对温疫的病因、病机、诊法和辨证论治，作出了补充和发展，并创制了许多行之有效的方剂。而陈平伯《外感温病篇》、柳宝诒的《温热逢源》、雷丰的《时病论》、俞肇源的《通俗伤寒论》等，则从不同侧面丰富充实了温病学的内容。

随着温病学在伤寒体系中孕育发展，变革分化，最终自成体系，另立门户，出现了对温病学的评价及其与《伤寒论》的关系等方面的激烈学术争论。

以陆九芝及其推崇者恽铁樵、陆渊雷等为代表的医家认为：伤寒是包括温病在内的一切外感热病的总称，《伤寒论》已经具备了温病证治的完整内容，温病不应另立门户，自成体系。他们坚持用《伤寒论》六经辨证指导温病证治，对以叶天士、吴鞠通为代表的温病主流学派的学术见解激烈抨击，认为是"标新立异，数典忘祖"。温病学派的基本观点则强调温病与伤寒为外感热病的两大类别，其病因病机截然不同，概念不容混淆，治疗必须严格区分。尽管《伤寒论》中有关于温病的内容，但毕竟"详于寒，略于温"，因此主张温病必须脱离伤寒范围，另立新论以"羽翼伤寒"。

应当肯定，温病学是在《伤寒论》基础上发展起来的，它所确立的辨证论治原则对温病学辨证纲领的形成，具有重大的启迪。《伤寒论》中许多治法方药，为温病学派所汲取，一直用于温病治疗，具有很高的学术和临床价值。但是《伤寒论》成书年代久远，由于历史条件的限制，认识上难免局限。随着社会的进步，医学的不断发展，在防治外感热病方面，为适应客观实际的需要，医疗实践经验的逐渐积累，不断创造新的治法，升华出新的理论，温病学的形成势在必然，其理论和具体证治都较之《伤寒论》有长足的进步，补充了《伤寒论》的不足，提高了外感热病的治疗效果。温病学与《伤寒论》在学术上是一脉相承的，是继承与发展的关系。温病学这一学科特点提示我们，学习研究《伤寒论》有助于追溯温病学之源，学有根基；研究温病学又有助于加深对《伤寒论》的领悟。

其二，温病学是由明清时代大量的温病学专著汇集而成。温病学主要由近300多年众多的温病学家的专著汇集而成，这一特点，与《黄帝内经》、《伤寒论》、《金匮要略》等经典著作以一本书为主形成一门学科明显不同。仅据《全国中医图书联合目录》载，温病学专著就达240余种。各家的学术理论与防治经验，互有短长，彼此不能相互取代和否定，应当兼收并蓄，系统继承，在此基础上结合实践，开拓前沿。如此大量的温病学专著，也可以按其学术渊源及主要特点，划分如下学术流派：

主流学派：此派以卫气营血辨证、三焦辨证体系为核心对温病进行研究。较其他各派，其理论更加系统完整，治法方药公允平和，易为广大医家所接受，是温病学流派中的主流学派，也是温病学自成体系的主要标志。代表医家及其著作如：叶天士《温热论》及《临证指南医案》中有关温病的内容，以及薛生白《湿热病篇》、吴鞠通《温病条辨》、王孟英《温热经纬》等。现行温病学本科教材的编写，大多主要依据此派的理论及经验。

温疫学派：此派以温疫为研究的主要课题，以吴又可所著的第一部温病学专著《温疫论》为先导，后世医家承其说加以发展，代表者如刘松峰《松峰说疫》、余师愚《疫疹一得》、戴天章《广瘟疫论》、杨栗山《伤寒温疫条辨》等。其学术特点在两个方面尤为引人注目：一为强调特殊致病因素，如吴又可的杂气论、刘松峰的邪毒说、余师愚的时气热毒说等。二为重视尽早采用攻击性的祛邪治疗，如吴又可开创的疏利透达法，首用辛香峻烈之品，直捣膜原巢穴，并擅用汗、吐、下三法；余师愚长于清热解毒，以清瘟败毒饮为治温疫诸证之主方；杨栗山重视火热怫郁，常将清、透、下、利诸法并施。

兼融学派:此派的特点是将伤寒、温病、温疫等融为一炉进行研究,每每兼用伤寒六经辨证及卫气营血、三焦辨证,处方用药不拘“经方”“时方”,并复有创新,终以追求实效为旨。虽其理论稍嫌驳杂,然方药则颇多效验,故在现行教材有关温病的治法方药中,每多引用。代表医家及其著作如俞根初《通俗伤寒论》、吴坤安《伤寒指掌》以及雷少逸《时病论》等。

伏温学派:此派以伏气温病为研究,以叶天士《三时伏气外感篇》为端绪,继以柳宝诒《温热逢源》和何廉臣《重订广温热论》等伏气温病学专著为代表而形成,伏温派的一大特点是专著少而兼论多,如吴又可《温疫论》中的杂气说、吴鞠通《温病条辨》中的伏暑晚发说、雷少逸《时病论》中的四时伏气说等,都与该派的研究课题密切相关。伏气温病学理论,确能较好解释某一类温病的发病机理。并且更重要的是,在这一理论指导下的临床实践的成功,反过来证明了这一理论的合理性,因而至今深受关注。

温病各家各派的主要研究对象都是温病,由于研究所采用的观点、方法不同,各自的实践体会不同,导致其见解有差异。这些宝贵的理论与经验,彼此既不能相互取代和否定,更不应简单地“缝合”或回避。而这些不同的见解,必然产生学术争鸣,认真剖析其论争,从而拓展视野,兼收并蓄,取长补短,更好地指导临床实践。

王孟英“以轩岐仲景之文为经,叶薛诸家之辨为纬”,编织出《温热经纬》,被誉为集温病学之大成。其“纬”线涉及诸多名家与流派,此从一侧面提示了温病学由明清时代大量的温病学专著汇集而成这一特点的重要性。

二、温病学的学习要求与方法

课程或学科的学术内容及其构成特点的不同,决定其学习和研究方法的不同;而研究生与本科生学习和研究的内容和方法又有区别,前者是在后者基础上的深化与拓展。据此特点,本教材将相关内容精心选裁,择善融汇,重新进行编排、补充、订正,形成了上篇、中篇、下篇三大部分。

上篇主要介绍温病学的学科特点与地位、温病学的学习要求与方法、温病病因与发病学说、温病辨证理论研究及温病治法研究等内容,是对本科温病学教材相关内容的提炼和深化,旨在既为非温病学专业的研究生了解温病学的基本理论概貌提供帮助,也有助于温病学专业研究生深入理解本学科相关内容。要求概念明确,原理清楚,并掌握温病诊治方法的基本要领。

正是由于温病学是众多医家在防治温病方面的理论和经验的结晶,由大量的温病学专著汇集而成,因此,教材中篇选择温病主要名家的学术思想及其研究加以介绍,以期更全面和深入地把握温病学的全貌。由于温病各家的研究方向或专题的不同,以及学术渊源、研究方法和各自临床经验的差异,可以划分成若干学术流派。以流派为纲去把握各家之说,能起到执纲挈领、纲举目张的作用,也有助于高屋建瓴,站在驾驭各家流派学术特点的高度,统观全局,取长补短,综合研究,推进学术发展。在学习和研究方法上,应当注意温病各家之说乃为一家之言,必然互有短长,只有取各家之长,扬长避短,才能较全面和正确地掌握温病学。

温病学理论不仅可以指导温病的诊治,因而具有很强的临床实践性,又因其卫气营血辨证和三焦辨证体系是中医临床各科的基础之一,而兼具中医基础学科的性质。因此,教材下篇专题讨论温病学临床研究,包括常见感染性传染病温病学辨治思路、临床各科疾病温病学辨治思路、近现代名家应用温病学理论经验等内容。要求在掌握常见传染病发生发展规律的基础上，对其演变过程中各中医证型的理法方药能一线贯通，基本掌握临床各科疾病的温病学辨治思路，对近现代名家应用温病学理论辨治各科疾病经验有所领悟，同时还应注意与上篇和中篇的相关内容进行联系和比较，以提高运用基础理论知识指导临床病例的分析和诊断治疗的能力。由于现代对温病学在实验、临床和文献等方面的研究取得了长足的进步，故在下篇辟专章介绍温病学现代进展概要，要求对温病学研究现状有基本了解，为进一步的研究选题奠定初步基础。

参考文献

[1] 张文选.论温病学学科的性质和发展方向[J].北京中医药大学学报，1996，19(5)：9-14.
[2] 肖倩倩，张福利.中医治疗突发传染病的优势回顾及构建温病学防治传染病体系之思考[J].中华中医药杂志，2014，29(9)：2860-2863.
[3] 赵静，王玉光，王燕平，等.新发、突发传染病中医药诊疗方案的制定及启示[J].中医杂志，2014，55(1)：64-67.
[4] 刘景源.温病学的形成与发展及文献版本源流[J].中医教育，2002，21(6)：45-47.
[5] 赵静，曹洪欣，张志斌.金元时期温病学发展对温病理论形成的影响[J].中国中医基础医学杂志，2008，14(12)：885-886.
[6] 李致重，刘颖恒，黎家恒，等.谈伤寒和温病的关系[J].中国中医基础医学杂志，2003，9(3)：13-16.
[7] 张之文.《温疫论》对温病学说形成和发展的影响[J].成都中医学院学报，1993，16(4)：7-9.
[8] 岳冬辉，毕岩.柳宝诒《温热逢源》论治伏气温病的特色[J].中医杂志，2015，56(19)：1704-1707.
[9] 郝军，严世芸.宋代温病病因说对明清温病学形成的影响.2011，17(6)：608-611.

第一章 温病病因与发病学说

温病病因与发病学说是温病学理论的重要组成部分。温病病因与发病条件是构成温病发生的基本因素。病因是致病的主要原因,发病条件则关系到病因能否侵袭人体及侵袭人体后产生疾病。致病因子与发病条件相互作用,才能导致温病的发生,二者缺一不可。

温病的主因是温邪。遵循"审证求因"认识方法,依据温邪致病后的证候表现,结合不同的气候变化,探寻致病原因,乃至病机本质,构成了温病病因学说的基本特点。四时温邪包括"六淫"外邪中的风热病邪、暑热病邪、湿热病邪、燥热病邪、温毒病邪、疠气以及"伏寒化温"的温热病邪等。温病病因学说是前人在长期与外感热病作斗争的过程中,不断总结、升华而逐渐形成和发展起来的。深入探讨温病病因的学术源流和致病特点,深化温病病因与发病学说的理论研究,对指导温病的临床防治工作有重要意义。

第一节 六淫病因学说

六淫病因学说是外感热病的主要病因学说,由历代医家在长期的临床实践中运用"辨证求因,审因论治"方法概括总结而成。六淫病因学说不但研究致病因素的形成、性质和致病特点,同时也探讨各种病因所致温病的发病特点与演变规律,对外感热病的临床诊断和治疗具有指导作用。

一、六淫的概念及其源流

"六淫"是风、寒、暑、湿、燥、火六种致病病邪的总称。自然界风、寒、暑、湿、燥、火六种气候现象在《内经》中称为"六气",《素问·至真要大论》说的"六气分治"是指在一岁之中,有风、寒、暑(热)、湿、燥、火六种气候"分治"于四时,六气的正常变化是万物生长变化的自然条件,亦是人类赖以生存的基本条件,所以《素问·宝命全形论》曰:"人以天地之气生,四时之法成"。当气候变化异常,非其时而有其气,如冬季应寒反暖,春季应温反寒,秋季应凉反热等;或气候剧烈变化,超过了人体调节适应气候变化的能力;或正气不足的人,由于抵抗力低下就有可能发生疾病。可见,六淫邪气致病与人体正气的强弱密切相关。《神农本草经疏》曰:"所云六气者,即风、寒、暑、湿、燥、火是也。过则为淫,故曰六淫。淫则为邪,以其为天之气,从外而入,故曰外邪"。

对“六淫”邪气致病机理的认识，经历了漫长的历史过程。早在春秋时代的秦国名医医和就提出了引起疾病的“六气”，《左传·昭公元年》：“六气，曰阴、阳、风、雨、晦、明也。分为四时，序为五节，过则为菑（‘灾’的异体字）。”此即“淫生六疾”、“过则为灾”之意。《内经》根据各种病因的致病特点归纳为阴和阳两大类，提出“夫邪之生也，或生于阴，或生于阳。其生于阳者，得之风雨寒暑；其生于阴者，得之饮食居处，阴阳喜怒。”可见《内经》是以病邪侵害人体的不同部位，作为分类依据的。由于风雨寒暑等邪，首先侵袭人体的外部肌表，故属于阳；饮食、居处、房室、喜怒等，首先伤及人体内脏，病起于内，故属阴。《灵枢·百病始生》曰：“夫百病之始生也，皆生于风雨寒暑，清湿喜怒。喜怒不节则伤脏，风雨则伤上，清湿则伤下。三部之气，所伤异类”。六淫邪气侵袭人体，不同邪气所影响人体的功能变化不同，所导致的疾病亦不同，故《素问·至真要大论》有“风淫于内”、“热淫于内”、“湿淫于内”、“火淫于内”、“燥淫于内”、“寒淫于内”之说。东汉张仲景《金匮要略·脏腑经络先后病脉证》曰：“千般疢难，不越三条：一者，经络受邪，入脏腑，为内所因也；二者，四肢九窍，血脉相传，壅塞不通，为外皮肤所中也；三者，房室、金刃、虫兽所伤。以此详之，病由都尽。”这一病因分类方法沿用了相当长的时期。晋代葛洪《肘后备急方·三因论》仍将病因分成“一为内疾，二为外发，三为它犯”三类。直至宋代陈无择在《三因极一病证方论》中指出“六淫，天之常气，冒之则先自经络流入，内合于脏腑，为外所因；七情，人之常性，动之则先自脏腑郁发，外形于肢体，为内所因；其如饮食饥饱，叫呼伤气，尽神度量，疲极筋力，阴阳违逆，乃至虎狼毒虫，金疮踒折，疰忤附着，畏压溺等，有背常理，为不内外因。”此“三因学说”较为全面地概括了各种致病因素，并进行了较为合理的分类，将六淫邪气归属于外因，为后世研究外感热病的病因奠定了理论基础。

古代医家对六淫邪气致病的认识在《伤寒论》的基础上多有发挥，宋代郭白云针对《内经》“冬伤于寒，春必病温”立论，即伏寒化温的伏气说，指出：发于春天的温病，除了冬寒内伏者外，尚有感受春令之气而病者。这较之把春温的病因仅看做是“冬伤于寒”，显然有了很大进步。金元刘河间提出“六气皆从火化”的观点，他认为“六经传受自浅至深，皆是热证，非有阴寒之病”，阐明六淫邪气致病在不同的条件下，或郁滞体内过久、或治疗不当、或患者体质的因素，均可使其所致病证的性质发生转化，表现出邪热怫郁的病变过程，刘河间的病因观影响着温病病因学说的研究与发展。明代汪石山在此基础上创立了温病新感说，为尔后医家认识到一年四季皆可感受当令之邪而病温者，给予了很大启迪。

现代医家对温病病因作了大量研究，认为六淫病因说扩大了对温病病种的认识，并在辨证求因，审因论治方面，具有一定的理论价值，体现了温病六淫致病说的历史先进性。同时，温病六淫说注重病邪作用于人体后邪正斗争状态的机体综合反应，并据证候表现确定其属性和病变机制，故直至目前仍指导着临床的辨证与治疗。但也应该看到温病六淫病因说具有其一定的局限性，如六淫为病的概念比较笼统，病因病机概念混淆不清等。此外，随着新发温病出现了许多新的致病因素，难以用传统的病因学说诠释。因此，需要对中医病因学说进行发展和完善。

二、六淫的主要致病特点

六淫邪气（风、寒、暑、湿、燥、火）致病特性各异，如：风者阳邪，性轻扬开泄，善行数变，动摇不定，易兼夹其他病邪为患；寒者阴邪，性寒凉、凝滞、收引，易阻滞气血，伤人体阳气；暑者阳邪，性炎热升散，致病常不分表里渐次，迅速入里，伤津耗气，导致窍闭动风等各种危急重证，易兼夹湿邪为患；湿者阴邪，性黏腻、重浊、趋下，以脾胃为病变中心，阻滞气机、困遏清阳，缠绵不化者可化燥化火而伤阴津，亦可从寒化伤阳而见湿胜阳微等病变；燥者阳邪，性干燥、涩滞，易耗伤津液，以肺为病变中心；火者阳邪，性燔灼、炎上、急迫，极易形成热毒为患，而致伤津耗气，生风动血、扰乱心神，或可凝聚气血于局部，其腐蚀血肉，形成局部的红肿热痛甚则溃烂等证。六淫邪气形成于自然界，除了各自的致病特点外，还有许多共同的致病特点：①外感性：六淫之邪袭人多从肌表、口鼻而入，其所致疾病为外感病；②季节性：六淫致病多与季节气候变化密切相关；③环境性：六淫致病常与生活、工作地区和环境有关；④相兼性：六淫邪气既可单独侵袭人体发病，又可两种以上邪气相兼同时侵袭人体而致病；⑤转化性：六淫致病在一定的条件下，其所致证候的病理性质可发生转化。

温邪具有六淫病邪的致病特点。由于温邪性质属热，且多相兼为患，其致病后又有其特殊性，主要表现为：①致病迅速，多由口鼻或皮毛而入；②温邪袭人有“同类相从”“同气相引”的特点，不同的邪气入侵部位有别，因而有不同的脏腑定位；③温邪致病后出现以发热为主症的临床表现；④温邪在一定的条件下可以互相影响及转化，致使病情复杂多变。

第二节　疠气病因学说

明代医家吴又可秉承《黄帝内经》“邪气”理论，深入探究温疫成因，突破时气说、伏气说、瘴气说、六淫说的束缚，提出“疫者，感天地之疠气也”。创立了温疫病因新概念——疠气学说。疠气病因学说从理论上突破了“百病皆生于六气”、“外感不外六淫”的传统认识，揭示了温疫的发病特点及流行特性，是外感病因学上的一大发展，丰富了温病病因学的内容，至今仍有深刻的理论意义和重要的实践价值。

一、疠气的概念及其源流

疠气在中医文献中又称戾气、厉气、异气、疫气、疫邪、疫毒、杂气、乖戾之气等，是六淫邪气中具有强烈传染性，能引起播散、流行的一类致病因素。《说文》称疠，恶疾也，段玉裁注：“训疠为疠疫，古多借厉为疠。”由疠气引起的疾病称为疫病，疠气性质有温热和寒凉之分，由温热性质的疠气引起的疾病称为温疫。

晋代王叔和将温疫之所以流行——“长幼之病多相似者”，归咎于四时之气候反常，所谓“非其时而有其气”，此即“非时之气说”。隋代巢元方首先提出戾气致病说，《诸病源候论》认为：时气、温病，都是“人感乖戾之气而生病”。至明代吴又可始将戾气作为温疫病的直接致病原因，他认为疠气不是“四时不正之气”，因为疠气不可以年岁四时为拘，盖非五运六气所能定。吴又可认为：“疫者，感天地之疠气，在岁运有多寡，在方隅有厚薄，在四时有盛衰。”吴又可认为温疫的发生非风、非寒、非暑、非湿所致，而是自然界别有一类物质感染为患，这类物质就是杂气（又称异气、戾气、厉气和疫气），而疠气（厉气）则是杂气中为病最严重的一类致病因素。《温疫论》戾气致病说的主要精神是:①戾气是一种致病物质;②邪自口鼻而入;③戾气致病有种属特异性;④一气自成一病;⑤有病位选择性,即某气专入某脏腑经络,专发为某病者。吴又可这些观点,得到许多中医界人士的肯定,特别是现代有许多医学界人士认为吴又可的观点与现代病原体学说极为相似,给予了高度评价。受吴又可直接影响的清代医家戴天章、陆九芝、何廉臣等均以《温疫论》为蓝本,分别撰写成《广瘟疫论》、《广温热论》、《重订广温热论》。杨栗山、刘松峰《伤寒温疫条辨》、《松峰说疫》在吴又可立论的基础上,多有创见。余霖《疫疹一得》借鉴《温热论》发前人之未发,为治疫独树一帜。这些医家学术观点相近,自成体系,形成了著名的温疫学派。

疠气病因学说的学术特点主要体现在以下两个方面:一是强调特殊致病因素。如吴又可的杂气论、刘松峰的邪毒说、余师愚的时气热毒说等。二是重视采用主攻邪气的治疗。如吴又可开创的疏利透达法,首用辛香雄烈之品,直捣膜原巢穴,并擅用汗、吐、下三法;余师愚长于清热解毒,以清瘟败毒饮为治温疫诸证之主方;杨栗山重视火热怫郁,常将清、透、下、利诸法并施,其理论研究和学术经验给后世温病学家以重要启迪与借鉴,促进了温病学术的发展,然其在学术上的粗疏和缺陷也值得注意。首先,其学术体系显得驳杂而缺乏系统。其次,未能建立起系统完整的辨治体系,针对病原的药物研制也少有突破。故疠气病因学说有待后人挖掘、探索,使之系统化、科学化、现代化,以促进学科发展和急症研究。

二、疠气的主要致病特点

1. 致病暴戾,不分老幼,众人触之者即病　疠气是一类特殊的致病因素,毒力与致病力极强,其散播于自然界,人体接触即被感染而发病。

2. 多从口鼻途径入侵,病变定位具有特异性　疠气主要从口鼻入侵人体,即吴有性所称之"天受",但也有通过直接接触而感染于人者。不同疠气致病,具有不同的病变定位,即所谓疠气具有专入某脏腑经络,专发为某病的特性。例如暑热疫病变多在阳明胃;湿热疫病变多在膜原;瓜瓤瘟病变在肺胃;蛤蟆瘟病变在脖颈;疙瘩瘟病变在经络等。

3. 具有强烈的传染性,易引起流行　疠气具有极强的感染力,可通过空气、疫水、蚊虫叮咬等不同感染方式,在人群中引起传染以及程度不等的蔓延、流行。

4. 为病严重,病情凶险,复杂多变　疠气致病力强,入侵人体传变迅速,引起症状严重,复杂多变,初起多见寒战,高热,头痛如裂,身痛如杖,蒸蒸汗出,或腹如绞肠,或呕逆胀满,或斑疹显露,或神迷肢厥,舌苔垢腻等严重而凶险的证候。疠气不仅毒力强,且易在体内播散,证候演变迅速,例如湿热疫疠,晨起病变尚在膜原,舌苔白厚如积粉而滑腻;午前病邪初入胃府,苔始变黄;午后邪已入胃,全舌变黄;入暮其邪则全入胃肠,舌变焦黑。一日三变,症状复杂多样。

第三节　温毒病因学说

温毒病邪是一类具有温热性质和肿毒特征的病邪。致病与时令季节相关,并可引起传染、流行,故又称作温邪时毒。温毒病邪包括风热毒邪、风热时毒、暑热毒邪、湿热毒邪、温热

毒邪、温热时毒等。温毒学说是前人在临床实践中通过分析观察，不断总结而建立起来的，其目的在于从理论上阐述这类温病的发生原因与一般温病有所区别，是六淫温邪病因学说的补充和发展。温毒学说对于揭示温毒病患的发病、证候特点以及指导辨证施治具有重要意义。

一、温毒的概念及其源流

古代医家对温毒概念的认识不尽一致。温毒之名最早见于王叔和《伤寒例》，该书记载："阳脉洪数，阴脉实大者，更遇温热，变为温毒，温毒为病最重也"。这之后《肘后方》中载有温毒发斑的治法。其他如隋代巢元方《诸病源候论》、唐代孙思邈《备急千金要方》等书中，均有对温毒的论述。清代吴鞠通对温毒的临床表现作了具体的描述，《温病条辨》上焦篇第18条说："温毒，咽痛喉肿，耳前耳后肿，颊肿，面正赤，或喉不痛，但外肿，甚则耳聋。"而雷少逸在《时病论》中则更进一步指出："然有因温毒而发斑、发疹、发颐、喉肿等证，不可不知。"可见，温毒是感受温毒病邪所引起的具有独特表现的一类温病，除具有一般温病的基本临床表现外，尚有局部红肿热痛及溃烂，或肌肤斑疹等特征，多具有传染性和流行性，多发于冬春两季，如大头瘟、烂喉痧、缠喉风、痄腮等。西医学中的颜面丹毒、猩红热、白喉、流行性腮腺炎等均属于温毒的范围。

而作为温病病因"毒"的记载最早见于《素问·刺法论》，认为"毒"是造成疫病发生的致病因素，"避其毒气"可令五疫不相染易。此后的中医学著作，大都遵从这一观点，并作了进一步发挥。《诸病源候论》亦说："非其节而有其气，一气之至，无人不伤，长少虽殊，病皆相似者，多夹于毒"，说明毒是客观存在的致病物质。金代刘河间在解释阳毒时，称毒为阳热亢极之证。明代吴又可提出"今感受疫气者，乃天地之毒气也"，清代王孟英认为"疫证皆属热毒，不过有微甚之分耳"，尤在泾亦说："毒者，邪气蕴蓄不解之谓"。邵步青著有《温毒病论》。随着毒的概念的确立，出现了"解毒"、"透毒"、"消毒"、"化毒"等治法概念，以使病因与治疗达到统一。

二、温毒的主要致病特点

1. 具火热之性　余师愚提出："瘟既曰毒，其为火也明矣。"认为温毒具火热之性。吴鞠通《温病条辨·上焦篇》曰："温毒，咽肿喉痛，耳前耳后肿，颊肿，面正赤，或喉不痛，但外肿"，强调温毒具有局部红肿热痛的特点。后世医家多认为温毒具有火热性质突出、致病力强的病因特性，温毒伤人可造成高热炽盛、脏腑气血功能严重失调和实质损伤等多种病理变化。

2. 易有兼夹性　毒邪常与其他邪气相兼为害，如吴鞠通《温病条辨》所言"诸温挟毒"、"毒附湿而为灾"，从而成为一种强烈的致病因素，造成复杂、严重的病理损害。《温病条辨》："温毒者，秽浊也"，风热"挟毒，则下黄赤汁及脓血"。再如临床湿毒浸淫肌肤，症见淫水淋漓、分泌物臭秽，且病势缠绵，病程迁延，难以治愈。

3. 致病酷烈性　毒邪亢盛致病力强，极易损伤人体的正气，败坏形体，对人体造成严重危害。温毒之邪致病，具有发病急骤，来势凶猛，变化迅速，甚至变化于顷刻之间，变证、坏证较多的特点，临床上常见高热、皮肤黏膜红肿糜烂、神昏谵语、抽搐、出血、喘促、大汗出、尿闭等症状，大多病情危重。特别是温毒一旦与瘀、湿等邪相搏，病情进展极其迅速，故有"变由毒出”之说。

4. 邪易内攻外窜　温毒病邪可内攻脏腑，外窜经络、肌腠，上冲头面，下注宗筋、阴器，其病变部位的广泛和多变与温毒病邪的性质及感邪轻重有关。如温毒攻肺，可使肺失清肃，或肺气壅滞，甚则化源速绝。其证候轻则咳喘，重则呼吸急促困难。温毒攻心，闭塞机窍，则神昏谵语，甚则引动肝风而发生痉厥。温毒窜扰肌腠、血络，而致丹痧、斑疹密布等。温毒之邪致病后临床表现多样，可累及多部位、多脏腑，如温毒中的烂喉痧除了在皮肤、咽喉等部位有明显的症状外，还可引发关节、心脏、肾脏等病变；痄腮除了有耳下部位肿痛外，也可导致睾丸、卵巢、脑膜等部位的病变等。

5. 邪易蕴结壅滞　温毒病邪客于脉络，可致局部血脉阻滞，毒瘀互结，局部出现红肿、疼痛，甚至破溃、糜烂等肿毒特征。如温毒病邪外窜经络、肌腠，皮肤可见痈脓、疮毒；上冲头面，可见头颈、颜面红肿疼痛；下注宗筋阴器，则出现阴囊、睾丸肿胀疼痛；内攻脏腑，可出现内痈，如肺痈、肝痈、肾痈等。

第四节　温病伏气学说

伏气学说是古代医家在长期医疗实践中，根据人体感邪过程推导出来的理论，是关于邪气伏藏和发病状况的一种学说。现代随着对温病病因发病学的深入研究和临床疑难病证的辨治需要，伏气学说对临床辨证论治具有重要的指导作用。

一、伏气的概念及其源流

《内经》中有关伏气的论述成为后世伏气学说的主要理论来源。《素问·生气通天论》：“冬伤于寒，春必病温”，即冬季受寒，未即时发病，至春季则易发生春温，也就是后世所说的“伏寒化温”。《素问·热论》提出：“凡病伤寒而成温，先夏至日者为病温，后夏至日者为病暑”。

晋代王叔和《伤寒例》，从发病学角度对外感热病作了初步分类：“冬时严寒……中而即病者，名曰伤寒；不即病者，寒毒藏于肌肤，至春变为温病，至夏变为暑病……春夏多温热病者，皆由冬时触寒所致，非时行之气也。”同时剖析了感邪后即时发病，抑或过时而发的两种发病情况，实为界划新感与伏气之先河。

宋代医家郭雍《伤寒补亡论》进一步明确提出，春季温病既有冬季寒伏而后发者，亦有感受春季时令之邪而发者。朱肱《伤寒类证活人书》云：“寒毒藏于肌肤之间……因春温气而变，名曰温病；因夏热气而变，名曰热病。”认为伏寒化温发病，还与感受时令之气有关。

金代医家张子和《儒门事亲·立诸时气解利禁忌式三》云：“人之伤于寒也，热郁于内，浅则发，早为春温；若春不发而重感于暑，则夏为热病；若夏不发而重感于湿，则秋变为疟痢；若秋不发而重感于寒，则冬为伤寒，故伤寒之气最深。”认为“伏寒化温”内伏之邪虽同，然新感时邪各异、病位浅深有别，故发病时呈现不同的证候类型。

元代医家王安道本着“温病不得混称伤寒”的观点，通过“辨其因，正其名，察其形”，对以里热外发为病理特点的伏气温病的因证脉治作出了系统分析，认为温病热病初起即见里热证，如重感新邪，则可兼见表证，治当以清里热为主，解表兼之，亦有里热清而表自解者。

清代俞根初《通俗伤寒论》明确指出："伏温内发，新寒外束，有实有虚；实邪多发于少阳膜原，虚邪多发于少阴血分、阴分。"提示伏邪温病邪伏部位，及其与证候虚实的关系。戴天章《广瘟疫论》较为系统地论述了伏气温病的因脉证治，备受后世医家推崇。喻嘉言《尚论后篇》将伏气温病分为三类："冬伤于寒，春必病温，此一大例也；又云冬不藏精，春必病温，此一大例也；既冬伤于寒，又冬不藏精，至春月同时病发，此一大例也。"提示了伏气温病既可由外因所致，又可系内因所为。

伏气温病冀其"由里外达"的病机认识，确能较好解释某些温病的发病机理，而据此确立的"清泄里热"的治法在临床实践的成功运用，反证了这一理论的合理性，因而至今深受关注。

现代有学者认为，伏气温病可因伏气蕴蒸化热外发，亦可由外邪引动在里之邪而发，故一年四季均可有伏气温病的发生。临床时对一些反复发作的感染性疾病，如肾盂肾炎、病毒性肝炎，某些自身免疫病及白血病、肿瘤的某些阶段，都可用伏气学说解释，并指导治疗。

另有学者认为，"伏气"是影响着机体内因改变的未知因素。这个"伏气"，既可使人体的内因发生改变，且这种改变到达一定程度的时候，又可自身发病，或在外感诱动下发病。疾病的发生虽然错综复杂，变化千万，但若用"伏气"的概念进行探索，就可以找出变化的共性来。即机体之内，可因某种内因或外因的诱发而产生"伏气"，这个"伏气"是疾病发生发展转化的重要因素之一。

"伏气"学说还为早期防治疑难、危重、复杂疾病提供了研究思路。揭示"伏气"的本质，是疾病防治中的一大研究课题。当前可对具有伏气温病特点的患者进行追踪分析，找到其内在表现与其他患者的不同之处，并配合现代科学手段，进行分析，逐渐摸索出其中的规律，指导临床进行早期诊断。在治疗上，可以从内因主导"伏气"变化这一原理出发，采用养生保健措施，强身健体，充分调动机体的积极性，解除"伏气"，防止疾病于未发之时，阻断疾病于变化之途，具有十分重要的临床意义。

二、伏气的主要致病特点

1. 病邪性质及伏藏条件　伏气学说认为，寒邪、暑邪（包括暑邪夹湿）是伏藏的主要邪气。其伏藏条件是正气亏虚，病邪乘虚而入。如柳宝诒在《温热逢源》中指出："其伤人也，本因肾气之虚，始得入而据之。"

2. 邪伏部位　关于邪伏的部位概括起来有以下几种：①邪在肌肤：如《伤寒例》云："寒毒藏于肌肤"。②邪在肌骨：巢元方《诸病源候论》曰："寒毒藏于肌骨中"。③邪在膜原：蒋宝素认为"冬寒伏于膜原之间"。④雷少逸提出伏邪部位因体质因素的不同而改变，《时病论》曰："夫冬伤于寒，甚者即病，则为伤寒；微者不即病，其气伏藏于肌肤，或伏藏于少阴……其藏肌肤者，都是冬令劳苦动作汗出之人；其藏少阴者，都是冬不藏精肾脏内亏之辈。此即古人所谓最虚之处，便是容邪之处。"⑤邪伏骨髓：如吴鞠通《温病条辨》论伏暑时说："其不即病而内舍于骨髓。"⑥俞根初以伏气温病所限证候之虚实来区别所伏部位，《通俗伤寒论》指出："实邪多发于少阳膜原，虚邪多发于少阴血分、阴分。"⑦喻嘉言提出了三纲鼎立学说，即冬伤于寒者邪伏于肌肤,冬不藏精者邪伏于少阴,冬不藏精复冬伤于寒者邪伏于肌肤之间及少阴,至春月两邪同发。

3. 伏邪引发因素　邪气伏藏于里逾时而发,可由不同因素引动所致。①气候引发,如春季温暖,阳气生发,引动在里之伏热;②复感外邪而发,如外感风寒病邪可引动少阴伏热,自里达外,形成"客寒包火"证;③其他因素,如起居失常、饮食不节、情志失敛、嗜欲无度等耗伤正气,身体不耐伏邪之扰而外发。如吴又可《温疫论》云:"感之浅者,邪不胜正,未能顿发;或遇饥饱劳碌,忧思气怒,正气被伤,邪气始得张溢。"

4. 传变形式　被激发的伏邪一是由里达表,症状逐渐转好,预后较好。王孟英在《温热经纬·仲景伏气温病篇》中指出:"伏气为病,皆自内而之外。"柳宝诒在《温热逢源》中也指出:"伏温由阴而出于阳,于病机为顺。"二是伏邪进一步深入内陷,病情逐渐加重,甚至恶化,预后较差,多为逆证。柳宝诒在《温热逢源》中指出:"若病发于阴而即溃于阴,不达于阳,此病机为逆",并指出预后差的原因是"邪气郁伏不达者,一也;正虚不能托邪者,二也;阴气被灼涸者,三也"。

5. 证候特点　①伏邪为病一般病势较重,变证较多,病程较长,难以速愈。②蕴热内伏,病自里发。根据发病时病征性质分为温热类和湿热类。温热类伏邪温病临床可见内蕴里热外达,或发于气分,或发于营分,病发即见一派里热证候。如高热、烦渴、溺黄赤或斑疹隐隐、神昏。如无外感引发一般无表证;如由外感引发者则可同时伴见恶寒、无汗等表证。③里热内迫,动风动血。郁热内蕴,里热蒸迫,即可引动肝风,也可损伤血络,出现痉厥、神昏、斑疹、出血等。④耗损阴津,多肝肾阴亏。症见低热、颧红、口燥咽干、脉虚神倦,或手足蠕动、舌绛不鲜、干枯而萎等。湿热类伏邪温病,或发于膜原,临床见寒热往来如疟,胸脘痞满,舌红苔黄腻,脉弦滑;或发于太阴,身热不扬,脘痞呕恶,大便溏而不爽,舌苔腻,脉濡等。

第五节　温病发病学说

温病发病学说主要讨论温病的发生机理和规律,即温病的病因是怎样作用于人体,作用于人体后又怎样引起发病的。发病学说主要研究温病发病的机理,其内容包括发病因素、感邪途径以及发病类型等。掌握温病发病学的这些内容,对于预防温病的发生、区分发病初起的病变类型具有十分重要的意义。

一、温病发病因素

发病因素是指导致温病发病的因素。温病的发生,除了要有致病主因这个先决条件外,还需要有发病因素的参与。也就是说,外界的致病因素能否侵入人体,侵入人体后是否发病,还要取决于发病因素,如仅有致病因素的存在而无发病因素的参与则不一定能发生温病。

温病的发病因素主要有以下几方面的内容:

1. 机体状态　主要指人体正气的强弱,脏腑功能以及气血(津)的运行状态,它决定机体对外邪的防御能力,是温病发病的一个决定性因素。中医发病学的一个重要思想就是重视人体正气在疾病发生中的决定性作用，而温病的发生则尤其如此，如《素问·金匮真言论》中说："夫精者，身之本也，故藏于精者，春不病温。"说明人体在正气充足，阴精固藏的健壮情况下，由于有足够能力抵御外邪的侵袭，所以一般不至于发生温病，而当正气不足，防御能力下降，或病邪太甚，致病力超过了人体正气的防御能力时，外界致病因素就可能侵入人体而发生温病。由此可见，正气不足，正不胜邪，是温病发病的一个决定性因素。

但人体正气不足并不只是指患者素体虚损，从发病学角度来看，人体正气不足主要包括如下几种情况：①素禀体虚，御邪力弱：人体如先天禀赋不足，或老年体衰，或原罹患慢性疾患等均可导致正气不足，从而抗御外邪能力薄弱。②起居失慎，卫外失固：人体在饥饿、劳倦太过、寒热冷暖失调等情况下，易导致卫气的卫外功能下降，不能有效地抵御外邪的侵袭，易致温病发生。③病邪太甚，正不胜邪：有些患者正气虽无明显的虚弱表现，但因病邪太甚，致病力强，对人体的伤害超过了正气可能抗御的限度，从而形成了正气的相对不足，正不胜邪的局面，这时也可导致温病的发生。上述三种情况虽然具体成因不同，但均体现了正气不能御邪这一发病特点。

2. 自然因素　自然因素是指自然界的气候、环境等因素，它对温病的发生有重要影响，其中一年四季的气候变化与温病的发生关系尤为密切。古人把观察到的四时气候变化因素看成直接导致温病发生的主因，从而提出了四时六气的外感病因学说。当然，今天对"六淫"病邪的理解已不仅仅是指气候因素，而是包括了致病的微生物在内。虽然如此，也不可否认气候变化作为诱发因素对温病发生的重要影响，这主要表现在：①四时的不同气候变化对致病因素的形成、传播和机体的反应状态发生影响，从而可导致不同类型温病的发生。如春季温暖多风，易形成具有风热特点的温病；夏秋季气温高，湿度大，易形成湿热特点的温病。此外，气候的异常变化，如暴冷暴热、疾风霪雨等，极易导致温病的发生，甚至引起暴发流行。这是因为恶劣的气候条件既有利于致病因素的形成传播，又能对机体的防御功能发生不利影响而导致机体遭受病邪侵袭。②导致温病发病的自然因素除了气候变化外，地理环境也是不可忽视的一个发病因素，由于地理条件、气候变化等不同，发生的温病常有类型上的差异。如在低洼、潮湿、雨水偏多的东南沿海地区，由于湿气偏重，所以极易发生湿热性质的温病。

3. 社会因素　社会因素对具有传染性、流行性特点的温病发生具有重要影响，而社会因素中起决定性作用的是社会制度和社会生产力、科学水平的发展。在优越的社会主义制度下，政府在防止疫病发生和传播方面采取了一系列有效措施，有效地控制了疫病的发生和流行。同时，随着社会的进步，物质的丰富，人民生活条件的改善，一方面使人体的体质得到增强，抗病能力也不断提高，另一方面公共和个人卫生水平的提高，限制了致病因素和传播途径，因而大大减少了感邪发病的可能。

以上分别介绍了三种不同因素对温病发生及其类型的影响，掌握了这些发病因素的特点，有助于防止温病的发生，因此在预防上具有重要意义。

二、温病发病类型

发病类型是指四时温病发病后在病位、病机上所反映出的不同类型，这种类型上的不同，主要是通过发病初起的临床证候来予以区别的。前人根据四时温病初起的证候表现，联系时令致病之邪的致病临床特点，将温病分为病发于表的新感温病和病发于里的伏邪温病。

1. 新感温病　新感温病简称“新感”，指感邪后立即发病的一类温病。或发于表，或发于里。感邪在表，初起即见表证，以发热、恶寒、无汗或少汗、头痛、咳嗽、舌苔薄白、脉浮数等肺卫证候为主，一般无里证出现。新感温病的传变，形式多样，与感邪性质，感邪数量多少、患者体质类型等相关，主要有：①在表不传，自行消退。这一类型病情较轻，正气未至大虚，御邪抗邪力较强，其邪可郁于表而不传变。②自表入里，由肺卫渐进传变。即温邪顺沿卫气营血层次渐进深入。③自肺卫内陷心营。指温邪初起旋即径传心营，出现神志异常为主的心营之症。总之，发于表的新感温病的传变趋向是自表入里，由浅入深。属于新感温病的病种较多，如风温、暑温、湿温、秋燥、烂喉痧、大头瘟等。

2. 伏邪温病　伏邪温病又称伏气温病，或简称“伏邪”，指感邪后，邪气伏藏，过时而发的温病，如冬时受邪至春来发病。伏邪温病的发生与体质因素相关，阴虚内热体质，多患伏邪温病，即所谓：“冬不藏精，春必病温。”伏邪温病证候特点是：发病即见一派里热证候，若无外感引发，一般无表证可察。里热证候主要是灼热、烦躁、口渴、尿赤，或有斑疹隐隐，或舌绛、脉数等。伏邪温病传变方式主要有：①由里达表：伏邪初发，不继续深入，而自里出表，病势随之减轻，预后较好；②进一步深传：伏邪始发于里，继续向里深传，病情随之加重，预后一般较差。伏邪温病病情较重，病程较长。在里伏邪因各种原因不能外透，或透邪不尽，则使病情复杂，反复多变，变证迭起，病难速愈，古代医家将其比喻为抽蕉剥茧，层出不穷。属于伏邪温病的病种主要有春温、伏暑等。

属湿热性质的伏邪温病治疗以清、养、透为原则。所谓“清”，指直清里热，针对在里伏热而设，为伏邪温病最主要的治疗原则，如叶桂《三时伏气外感篇》说：“苦寒直清里热，热伏于阴，苦味坚阴，乃正治也。”所谓“养”，指养阴透邪。伏邪温病患者，本属阴虚体质，又因热邪内郁伤阴，阴伤严重，因此必须养阴以透邪，即古代医家所称养阴托邪，可见“养”主要是针对体质而确立的治疗原则。所谓“透”，指透邪外达。邪气郁伏在里，不能外达，故需透邪外出，可见“透”是针对邪气郁伏不达而确立的原则。属湿热性质伏邪温病当分湿热偏轻、偏重，施以不同治法。

参考文献

[1] 方药中，许家松.温病汇讲[M].北京：人民卫生出版社，2009.

[2] 浙江中医药研究所文献研究室.温病研究[M].北京：人民卫生出版社，1987.

[3] 彭胜权.中医药高级丛书：温病学[M].北京：人民卫生出版社，2000.

[4] 浙江中医药研究所.温疫论评注[M].北京：人民卫生出版社，1982.

[5] 沈庆法.温病学说之研究[M].上海：上海中医药大学出版社，2000.

[6] 王灿辉，杨进，马健.温病学之研究[M].北京：高等教育出版社，2001.

[7] 杨进.温病学理论与实践[M].北京：人民卫生出版社，2009.

[8] 戴春福.温病学探究[M].西安：陕西科学技术出版社，1996.

[9] 黄星垣.毒在温病发病中的意义[J].中医杂志.1991，32(1)：4-11.

[10] 吕文亮.温病“毒”浅析[J].安徽中医学院学报.1998，17(5)：5-6.

[11] 林飞.中医病因学思想探讨[J].湖北中医药大学学报.2012，14(6)：48-49.

[12] 李洪涛.温病病因辨[J].安徽中医学院学报.2001，20(5)：5.

[13] 谷晓红.温病治毒法探讨[J].北京中医药大学学报.1994，17(6)：11.

[14] 马健.试论温病病因学说[J].中国中医基础医学杂志.1999,5(2):3.
[15] 韩尽斌,孟志强,曲毅,等.试论吴有性杂气论乃现代病因思想之萌芽[J].江苏中医药.2014,64(2):3-5.
[16] 荀运浩.温病病因从新[J].辽宁中医学院学报.2003,5(4):329.
[17] 黄彩平,韦大文.伏邪说在感染性疾病治疗中的意义[J].河南中医.2001,21(6):15-16.

第二章　温病辨证理论研究

温病的辨证主要是以卫气营血和三焦辨证理论为指导，是历代医家基于温邪入侵可导致人体卫气营血及三焦所属脏腑功能失调以及实质损害，并产生一系列证候变化基本规律的认识。以卫气营血和三焦辨证理论为指导，也就是以卫、气、营、血及上、中、下焦所属脏腑作为辨证纲领，对临床表现进行归纳分析，判断其病变的层次、部位、性质、证候类型、邪正消长，以及病程阶段、发展趋势、传变规律等，并用于指导治疗。长期临床实践证明，卫气营血辨证和三焦辨证是指导温病辨治行之有效的纲领，是温病学理论的精髓，必须熟练掌握，灵活运用。

第一节　卫气营血辨证理论

卫气营血辨证理论是由清代温病学家叶天士为代表的医家所创立。他根据温病病机演变的规律性和病程发展的阶段性特点，结合《内经》及前辈医家有关营卫气血生理的论述和丰富的实践体会，将营卫气血理论引申发挥，形成了独特的卫气营血辨证学说。

一、卫气营血辨证源流

卫气营血概念首见于《内经》，继见于《伤寒论》。在《内经》中已提及卫气营血，但它的含义是指人体生理功能和维持功能活动的营养物质。卫附于气，营附于血，卫气有卫护和调节机体功能的作用，营血有营养和补充机体物质的作用。到了清代，叶天士借用《内经》的卫气营血名词，引申其义，用以阐明温病过程中的病理变化及病变的证候类型。作为温病的辨证纲领，开温病辨证施治之先河，为温病学说奠定了理论基础。

（一）源于《内经》、《难经》卫气营血的生理概念

卫气营血是构成机体并维持正常生命活动的基本物质。早在《内经》、《难经》就对其形成和生理功能进行了论述，认为营卫气血是水谷化生的精微物质，如《素问·痹论》说："荣者，水谷之精气也。"并在《灵枢·营卫生会》进一步指明营与卫的区分，云其"清者为营，浊者为卫。"《灵枢·决气》论述了气血的生成，"上焦开发，宣五谷味，熏肤，充身，泽毛，若雾露之溉，是谓气……中焦受气取汁，变化而赤，是谓血。"营卫气血与五脏六腑有着密切的关系，《难经·三十二难》说："心者血，肺者气，血为荣，气为卫，相随上下谓之荣卫"。可见，血为心主，气由肺主，血与营同属，气与卫同类，故举气可以赅卫，举荣可以赅血。

（二）继承《伤寒论》营卫气血的病理认识

《伤寒论》从病理角度阐述了营卫气血的变化。如《伤寒论·辨太阳病脉证并治》第53条云："病常自汗出者，此为荣气和，荣气和者外不谐，以卫气不共荣气谐和故尔，以荣行脉中，卫行脉外，复发其汗，荣卫和则愈，宜桂枝汤。"第54条说："病人脏无他病，时发热自汗出而不愈者，此卫气不和也，先其时发汗则愈，宜桂枝汤。"第97条说："太阳病发热汗出者，此为荣弱卫强，故使汗出，欲救邪风者，宜桂枝汤。"第114条论述了火劫迫血妄行，如云："太阳病中风，以火劫发汗，邪风被火热，血气流溢，失其常度。"第119条论述了因用灸法导致阴血耗伤，精血亏损，如云："微数之脉慎不可灸。因火为邪，则为烦逆，追虚逐实，血散脉中，火气虽微，内攻有力，焦骨伤筋，血难复也。"

（三）汲取元明医家气血的辨治观点

元代医家罗天益《卫生宝鉴》按邪热在"气"、在"血"浅深层次不同而辨证施治，如《杂病广要》称："气分热柴胡饮子、白虎汤；血分热桃仁承气汤、清凉四顺饮子。"

明代医家袁体庵在《证治心传·治病必审四时用药说》中指出了温病初起侵犯肺卫，治宜清轻之品以清解表热，失治则温邪可传入营分，又指出温邪传里有顺传逆传之分。

明末吴又可也强调气分、血分病变是浅深轻重不同的两个层次，宜气血分治。《温疫论》指出："邪之伤人也，始而伤气，继而伤血"，"气属阳而轻清，血属阴而重浊。是以邪在气分则易疏透，邪在血分恒多胶滞"。

明代医家张景岳进一步用卫气营血理论阐释了温病的病变层次及传变次第，以及卫气营血各病变阶段的组方用药治疗特点，使卫气营血辨证初具雏形。

（四）创立形成卫气营血辨证理论

营卫气血为水谷精微所化生，通过脾胃的生化，心肺的布散，肝脾的统藏，脉络的运行，充养周身各处，保证生理功能的顺利实现。四者又彼此转化，相互依存，相须为用。其中，气血相对，气为阳在表，血属阴在里。而卫为气之一部，专司御外之职；营是血之前身，有荣养滋润作用，从而具备着大致的阴阳表里深浅层次。卫敷布肌表，气充养全身，营行于脉中，化而为血，运行周身，为体所用。由此可知，卫、气分布的层次较浅，营、血分布的层次较深。

卫、气、营、血的作用各有特点，如卫有捍卫肌表、抗御外邪入侵、控制腠理开合、调节体温等作用，卫的功能活动正常，卫气固密，外邪难以入侵；气是脏腑活动的动力，是整体防御功能的体现，凡外邪入侵，气必聚积病所，与病邪做斗争；营为精微物质，有营养全身作用；血与营的作用相似，起着奉养和滋润作用。

叶天士以卫气营血的这一生理功能为基础，又根据卫气营血的表里层次用以概括病变的浅深及病情的轻重程度。外邪侵犯人体而为病，必然导致卫气营血及与之有关脏腑的功能障碍和实质损害，其病程经过同样存在轻重不同的发展阶段。在这一纲领中，"卫气营血"的含义不仅有其生理基础，而且概括了其病理、证候等方面的内容，自叶天士的卫气营血辨证纲领理论问世后，使温病学说的发展产生了巨大影响。

总之，清代叶天士在《内经》、《难经》、《伤寒论》等前人成就的基础上，结合自己的丰富经验，创立卫气营血辨证理论，有效地指导着温病的辨证论治。

二、卫气营血辨证思路

卫气营血辨证的临床意义在于阐明温病病变浅深层次，确定病变阶段，区分证候类型，分析病机，识别传变，确立治则治法等。必须指出的是，叶天士创立的卫气营血辨证多用于温热性外感病的辨治，用以弥补六经辨证详寒略温之不足，重点在于强调热邪对气血、气津的病理变化以及热盛伤阴的病理转机。由于它简明扼要，切合实际，后世又以此为基础，进一步丰富其具体内容，从而有着更强的临床实用性。

卫气营血的辨证思路和辨别要点如下：一是掌握各自的证候特点；二是区分病程阶段；三是审察动态变化；四是注意类证鉴别；五是辨别证候兼夹。此外，要注意辨阴伤的程度。卫气营血证候是温邪所在部位的层次分布，而邪气的浅深，与卫气营血分布的浅深，所涉及的脏腑、器官相一致，卫气营血证的本质是邪热伤阴浅深不同的层次分类，传变以邪热伤阴程度为依据。

卫气营血辨证对于六经辨证体系，既是继承又是补其不足，并为三焦辨证的产生起到了奠基作用。卫气营血辨证的实质是辨疾病病机由浅入深或由深出浅的动态变化，在辨疾病浅深方面还有更重要的一种思路，即辨"在气在血，在经在络，在络在奇"。

近年来，卫气营血证的研究取得了可喜的进展，特别是用现代科学方法对卫气营血证的实质和治法的研究，以及临床扩大有效病种的研究出现了新的局面，但是也应看到卫气营血主症客观化，标准化的研究有待于进一步深入，对卫气营血不同阶段热、瘀、阴伤的病理，在宏观辨识的同时，从微观上寻找一些特异性强的指标的研究还需要进一步加强。

（一）卫分证的辨证思路

1. 辨清病机特点，紧抓卫分主症　卫分证是因温邪初犯人体，引起卫气功能失调而出现的一类证候。其基本病机变化，一是卫受邪郁，肺气失宣，二是正气抗邪，邪正相争。主要相关脏腑是肺、脾。临床以发热恶寒，舌苔薄白，舌边尖红，脉浮数为特征。卫气敷布于体表，因肺合皮毛而内通于肺，有温养肌肤和防御外邪的作用。邪自外袭，肺卫首当其冲，卫与邪争，失其温煦之能，故虽有恶寒，但较短暂甚或轻微，而以发热为主；卫气郁遏，腠理开合失司，则无汗或少汗；肺气失宣，或见咳嗽；邪热上扰清空或见头痛；温邪犯卫，其病轻浅，故苔薄白而边尖红，脉浮数。

总之，卫分证的主要表现是：发热，微恶风寒，头痛，无汗或少汗，咳嗽，口微渴，舌苔薄白，舌边尖红赤，脉浮数。其中以发热与恶寒并见，口微渴为卫分证的辨证要点。温邪外袭多致本证，然各种温邪性质有别，故临床见证又有所不同。

2. 依据温邪种类，区分证候类型　由于温邪有风热、暑湿、湿热、燥热等不同种类，故卫分表证表现也各有差异。

卫分风热证：临床以发热，微恶风寒，咳嗽，咽喉疼痛，舌苔薄白，脉浮数为主症；系由风热病邪侵袭肺卫所致，见于风温病初期。因其邪为风热两阳相合，故发热较著而恶寒轻微，且恶寒往往很快消失；卫气通肺，卫受邪阻则肺气失宣，故咳嗽；咽喉为肺之门户，阳邪上扰，则咽喉疼痛。

表寒暑湿证：临床以发热恶寒，头胀口渴，脘痞倦怠，小溲短赤为主症；系由暑湿病邪侵袭肺卫所致，见于暑湿初期。本证病邪以暑热为主，故热重寒轻；暑湿上扰清空则头胀；暑湿下阻水道则小溲短赤；暑热伤津而口渴；湿遏气机而脘痞倦怠；夏季乘凉饮冷，每易兼寒为患，则恶寒明显，并可见头痛无汗等寒邪束表之象。

卫分湿热证：临床以发热恶寒，头重如裹，肢困酸楚，胸闷脘痞，舌苔白腻脉濡缓为主症；系由湿热病邪侵袭卫表所致，见于湿温病初期。本证湿重热轻，热被湿遏，故恶寒，身热不扬,并随着湿渐化热而转化;湿蒙清阳则头重如裹;湿遏气机则胸闷脘痞;脾主四肢肌肉,脾为湿困,湿性滞着则肢困酸楚;湿性黏浊而苔腻脉缓。本证与卫分暑湿相近,但此以湿为主,化热较慢,见于长夏及多雨季节;后者以暑热为主,化热较快,只见于夏季,可兹区别。

卫分燥热证:临床以发热恶寒,口鼻唇咽干燥,咳嗽少痰或无痰,口微渴,舌苔薄白欠润为主症;系由燥热之邪侵袭卫表所致,见于秋燥病初期。燥热之邪易伤津液,肺津受伤,津液干燥,故见口鼻唇咽干燥,咳嗽痰少或无痰,舌苔薄欠润等。燥为秋令主气,多见于初秋无雨,暑气未尽,秋阳以曝的气候条件下,但其他季节久晴无雨,也可见到本证。

卫分温毒证:临床以发热恶寒,局部肿毒症状为主症,如咽喉红痛,头目焮肿等,系由温热毒邪侵袭卫表所致,常见于大头瘟和烂喉痧的初期。外感温热,积聚局部,转化成毒,致病以局部红肿热痛为特征。头为诸阳之会,温热阳毒随经上壅,故见头目焮肿,咽喉为肺胃门户,热毒上攻故咽喉红痛。

3. 分析本证成因　卫分证的形成,是因温邪的侵犯,由口鼻上受,肺主皮毛而通卫气,肺卫功能失调而产生。其证病变层次表浅,病情一般较轻,正气未至大伤,持续时间较短。邪在卫分,若正能胜邪,并加上及时而正确的治疗,温邪受制而不传变,邪从表解,病情向愈。但若感邪较重,病邪致病力较强,则可迅速从卫分进入气分。临床尚有虽感邪不重,但因失治误治,亦使病邪深陷内传,病情加重者。此外,体质虚弱者,如素有心阴亏虚者感邪,温邪可不经气分而径传心营,甚至血分,出现危重证候。

(二)气分证的辨证思路

气分证是温病过程中由于邪热入里,邪正相争剧烈影响气的功能活动所导致的一类病证。其病变范围较广泛,涉及的脏腑主要有肺、胃、脾、肠、胆、膜原、胸膈等,是温病发展过程中的一个关键性阶段,持续时间长,病情复杂多变,常常是病情好转或恶化的节点。“把好气分关”是诊治热病的原则,是提高整个温病治疗效果的一个重要环节。

1. 掌握基本特点,首辨温热湿热　气分证范围广泛,证候繁多,且有温热与湿热的不同,临床上可以把脱离了卫分,尚未出现营、血分的见证归入气分证。一般来讲,气分证临床上具有反应激烈,症状明显,病位明确等特征,其病机特点主要是以正邪剧争,热炽津伤,气机壅滞为主。

由于气分病邪性质的不同,临床上可分为温热性的气分证和湿热性的气分证两大类。

温热性的气分证,热象显著,多见壮热,不恶寒,反恶热,汗多,渴喜饮冷,尿赤,舌质红,苔黄,脉数有力等,其中以但发热,不恶寒,口渴,苔黄为辨证要点。

湿热性的气分证,湿象明显,其共有的症状是:身热,脘腹痞满,苔腻。发热的类型随湿热偏盛程度而异:湿偏盛者,热为湿遏而身热不扬,舌苔多白腻;热重湿轻或湿热俱盛时则身热汗出,不为汗衰,舌苔黄腻或黄浊。

2. 次辨病位所在,区别具体证型　气分证病变可涉及人体上、中、下三焦。由于作用部位的不同,可产生不同的证候类型。常见的如邪热壅肺、热郁胸膈、热郁胆腑、阳明热炽、阳明腑实、湿热中阻等证,这些证候虽均属气分证范围,但因其病位、病邪不同,病机、证候有异,故具体治法亦有区别。

如热壅肺气所见的咳嗽、气喘等肺经症状;热郁胆腑的身热、口苦、脉弦数的胆腑症状;湿热性的气分证,虽易留恋气分,但病变复杂,可以有湿、热的相互转化,在湿重于热阶段可蒙上流下,在湿热并重和热重于湿阶段又可内蕴肝胆而见黄疸,外蒸肌肤而见白㾦,还可酿成热毒,形成蒙蔽心包、弥漫三焦证候。

3. 分辨邪热态势,谨察痰湿兼夹　邪热侵入人体后有升降敛散的不同态势,治疗时应根据其态势,或因势利导,或矫乎病势,扭转截断控制病情,否则将变证百出。气分邪正交争剧烈,其病势主要有升散、降敛两种,“外蒸”“内郁”的不同,临床表现各异。一般说,里热炽张,蒸腾于外上,反应剧烈,热象明显,表现为壮热,面赤大汗,大渴,脉象洪数有力等,通常称其为表里俱热证,代表如热盛阳明证;热郁于里呈降敛态势的,虽体表热象不及前者壮盛,但心烦、口苦、溲赤等热邪内郁的证候则比较突出,其热邪易化火、化毒,多称其为气分郁热证或气分伏热证,如热郁胆腑证、热郁胸膈证。辨清气分里热的不同态势,是在治疗上决定使用辛寒泄热外达,还是用苦寒直清里热的前提,同时也是把握证候传变趋向的依据。

气分证病程中可因气机被郁,津液不布,而产生兼夹痰湿的情况。痰湿性属阴邪,与阳热相兼夹,加之气郁,热、痰互为因果可使病情更加复杂,临床辨治必须充分考虑,否则邪热每多留恋难解,易致病情迁延难愈。辨察是否兼夹痰湿,胸脘有无异常感觉及舌苔表现是辨证的重要依据。如伴见胸闷、咳痰或脘痞呕逆、舌苔黏腻等症,则为兼夹痰湿之象。但其中又有偏痰、偏湿的不同,临床还需根据具体表现加以区别。

4. 注重动态观察,把握传变趋向　气分证邪正剧烈交争,处于病情恶化或好转的转折关头,此际证候虽有典型表现,但却易于变化。因而要注意观察证候的动态变化情况,特别要辨察有无邪热深陷内传的征象出现,如邪热传营的斑疹隐隐、心烦不宁、舌色转深等,热盛动风的惊搐、手足震颤、两目直视等。还要特别注意诊察有无正气欲脱的征兆,如骤然发生的身热陡降,肢冷汗出,面色苍白,脉象细数等。

(三)营分证的辨证思路

营分证是热邪深入营分,劫灼营阴,扰神窜络所产生的证候类型。大多由卫分或气分传变而来,是病情转重的阶段。及早辨识营分证候并及时进行治疗,对防止病情发展恶化具有十分重要的意义。辨析营分证的关键在于:

1. 辨析邪入深浅,熟悉传变趋势　邪热入营一般认为有三种状态:乍入营分、初入营分、深入营分。其深浅不同采取的治法也不尽相同,乍入营分、初入营分,由气分邪热炽盛波及营分所致者,治当以清气分热为主,辅以凉营,宜透热转气;深入营分,应以清营泄热为主。除此,营分证还有外窜血络之势,内闭心包之机,也要具体辨治。

2. 熟识营分特征,注重神志变化　营分证的特征有三:一是身热夜甚,它既不同于卫分的寒热并见,也不同于气分证的但恶热不恶寒;二是神志异常;三是舌质红绛,一般无苔垢。叶天士说:“其热传营,舌色必绛。”可见舌质红绛是营分证重要指征之一。其中神志异常在程度上有轻重之异。邪热初入营分时,邪热扰神,多表现为心烦不宁,“夜甚无寐”;此后随着营分之热转盛,则神志见症亦相应加重,多表现为躁扰不宁,时有谵语等。若营热炽盛兼邪热内陷心包,则进而出现神昏谵语甚或昏愦不语的严重神志异常见症。

3. 审视证候兼夹,注意体质差异　邪热入营的传变过程常出现证候兼夹,如营热已炽而卫分、气分之邪未净,即通常所说的“卫营同病”和“气营两燔”。这在治疗上与单纯营分证有所不同,必须根据具体证情采用泄卫透营和气营两清之法。辨察有无卫分或气分邪热未解或解而未净的征象,舌苔表现是一个重要依据。如邪热入营后,舌色虽呈红绛但舌面有黄白苔未退者,即为气分或卫分之邪未解之征。同时,营分证也有兼夹痰湿秽浊之邪者,表现为绛舌上有黏腻苔。

注意患者的体质差异，并分析其对证候发展变化的影响，亦是辨析营分证的重要一环。小儿脏腑娇嫩，形气未充，邪热入营，极易产生闭窍动风之变。年老体弱者，邪入营分，劫灼营阴后易于内陷深入，且极易导致内闭外脱之变。产妇血室空虚，一旦邪热入营，极易内陷而成热入血室之证。“平素心虚有痰”者，热入营分后，极易内闭包络。素有“瘀伤蓄血”者，热邪传营后极易形成瘀热互结之证。

（四）血分证的辨证思路

血分证是邪热深入血分，导致血液运行失常而溢出脉外的证候类型，其特征性症状是高热，多部位、多窍道出血及斑疹密布及舌质深绛。血分证多是营分证病变的进一步加重及发展，对脏腑、经络造成更严重的损害，是温病发展过程中病情最为深重的一个阶段。根据血分证的特点，辨证时应抓好以下几个环节：

1. 辨清出血部位，明确病变脏腑　血分证应首先辨清出血的部位。出血部位除可表现为全身性的广泛出血外，还往往因病种不同，病位重心有异，伤络迫血的部位有别而出现不同部位的出血见症。如风温、暑温等病过程中可因热伤阳络而出现咯血、衄血，其病变脏腑在肺。湿温病过程中由于湿热化燥灼伤阴络而产生大便下血，其病变脏腑在肠。辨清出血部位，明确病变脏腑，对加强制方用药有着非常重要的意义。

2. 谨析血瘀程度，慎察神志变化　血分证的病机为热盛迫血，热瘀交结。其瘀的产生每与邪热迫血妄行致阴血离经，或阴血耗损，血行涩滞等因素有关，病变机制十分复杂。临床上因瘀而致“迫血”难以控制，“迫血”又可以形成新的“瘀血”，互为因果，恶性循环，严重者可导致血瘀气脱之变。因此，辨证时要特别注意血瘀之表现，分析其轻重程度，其中舌象变化、斑疹色泽、出血部位以及脉象变化等是辨证的主要着眼点。及时发现血瘀的轻重并准确应用活血化瘀之法，是正确治疗血分证的关键。

心主血藏神，血热必扰心神，血分证多有神志方面的异常，神志异常的轻重程度及其表现差异，对于判断邪热的轻重、病机的变化有重要意义。一般说，血热较轻者多表现为躁扰不宁，甚或偶有谵语；热毒炽盛者可为昏狂谵妄；血热致瘀，瘀热扰乱心神则可致如狂、发狂等神志异常；营血热邪内陷心包，灼液为痰闭阻清窍，则可见神昏谵语或昏愦不语。

3. 关注正气盛衰，判明预后转归　血分证是温病最深最重阶段，其辨证要密切关注正气盛衰，及时判明预后转归，临床上特别要及时发现正气欲脱征兆，以便及时抢救。辨察的着眼点主要是审察发热、出汗、面色、神情、气息和脉象等表现及其动态变化。如在病程中发现患者有面色苍白、大汗淋漓、神情萎靡、四肢不温和脉象微细欲绝等征象，则为正气欲脱或外脱之兆，临床应予高度重视。此际如能识证准确、及时有力地采取治疗措施，则有可能阻断病情的进一步发展恶化，否则可造成严重后果。

第二节　三焦辨证理论

三焦辨证理论由清代温病学家吴鞠通在《内经》有关三焦论述的基础上，综合历代医家的认识，并结合自己的临床实践总结而出。它阐述了温邪在病变过程中由上及下、由浅及深所引起的各种病证的发生发展和变化规律，并用以说明病邪所犯脏腑的病理变化及其证候特点，从而作为指导温病临床辨证论治的依据。三焦辨证理论除可用于温热性温病外，还适合于湿热性温病的辨证施治，同时在胃肠病、皮肤病湿疹、带状疱疹、妇科、儿科病毒性传染性疾病等临床各科中也有广泛应用。

三焦辨证具有病位明确、病机具体、证候典型等特点，主要在于阐明三焦所属主要脏腑的病变部位、病机变化、证候类型等。其与脏腑辨证多有相似之处，但二者又有区别：三焦辨证还能反映温病的发生、发展及传变规律，预测温病的发展趋向，判断温病的预后，能基本反映温病全过程的病机演变规律。

一、三焦辨证渊源

三焦理论起源于《内经》、《难经》，历代医家多有认识，完善于吴鞠通的《温病条辨》。

（一）源于《内经》、《难经》

三焦的概念源自《内经》、《难经》，其有关三焦的内容可以归纳为四个方面：

1. 认为三焦是人体脏腑中六腑之一 《素问·五脏别论》说："夫胃、大肠、小肠、三焦、膀胱，此五者，天气之所生也，其气象天，故泻而不藏，此受五脏浊气，名曰传化之腑，此不能久留输泻者也。"又《灵枢·本输》所谓"三焦者，中渎之腑也，水道出焉，属膀胱，是孤之腑也。"其"孤"即独一无二之意，言三焦为人体内最大之腑。

2. 关于上中下三焦的生理功能 《灵枢·营卫生会》说："上焦如雾，中焦如沤，下焦如渎"，形象地描述了其功能状态。即三焦主持人体的气化，同时饮食物的受纳、腐熟、运化，其精微的敷布及糟粕的排泄，均和三焦的功能有关。

3. 认为三焦是水液代谢的通道，又是气的通道 《素问·灵兰秘典》、《素问·刺法论》皆言："三焦者，决渎之官，水道出焉"。《难经·六十六难》说："三焦者，原气之别使也，主通行三气，经历于五脏六腑。"

4. 划分了人体上中下三个部位 《灵枢·营卫生会》曰："上焦出于胃上口，并咽以上，贯膈而布胸中……中焦亦并胃中，出上焦之后……下焦者，别回肠，注于膀胱而渗入焉。"即上焦是指胃上口以上，胸中的部位；中焦是指胃腑所在的部位；下焦是指大肠、膀胱所在的部位。上中下三者合起来统称三焦。

（二）历代的发展

时至汉代，三焦的概念开始涉及三焦的病理变化。张仲景在《伤寒论》和《金匮要略》中，除运用六经、八纲、脏腑辨证之外，还首次将三焦辨治运用到临床中，作为诊断、辨别病位、治疗疾病的依据。如《伤寒论》230条："阳明病，胁下硬满，不大便而呕，舌上白苔者，可与小柴胡汤。上焦得通，津液得下，胃气因和，身濈然汗出而解。"《金匮要略》："热在上焦者，因咳为肺痿；热在中焦者，则为坚；热在下焦者，则尿血，亦令淋秘不通"等记载。

其后的一些医学著作，在论述具体病证时也每提及"三焦"，从其含义看，大多为病位概念。如《诸病源候论》中说："客热者由人腑脏不调，生于虚热，客于上焦，则胸膈生痰实，口苦舌干；客于中焦则烦心闷满，不能下食；客于下焦，则大便难，小便赤涩"。

刘河间不仅在其《素问病机气宜保命集》热论、吐论、泻痢论多处论述了外感、内伤疾病的三焦病机变化，还以三焦作为外感热病的分期，即上焦为初期、中焦为中期，下焦为后期。在《素问病机气宜保命集·小儿斑疹论》中称斑疹"首尾不可下者，首曰上焦，尾曰下焦。"首曰上焦者，指疾病的初期，尾曰下焦者，指疾病的后期。这些认识对后世影响很大，以致于叶天士有"仲景伤寒先分六经，河间温热须究三焦……议三焦分清治，从河间法"之论。此际王好古也用三焦解释病机、指导辨治。罗天益则在《卫生宝鉴》中对热病提出了按邪热在上、中、下焦和气分血分不同的病位制方用药的主张。

明末温病学家吴又可在《温疫论》中论述阳明腑实证时亦曾用三焦概念来分析病机。他说："肠胃燥结，下既不通，中气郁滞，上焦之气不能下降，因而充积，即膜原或有未尽之邪，亦无前进之路。于是表里、上中下三焦皆阻，故为痞满燥实之证"。可见这里所说的三焦主要是指胸腹范围的上下部位而言。

时至清代，喻嘉言强调温疫的三焦病变定位。他在《尚论篇》中说："然从鼻从口所入之邪，必先注中焦，以次分布上下……此三焦定位之邪也"。并提出三焦分治原则："上焦如雾，升而逐之，兼以解毒；中焦如沤，疏而逐之，兼以解毒；下焦如渎，决而逐之，兼以解毒。"

清代叶天士在创立卫气营血理论阐明温病病机的同时，还论述了三焦所属脏腑病机变化及其治疗方法。叶天士辨治温病，虽以卫气营血辨证为纲，但也非常注重三焦分证。如他在《临证指南医案》暑门杨案中指出："仲景伤寒先分六经，河间温热须究三焦。"论痧证辨治时指出："须分三焦受邪孰多……上焦药用辛凉，中焦药用苦辛寒，下焦药用咸寒。"而以三焦辨证处方的具体案例更是不胜枚举。据统计叶天士温热医案53例，有32例运用了三焦辨治。值得注意的是，与叶天士同时代的薛雪也秉承前贤经旨，将三焦概念运用于阐述湿热病中，开创了湿热病的三焦学说，提出了不少湿热病的病机概念：如"少阳三焦"，"湿蒙上焦"、"湿伏中焦"，"湿流下焦"。"邪由上受，直趋中道，多归膜原"，"膜原者，外通肌肉，内近胃腑，即三焦之门户，实一身之半表半里也"，"病在二经之表者，多兼少阳三焦"等。三焦理论揭示了湿热病的一般演变规律，是针对湿热之邪在三焦不同部位而分别立法用药的辨治方法。

（三）吴鞠通的完善

吴鞠通"近师承于叶氏，远追踪乎仲景"，根据《内经》三焦部位划分的理论，在张仲景六经脏腑病机和辨证理论以及三焦分治思想的启发下，汲取了刘河间等历代医家病从三焦分治的学术观点，遵叶天士温热时邪当分三焦之旨，在卫气营血辨证的基础上，结合三焦所属脏腑的病理变化及温病发生发展规律，参以自己治疗温病的丰富经验，创立了三焦辨证。

吴鞠通创立的三焦辨证纲领至少可以从以下五个方面来概括：一是辨病变部位与脏腑；二是辨证候性质；三是辨病程与传变；四是提出三焦治疗大法，即"治上焦如羽，治中焦如衡，治下焦如权"；五是对温病死证亦从三焦分述。须指出的是，吴鞠通的三焦辨证并非简单地将病位分为上、中、下三焦，而是巧妙地将六经辨证和卫气营血辨证的内容融于其中，即先以三焦为纲分上下之浅深，继以六经分脏腑经络之不同以及以卫气营血分表里之次第，形成纵横交错、相辅而行的立体温病辨证论治体系。

二、三焦辨证思路

温病学三焦辨治理论的临床意义，主要在于把辨证和识病结合起来，确定病变部位，阐明病理机制，区分证候类型，揭示传变规律，指导立法处方。它与卫气营血辨证相辅相成，互为经纬，有效地指导着临床。

（一）上焦温病的辨证思路

上焦病证主要是指位于上焦的肺和心（包）的病变。一般发生在温病的初起。在具体证候的辨析过程中还须注意类证的鉴别，兼证、变证的分析，以及动态变化的观察等。

1. 手太阴肺病证　主要根据其典型的临床表现及病程阶段进行辨析，其辨证过程应掌握好如下几个环节：

(1)辨明定位主症，区别表里浅深：手太阴肺的病变，主要表现为肺失宣肃而产生的咳嗽、气喘、咳痰等主症。这些肺经特有的见症，是辨别邪在手太阴肺的主要依据。在此基础上，再通过症状的综合分析，便可进一步区别病机上的表里浅深。临床表现虽均属肺经见症，但其轻重程度不一，伴随的全身症状亦有显著差异。应根据咳喘的微甚、痰的多少、热势高低、是否恶寒、口渴程度以及舌苔、脉象表现等，并结合病程阶段进行辨析。如邪袭肺卫时，肺经见症较轻而必见有微恶寒、苔白、脉浮数等卫分表现，邪热壅肺时肺经见症较重而必有高热、苔黄、脉数等气热之象，波及营分可见发疹，邪入血分可见咯血。

(2)排除风寒外感，明辨病因属性：上焦手太阴肺的卫表证候，也可见于风寒外感初起，但其性质属寒邪在表。临床辨证时，应明辨在表之邪的寒热属性。辨别要点在于从发热恶寒的相对轻重，有无口渴，舌苔脉象等方面鉴别。温邪犯肺时热象偏重，发热较重恶寒较轻，口中作渴，苔薄白而舌边尖红，脉浮而数等，风寒外感则寒象明显。上焦肺的病变还常见燥热和湿热的不同类型，燥热伤肺多发于秋季，在咳、喘的同时并见燥热象明显，表现为口鼻干燥等；湿热阻肺则湿象明显，见胸闷、咳嗽、恶寒而身热不扬、苔腻等，为卫受湿郁，肺失肃降之象。

(3)审察兼证变证，严防病情恶化：温邪袭肺，病情大多单纯轻浅。但在实践中常可观察到温邪袭肺病变的兼证，如兼湿、夹痰，以及素禀阴亏气虚等。在辨证上必须根据不同的证候，结合素体状况，全面分析，在治疗上给予应有的考虑，以免造成病情的迁延和变化。邪在肺卫，就其证候性质而言，病情大多轻浅，但在疾病发展过程中也有因体质虚弱或感邪太重而病情突变的。临床上比较常见的如正虚邪陷、逆传心包等，这些在邪犯肺卫阶段所出现的严重变化是疾病发展过程中的一种突变，其来势急骤，病情严重，每可产生严重后果，临床应予高度重视。

2. 手厥阴心包病证　手厥阴心包病证主要包括热陷心包和湿蒙心包，前者为热邪内陷心包导致机窍堵闭，后者为湿热酿痰蒙蔽心包。手厥阴心包病变病位虽在上焦，但病情已很深重，临床正确辨证及时治疗，对于疾病的转归预后至关重要。临床辨治应注意以下几个环节：

(1)辨别神志症状，区别证候类型：手厥阴心包病证的必有症状是神志症状，但产生神志症状的病因病机各不相同，从而表现出不同的证候类型。热陷心包表现为神昏谵语或昏愦不语；湿蒙心包证的神志表现为神识昏蒙，似清似昧或时清时昧。同时伴随的全身症状也有区别：热入心包尚有灼热、舌蹇肢厥等症，舌质红绛或纯绛鲜泽为其标志性舌象；湿蒙心包可见身热朝轻暮重和舌苔垢腻，脉濡数等。

(2)分析传入途径，探求证候成因：因病种及邪正状况不同，形成邪陷心包的途径就各不相同，有的是上焦肺卫之邪逆传进入心包；有的是气分热毒不得外解而进入心包；也有的是热入营血后再进一步内闭心包者。分清传入心包的途径，对于指导用药的合理配伍具有一定的指导意义。一般来说，邪从肺卫逆传心包者，治疗在清心开窍的同时，常酌情配伍以宣开透泄之品，以透邪热外达；如从气分陷入者，每配伍透热清气之品；邪从营血陷入者，治疗则须合以清营凉血之品。

(3)仔细识别兼证，密切审视变证：热陷心包之证，在病变过程中常伴有热炽营分、阳明腑实、热盛动血等病理变化。如热入心包兼有阳明腑实，在身热、昏谵的同时，常伴有便秘、苔黄等。这些兼有的病变每与热闭心包互为因果、相互影响从而致病情更加复杂。因此，临床辨证在识得热闭心包证的基础上，还须注意辨察有无其他证候相兼，进而再根据兼证类型在治疗上给予相应的考虑。与此同时，还须注意密切审视可能突然发生的“内闭外脱”等严重变证，以便及时有效地进行救治。正确辨析邪入心包的兼、变之证，对于掌握传变趋向，判断预后转归，正确进行治疗十分重要。

3. 上焦温病的转归　上焦温病一般属于发病初期，感邪轻者，因正气抗邪，邪气受挫而不传变，邪从表解；感邪重者，温邪由卫入气，演变为肺热壅盛等；更严重者导致化源欲绝而危及患者生命。若患者心阴心气素虚，肺卫热邪可内陷逆传心包，甚至内闭外脱而死亡。正如吴鞠通指出的，温病死证“在上焦有二：一曰肺之化源绝者死；二曰心神内闭，内闭外脱者死”。

（二）中焦温病的辨证思路

温邪传入中焦一般为外感热病的中期或称为极期阶段，这一阶段临床症状较为明显，病位比较明确，证候类型较多，病情变化复杂，持续时间较长，是温病三焦辨证中的一个常见的重要阶段。中焦病证包括足太阴脾、足阳明胃和手阳明大肠等病变。足太阴脾与阳明胃肠同居中焦，互为表里，但两者的生理属性有阴阳、湿燥之分，反映在证候上也就有燥热和湿热的不同性质。这就决定了在辨证时应有其独特的思路。

1. 阳明胃肠病证　温病邪传阳明，其性质多属燥热，但有“经证”和“腑证”之别。

(1)首辨经腑主症，分清有形无形：阳明经证、腑证在性质上均属里热实证，均有发热、口渴、苔黄等邪热在里见症。阳明经证属无形邪热亢炽，蒸腾内外，弥漫全身，病势升散，临床以热炽津伤，里热外蒸的“四大”见症为主要表现，而无胃肠有形实邪内结的征象；阳明腑证属邪热与肠中燥屎相结而成的有形实邪结聚，其病位则以肠腑为主，病机以热结阴伤，腑气壅实为主要特点，病势降敛，临床除具有一般里热津伤见症外，必有腹满胀痛、便秘或纯利稀水、苔黄厚焦燥等燥屎内结肠腑的表现，这是辨别阳明腑实的主要依据。

(2)继辨腑实差异，区分燥湿两类：温病腑实证在类型上有属于燥热内结的，还有因湿热夹积滞搏结肠腑而成的。前者见身热腹满，大便秘结，苔黄燥，脉沉实等；后者见胸腹灼热，大便溏垢不爽，苔黄垢腻等。临床辨证应通过证候的分析比较，明确燥、湿的不同类型，从而进行正确施治。

(3)再审腑实兼证，慎察复杂局面：温病阳明腑实证的兼证颇多，常见的如兼痰热阻肺、热闭心包、热结小肠等。它们在病位上并不局限于中焦肠腑，而是脏腑合病，病情大多比较复杂，甚至可产生严重变化。如伴见小便涓滴不畅、溺时疼痛者为阳明腑实兼小肠热盛，肺热咳嗽与下利色黄热臭之稀便并见为肺热移肠等。在临床辨证时必须全面分析，明确有无兼夹以及兼夹证的类型。

温病阳明腑实证亦可因邪气太盛或正气素虚以及失治、误治等因素，而产生“虚”的变化，从而形成邪实正虚的复杂局面，常见的有阴虚腑实，气液两虚腑实等。临证可见严重的气阴亏损之象与严重的腑实热结并见之证。这种虚实相兼的证候，病情复杂，易于变化，甚至造成严重后果，因此必须密切注意机体正气和阴液的盛衰状况，临床主要从患者的神色、气息、脉象以及口舌润燥等方面考虑。

2. 足太阴脾病证　温病足太阴脾的病证主要是指湿热病邪蕴阻中焦、困遏脾胃的一种病变。临床辨证时可循以下思路进行：

（1）首辨湿热轻重，区别偏脾偏胃：温病湿热困阻中焦，有湿偏重、热偏重以及湿热并重的不同。足太阴脾的病证属于湿重于热，转化成热重于湿时，则病机以阳明胃热为主，兼有太阴脾湿未化。临床辨证应根据热象表现、口渴情况、舌苔以及脉象等进行区分。湿重热轻者症见身热不扬，脘痞腹胀，苔白腻等；热重湿轻者症见阳明气分热炽之"四大症"与太阴脾湿之脘痞身重、苔黄微腻并见之候。辨别湿和热的轻重对于明确证候性质和病位重心，制订治疗方药等都是十分重要的。

（2）次辨上下内外，再察虚实转化：足太阴之证主要见于湿温病过程中，病程较长，久羁气分。然其证候也是不断变化的。湿困太阴，病位虽以中焦为主，但湿有蒙上、流下、蕴中、蒸外（白痦）的特性，因此临床上应注意病证的动态变化。邪在中焦，亦会影响到上焦肺的气化；中焦之邪也可引起在下二便失常；邪犯中焦还可表现为邪阻膜原，出现寒热往来，但寒甚而热微，舌苔白厚腻浊如积粉；湿热弥漫三焦则上、中、下三焦之湿热症状俱见。

再察虚实转化是诊治湿热病证过程中必须注意的。湿困太阴的一般发展过程，大多是由湿重于热逐步转化成热重于湿的，继则可能化火化燥。湿热困脾之证一旦化火化燥，可有灼伤肠络而产生大便下血的变化，此证属血分证，严重者可造成气随血脱的危重局面。临床上湿热病亦有特殊变化的，如素禀阳气偏虚，或湿邪太重而久困不化者，可导致"湿胜阳微"的严重变化。所以临床辨证必须知常达变，注意审察有无变证征兆，早作判断，采取有效的防治措施。

3. 中焦温病的转归　邪在中焦，邪热虽盛，正气亦未大伤，尚可祛邪外出而解。但若腑实津伤，真阴耗竭殆尽，或湿热秽浊偏盛，困阻中焦，弥漫上下，阻塞机窍，均可威胁患者生命。正如吴鞠通指出，中焦温病死证有二："一曰阳明太实，土克水者死；二曰脾郁发黄，黄极则诸窍为闭，秽浊塞窍者死"。

（三）下焦温病的辨证思路

温邪从上、中焦深入到下焦，表明病变进入温病的后期阶段，以正虚邪势亦衰为特点。由于温邪最易耗伤阴津，温邪久留，多可深入下焦而耗伤肝肾阴精，故临床上大多呈现邪少虚多之候，主要病变部位包括足少阴肾和足厥阴肝。

1. 足少阴肾病证　足少阴肾的病证是指温病后期邪热久羁下焦所致的真阴欲竭证候，性属阴虚内热，邪少虚多之候。

（1）首明病位主症，次辨轻重类型：足少阴病证病位在肾，主症为肾阴虚损所引起的阴虚内热证，阴虚为主，邪热不甚，邪少虚多。所见低热、手足心热甚于手足背、舌绛不鲜、脉虚等症为虚热表现，非实火之象。

足少阴病证在程度上有轻重之分，从而表现出不同的类型。轻者可表现为阴虚火炽，临床见到心烦不得卧、舌红、脉细数等火旺阴伤症状者，即可诊断。邪虽少而深留阴分者则可见到夜热早凉、热退无汗之特征表现。重者则有阴精严重亏损，重要脏器失养，心神疲惫的表现；急重者则可出现阴精耗竭，阳不潜藏，时时欲脱的险恶证候。

（2）再察演变趋向，分析病变转归：足少阴肾病证之邪热虽然不甚，但治不如法病情可进一步加剧，常见的有"阴虚动风"和"阴竭气脱"两种发展趋向。前者是因阴精耗损致"水不涵木"，肝失滋养而发展为"阴虚动风"；后者是在阴竭的基础上因阴阳离决而导致正气外脱。所以在临床辨证时，必须通过动态观察，分析其演变趋向，从而为正确救治和推断转归提供依据。

2. 足厥阴肝病证　下焦足厥阴肝的病证主要是指因肾阴耗损而导致的肝风内动之证。因肝肾同源,故肾阴耗损每易导致“水不涵木”而引起虚风内动。

(1)掌握虚风特点,判断轻重预后:足厥阴肝经病变系因阴精亏损引起,它是在肾精虚损的病理基础上发展而形成,性质属虚风。其动风的特点是抽搐缓慢无力,手指蠕动,口角颤动,心中憺憺大动等,且多与舌干绛、脉虚细无力等肾阴耗损症状并见,临床上还可从热象、神情面容、是否昏迷、病程阶段等方面进行全面辨析。

阴虚动风在程度上有轻重之分,阴精耗损愈重则动风愈甚,动风愈甚则病情愈重,恢复愈困难,预后亦愈差。故必须根据阴精耗损程度及动风的轻重表现进行区分,以判断病变转归及权衡治疗用药的轻重缓急。

(2)详审虚中夹实,明辨夹痰夹瘀:阴虚动风病机以虚为主,但亦可有实邪夹杂,如比较常见的有兼夹痰瘀,留滞经脉、阻塞机窍,从而形成虚中夹实的复杂局面。不少动风患者后遗的肢体震颤、瘫痪以及神呆失语、失聪、失明等多与此有关。临床辨证应根据具体证候特别是肢体活动情况、神情表现、语言表达能力及舌苔、脉象等进行辨析。

3. 下焦温病的转归　邪传下焦多系外感热病的后期,一般为邪少虚多。若正气渐复,至正能敌邪,尚可祛邪外出而逐渐痊愈。但若阴精耗尽,阳气失于依附,则可因阴竭阳脱而死亡。

第三节　卫气营血辨证与三焦辨证的关系

卫气营血和三焦辨证理论的创立,标志着温病学已经具备了完整的学科体系,作为温病的两大辨证纲领,贯穿了温病临床实践的始终,成为温病辨证论治的核心理论,其意义重大,关系密切。

一、卫气营血辨证与三焦辨证的意义

自《内经》之六经分证到《伤寒论》的六经辨证,不仅说明了中医学的辨证施治方法从无到有,而且标志着中医学对外感热病的认识和治疗方面的一大发展。沿袭使用了十多个世纪的六经辨证,到明清时代温病学说的创立,卫气营血辨证、三焦辨证的问世,不仅标志着中医学辨证论治的巨大发展,而且也说明长期以来人类同疾病作斗争中取得了突破而更趋向于先进、全面。

卫气营血辨证和三焦辨证之所以成为温病学的理论核心,其主要意义在于:①卫气营血辨证和三焦辨证是分析病机变化的理论基础。卫气营血辨证和三焦辨证体系是基于对温病病理演变的规律性,在揭示温病内在病机本质的基础上总结出来的,反映了温病证候产生的一般规律。临床运用它辨证分析,能比较正确地揭示温病过程各个阶段各种证候的病理基础,从而辨别证候类型,为确定治则治法奠定基础。②卫气营血辨证和三焦辨证是辨别不同证候类型的纲要。温病发展过程中,由于病邪性质、传变途径、治疗当否、机体反应性等不同可以出现许多错综复杂的证候。在分析多种证候病变机理的基础上,用卫气营血和三焦辨证来区分其类型,分辨出哪些是卫分及气分证,哪些是营分证、血分证,是上焦病证,还是中

焦病证、下焦病证等。所以卫气营血和三焦辨证又具有纲领意义。③卫气营血辨证和三焦辨证是识别传变的准则。温病发生发展过程中的证候是不断变化的，一般都是卫气营血和三焦病位层次间的病机转变，掌握了卫气营血和三焦总的病机变化和证候特点，就能在临床上动态观察时较准确地把握其传变情况，有利于及时采取措施控制病情。④卫气营血辨证和三焦辨证是确立治则治法的依据。运用卫气营血和三焦辨证分析多种证候的病机变化，传变情况，区分并归纳其证候类型的目的是便于治疗。叶天士倡导的“在卫汗之可也，到气才可清气，入营犹可透热转气……入血就恐耗血动血，直须凉血散血”，吴鞠通倡导的“治上焦如羽，非轻不举；治中焦如衡，非平不安；治下焦如权，非重不沉”，即根据其病机等确立相应的治则治法。所以说，卫气营血和三焦辨证又是确立治则治法的依据。

卫气营血辨证和三焦辨证理论的经典性，不仅在于指导温病的临床诊治，还体现于对临床各科病证普遍的指导意义。

二、卫气营血辨证和三焦辨证的关系

卫气营血辨证和三焦辨证既相对独立，又相辅相成，既有共通之处，又有一定差异。首先，卫气营血和三焦辨证的临床意义是一致的，都可用来归纳证候类型，分析病变机制，掌握病程阶段，区分病变部位，明确传变规律，判断病情轻重，从而确立治法，指导温病的治疗。其次，二者都不同程度反映了温病发展演变的规律，即温病的传变都是从表入里、由浅到深、自轻转重。

卫气营血和三焦辨证的不同之处主要是：卫气营血辨证的实质是气血层次之辨，三焦辨证重点揭示脏腑的功能失常及其实质损害，一定程度上涉及营卫气血的病机变化。从营卫气血的阴阳属性，辨析病变部位层次之浅深，阴阳偏衰之轻重，卫气营血辨证须横向看，三焦辨证须纵向看。前者是以人体卫气营血的生理功能为主要依据，突出了在温邪作用下人体内卫气营血功能的失常和实质的损害；后者是从三焦所属脏腑的病理变化，来了解病程及其传变规律的。

卫气营血理论揭示了温病发生发展过程中客观存在的四个不同阶段，这四个阶段既有内在联系又有本质区别，它反映出温病轻重不同的四个层次，是从发生发展的横向来认识温病的。而三焦辨证是从上、中、下纵向的异常变化来阐述发病机制的，它与三焦所属的脏腑关系极为密切，这样就把温病的发生发展规律概括为三个阶段，以此作为温病的辨证纲领。大体上讲，卫分的病变关系着上焦手太阴肺；气分病变的范围不仅涉及太阴肺，尚包括中焦阳明胃肠、足太阴脾等；营分病变与上焦厥阴心包相联系；血分病变也与上焦厥阴心包相关连。肾藏精，精生髓，精髓化血，故精血同源，正如《张氏医通》说：“气不耗，归精于肾而为精，精不泄，归精于肝而化清血。”可见血分病变与足少阴肾及足厥阴肝也有一定关系。卫气营血的病机层次变化，不可避免地会涉及相关脏腑的功能失调；而重点揭示脏腑功能失常及其损伤的三焦辨证，常不能超越卫气营血辨证所示的病变层次和范围。也可以认为卫气营血证是温邪伤阴程度轻重不同的深浅层次分布，三焦证候是温邪阻滞气机的部位区别。

现代有医家认为，卫气营血辨证适用于温热类温病，三焦辨证适用于湿热类温病，这实际上是对两种辨证方法的曲解。因为温热类温病都有邪损脏腑的具体病位，仅用卫气营血辨证，往往定位不够具体，必须结合三焦辨证。湿热类温病虽然在气分留恋时间较长，主要是区分三焦和脏腑，但是，此类疾病往往初起有卫分证，邪从燥化也可深入营血，必须结合卫气营血辨证才得全面。事实上,叶天士《温热论》中也讲到邪在三焦的问题,吴鞠通《温病条辨》中强调无论对温热还是湿热,既要辨三焦部位,又要区分卫气营血之不同。所以,应全面学习和掌握两种辨证方法,深刻理解其丰富的内涵。总之,卫气营血辨证与三焦辨证这两种辨证方法经纬相依,相辅而行。二者纵横交错,密切相关,互相渗透,互为补充,各有特点。在临床运用时,须将二者有机地结合起来,才能更全面地指导温病的辨证施治。

附:卫气营血的实验研究

曾祥国等报道了用大肠杆菌从兔耳缘静脉注入,成功地复制温病卫气营血证候模型,并且观察到此种模型与人类大肠杆菌暴发性败血性温病患者基本相似。刘国强等系统地探讨了卫气营血各证候动物模型的复制方法,建立卫分证、气分证(包括热邪壅肺、阳明热炽、阳明热结、湿热气分证、湿热中阻)、营分证、血分证、热毒神昏、暑热痉厥证等 11 个动物模型。马健等用巴氏杆菌皮下注射,在 10~18 小时内可使家兔出现类似温病气营传变的证候特点及病理变化。吴范武等采用经家兔耳缘静脉一次性注入大肠杆菌内毒素的方法建立卫分证模型。陈建萍等用肺炎球菌活菌造模,建立了大鼠温病卫气营血模型。

卞慧敏以全血比黏度增高、血沉加快、红细胞压积减少、血浆凝血酶原时间缩短、纤维蛋白原升高等血液学指标来反映温病血分证血瘀、出血。程志强以造模后血清肿瘤坏死因子-α(TNF-α)及血浆内皮素-1(ET-1)的含量,判断温病血分热毒程度。刘兰林对血热、阴伤、络瘀证家兔模型研究发现,温病血分证血分热毒损伤细胞所致阴伤与外周血单核细胞凋亡有关。姜丽丽在气分证中动物实验中发现,攻毒后,家兔血栓素 B2(TXB_2)和 6-酮-前列腺素 $P_{1\alpha}$(6-Keto-$PGF_{1\alpha}$简写为 6-K)呈动态变化。倪秋勤发现气分证模型兔在造模后 3 小时内先躁动后活动度逐渐下降,小便黄、大便稀溏、呼吸明显增快增粗,耳廓发热、轻度充血等,结膜无充血,舌质、口唇皮肤没有明显变化;营血分证模型兔在造模后 6 小时内精神逐渐萎靡,活动度和灵敏度明显下降,并有蜷卧,便溏。呼吸频率先增快后减慢,耳廓发热、充血明显,后期耳廓发凉、结膜充血明显,口周青紫,舌质没有明显变化,此阶段有部分模型兔出现角弓反张和抽搐。

参考文献

[1] 彭胜权.温病学[M].北京:人民卫生出版社,2000.
[2] 杨进,吴成.孟澍江中医学术集萃[M].北京:北京科学技术出版社,2000.
[3] 杨进.温病学理论与实践[M].北京:人民卫生出版社,2009.
[4] 谢路.温病临证破解[M].北京:中国中医药出版社,2012.
[5] 杜桂琴.卫气营血辨证与三焦辨证的应用现状调查[J].浙江中医杂志.2004,(10):417-420.
[6] 黄政德.张景岳对卫气营血辨证学说的贡献[J].湖南中医学院学报.1998,18(1):20-21.
[7] 王灿晖.温病"卫气营血"辨证的临床意义及其运用要点的探讨[J].南京中医学院学报.1987,(04):8-11.
[8] 冯明.试论温病学中的升降出入辨证[J].世界中西医结合杂志.2009,4(1):50-51.
[9] 张文选.论温病学理法辨治杂病[J].北京中医药大学学报.1997,20(6):14-17.
[10] 李楠,邱模炎.卫气营血辨证及近代医家发挥浅析[J].中国中医基础医学杂志.2011,17(3):255-256.
[11] 屠燕捷,方肇勤,郭永洁,等.叶天士生平及其温病学术理论研究 30 年回溯[J].浙江中医药大学学报.

2014,38(3):356-360.
[12] 王秀莲.温病卫气营血证研究进展[J].中医杂志.2001,42(8):502-503.
[13] 朱云,史恒军.三焦辨证源流浅析[J].陕西中医院学报.2007,30(3):8-10.
[14] 杨亦望.吴鞠通温病学术观念的由来与特色[J].上海中医药杂志.1999,10(5):8
[15] 李刘坤.论吴鞠通温病学术思想渊源[J].新疆中医药.2000,18(4):3-5.
[16] 陈德宁.王灿辉教授论三焦辨证的辨析要点[J].安徽中医学院学报.1990,9(4):2-5.
[17] 刘传鼎.试论六经、卫气营血和三焦辨证之间的关系[J].陕西中医学院学报.2002,25(1):17-18.
[18] 周语平,韩维斌.论三焦辨证和卫气营血辨证的关系[J].河南中医.2008,28(11):21-23.
[19] 曾祥国,陈钦材,周幼斌,等.实验性温病卫、气、营、血四个时相的病理变化[J].四川医学,1983,4(3):129-133.
[20] 刘国强,孙守才.温病卫气营血证候动物实验研究[M].西安:陕西人民教育出版社,1992.
[21] 马健.巴氏杆菌性家兔温病气营传变模型建立的初步研究[J].中国医药学报,1991,6(2):57-62.
[22] 吴范武,杜建.温病卫分证模型血瘀病理变化的实验研究[J].中国中医基础医学杂志,2005,11(6):449-450.
[23] 陈建萍.解毒化瘀法在温病中的运用[D].成都中医学院硕士学位论文,1990,5.
[24] 卞慧敏.不同造模方法所致"热毒血瘀证"模型家兔血液流变学改变的比较研究[J].微循环技术杂志,1996,(2):99-101.
[25] 程志强,杜健.温病急性热瘀证与TNF-α,ET-1的相关性实验研究[J].中国中医基础医学杂志,2001,7(11):25-28.
[26] 刘兰林.外感热病血分病变辨治规律及本质的研究[D].南京中医药大学博士论文,2005:93,40.
[27] 姜丽丽.温病气分证热瘀的临床与实验研究[D].福建中医学院硕士论文,2002,4.
[28] 倪秋勤.温病气分证与营血分证差异性的研究[D].南京中医药大学硕士论文,2013,6.

第三章 温病治法研究

第一节 温病治疗思想

温邪侵入人体，正气抗邪，其病理演变具有一定的规律，在治疗上与内伤杂病不同。温邪是导致温病的主因，所以治疗温病把祛除病邪放在首位，同时，邪正相争损伤正气，特别是在温病的后期，正气损伤往往是其主要的证态，故扶正也是温病治疗的重要原则。温病病变中常伴有脏腑的功能失调、气血与气津的病理变化，故治疗温病还当注重调整气血(津)，祛除病理产物，改善病理状态。

一、祛邪思想

祛邪即祛除病邪，主要是指祛除从外界侵入的温邪，也包括在病变过程中产生的郁热、痰热、燥屎等病理产物。祛邪多用泻实之法如发汗、攻下、清热、祛湿、化痰、祛瘀、理气等，对于不同性质、不同部位、不同病变阶段的病邪其治法各异。

(一) 就近祛邪

风热、燥热病邪易于侵犯上焦肺卫，治疗当遵循“治上焦如羽，非轻不举”原则，在选方用药方面，注意选择药性轻清灵动之品，如薄荷、豆豉等。湿热病邪多以中焦脾胃为病变重心，治疗当注重调理中焦，运脾和胃，如半夏、厚朴、陈皮、黄连、黄芩等辛开苦降之品。病邪犯下，在肠腑者若属实热燥结，则需承气汤苦寒下夺；若属湿热积滞胶结，则当轻法频下，通导积滞，如枳实导滞汤之类；湿热蕴结膀胱，气化不利，则需淡渗分利，使湿热之邪从小便而出。

对温病病邪的祛除当注重“透”和“泄”，所谓“透”是侧重于使病邪由里向外，特别是通过体表向外透达，用药上注重运用轻清宣透之品，不仅在表之邪可通过“透”而外解，在里之邪热也往往运用“引热出表”、“透热转气”等透法而向外透解。所谓“泄”则包括了祛邪的治法，导下使邪热等病邪通过二便而得以外泄。

(二) 随性祛邪

温病根据病性分为温热、湿热两大类。温热类当遵循“热者寒之”“温者清之”，多用辛凉、辛寒、苦寒、甘寒、咸寒之品清热养阴。湿热性质的温病常有湿重于热、湿热并重、热重于湿的不同，祛除湿热病邪，必须权衡湿热的轻重，或注重祛湿，辅以清热，或清热祛湿并重，或以清热为重，祛湿为辅。病邪阻滞肠腑，有实热燥屎内结，也有湿热积滞胶结，前者治当苦寒攻下，泻热通便，后者治当清化湿热积滞，导滞通便。

（三）辨期祛邪

叶天士根据温病卫气营血不同阶段的病理变化，提出“在卫汗之可也，到气才可清气，入营犹可透热转气……入血就恐耗血动血，直须凉血散血。”这些治法是根据温病病变的不同阶段，针对不同病变部位病邪而设的。在卫用“汗”法，是指解表透邪之法，一般以辛凉解表为主，而不是主用辛温发汗之品。但对湿邪在表者，当用辛温芳香化湿之剂。温病的病因有风热、暑热、湿热、燥热等区别。如邪在表时，分别有疏风泄热、清暑化湿透表、宣表化湿、疏表润燥等不同治法。同时，对表气郁闭较甚而恶寒较明显、无汗者的表热证，亦每在辛凉之剂中配合少许辛温之品，以增加透邪达表之力。“到气才可清气”强调清气之法应针对邪入气分之证而用，但若温病初起表现为卫气同病，当在辛凉透表之中配合一些清气之品。另外，由于气分阶段病邪性质和病位各有不同，所以其治疗除了清气法之外，还有化湿、攻下、宣气等法。对于营分阶段治以“透热转气”法，是指在清营之剂中配伍轻清宣透之品，如银花、连翘、竹叶等，或配伍畅通阻碍气分湿邪、痰浊、食积的药物，以使营分甚至血分之热能透出气分而解。对于血分阶段的治疗，强调在凉血的同时，注意散血，这一方面是针对血分阶段每有瘀滞的病机，另一方面也是为了避免凉血之品有碍血行之弊。

二、扶正思想

温邪侵入人体，邪正相争，常常导致正气受损，特别是津液、阴血的耗损。扶正不仅可以补充人体正气的不足，而且有助于正气的抗邪外出，即所谓“正胜邪却”。

（一）养阴

在温病后期阴伤尤为突出，而在温病过程中，阴液的盛衰与存亡对病变的发展和预后具有重要的影响，因此顾护阴液当贯穿于温病全过程的治疗之中。

1. 养阴当分甘寒、咸寒　温病阴伤，主要表现为肺胃阴伤和肝肾阴伤两类。风热病邪和燥热病邪多伤肺胃阴液，而“伏寒化温”的温热病邪和暑热病邪则易伤肝肾阴液；温病邪在卫分、气分和上焦、中焦阶段，常伤肺胃阴液，邪入营分、血分和邪入下焦，则易伤肝肾阴液。滋养肺胃津液，常用沙参麦冬汤、益胃汤、五汁饮等，用药主以清润，不可重浊滋腻，如沙参、麦冬、玉竹、生地、花粉、石斛等，多属甘寒凉润之剂，称之为“甘寒养阴”法。肝肾阴伤治疗当遵循吴鞠通“治下焦如权，非重不沉”之训，以咸寒重浊滋腻之品，填补肝肾真阴，常用加减复脉汤、三甲复脉汤等，多味厚质重，咸寒滋腻，如生地、白芍、鳖甲、牡蛎、龟板、阿胶、鸡子黄等，多属咸寒滋腻之剂，称之为“咸寒养阴”法。

2. 养阴具有综合作用　滋阴法最直接的作用是实其阴以补不足，即生津养液。但通过滋补阴液可以发挥多方面的治疗作用，如补水以制火，可调和阴阳之失调，补不足之水，以制过亢之阳；养阴以助透邪，伏气温病初起因阴液不足而内伏之热不能透达，养阴有助于透邪；养阴以润下，对于因阴液不足而引起的便秘，可用“增水行舟”，若因血耗脉涩而致的瘀血，津液煎熬而成的痰浊，均可用滋阴法以润行之；补阴以敛阳，吴鞠通曾提出热病阴液“耗之尽则阳无以恋，必气绝而死矣”，说明阴阳互根，阴伤甚必致阳气外脱，此时补阴就可有敛阳救脱之功。

3. 养阴运用要点　在温病过程中，邪热与阴伤二者自始至终都存在，但要注意邪热与阴伤的侧重，以确定清热与滋阴之主次。一般而言，在温病的早期和中期多以邪热亢盛为主,阴伤不甚显著,治疗当以祛邪清热为重,辅以滋阴养液。温病的后期阶段,阴伤大多较为显著而已无邪热或余邪未净,即"邪气已去八九,真阴仅存一二",此时治疗以滋阴为主,阴复而热自退。运用养阴法还当注意滋阴不可忽略阳气,养阴之剂多用滋润之物,特别是咸寒滋补肝肾之品,滋腻之性尤著,药性滋润腻着,药力不易运行,伍以宣散透泄、调气和中之品,可助滋腻之药充分运行药力,以更好发挥治疗作用。

(二) 温法

温病最忌辛温,温燥之品既助温热又燥阴津,温病用温药,犹火上浇油,不唯病不解,反生变证,故温病在治疗上喜寒凉而恶温热。然而温病有病因兼寒夹湿,或用药寒凉过度,以及特殊的患病体质和病理变化等,所以温病治疗中也常常运用温热药物。

1. 温邪在表,佐辛温以透表　温病初起,温邪郁表,腠理闭塞,治当辛凉解表,透邪外达,然寒凉之品,具凉遏之性,不利于表邪的透散,临证时适当佐以辛温之剂于辛凉之中,可加强其疏表宣郁之力。如治风温初起的辛凉平剂银翘散,方中银花、连翘、竹叶、薄荷、牛蒡子等辛凉宣透,尤恐疏表之力弱而加入辛温之荆芥穗、豆豉以助解表疏表,发散透邪。如暑热病邪致病多有夹湿兼寒之患,此时辛温之品非用不可,常以新加香薷饮透表清暑,方中香薷乃辛温之品,以解表散寒,涤暑化湿。

2. 湿热为患,注意温化　湿温病初起湿中蕴热,湿重热轻,困遏肌表,湿乃阴邪,非温不化,治疗亦当使用温化之品,如藿朴夏苓汤之用藿香、厚朴、半夏等。湿热为患,治热应用寒凉,治湿当用苦温,故吴鞠通说:"湿温论中,不唯不忌辛温,且用辛热也。"湿热病用温药治疗时,当辨湿热之轻重而用之,湿重于热者,当以温化为主,如三仁汤、雷氏芳香化浊法、茯苓皮汤等;湿热并重者,当清解温化并施,如王氏连朴饮、甘露消毒丹等;热重于湿者,当以清解为主,佐以温化,如白虎加苍术汤。

3. 病损及阳,宜进温补　温病过程中亦有阳气受损之变,如素体阳气虚弱而患温病者、湿热病中湿胜阳微而伤阳者、寒凉攻伐太过而伤阳者,其治疗当注重温补,如吴鞠通所言:"至调理大要,温病后一以养阴为主……间有阳气素虚之体质,热病一退,即露旧亏,又不可固执养阴之说,而灭其阳火……下焦篇又列建中、半夏、桂枝数法,以为阳气素虚,或误伤凉药之用,乃其变也。"如素体阳虚患温,可以桂枝汤复其阳;素体中阳不足,寒凉过剂,导致中焦寒饮内停,可用半夏汤温中化饮,或用半夏桂枝汤调营卫、和中阳、化寒饮等。

三、调理气血

温病的发展过程虽以邪正相争为基本变化,但具体病机则又表现出脏腑、气血的功能障碍,因此必须根据具体病机变化参以调整功能、疏理障碍的方药,达到宣通气机、清化痰浊、开通窍闭、凉血散瘀、息风通络等作用。

(一) 宣通气机

正邪相争,邪热亢盛,气机壅塞不畅是温病常见的病理变化,必然导致脏腑的功能失调,所以宣通气机,调整脏腑功能是温病治疗的重要环节。如邪热犯肺,壅滞肺气,肺气失于宣肃,常常出现咳嗽、气喘、胸闷等表现,清泄肺热之麻杏石甘汤中的麻黄、杏仁则是为宣畅肺气而设;热郁胸膈,气机郁遏,心中懊侬为常见之临床表现,栀子豉汤中栀子与豆豉相伍,即在清泄胸膈之热中寓有宣畅胸膈气机之意;阳明腑实,燥屎内结,腹部硬满胀痛是腑热壅盛,腑气不通的指征,承气汤中不但有大黄、芒硝峻下腑实以除燥结,也有枳实、厚朴破气行滞以消胀满；至于湿热为患，气机郁滞更为常见，湿为重浊黏滞有形之邪，湿留体内，气机郁滞，故胸闷、脘痞、身重等气机郁阻之症常伴随始终，所以宣畅气机是湿热病基本治疗方法，三仁汤中配杏仁就是流气化湿的代表，连朴饮中黄芩、黄连、厚朴、半夏相配，辛开苦降，具有开通痞塞，透畅气机之意。

（二）清化痰瘀

痰浊是温病过程中常见的病理产物，特别是邪热传入营血或深入手足厥阴之时，尤易化生痰瘀之邪，所以温病的治疗必须重视清化痰浊。温病邪在气分、营血分，邪热炽盛，煎熬津液、阴血，津血黏稠浓缩，则易形成痰浊、瘀血之病理产物；邪热亢盛，津血沸腾，不循常道而妄行，津血溢于脉外，停滞不去，则成痰瘀。温病后期脏腑疲惫，元气虚衰，功能减退，不能有效地鼓动气血的运行，以致津血运行乏力，留滞不行，易于形成痰瘀；病后经脉之损未能完全修复，脉道涸涩不利，津血艰涩难行，也易形成痰瘀。因此在温病治疗中应注重清化痰瘀之法。如小陷胸汤能散胸膈之痰；麻杏石甘汤可清化肺经之痰热；宣白承气汤寓清化肺经痰热于苦寒攻下之中；菖蒲郁金汤寓豁痰开窍于清化湿热之中。

（三）开窍息风

窍闭神昏、动风抽搐是温病发展到危重阶段的常见症状，温病之窍闭多因炽盛之邪热兼夹痰瘀之邪闭阻心包或因湿热痰浊蒙蔽心窍所致；温病之动风或因亢炽之温邪，熏蒸肝经，筋脉挛急或因肝肾真阴亏损，水不涵木，筋脉失养所致。窍闭者当分热闭、痰蒙，热闭者常见神昏谵语或昏愦不语，身热，舌蹇肢厥，舌质红绛或纯绛鲜泽，脉滑数，重者可见循衣摸床，撮空理线等，常以安宫牛黄丸、紫雪丹、至宝丹等清心化痰，芳香通络，开窍通闭；痰蒙者常见神识昏蒙，时明时昧，似清似昧，问答声中间有清楚之词，时有谵语，舌苔黄腻或白腻，脉濡滑而数等，常用菖蒲郁金汤合至宝丹清化湿热痰浊，宣开窍闭，苏醒神志。热盛动风者，常见灼热肢厥，手足抽搐，甚至角弓反张，口噤神迷，舌红苔黄，脉弦数等，常用羚角钩藤汤以清热凉肝，息风定痉；虚风内动者常见手足蠕动，甚或瘛疭，肢厥神倦，舌干绛而痿，脉虚细等，常用三甲复脉汤、大定风珠等育阴潜镇之品培补肝肾真阴，滋水涵木，平息虚风。

（四）审因治毒

在温病中，毒邪主要指引起机体发生各种急性热病的致病因素，这些致病因素与西医学中的病原体及其毒素有密切关系。毒邪干扰人体气血运行，导致气郁血瘀，郁热夹杂；毒性火热，炼液为痰；或素体湿盛，感毒后湿蒸为热，灼液为痰，痰热互结。以毒邪为因，导致热炽阴伤、气郁、血瘀、痰阻，同时热、郁、瘀、痰相互影响，又助毒势，加重病情，使毒邪难解。其中气郁尤为关键，不仅毒邪可以导致气机紊乱，而且毒邪所致的热炽阴伤、血瘀、痰阻可进一步导致气郁，反过来，气郁也可继发三种病理变化，使病变错综复杂。

温病的发生是毒邪与机体双方矛盾斗争的结果，毒邪是矛盾的主要方面，因此治毒是治疗温病的大法，根据毒邪的致病特点、病理变化可分为解毒清热法、泄热排毒法、开郁化毒法、扶正抗毒法。一般认为苦寒清热即可解毒，若清热即解毒，实际上忽视了病因之毒，把毒、热混同一物，许多药物除热作用是通过解毒完成的，清热只是解毒的结果，解毒清热是选择临床及实验室已知的具有特异性抑杀毒邪、消减毒性的药物，达到毒解热衰之目的。泄热排毒法是采取了开泄腠理、通导大便、疏利小便等方法，为毒邪提供通道，泄热于外，适用于毒性偏盛，毒阻气机，内外失调，三焦不通之证。开郁化毒法是采用开郁畅气、活血通络、祛痰化浊药物，以消除病理产物、减轻毒势、分化毒邪的方法，适用于温病发展过程各阶段。扶正抗毒法就是采用扶助正气、调理气血药物，提高机体自身解毒能力，以抵制毒邪对人体损伤的方法，主要适用于温病后期正气虚弱，毒势虽减，但解毒无力的病变阶段。

第二节 温病常用治法

温病治法以祛邪而言，有解表、清热、攻下、和解、祛湿、化瘀等法，以扶正而言有滋阴、温阳、益气等法。以下就温病中较为常用的解表、清热、攻下、化瘀、益气养阴等治法进行介绍。

一、解表法

解表法是温病初期主要治法，具有疏泄腠理，透邪外出的作用，主要用于治疗温病初期邪在肌表的证候。

（一）治法溯源

《内经》中提出表证的治疗方法主要是发汗法。张仲景《伤寒论》中治疗伤寒邪在太阳的表证时，所用的麻黄汤、桂枝汤等属辛温解表法之例。《伤寒论》中还有在辛温解表法中配合寒凉之品的方剂，如治疗风寒表实证，并有里热的大青龙汤。晋代《肘后方》中创制了辛温解表与寒凉清热药并用，治疗热性病邪在表者的方剂，如葛根解肌汤治疗伤寒一二日，外寒里热者。金元时代，以刘河间为代表的“寒凉派”的崛起，强调“六经传受自浅至深，皆是热证”，明确提出热性病初起不可纯投辛温之剂，对邪热在表者，常用滑石、石膏、葱白、豆豉等辛凉疏泄、开发郁热，并创防风通圣散、双解散等方。张子和提出解表有辛凉和辛温两法，为后世解表法分为辛温、辛凉打下了基础。清代随着温病学的成熟，对表证的认识进一步深入。如清初喻嘉言对病在上焦者提出了“升而逐之，兼以解毒”的大法，突出了在发散之中配以寒凉清热解毒的治疗思想。清代叶天士、薛生白、吴鞠通、王孟英等温病学家，强调治疗风热表证时，应运用具辛凉之性的药物来解表祛邪。叶天士在《临证指南医案》中对风温、温热等病的治疗，多用牛蒡子、薄荷、桑叶、连翘、山栀等药，并明确指出：“上焦药用辛凉，中焦药用苦辛寒，下焦药用咸寒。”其辛凉所治上焦之证，即指邪犯肺卫。吴鞠通的《温病条辨》创银翘散、桑菊饮等辛凉解表之方，使解表法趋于完善。

（二）临床应用

解表法在温病临床上应用广泛。银翘散是温病学中治疗风热在表的代表方，临床上广泛用于治疗普通感冒、流感、急性扁桃体炎、流行性脑脊髓膜炎等疾病的初起阶段的治疗。本方在治疗感染性发热方面，其退热效应虽不如西药退热剂迅速，但其退热效应稳定持久，热势反复的现象不多。桑菊饮多用于治疗上呼吸道感染，以咳嗽、痰少、口干、发热为主要临床表现，也可用以治疗百日咳、急性眼结膜炎等。

（三）作用机理

解表法大多具有发汗作用，一般来说，辛温解表方药的发汗作用较强。辛凉解表方药大多具有不同程度的解热、镇静、抗炎、抗细菌和抗病毒作用。

二、清热法

清热法是以寒凉药物清除不同阶段邪热的治法，常用的清热法有清热解毒、清热泻火、辛寒清热、轻清宣气、清营泄热、清热凉血等。

（一）治法溯源

早在《史记》中记载仓公用火齐汤治疗热病的案例。《内经》对清热法的论述较为丰富，如《素问·至真要大论》中提出“热者寒之，温者清之”的治疗原则；对于因阴虚而发热的治疗，提出“诸寒之而热者取之阴”的治疗原则，即通过滋养阴液来治疗阴虚而达到清虚热的作用。《伤寒论》中创制了若干清热方剂，如白虎汤、栀子豉汤、竹叶石膏汤、泻心汤、黄芩汤、葛根芩连汤、白头翁汤、黄连阿胶汤等，这些方剂也是后世治疗温病的常用方。唐代孙思邈《备急千金要方》中，重视清热解毒法的应用，创制了治疗血分热盛的犀角地黄汤。金元时期，寒凉派代表刘河间，强调治疗外感温热病当重视运用寒凉清热方药。明清时期清热法的运用更臻完善，对于温病各个阶段的不同邪热证候，都有相应的清热方药，如上焦气分热盛者主以清宣，肺胃热盛者主以辛寒，里热火郁主以苦寒，热入营分者则主以清营泄热，热入血分即投以凉血解毒。

（二）临床运用

清热法在临床上广泛运用于各种急性感染性疾病和非感染性发热类疾病的治疗。如流行性乙型脑炎、流行性出血热、流感、病毒性心肌炎、急性病毒性肝炎、病毒性肺炎、细菌性肺炎、流行性脑脊髓膜炎、急性菌痢、伤寒、急性阑尾炎、急性胆道感染、急性泌尿系感染、白血病等。清热法在剂型改革方面进行了深入的研究，形成了一系列有效的中成药制剂，如板蓝根冲剂、小柴胡冲剂等用于感染性疾病早期阶段的治疗；双黄连口服液、连花清瘟胶囊等用于感染病中期邪热亢盛证的治疗；清开灵、紫雪散等用于感染性疾病高热神昏惊厥等病证的治疗等。

（三）作用机理

抑制病毒的中药多数属于清热药物，许多清热方药在体外实验中表现出广谱抑菌或杀菌作用，其中清热解毒药占了很大的比例。清热方药对免疫系统有较为广泛的影响，在提高人体抗感染免疫能力及减轻变态反应等方面发挥重要作用。清热法还具有较好的退热、抗炎、抗休克，以及调节垂体肾上腺皮质功能作用。

三、攻下法

攻下法是温病的常用法之一，是祛除有形病邪的主要方法。

（一）治法溯源

攻下法在《内经》中已作为外感热病的主要治法，如《素问·热论》说：“已满三日者，可泄而已”，即指以攻下泄热法治疗里热亢盛证。《伤寒论》对攻下法的认识非常深刻，不仅创制了许多攻下方剂，如大承气汤、小承气汤、调胃承气汤、大陷胸汤、三物白散、十枣汤、桃核承气汤等，还论述了攻下法的使用宜忌，为后世运用攻下法治疗外感热病奠定了基础。金元时代的张子和，尤以擅长运用汗、吐、下而闻名于世，被称为“攻下派”的代表医家。而最善于用攻下法治疗温病的医家当首推吴又可，吴又可在《温疫论》中提出，对温病运用攻下“非专为结粪而设”，而是为了祛除病邪，认为“邪为本，热为标，结粪又其标也”，是“邪热致燥结，非燥结而致邪热”。提出“勿拘于下不厌迟”，“一窍通，诸窍皆通”等观点，对丰富攻下法的理论做出了重要的贡献。清代叶天士在《温热论》中，对于湿热积滞阻于肠道时使用攻下法的特点进行了阐述，指出“湿邪内搏，下之宜轻”，“湿温病大便溏为邪未尽，必大便硬，慎不可再攻也，以粪燥为无湿矣。”吴鞠通在《温病条辨》中对攻下法在温病中的运用做了全面的总结，并在《伤寒论》承气汤的基础上创制了新加黄龙汤、宣白承气汤、导赤承气汤、牛黄承气汤、增液承气汤、护胃承气汤等承气汤加减方，进一步扩大了攻下法的应用范围。

（二）临床运用

攻下法在临床上用以治疗急性胰腺炎、急性胆道感染、病毒性肝炎、急性细菌性痢疾、乙脑、流行性出血热、肺炎、感染性休克等病具有较好的疗效。如以大承气汤合清瘟败毒饮治疗有腑实证的感染性休克；以含有大黄、芒硝的柴黄解毒汤、柴黄清痢汤合生脉注射液治疗化脓性胆管炎伴中毒性休克；用承气汤治疗急性呼吸窘迫综合征属于里、实、热证者；用大承气汤加桃仁、丹皮、丹参、赤芍、桔梗白散等方药治疗流行性出血热的高热、急性肾衰竭有显著疗效。从攻下法运用来看，以消化系统疾病为多，但对呼吸系统、神经系统等病证也同样可用，适应证相当广泛的。另外，现代临床上采用的中药保留灌肠法，多以攻下方药为主，一方面可以通过肠壁吸收部分药物成分而起到治疗作用，另一方面也可荡涤肠道的积滞，对于难以口服药物的患者尤为适用。

（三）作用机理

攻下方药多能增强胃肠蠕动功能从而通导大便，对于胆汁分泌、改善肠道缺血、抗炎等具有重要的作用。攻下法方药对炎症反应具有广泛的作用，如能对抗多种致炎物及炎症介质所引起的毛细血管通透性增高、渗出和水肿。大黄有显著的抗病原体作用，其主要有效成分为大黄酸、大黄素、芦荟大黄素等游离蒽醌类物质，对多种致病菌，如白色葡萄球菌、链球菌、枯草杆菌、白喉杆菌、志贺氏痢疾杆菌、钩端螺旋体等都有较强的抑杀作用；大黄还具有良好的退热效应，能降低内毒素引起的发热幅度、减少发热持续的时间；大黄对血液的凝度、黏度、血小板聚集性等方面有双向调节作用。

四、和解法

和解法具有和解清泄、分消走泄的作用，主要用于温病湿热痰浊郁阻少阳、膜原、留连三焦的半表半里证候。

（一）治法溯源

《内经》中虽未明确提出和解法之名，但对以“和”作为指导思想的治则有诸多论述，《素问·至真要大论》：“湿淫于内，治以苦热，佐以酸淡，以苦燥之，以淡泄之”，提出用苦燥淡泄之法治疗湿淫于内的疾病，是后世分消走泄的渊源。张仲景在《伤寒论》中用小柴胡汤治疗伤寒“半在表半在里”之证，被后世医家认为是和解之法的代表方剂。金代成无己将小柴胡汤治疗伤寒邪在半表半里称为和解；后世医家多认为伤寒邪传少阳，邪在半表半里之证当用和解之法。明代吴又可在《温疫论》中提出“今邪在膜原者，正当经胃交关之所，故为半表半里”，提出用达原饮治疗湿热阻滞膜原之半表半里之证，经后世薛生白、俞根初、雷丰、何廉臣等进一步发挥，总结其主证为寒热如疟、舌苔厚如积粉、舌质绛等，并在吴又可达原饮基础上加减化裁用以治疗湿热秽浊之邪阻滞郁闭膜原之证。叶天士在《温热论》中指出，温病湿热之邪留连三焦之证与伤寒少阳病同属于半表半里之证，但治疗有所不同，认为“彼则和解表里之半，此则分消上下之势，随证变法，如近时杏、朴、苓等类，或如温胆汤之走泄”，提出分消走泄为治疗湿热邪留三焦之半表半里之证的治法。吴鞠通结合叶天士《临证指南医案》，创制了治疗湿温的三仁汤，发挥了叶天士治疗湿热邪留三焦之分消之法；清代医家俞根初认为，湿热可阻滞少阳三焦，出现半表半里之证，并将其分为少阳经证和少阳腑证，创制柴胡枳桔汤及蒿芩清胆汤。戴天章在《广瘟疫论》中对和法论述颇为精当，"寒热并用之谓和，补泻合剂之谓和，表里双解之谓和，平其亢厉之谓和"，并详细论述了时疫中寒热并用、补泻合剂、表里双解、平其亢厉的意义和用药。

（二）临床应用

和解法在温病中应用广泛。小柴胡汤为和解法的代表方剂，临床广泛用于内、外、妇、儿科的治疗，如急性上呼吸道感染、消化性溃疡、胃食管反流、胆囊炎、肝炎、胆管炎、痛经、乳腺增生等疾病。达原饮为治疗湿热秽浊闭阻膜原之证的代表方剂，达原饮现代常用于治疗感染性发热，不明原因的发热、急性支气管肺炎、病毒性脑炎、流行性感冒等多种感染性疾病，在解热方面比抗菌药、抗病毒药疗效更好。温胆汤原载于《备急千金要方》，用于治疗大病后虚烦不得眠，叶天士在《温热论》中将其作为治疗湿热留恋三焦不解之"走泄"之代表方，现代常用于治疗失眠、精神分裂症、抑郁症等神经精神系统疾病，冠心病、心律失常、病毒性心肌炎等循环系统疾病，胃溃疡、胆囊炎、肝炎等消化系统疾病，慢性支气管炎、支气管哮喘等呼吸系统疾病。

（三）作用机理

和解法的方药多具有解热、抗病毒、调节免疫、改善胃肠功能等作用。小柴胡汤具有明显的抗流感病毒作用，其中柴胡、黄芩在抗流感病毒作用中起着主要的作用；蒿芩清胆汤能提高小鼠的巨噬细胞吞噬能力，提高非特异性免疫能力；三仁汤有促进胃肠蠕动、刺激胃酸分泌、改善消化功能、降低胆固醇的作用；温胆汤能显著抑制大鼠血清总胆固醇、血清总甘油三酯浓度。

五、清热祛湿法

清热祛湿法是通过祛除湿邪、清解邪热以清除湿热之邪的一种治法，主要用于治疗湿热病证。

（一）治法溯源

《素问·至真要大论》认为"湿淫所胜，平以苦热，佐以酸辛，以苦燥之，以淡泄之"。提出"苦燥"和"淡渗"两大法则。王叔和在《脉经》提出湿热病的治疗原则和治禁"治在足太阴，不可发汗，汗出必不能言，耳聋，不知痛所在"。《伤寒论》创制了治湿的系列方剂，如淡渗利水的五苓散、猪苓汤；清热利湿退黄的茵陈蒿汤；温化水湿的苓桂术甘汤；温阳化水的真武汤等；另外以半夏泻心汤、生姜泻心汤、甘草泻心汤，创苦辛开降法，为后世治疗湿热蕴阻中焦证开了先河。朱肱《活人书》中提出以白虎加苍术汤为治疗湿温的主方。刘河间在《内经》"淡渗"基础上，提出"治湿不利小便，非其治也"。吴又可《温疫论》对邪伏膜原证所用的达原饮，虽属和解之剂，但也可看作是祛湿热化秽浊的方剂。叶天士《温热论》提出治疗湿热应"渗湿于热下，不与热相搏，势必孤矣"，强调使湿热两分。薛生白《湿热病篇》为论述湿热病的第一部专著，薛生白按湿热在上、中、下三焦的不同病证提出了辨治方法。《温病条辨》明确提出了湿热为患"非若寒邪之一汗而解，温热之一凉则退"，强调"徒清热则湿不退，徒祛湿则热愈炽"，并创制了不少有效方剂，如三仁汤、黄芩滑石汤、薏苡竹叶散、加减正气散类方等。

（二）临床运用

清热祛湿法是治疗湿热性温病的主要治法，湿热病证在病变过程中有湿重于热，湿热并重和热重于湿的不同，因此运用清热祛湿法时应根据病证性质在处方用药方面有所侧重，湿重者注重祛湿，可选芳香、苦温、淡渗之品，如藿香、苍术、茯苓等；热重者当注重清热，可选苦寒泄热之品，如黄连、黄芩、黄柏、山栀等；湿热并重者当清热与祛湿并举。湿邪侵犯人体可影响不同的脏腑部位，因此在运用祛湿法时必须注意湿邪之在表、在里，湿邪在上焦、中焦、下焦，以及所涉及的脏腑，而选用相应的治法，邪在上焦者注重芳化，邪在中焦者注重燥化、运化，邪在下焦者注重淡渗分利。临床上清热化湿法主要运用于消化、泌尿、呼吸系统的感染性和非感染性疾病的辨治，如手足口病、流感、伤寒、细菌性痢疾、肠炎、钩端螺旋体病、病毒性肝炎、胆囊炎、胆结石、泌尿系统感染、胃炎、消化性溃疡等。

（三）作用机理

清热祛湿方药多具有调整胃肠功能、抗病原微生物、抗溃疡等作用。芳香化湿方药多含有挥发油，能增强胃肠的蠕动，促进消化，并驱除胃肠中的积气，并能增加消化液的分泌，促进消化和增进食欲。藿香正气水对金黄色葡萄球菌、大肠杆菌、沙门氏菌、枯草杆菌、痢疾杆菌、铜绿假单胞菌等多种病菌有杀灭作用，并且具有镇痛作用。苍术的甲醇提取物具有抗溃疡作用，茅术醇和β-桉叶醇提取物有明显的镇静作用，二者混合物有剂量依存性的抗痉挛作用，说明苍术提取物对中枢神经系统有抑制作用，另外，苍术的水提取物对小鼠灌胃有降血糖的作用，并能使胰岛素水平升高，提高血清淀粉酶活力。

六、活血化瘀法

活血化瘀是温病重要的治疗方法，主要用于改善因热毒而致的血瘀病理状态。

（一）治法溯源

我国现存最早的医学方书《五十二病方》中已有活血化瘀方药的记载。《素问·阴阳应象大论》提出："血实者宜决之"。《伤寒论》论述了下焦蓄血的证治，创制桃核承气汤、抵当汤、抵当丸等活血化瘀方。叶天士明确指出温病中有"瘀血与热为伍"的病证，强调其治疗"当加入散血之品"，并提出血分证的治疗原则是"凉血散血"。王清任在《医林改错》中对血瘀证的证治做了深入的论述，创制了解毒活血汤、通经逐瘀汤等方。

（二）临床运用

急性感染疾病发生弥散性血管内凝血（DIC）时，活血化瘀是常用的方法。如在治疗 DIC 伴有休克时，在固脱的基础上，加用血府逐瘀汤，可获得较好的效应；暴发型流脑出现 DIC 者，以丹参静滴或静脉注射，有助于病情的恢复。治疗细菌性肺炎时，在运用清热解毒法的同时，配合活血化瘀药，可提高疗效。活血化瘀法可用于重症肝炎的治疗，可改善肝脏微循环，防治急性肝功能衰竭。如运用虎黄合剂（虎杖、生大黄、白茅根、郁金、黄芩、丹皮、苦参）治疗重症病毒性肝炎，其生存率高于单纯用西药治疗的对照组。复方丹参注射液、犀角地黄汤、桃红承气汤等活血化瘀方药治疗流行性出血热具有较好的疗效。

（三）作用机理

活血化瘀法的药理作用主要对心血管系统和凝血系统的影响，同时还具有抗炎症反应、抗病原微生物、调节神经系统、调节免疫功能等作用。许多活血化瘀方药有抑制血小板功能的作用，对凝血系统的作用一般表现为抗凝作用，对于纤溶系统多表现为增强纤溶活性，从而溶解新生的血栓,阻止血栓的进一步发展。活血化瘀方药大多还可降低血液黏度、增强心肌收缩力,对改善微循环、中毒性休克、弥散性血管内凝血、急性呼吸窘迫综合征(ARDS)、急性肾衰竭(ARF)有一定的作用。

七、养阴生津法

养阴生津属于扶正的范畴。当温邪耗伤正气,尤其伤津耗液,扶正是不可或缺的,而扶正中,以养阴生津法最为常用。

(一) 治法溯源

《灵枢·热病》提出"实其阴以补其不足",突出了养阴在温病治疗中的重要性。《伤寒论》对滋养阴液也较为重视,除了有猪肤汤之类滋阴润燥方外,在白虎加人参汤、竹叶石膏汤、黄连阿胶汤等方中,均配合了养阴生津的药物。明清时期,随着温病学的形成和发展,对温病中阴液耗损和养阴法的认识有了重要发展。吴又可在治疗中不仅有养阴祛邪的六成汤、黄龙汤等攻补兼施之剂,而且明确提出了"解后宜养阴"。叶天士在《温热论》中进一步指出"热邪不燥胃津,必耗肾液",把温病的阴伤做了明确的分类,同时提出了甘寒滋胃津与咸寒养肾液的治疗大法,并在《临证指南医案》中留下了许多运用养阴法治疗温病的范例。吴鞠通根据肺胃阴伤和肝肾阴伤的不同属性,创制了沙参麦冬汤、益胃汤、加减复脉汤及加减方等养阴名方。柳宝诒在《温热逢源》中针对伏邪温病的治疗提出了"养阴托邪"的方法。俞根初在《通俗伤寒论》中针对阴虚而患风热袭表者,拟定了加减葳蕤汤。

(二) 临床运用

养阴生津法在温病中运用较为广泛,特别是在温病的后期阶段其为主要的治法。如运用人参注射液静脉注射或穴位注射抢救乙脑等危重病证呼吸衰竭或循环衰竭;用参附汤治疗肺炎、中毒性痢疾、肠伤寒等病出现中毒性休克及心力衰竭者;用附子、炮姜、炙甘草、白芍、肉桂、黄连、厚朴、山萸肉等水煎服,治疗中毒型痢疾阴虚证;在流行性出血热低血压休克期,参附汤、独参汤、生脉散、复脉汤等益气养阴、回阳固脱是常用的治法。

(三) 作用机理

养阴生津法的方药具有提高机体对物理的、化学的或生物学的多种有害刺激的非特异抵抗力,以及具有调节电解质紊乱的作用。对血液系统有一定的影响,可以调节血液、造血系统、心血管系统,同时还可以调节神经体液、调节免疫系统,增强机体对毒物的耐受力,对感染性休克、心源性休克及失血性休克都有明显的作用。

八、开窍醒神法

开窍法是针对温病邪入心包神昏谵语而采用的治法。随着中医药救治危重病证研究的深入,开窍法的机理研究和临床应用有较大的发展。

(一) 治法溯源

《素问·缪刺论》:"人身脉皆动,而形无知也,其状若尸,或曰尸厥"。《伤寒论》对神昏谵语的证治的论述较为丰富,如"三阳合病,腹满身重,难于转侧,口不仁面垢,谵语遗尿。发汗则谵语,下之则额上生汗,手足逆冷。若自汗出者,白虎汤主之。""阳明病,其人多汗,以津液外出,胃中燥,大便必硬,硬则谵语,小承气汤主之。""夫实则谵语,虚则郑声。郑声者,重语也。直视谵语,喘满者死,下利者亦死。""发汗多,若重发汗者,亡其阳,谵语,脉短者死,脉自和不死。"分别论述了外感病阳明经证、阳明腑证、热入血室等导致的神志异常,对其治疗分别采用白虎汤、小承气汤、大承气汤及刺期门法等,对神昏的治疗主要运用清热、攻下的治法。唐《备急千金要方》创制紫雪丹治疗神昏,首创以开窍法治疗神昏。宋《太平惠民和剂局方》中除收入紫雪丹外,还列有牛黄清心丸、至宝丹等清心开窍方药,以及芳香辟秽、温通阳气、开窍醒神的苏合香丸,完善了开窍法的方药。明清时期温病学术体系形成,对开窍法的理论和方药又有了新的发展。如叶天士《温热论》提出了"逆传心包"的观点,认为邪犯心包是温病发生神昏的主要原因。针对湿热性温病湿热酿痰蒙蔽心包所致的"昏痉"、"机窍不为灵动"等病证,立逐秽开窍之法,如《临证指南医案》对湿热弥漫三焦所引起神识昏迷,治以"芳香通神,淡渗宣窍";对感受湿热之邪而致语謇呆者,用生于术、茯苓、苡仁、郁金、石菖蒲汁、远志化湿辟秽开窍。后世医家在此基础上立"豁痰开窍"法与"清心开窍"法,作为治疗温病神昏的两大法。吴鞠通《温病条辨》对阳明腑实而又发生热闭心包者,立牛黄承气汤,攻下与开窍并施。

(二) 临床运用

开窍法主要分为清心开窍和豁痰开窍两法,清心开窍法主要运用于热闭心包证,常用方药为安宫牛黄丸、紫雪丹、至宝丹等;豁痰开窍法主要运用于湿热痰浊蒙蔽心包证,常用方药为菖蒲郁金汤。此外针对邪闭心包又有阳明腑实者,当攻下与开窍并施,以牛黄承气汤为代表;对于瘀热闭阻心包及下焦蓄血而神昏者,当化瘀开窍,以犀地清络饮或桃仁承气汤为代表。由于神昏病人口服给药较为困难和开窍药物如犀角、麝香、冰片、牛黄等来源较为困难,目前研制了诸多开窍方药的新剂型如新安宫牛黄丸、牛黄醒脑注射液、清热安宫丸、清开灵、醒脑静注射液、石菖蒲注射液等。有研究表明治疗流行性乙型脑炎时,早期即使用安宫牛黄丸对于减轻病情、缩短病程有明显的作用。有报道提出,对邪闭心包之证,即使未有明显的腑实或瘀血表现配伍攻下或活血化瘀药可明显提高疗效。

(三) 作用机理

开窍方药不仅对中枢神经系统有重要的作用,对病原微生物感染和循环系统等也具有广泛的作用。以麝香、苏合香、冰片等芳香开窍药为主制成的多种制剂均具有扩张冠状动脉、增加冠状动脉血流量、降低心肌耗氧、增加心肌的耐缺氧能力、抗心律失常等作用。麝香、牛黄、清开灵等可以改善凝血功能、血液流变性质,抑制"瘀血"的形成。

第三节 温病常用方的临床应用

一、银翘散类方

(一) 类方解析

银翘散出自吴鞠通的《温病条辨·上焦篇》,本方由连翘、银花、桔梗、薄荷、竹叶、荆芥穗、淡豆豉、牛蒡子、生甘草、苇根组成,具有疏风透表,清热解毒之功。主治温病初起,肺卫郁热证。银翘散有两个配伍特点:一是辛凉之中配伍少量辛温之品,既有利于透邪,又不悖辛凉之旨;二是疏散风邪与清热解毒之品相配。所以吴鞠通称本方为"辛凉平剂",用于风热客表而发热恶寒、无汗者最为合适。

银翘散的同类方剂有桑菊饮、桑杏汤等。桑菊饮结合上焦卫分的用药原则而创制，具有疏风清热、宣肺止咳的功效。主治风温初起，肺卫失宣。组方为桑叶、菊花、杏仁、连翘、薄荷、桔梗、甘草、苇根。桑菊饮内所用大多为辛凉之品，且药量较轻，其解表之力较逊于银翘散，故吴鞠通称之为"辛凉轻剂"，但桑菊饮中用杏仁以降肺气，其止咳功能优于银翘散。

桑杏汤是治疗感受燥热之邪，伤耗肺津之病的代表方剂，本方外以轻宣燥热，内以凉润肺金，乃辛凉甘润之方，具有轻宣燥热、凉润止咳之功用。组成为桑叶、象贝母、豆豉、栀皮、梨皮、杏仁、沙参。主治外感温燥证，症见头痛，身热不甚，口渴，咽干，鼻燥，干咳无痰，或痰少而黏，舌红，苔薄白而干，脉浮数而右脉大者。

（二）医案选读

目前银翘散及其类方多用于呼吸系统急性感染性疾病早期的治疗，随着对本方研究的深入，其运用范围也在拓展，如感冒、喉源性咳嗽、急性支气管炎、肺炎、咽结膜热、扁桃体炎、咽炎、甲状腺炎、腮腺炎、角膜炎、水痘、带状疱疹、麻疹、病毒性心肌炎、肾炎等。

呼吸道感染案

陈某某，男，16 岁。病史：4 天前因饱食赶路，当晚起即恶寒发热，头痛，脘胀，呕吐，寒热持续，汗出而热不退，继则又增咳嗽，胸痛。刻下症见：恶寒发热，少汗，头胀痛，左胸疼痛，咳嗽，吐痰淡黄而黏，或夹有少量铁锈色，脘部胀满，大便不行，口干喜凉饮，舌苔薄白微黄，舌边尖红，脉浮滑数。检查：体温 40. 1℃，脉搏 115 次/分，白细胞计数：总数 18.3×10^9/L，中性粒细胞 91%，淋巴细胞 9%。痰培养：肺炎球菌（+）。胸透：左下肺可见炎性病灶，呈片状模糊阴影。印象：左下肺炎。辨证：风温犯肺，食滞中阻，肺胃同病。防其传变治以辛凉解表，佐以导滞。仿银翘散意。

淡豆豉 12g，银花、连翘、桑叶各 9g，荆芥 4. 5g，薄荷 3g，杏仁、炒牛蒡子各 9g，桔梗、炒枳壳各 4. 5g，全瓜蒌 12g，枇杷叶 9g。

服药 2 天，汗出，寒罢热平，脘痞亦减，大便得行，唯胸部稍有闷痛，咳吐黏黄痰，原方去荆芥、豆豉、瓜蒌、枇杷叶，加前胡 6g，山栀 9g，黄芩 4. 5g，再服 2 日。复查：胸透（-）；白细胞计数：总数 7.2×10^9/L，中性粒细胞 78%，淋巴细胞 22%。痊愈出院。

小儿上呼吸道感染案

杜某某，男，7 岁。主诉鼻塞流涕 4 天，伴咳嗽 2 天。该患者 4 天前因外感后出现鼻塞流涕，小便正常，大便秘结，当时给口服"三九感冒灵冲剂"治疗，鼻塞流涕减轻。2 天前出现咳嗽、咳痰，痰色黄质稠，夜间尤甚，大便秘结。查体：舌质红，苔薄黄，脉浮数，T：36. 7℃，听诊两肺呼吸音粗糙。诊断：西医诊断：上呼吸道感染。中医诊断：咳嗽，证属风热袭肺。治宜疏风清热，宣肺化痰。方用桑菊饮加减。

桑叶、菊花、桔梗、连翘、大贝母、牛蒡子、僵蚕、前胡各 9g，杏仁、薄荷、蝉蜕、黄芩各 6g，甘草 3g，双花、枇杷叶各 15g，水煎服，每日 1 剂，分 3 次温服。

服 4 剂后而愈。

二、白虎汤类方

（一）类方解析

白虎汤出自《伤寒论》。《温病条辨》对白虎汤的论述较为丰富，如"太阴温病，脉浮洪，舌黄，渴甚，大汗，面赤，恶热者，辛凉重剂，白虎汤主之"（《温病条辨·上焦篇》），"形似伤寒,但右脉洪大而数,左脉反小于右,口渴甚,面赤,汗大出者,名曰暑温,在手太阴,白虎汤主之”(《温病条辨·上焦篇》)。“下后无汗,脉浮洪者,白虎汤主之”(《温病条辨·中焦篇》)。本方由生石膏、知母、甘草、粳米组成,具有清热生津,除烦止渴之功,主治阳明气分热盛证。本方在运用时不宜配伍苦寒攻下之品,因为里热虽盛,但尚未成实,早投苦寒攻下,徒伤无病之所;亦不宜用苦寒直折泻火之品,因为热盛津伤,阴已不足,用苦寒直折,难免苦燥伤阴。

白虎汤同类方剂有白虎加人参汤、白虎加苍术汤等。白虎加人参汤始见于《伤寒论》。《温病条辨·上焦篇》引用本方用以治疗“太阴温病,脉浮大而芤,汗大出,微喘,甚至鼻孔扇者,白虎加人参汤主之;脉若散大者,急用之,倍人参”。该方由知母、石膏、甘草、粳米、人参组成用于阳明热盛,津伤气耗之证,或暑病见气津两伤者。白虎加苍术汤出自《类证活人书》,是清热与燥湿并用之方,治疗暑湿困阻中焦,热重于湿之证。其证候表现为壮热烦渴,汗多,溺短赤,脘痞呕恶,身重肢楚,舌质红苔黄腻,脉洪大。

(二)医案选读

白虎汤现代多用于治疗急性感染性疾病中的流行性感冒、乙型脑炎、流行性出血热、钩端螺旋体病、伤寒、疟疾等;内科疾病中的肺炎、风湿热、糖尿病、尿崩症、中暑、肿瘤发热、小儿夏季热等;五官科疾病中的外障赤眼、急性口腔炎、牙龈炎、副鼻窦炎等。后世医家对白虎加人参汤的运用有许多发展,广泛应用于治疗临床各科疾病,如治疗肺炎、小儿夏季热、不明原因高热、糖尿病等。白虎加苍术汤多用于急性消化系统感染性疾病的治疗,近年随着对本方研究的不断深入,其应用范围既包括急性外感热病,也涉及临床各科相关疾病,如伤寒、肠炎、钩端螺旋体病、急性病毒肝炎、急性胆道感染等,也常用于风湿性关节炎急性发作期的治疗。

急性化脓性扁桃体案

温某,男,19岁。咽喉疼痛4天,发热2天就诊。患者4天前进食油炸食物后咽喉微痛,2天前咽喉疼痛明显加重,烦渴引饮,口苦,发热,头痛,时时欲呕,吞咽时更觉咽喉疼痛,如有物梗。查体:T 39.1℃,双侧扁桃体Ⅱ度肿大,表面均有少许黄色脓点,面红耳赤,口唇干燥,口气臭秽,舌质红,苔黄厚,脉滑数。诊为热毒乳蛾(急性化脓性扁桃体炎)。治宜清热降逆。镇逆白虎汤加减。

生石膏30g(先煎),知母10g,法半夏10g,竹茹10g,青天葵10g,木蝴蝶8g,甘草3g。

复诊:服上方2剂后,发热渐退,T 37.6℃,干呕已除,仍有咽喉疼痛,双扁桃体Ⅱ度肿大,充血、脓点已减少,舌红苔黄脉数。处方:生石膏30g(先煎),知母10g,竹茹10g,木蝴蝶8g,薄荷6g(后下),黄芩10g,甘草5g。进药3剂,诸症皆愈。

糖尿病案

患者,男,53岁,农民。3年前确诊为2型糖尿病,平时间断口服降糖药,血糖波动在8.9~11.0mmol/L之间。近1个月来,口渴明显,每日饮水量约3500ml,伴口干、多尿、口苦、心烦失眠、乏力,舌质红,苔黄干燥,脉洪数,形体肥胖。空腹血糖15.8mmol/L,西医诊断为2型糖尿病。二甲双胍0.25g,每日3次,饭后口服拜糖平50mg,每日进餐时口服。中医诊断为消渴,辨证属肺胃燥热,气阴两虚型,治宜辛寒清热,益气生津。方用白虎加人参汤加减。

人参10g,生石膏30g,知母15g,粳米10g,黄芩10g,生地15g,天花粉30g,葛根25g,槟榔片10g,甘草6g。水煎内服,每日1剂。

服5剂后口渴、口干减轻,大便通畅,上方去生石膏、黄芩,继续服用。1个月后复查空腹血糖5.6mmol/L,尿糖阴性,临床症状消失,痊愈出院。

三、承气汤类方

(一) 类方解析

《温病条辨》中的承气类方有大承气汤、小承气汤、调胃承气汤及由此化裁的新加黄龙汤、增液承气汤、宣白承气汤、导赤承气汤、牛黄承气汤、承气合小陷胸汤、护胃承气汤、桃仁承气汤、加减桃仁承气汤,见于中焦篇和下焦篇,吴鞠通常用来治疗温病急危重症。

大、小、调胃承气汤出自《伤寒论》。吴鞠通在《温病条辨》中用于中焦阳明温病和湿热之邪从热而化,热邪入里,与胃中糟粕相结,消烁津液之证,见有发热,面目俱赤,大便闭结,小便短赤,腹胀腹痛,热结旁流,神昏谵语,肢厥,连声而哕以及斑出不快,内壅特甚等症,属釜底抽薪,急下存阴之法;温病日久传入下焦时若胃中邪热尚盛而正气未至溃败者也可通下,邪去正可安。

承气汤经吴鞠通加减后,增加其驱邪或扶正之功,应用面更广,针对性更强。新加黄龙汤用于阳明温病下之不通,正虚不能运药者,以苦甘咸法制方。宣白承气汤苦辛淡,用于阳明温病下之不通,因为肺气不降而见喘促不宁、痰涎壅滞、右寸实大者。导赤承气汤用于阳明温病下之不通,兼火腑不通、小肠热盛,而见小便赤痛、时烦渴甚、左尺牢坚者。牛黄承气汤用于既有邪闭心包而见神昏、舌短等,又有阳明腑实者,用安宫牛黄丸清心开窍,并借大黄粉冲服急下以救少阴之液,所谓两少阴同治法。增液承气汤用生地、元参、麦冬增液,硝黄逐邪,用于津枯热结,无水舟停者。护胃承气汤见于《温病条辨·中焦篇》,用于中焦温病下后邪气不净,复聚于胃之证,症见身热不退、口燥咽干、舌苔干黑或金黄、脉沉有力,此时下证复现,仍当下之,然热邪伤阴,已下复又伤阴,再行攻逐不同于初期下法之用,必须时时预护其阴,故以苦甘为法,用生大黄一味荡涤余邪,生地、元参、知母、丹皮、麦冬养阴增液,护胃凉血。

承气合小陷胸汤见于《温病条辨·中焦篇》第十条,适用于上焦痰火未罢,阳明燥结已成,肾水危在旦夕,上中下三焦俱急之证,故用黄连、瓜蒌、半夏辛通苦降以涤上焦痰火,预防结胸形成,大黄、厚朴、枳实攻逐糟粕,急下存阴。桃仁承气汤由《伤寒论》桃核承气汤化裁而来,出自《温疫论·蓄血》、《温病条辨·下焦篇》,用于下焦蓄血证,症见少腹坚满、小便自利、夜热昼凉、大便闭、脉沉实者,制方以苦辛咸寒为法,方用大黄、芒硝通下焦闭结,桃仁、丹皮直达血分逐瘀,当归、芍药和血;加减桃仁承气汤见于《温病条辨·下焦篇》第三十条,用于妇人温病热入血室证,属下焦血分证范畴,方用制大黄、桃仁、细生地、丹皮、泽兰深入血分凉血逐瘀,人中白清热开窍,方较桃仁承气汤攻下之力小,化瘀之力大。

(二) 医案选读

现代临床承气类方应用面很广,在内外科的急危重症上尤为突出,如手术后引起肠胀气、肠梗阻,以及急性脑血管意外、急性肺部感染、急性重症胰腺炎等。在现代临床也用于一些慢性病中,如老年人或正气虚弱人肠梗阻、肠麻痹等引起的大便不通,还可用于内外科杂病引起的各种便秘。

肠梗阻案

王某某,男,42岁。外伤后腹部持续性疼痛2小时急诊入住外科。住院后检查诊断为空腔脏器破裂,于当日急诊手术行小肠三处破裂修补术。术后5天患者排气、排便1次。嘱患者流质饮食,术后8天患者出现腹部胀满,腹痛,恶心呕吐1次,2天未排气、排便。CT提示:肠壁水肿、增厚,肠管均匀增厚伴腹腔内少量渗出。采用西医外科常规保守疗法,同时加用中药增液承气汤治疗。

生大黄20g(后下),芒硝15g(冲),玄参15g,麦冬15g,生地黄10g,每天1剂,水煎2次,每次煎200ml,早晚各保留灌肠1次。

用药2剂,患者即排便排气1次,腹胀、腹痛明显减轻。用药4剂后,腹胀腹痛消失,无恶心呕吐,停中药灌肠及胃肠减压,嘱患者流质饮食,无不适。观察5天,患者饮食恢复正常出院。随访1个月未复发。

卒中案

患者,女性,51岁。因"剧烈头痛伴呕吐半天",头颅CT示蛛网膜下腔出血,收住ICU,常规治疗。入院1周仍头痛剧烈,目胀目痛,烦躁,面部红赤,口干,口气重浊,一直未解大便,腹胀腹痛,矢气少,嗳气频,进入病房就能闻到严重的恶臭气味,舌质红,苔黄厚干燥,唇红干裂,脉洪大。生命体征稳定,血压170/106mmHg。予大承气汤1剂口服。

生大黄10g(后下),枳实12g,芒硝9g(兑服),厚朴10g。

药后患者大便仍然未解,且腹胀腹痛更加明显,肠鸣辘辘,其声如鼓,在原方基础上改生大黄20g,1剂口服。服后泻下大量恶臭水样大便,腹痛随之缓解,再连服2剂,解出约650g成形大便,质干如羊屎,泻后腹痛消失,头痛随之好转,口中津液渐生,口气消退,舌苔渐化,脉象滑数。原方减生大黄至10g,再服1剂后停用,大便正常。

四、清营汤类方

(一) 类方解析

清营汤出自《温病条辨·上焦篇》,是根据叶天士《临证指南医案》治疗营热证的有关医案而制定。吴瑭称此方为"咸寒苦甘法",为清营透热转气法的代表方。适用于温病热入营分,营热阴伤的病证。组成为犀角(现用水牛角代替)、生地、元参、竹叶心、麦冬、丹参、黄连、银花、连翘。全方在清营凉血、解毒散血、养营生津、清泻心火主要作用下,还有独特的轻宣透热转气外达和清利导热下行的作用。

同类方剂有银翘散去豆豉加细生地丹皮大青叶倍玄参方、清营汤加钩藤丹皮羚羊角方。叶天士用清营汤的法理治疗消渴、痹证、中风、痉厥、失眠、心烦等热在营分证,常用犀角、生地、玄参、丹皮等凉营泄热为基础方。临床上若营热火毒炽盛者,重用银花、连翘、黄连,或加用黄连解毒汤方;若营热血瘀明显者,重用丹参,加紫草、赤芍、桃仁等;若营阴伤甚者,重用生地、玄参、麦冬;若营卫同病,热郁卫表,重用银花、连翘,加薄荷、香豆豉、僵蚕等;若营热窍闭,加"温病三宝";营热动风者,加羚羊角、钩藤等。

同类方剂还有清宫汤,吴瑭称此方为"咸寒甘苦法,清膻中之方也。谓之清宫者,以膻中为心之宫城也","神昏谵语者,清宫汤主之,牛黄丸、紫雪丹、局方至宝丹亦主之",表现为神昏谵语,或昏愦不语,身体灼热,四肢厥冷,舌蹇,舌色鲜泽而绛,脉细数。组成为元参心,莲子心,竹叶卷心,连翘心,犀角尖,连心麦冬。

(二) 医案选读

清营汤多用于急性感染性疾病的治疗,如流脑、乙脑、流行性出血热、变应性亚败血症等。近年随着对营分证研究的深入进行，其应用范围也逐渐涉及临床各科相关疾病的急重症。清宫汤可用于脑炎，属热入心包的证候，还可用于病毒性心肌炎、肺性脑病、复发性口腔溃疡、病毒性肝炎、更年期综合征等。而且清宫汤不局限于温病范围，对心系疾病中心阴不足，心阳偏亢的心动过速、甲状腺功能亢进的心动过速、胆心综合征引起的心动过速及慢性房颤等均有一定疗效。

视网膜出血案

申某，男，55岁。1999年6月21日就诊。自诉收麦时突然视物不清，烦躁易怒。血压170/100mmHg，诊时患者面红耳赤，舌红苔黄，脉弦数。视力：左眼0.5，右眼0.3，眼底视网膜有片状鲜红色出血，用清营汤基本方加柴胡6g，龙胆草6g，6剂后症状大减，视力左眼0.8，右眼0.6。连诊3次，进药18剂，痊愈。

川崎病案

张某，男，3岁。发热7天，体温波动在37.5~39.3℃，发热的第3天皮肤出现淡红色斑丘疹，发热7天时就诊。查颈部、颌下触及肿大的淋巴结，口腔黏膜充血明显，舌绛红少苔，掌指、跖趾红肿。血常规：WBC 15.6×10^9/L，Hb 105g/L，PLT 450×10^9/L；血沉：72mm/h。西医诊断：川崎病。中医辨证为气营两燔，方用清营汤加味。服4剂后体温渐退，皮疹颜色变淡，原方再服5剂，体温恢复正常，皮疹完全消退，颈部淋巴结变小，舌质淡红，口腔黏膜充血消退，血象正常，血沉恢复正常。

五、犀角地黄汤类方

（一）类方解析

犀角地黄汤出自《备急千金要方·吐血》。吴鞠通在《温病条辨》中称其为“甘咸微苦法”，着重其“清血分伏热”之效，功在凉血散瘀，清热解毒，适用于温病热入血分的病证。其组成包括犀角（现以水牛角代替）、生地、赤芍（原方为芍药）、牡丹皮。全方配伍以凉血与活血化瘀并用，热清血宁以防耗血动血，凉血活血以绝冰伏留瘀。正如叶天士所谓：“入血就恐耗血动血，直须凉血散血。”

同类方剂有神犀丹，来源于《温热经纬》，主治邪入营血，热深毒重证，以清热解毒为主，并用凉血、开窍，以使毒解神清。温热暑疫诸病，邪不自解，耗液伤营，逆传内陷，痉厥、昏狂、谵语、发斑等症，但看病人舌色干光，或紫绛，或圆硬，或黑苔，皆以此丹治之，兼治痘疮毒重，夹带紫斑危症，方中以清营解毒，而养液透斑。

（二）医案选读

本类方可应用于急性感染性疾病的危重症治疗，亦常用于皮肤病变，脑血管病变，如血小板减少性紫癜、过敏性紫癜、银屑病、痤疮、脑出血等，对于重症肝炎、系统性红斑狼疮、免疫性溶血性贫血、变应性亚败血症等属血分热盛者也有较明显的疗效。

血小板减少性紫癜案

聂某，女，28岁，教师。因皮肤和黏膜出血，于1997年5月到某医院就诊，查血小板25×10^9/L，经3个多月的中西药物治疗，未见明显效果，于8月24日到中医科就医。检查：全身散在皮下出血之瘀斑及出血点，并伴有齿龈出血。自述经期延长量多，实验室检查：血小板在（25~40）×10^9/L。舌红有散在瘀点，苔薄不润，脉滑数。治以清热凉血解毒，方用犀角地黄汤加减。

生地25g，金银花50g，连翘20g，白芍25g，牡丹皮15g，玄参25g，丹参15g，牡蛎50g，旱莲草25g，槐花50g，女贞子20g，鸡内金15g。每日1剂，水煎服。

9月9日复诊周身出血点散见，齿龈出血消失，但感身倦乏力，查血小板升至65×10^9/L，守原方加山药25g。连服8剂后复诊，皮下出血完全消失，仍感全身乏力，多梦少寐，每于停药即出现少数散在出血点，时有齿龈出血，血小板升至80×10^9/L，舌红少苔，脉细数。诊为阴虚内热之证，用养阴清热养心脾法治疗，原方加养心安神引血归脾之品如茯苓、酸枣仁、百合、莲肉等，连服10剂，自觉精神愉快，起居如常。于10月初复查血小板升至100×10^9/L，未见皮肤出血。为巩固疗效，中药调理半年，未见复发。复查血小板（120～150）$\times10^9$/L，已恢复工作。

鼻衄案

孙某某，男，20岁。患低热、鼻衄已4年之久，累服中、西药治疗无效。患者每于午后寒热往来，其特征是：先是恶寒、头痛，继之发热，体温徘徊在37.5～38℃，随之则鼻衄不止，衄后则头痛，发热随之减轻。面色萎黄，形体消瘦，纳差，口苦，问其二便尚可。舌边红，苔白腻，脉弦细。辨为少阳经郁热内伏，迫动营血，血热妄行之证。治宜清热凉血，又当疏解少阳经郁热。

柴胡15g，黄芩10g，水牛角15g，丹皮12g，白芍20g，生地30g。

服7剂，寒热不发，鼻衄亦止。唯口苦、脉弦仍在，又与小柴胡汤加白芍、丹皮而愈。

六、清瘟败毒饮类方

（一）类方解析

清瘟败毒饮出自余师愚《疫疹一得》。余师愚称此方为“十二经泄火之药也”。组成为生石膏，生地，黄连，犀角，山栀，黄芩，知母，赤芍，桔梗，玄参，丹皮，连翘，竹叶，生甘草。本方适用于气血两燔重证，又称暑燥疫。可昼夜连续服用，使药力接续不断，直至热毒亢盛之势减退。临床可见高热如焚；头痛如劈，渴冷饮，口秽喷人，腰如被杖，骨节疼痛；谵狂，小便短赤，尿血；斑疹紫黑，衄血；舌苔焦黑舌紫绛，脉洪数，或沉细而数；抽搐，头项强直，角弓反张；喘促，痰盛，便秘，或泻，便血。瘟疫火毒，内侵五脏六腑，充斥肆逆，外窜十二经络，表里上下同病。

同类方剂有加减玉女煎、化斑汤。加减玉女煎出自《温病条辨·上焦篇》，是根据张景岳《景岳全书》治疗胃热阴虚证、气血两治之玉女煎去牛膝，加玄参，改熟地为细生地而成。吴瑭称此方为“辛凉合甘寒法”，适用于温病气营（血）两燔证。化斑汤出自《温病条辨·上焦篇》，“太阴温病，不可发汗，发汗而汗不出者，必发斑疹……发斑者，化斑汤主之”。吴瑭称此方为“咸寒佐以苦甘法”，适用于温病气血两燔证。本方为白虎汤加犀角（水牛角代）、元参而成。

（二）医案选读

清瘟败毒饮、加减玉女煎和化斑汤同为气营（血）两清的方剂，如流行性出血热、流行性乙型脑炎、登革热与登革出血热、钩端螺旋体病等具有暑燥疫特点的可参考辨治。其特点为初起即见热毒燔炽阳明，充斥表里、上下、内外，经常卫气营血几个阶段证候并见。临床常见高热、头痛、身痛、斑疹、出血、甚至昏谵、痉厥等一派热毒极盛的表现。随着对本方研究的深入，其运用范围也在拓展，常用于临床各科疾病，如银屑病、腮腺炎、糖尿病、牙周病、过敏性紫癜等。

流行性出血热案

患者,男,43岁。1986年11月初诊。发热恶寒4天,烦躁,入夜有谵语,昏睡2日,球结膜出血,鼻衄色鲜,胸闷,四肢皮肤出现紫斑,小便色赤灼痛,渴欲冷饮,大便秘结1周,全身乏力。查体:唇焦、舌红、尖有芒刺,苔黄,脉滑数。体温41.5℃,脉搏90次/分,呼吸22次/分。实验室检查:白细胞17×10^9/L,血小板97×10^9/L,尿常规:尿蛋白(++),红细胞(+++),白细胞(++),管型(++)。诊为流行性出血热,气血两燔型。治拟清热凉血解毒。用清瘟败毒饮加减。

生石膏50g,鲜生地20g,大青叶15g,半枝莲20g,龙胆草15g,炒丹皮10g,连翘20g,紫草20g,赤芍10g,茅根30g,小蓟草20g,安宫牛黄丸上、下午各1粒。

上方服5剂后发热减而未除,汗多有时仍有谵语,四肢厥冷,脐腹灼热始终不除,病属邪热内盛、气阴耗伤,上方加别直参7g,西洋参10g,急予扶正祛邪,服6剂热清,意识清醒,大便润,上方加减续服12剂病除。

糖尿病案

王某,因口渴多饮5年,四肢麻木2月余入院。患者有糖尿病病史5年余,初起口渴多饮,不规则口服降糖药,血糖控制尚可,近期因肢体麻木明显在外院住院2个月,经综合治疗效不显,为寻求中西医结合治疗前来治疗。症见口渴多饮不显,神疲乏力,四肢麻木,时有烘热,夜间尤甚,汗出较多。两下肢皮肤感觉稍减退,舌质黯淡,苔薄白有裂纹,少津,脉细。眼底检查示:小动脉硬化Ⅱ级。空腹血糖:5.8mmol/L。尿糖:阴性。肾功能:正常。证属气阴两虚,血脉不和。中药宜滋阴降火,益气活血通络。方药玉女煎加减。1个月后患者四肢烘热完全缓解,四肢麻木感缓而未平。前方重用祛风通络药,如鸡血藤、伸筋草等,3个月后症状消失。

七、安宫牛黄丸类方

(一)类方解析

安宫牛黄丸出自《温病条辨》,为清心开窍的常用代表方剂。《温病条辨》云:"此芳香化秽浊,而利诸窍,咸寒保肾水而安心体,苦寒通火腑而泻心用之方也。"其药物组成为牛黄、郁金、犀角、黄连、朱砂、冰片、麝香、珍珠、山栀、雄黄、金箔衣、黄芩(现代方中的犀角以水牛角代替,天然牛黄由人工牛黄代替)。

同类方剂有紫雪丹、至宝丹。紫雪丹出自《太平惠民和剂局方》,用于治疗热病神昏抽搐诸证,为临床较常用的开窍息风剂。其色呈紫,状似霜雪;又言其性大寒,清热解毒之力,犹如霜雪之性,从而称之曰"紫雪丹"。用于温热病、热邪内陷心包而致的高热烦躁,神昏谵语、抽风痉厥、口渴唇焦,尿赤便闭及小儿热盛惊厥。至宝丹出自《太平惠民和剂局方·治诸风》,用于痰热内闭心包证,是清心开窍的常用代表方。本方化痰开窍,清热解毒,治疗神昏谵语、身热烦躁、痰盛气粗,舌绛苔黄垢腻,脉滑数的痰热内闭心包证,亦治中风、中暑、小儿惊厥等。安宫牛黄丸、紫雪丹、至宝丹合称为温病的"凉开三宝",都可清热开窍,治疗热病。就其寒凉之性而言,吴瑭指出"安宫牛黄丸最凉,紫雪次之,至宝又次之",但在功用、主治方面又各有所长。相比而言,紫雪丹更擅长于息风止痉,适用于兼有热盛动风而惊厥抽搐者。

同类方剂除了"温病三宝"外,还有牛黄承气汤、牛黄至宝丹、牛珀至宝丹、抱龙丹、小儿回春丹等，这些类方都针对邪热内陷心包证，除具有清心开窍的作用外，或伴祛风镇惊，化痰解毒，通腑泻热之功而各有偏倚。

（二）医案选读

安宫牛黄丸多用于急性传染病，如流行性乙型脑炎、流行性脑脊髓膜炎等，也可用于中毒性痢疾、尿毒症、肝昏迷、急性脑血管病、肺性脑病、颅脑外伤、小儿高热昏厥等热闭心包者。紫雪丹常用于治疗各种发热性感染性疾病所致的高热神昏抽搐。至宝丹常用于急性脑血管病、脑震荡、流行性乙型脑炎、流行性脑脊髓膜炎、肝昏迷、冠心病心绞痛、尿毒症、中暑、癫痫等痰热内闭证，对于急性脑血管病，冠心性心绞痛以及脑卒中中脏腑之证尤其是痰湿昏迷较重者，有较好的效果。

卒中案

罗某，男，60 岁，退休工人。患者素有高血压病史，1990 年中秋夜，因多饮多食，继而玩扑克牌至深夜，突然昏仆，不省人事，伴有呕吐胃内容物，二便失禁，急送入院。查体：T 37.5℃，P 60 次/分，R 22 次/分，BP 173/120mmHg。神志不清，深浅反射消失，瞳孔缩小，右侧肢体瘫痪。经头颅 CT 检查确诊为左侧内囊出血。病情危重，拟中西医会诊。症见昏迷不醒，面赤身热，鼻鼾气粗，痰声辘辘，口眼歪斜，口角流涎，口臭，舌体歪斜，舌红，苔黄厚腻，脉弦滑数。辨证属中风阳闭证，治以清热豁痰，辛凉开窍，平肝息风。

安宫牛黄丸 1 粒，竹沥水半杯调服；羚羊角 5g，磨水服；竹茹、生地黄、浙贝母各 15g，钩藤（后下）、菊花（后下）、桑叶、茯神、白芍、石菖蒲、丹参各 10g，甘草 3g。每日 1 剂，水煎服。

药后血压有所下降，BP 165/90mmHg，痰涎减少，上法连用 5 天，患者渐苏醒，BP 150/75mmHg。

小儿高热惊厥案

王某，女，3 岁 8 个月。春三月，初日仅喷嚏流涕，微有温热，望能自愈而未治。次日即高热 39.7℃，肌肤灼热无汗，烦躁哭吵，便结溺黄。血常规：白细胞 12×10^9/L，中性粒细胞 64%，淋巴细胞 36%。应用抗生素和物理降温对症处理不效，入夜体温 40℃，时有抽搐惊厥，烦躁谵语，如见鬼神，面色潮红，鼻息气粗，口渴引饮，唇舌焦红，四末欠温，时已卫邪传入气分，有热极风动之势，急须泄热息风。以紫雪丹 1/2 并温开水灌服。两小时后惊厥平息，续服 1/2，黎明体温渐降。再以生石膏 30g（先煎），玄参 12g，银花 15g，竹叶 6g 煎汤服善后，再次日午后鼻衄少许，大便通，小便清，神清气爽，体温正常告愈。

八、沙参麦冬汤类方

（一）类方解析

沙参麦冬汤出自《温病条辨·上焦篇》第五十六条："燥伤肺胃阴分，或热或咳者，沙参麦冬汤主之。"此方溯源于仲景麦门冬汤，以沙参易人参，以生扁豆代半夏、粳米、大枣，并加入玉竹、天花粉、冬桑叶。吴鞠通称为"甘寒法"，是清养肺胃的代表方，主治肺胃阴伤之证。

同类方剂有益胃汤、五汁饮。益胃汤出自《温病条辨·中焦篇》第十二条："阳明温病，下后汗出，当复其阴，益胃汤主之。"是甘寒清养法代表方。吴鞠通称此方为"甘凉法"，是根据叶天士甘寒益胃经验而制定的。其组成为生地、麦冬、玉竹、北沙参、冰糖。五汁饮出自下焦篇第三十五条："温病愈后，或一月，至一年，面微赤，脉数，暮热，常思饮，不欲食者，五汁饮主之"。组成为梨汁、鲜苇根、麦门冬汁、荸荠汁、藕汁、蔗汁。本方中的五物皆选用鲜汁，取其甘寒退热，生津润燥之力。

（二）医案选读

现代临床广泛用于温病乃至杂病中肺胃阴虚所致的病证，如慢性咽炎、肺炎咳嗽、支气管炎、肺结核等，热病后胃阴未复，胃气不和所致病证，如慢性胃炎、口疮等，还可用于治疗儿科杂症，如小儿尿频、小儿腹痛等。

咽炎案

患者，女，36 岁。主诉半月前因受凉导致咽干疼痛，声音嘶哑，发音困难，干咳少痰，若过累或多语后，诸症加重。查见咽喉黏膜色泽暗红，淋巴滤泡密布，舌红少苔，脉细数。肺胃阴虚，咽失所养，虚火上炎结滞咽部所致。治宜滋养肺胃，降火利咽开音。方用沙参麦冬汤加减。

沙参 15g，玉竹 9g，麦冬 12g，花粉 10g，玄参 12g，白芍 12g，黄芩 9g，水煎服，每日 1 剂。

5 日后复诊，患者咽痛明显减轻，余症皆减，上方加白花蛇舌草 15g 调理旬余。患者诸症消失。

慢性萎缩性胃炎案

患者，男，42 岁，2006 年 1 月 26 日就诊。诉胃脘痛反复 3 年多，形体消瘦，口干燥，夜寐不安，溲短便结，纳差，饭后胃脘部不适。胃镜检查为：慢性萎缩性胃炎，服多种药物效果不佳，症见：形体消瘦，舌干红，苔薄黄，脉虚细，证属胃阴亏损，治宜益胃养阴，用沙参麦冬汤加减。

沙参 15g，麦冬 12g，玉竹 10g，花粉 10g，白芍 10g，茯苓 10g，白术 6g，枳壳 10g，扁豆 10g，甘草 3g，每日 1 剂。

1 周后，胃痛明显减轻，继以原发方加减，月余胃脘痛完全消失，饮食如常，体重增加，随访年余，未见复发。

九、黄连阿胶汤类方

（一）类方解析

黄连阿胶汤引自《伤寒论》。吴鞠通在《温病条辨·下焦篇》谓："少阴温病，真阴欲竭，壮火复炽，心中烦，不得卧者，黄连阿胶汤主之。"吴鞠通称此方为"苦甘咸寒法"，为滋肾阴降心火的代表方剂。适用于温病热灼少阴，阴虚火炽，水火不济的病证。组成为黄连、黄芩、阿胶、白芍、鸡子黄。

黄连阿胶汤的同类方有连梅汤，出自《温病条辨·下焦篇》，由黄连、乌梅、麦冬、生地、阿胶组成。主治暑热伤阴而致的心热烦躁、口渴引饮及筋失濡养而致的四肢麻痹。全方清心泻火，滋肾养阴，心火清，肾水复，肝阴充，则消渴、麻痹均可愈。本方与黄连阿胶汤均可治疗心火上炽，肾水下亏的心肾不交证。但本方以消渴不已为主要临床特征，而后者以心烦不得卧为辨证要点。

（二）医案选读

黄连阿胶汤临床应用范围既包括急性外感热病，也涉及临床各科相关疾病，如肺结核咯血、崩漏、糖尿病、复发性口疮、神经衰弱、心律失常、更年期综合征等，还可以用于甲状腺功能亢进、萎缩性胃炎、支气管扩张出血、功能失调性子宫出血等疾病。连梅汤常用于治疗胆道蛔虫症合并感染、慢性溃疡性结肠炎、糖尿病并发症等。

顽固性失眠案

张某,男,45 岁。2006 年 10 月 20 日初诊。半年来,患者每晚几乎整夜不眠,入夜稍有睡意,便上肢掣动,突然惊醒,醒后不能再入睡,心烦难忍,精神昏愦,胸中烦热。曾服用多种西药治疗,效果不佳。自述发病前所愿不遂,情志抑郁。现面色憔悴,目暗少神,舌绛无苔,脉左右弦滑带数。辨为心肝火盛、肾阴不足、水火不济、心肾不交之证。治以滋阴潜阳,清心安神,方取黄连阿胶汤加味。

黄连 10g,黄芩 15g,阿胶 15g(烊化),白芍 20g,鸡子黄 2 枚(冲),酸枣仁 15g,夜交藤 25g,生龙骨 20g(先下),生牡蛎 20g(先下),生代赭石 30g(先下),生地 30g,玄参 20g。每日 1 剂,水煎服。

服 4 剂后,心烦大减,尤其是刚有睡意便突然惊醒现象明显减少。又服上方 8 剂,已能安睡 5 小时以上,精神转佳,舌红,苔薄。上方去黄芩,再服 8 剂,夜间可睡 7 小时左右。

心律失常案

葛某某,男,73 岁,退休干部。于 2002 年 3 月 13 日初诊。原有"冠心病"病史多年,近两年来经常心悸、胸闷、下肢浮肿,诊断为冠心病、心功能不全、心律失常,曾服用硝酸异山梨酯、普罗帕酮、去乙酰毛花苷及利尿药等,症状未见好转,患者渐见消瘦,卧床不起,不能进食。刻诊:患者形体消瘦,心悸怔忡,烦躁胸闷,不能入睡,精神不振,仅能进少量流质饮食,小便短少,大便干,唇燥深红,双足浮肿,舌红少津,苔光如镜,脉细数而乱。证属真阴亏损已极,虚火扰心,胃气亏乏,中运将废。治以育阴滋水,清火宁心,佐以养胃气以滋化源。

生地 15g,白芍 20g,麦冬 12g,阿胶 10g,五味子 10g,丹参 30g,石斛 12g,茯苓 15g,黄连 9g,琥珀 3g(冲服),炙甘草 9g,鸡子黄 1 枚。另用:人参 10g,细精米 20g,谷芽 20g。煎水代茶,频频服之。

6 剂后,患者精神即见好转,心悸怔忡明显减轻,夜能间断入睡,小便增多,能进粥食。心电图示窦性心律,偶发室性早搏。舌红绛减、舌面已见润象,中心现少量薄苔,脉细数时有结代。此津复气萌之候。原方去阿胶、鸡子黄,加玄参 12g,龙骨 30g,谷芽 12g,人参 10g。服药 10 余剂,心悸基本消失,浮肿消退,能进饮食,睡眠正常,已能下床活动,但活动后稍感心悸、气短,精神欠佳,舌红,苔薄白,脉虚。再投生脉散加减调治而愈。

十、加减复脉汤类方

(一)类方解析

吴鞠通用张仲景《伤寒论》治疗血气虚衰、真气危竭之复脉汤(又名炙甘草汤),减去辛甘温之人参、桂枝、大枣、生姜、清酒,加入养血敛阴之芍药,名曰加减复脉汤作为《温病条辨·下焦篇》之首方,并称之为"甘润存津法",以期"复其津液,阴复则阳留"。本方由炙甘草、干地黄、生白芍、麦冬、阿胶、麻仁组成,具有生津润燥、养血敛阴之功用,主治温病深入下焦,真阴耗伤,而见"脉虚大,手足心热,甚于手足背者",也可用于阳明腑实证下后,实热已除而阴液犹亏者。

吴鞠通在此基础上,进一步加减化裁出一甲复脉汤、二甲复脉汤、三甲复脉汤、大定风珠等,诸方分症有异,主律相同,统称为"复脉辈",用于"热邪深入,或在少阴,或在厥阴",表现为耳聋、齿黑、唇舌干燥、五心烦热、盗汗、脉虚大等肾阴被灼之证,或现手足蠕动、抽搐、身热、舌绛、烦躁不宁等肝阴亏损之际。

加减复脉汤去麻仁加牡蛎为一甲复脉汤，主治“下焦温病，但大便溏者”，即下焦阴伤而又大便溏泻，有进一步伤阴乃至“亡阴之虑”，故仍以加减复脉汤养阴退热，去麻仁润滑下泄，加牡蛎补而能清，涩而不燥，可固摄阴液，以缓解亡阴之变。加减复脉汤加生牡蛎、生鳖甲为二甲复脉汤，再加生龟板为三甲复脉汤。二甲与三甲复脉汤均以咸寒甘润立法，两方均可治疗下焦肝肾阴伤风动之证。然临床所主各有偏重，如《温病条辨》指出：“热邪深入下焦，脉沉数，舌干齿黑，手指但觉蠕动，急防痉厥，二甲复脉汤主之。”“下焦温病，热深厥甚，脉细促，心中憺憺大动，甚则心中痛者，三甲复脉汤主之。”由此可见，若以肝肾阴亏，筋脉不得濡养，手指蠕动而欲为痉或已作痉者，可用二甲复脉汤滋阴柔肝而防痉止痉；若肝肾阴虚不仅导致筋脉失养而动风，还导致水不济火而心动或心痛者，予三甲复脉汤，即在二甲复脉汤育阴潜阳的基础上，加生龟板“镇肾气、补任脉、通阴维”，交通心肾而止心痛。

大定风珠由三甲复脉汤再加五味子、鸡子黄而成，以酸甘咸立法，主治温病邪留下焦，日久耗灼真阴，或因误治而致虚风内动者，即吴鞠通所云“热邪久羁，吸烁真阴，或因误表，或因妄攻，神倦瘛疭，脉气虚弱，舌绛苔少，时时欲脱者，大定风珠主之”。三甲复脉汤和大定风珠均为邪少虚多之阴虚风动而设，但大定风珠按酸甘咸法制方，三甲复脉汤按咸寒甘润法制方，用药前者在后者的基础上加用五味子和鸡子黄，滋腻收敛之性增强，可知其正虚更甚，时时欲脱者。

总之，加减复脉汤适用于温病后期肾阴耗伤，以低热不退，舌绛而痿，脉虚大或结代为临床特征；三甲复脉汤适用于肾阴耗伤，不能濡养肝血，在肾阴耗伤表现的基础上，又见手指蠕动或瘛疭等虚风内动的表现；大定风珠证不但有阴虚动风之象，且可见心悸欲脱、虚喘、汗出等正气时时欲脱的表现。

（二）医案选读

复脉辈临床应用不拘泥于温病，其广泛应用于心脏疾病、神经疾病等各科的疑难杂症。心血管疾病如病毒性心肌炎、钩端螺旋体病致心肌损害等；神经系统疾病如帕金森病、小舞蹈病、儿童的抽动秽语综合征、病毒性脑炎、神经衰弱、动脉硬化性痴呆、假性延髓麻痹等；内科杂病如骨质疏松、甲状腺功能亢进、肝纤维化、肝硬化、慢性肾衰竭、癔症等。

病毒性心肌炎案

陈某，女，9岁。1997年5月2日就诊。主诉：心慌气短7个月余。患儿7个月前因感冒出现心慌气短，曾在市级医院检查心肌酶谱、心电图，诊为病毒性心肌炎、频发室早呈真性三联律，经抗病毒、营养心肌等治疗，心肌酶谱趋于正常，但心电图检查室性早搏。症见心慌气短，乏力易汗，舌红少苔，脉促有间歇。考虑小儿为稚阴稚阳之体，邪毒侵犯心脉，最易耗气伤阴，导致气阴双亏。以补气养阴法治之，加减复脉汤主之。

炙甘草15g，桂枝10g，人参6g，柏子仁10g，大枣15g，阿胶10g（烊冲），苦参10g，万年青15g。水煎服，每日1剂。

随症加减治疗1个月后，心电图检查室早消失，症状痊愈，随访3个月未复发。

甲状腺功能亢进案

何某，女，22岁。1991年8月15日初诊。患者六个月前因工作操劳过度并连续几天睡眠不足，渐觉口干舌燥，咽喉微痛，继而出现头晕目眩，心悸怔忡，情绪不稳，容易激动和失眠梦多，遂到当地医院就诊，拟诊断为神经官能症和窦性心动过速（心电图心率115次/分），给予普萘洛尔，谷维素，地西泮，苯巴比妥等药物治疗，病情无明显改善。患者就诊时可见头晕目眩，心悸怔忡，失眠多梦，消瘦乏力症状外，还兼见面色潮红，汗多，双手颤抖（闭眼时更甚）。双眼珠突出，明亮有神，颈项肿大，质软，可随吞咽上下移动，口苦咽干，苔薄黄，脉弦细数。疑诊为甲状腺功能亢进，检查 T_3 和 T_4，结果示 T_3 8nmol/L、T_4 168nmol/L，均升高，甲状腺功能亢进诊断成立。遂投大定风珠加夏枯草、海藻、昆布、栀子，水煎服，每日 1 剂，渣再服。服药 10 剂后，患者自觉症状逐渐减轻，去山栀子，再进 20 剂，诸症俱消，体重增加，颈项肿物消失复查 T_3、T_4 均正常，随访多次未见复发。

十一、三仁汤类方

（一）类方解析

三仁汤源于《温病条辨·上焦篇·湿温》，治疗湿温初起，邪在卫气分，湿重于热的代表方。组成为杏仁、白蔻仁、薏苡仁、滑石、通草、半夏、厚朴、竹叶。展肺气而化湿邪是本方的主要特点，诸药宣上、畅中、渗下，气机调畅，使湿热从三焦分消，诸症自解。

治疗湿热郁阻卫气分的同类方剂还有藿朴夏苓汤、卫分宣湿饮等。这些方剂均能治疗湿热在卫或卫气分的病证，但在运用上有“湿“与“热”轻重的权衡及是否兼有表寒的考量。藿朴夏苓汤因有豆豉、藿香疏表透卫，故用于湿邪偏于卫表而化热不明显者。卫分宣湿饮辛温宣透合清利淡渗，药用香薷、青蒿、鲜荷叶、杏仁、竹叶、滑石、茯苓、通草、冬瓜皮，主治暑湿较重之证。另外，在《温病条辨》中应用宣肺利湿原则的方剂有很多，不仅适用于上焦病也可应用于中焦病，皆可看做本方延伸，如治疗肺疟的杏仁汤，治疗暑温伏暑弥漫三焦的杏仁滑石汤，治疗湿痹的宣痹汤，治疗白痞的薏苡竹叶散等。

（二）医案选读

现代临床不仅用本方治疗各种急性感染性疾病，还用于各种内科杂病及眼科、皮肤科等病机符合湿热阻滞，气机不畅的各种杂病。急慢性传染病如传染性非典型肺炎、甲型副伤寒、乙型病毒性肝炎；眼科疾病如结膜炎、角膜炎、中心性浆液性视网膜炎等；皮肤科疾病如带状疱疹等。

腺病毒肺炎案

张某某，男，1 岁半。1964 年 5 月 3 日初诊。4 月 24 日发热，恶寒，咳嗽气急，体温 39～40℃，住某医院确诊为腺病毒肺炎。用多种西药治疗未效，病情缠绵，其母心情焦急异常，经同道介绍前来治疗。患儿迄今发热未退，烦躁多哭，烦躁时额头有汗，咳嗽较甚，咳声不畅，不思食，不饮水，且拒食饮，大便溏软，腹不胀满，小便黄，脉沉滑，面黄，舌质淡，苔白黄腻带秽，因湿热郁闭，肺气不宣，治宜宣肺卫，化痰湿。

连皮茯苓二钱，法半夏二钱，杏仁（去皮）一钱五分，苡仁四钱，冬瓜仁二钱，白蔻（打）八分，芦根三钱，桑皮一钱五分，麦芽（炒）一钱五分，竹茹一钱，象贝一钱，枇杷叶（炙）二钱。慢火煎 30 分钟，取 30ml，每次两匙，两剂。

1964 年 5 月 5 日再诊：服上药两剂后，周身漐漐汗出，即思乳食。今日体温已平，烦躁亦除，精神活跃，面色转红润，唯咳嗽较频，食欲渐增，大便每日一行，夹有少量黏物，脉沉滑微数，舌正红，秽腻苔已去，郁闭已开，湿痰未净，宗前法加减。

连皮茯苓二钱，法半夏一钱，橘红一钱，杏仁一钱五分，苡仁四钱，冬瓜仁二钱，芦根三钱，桑皮一钱五分，麦芽（炒）一钱五分，竹茹一钱，象贝一钱，枇杷叶（炙）二钱。两剂而愈。

肺气肿案

张某某,男,68岁,退休工人。2001年10月3日初诊。主诉:反复咳喘10余年。患者10年前无明显诱因出现咳嗽、咳痰,咳甚则喘,感冒或春季油菜花开时易发。近4年来咳喘明显加重,在医院住院部诊断为慢性支气管炎(喘息型)。10天前,因食火锅海味后,咳、喘加重,痰微黄而黏稠,口干,心烦,气喘,气短,尿少色黄。在院外经服溴己新,静滴抗生素、氨茶碱等,症状稍减。就诊时体征:颜面微肿,唇色紫黯,舌绛,苔黄而腻,脉滑数,颈静脉怒张,呼吸短促,胸廓呈桶状,肋间隙增宽,右侧心界扩大,两肺满布细湿啰音,下肢Ⅱ度浮肿。X线胸片示:肺动脉段明显突出,右心室肥大,两肺广泛性条索状模糊阴影。心电图示:肺型P波,电轴右偏。中医辨证:痰热壅肺,水道失司,肺伤及肾,开合失度。以清金泄热、涤痰化饮为治。

黄芩、杏仁、白蔻仁各15g,桑白皮、生薏苡仁各30g,飞滑石24g,半夏、厚朴各18g,通草、丹参、桔梗各20g,麻绒6g,石膏50g。水煎服,每日1剂。

上方服用5剂后,尿量增加,每日达1500~2000ml,下肢浮肿明显减退。再服5剂后,浮肿不显,咳嗽减轻,两肺底有少许湿啰音。予上方去石膏、麻绒,加地龙、全虫各15g,谷麦芽各30g,再进10剂,咳喘消失,二便通畅,病情稳定。后续以紫河车1具、蛤蚧3对、百合200g、尖贝50g,研细末竹沥水冲服,每日3次,每次10g调理善后。随访咳喘年余未发。

十二、新加香薷饮类方

(一)类方解析

新加香薷饮出自《温病条辨·上焦篇》,是根据《太平惠民和剂局方》的香薷散易扁豆为扁豆花,加银花、连翘而成,吴瑭称此为"辛温复辛凉法",为治疗暑湿内蕴、寒邪束表的代表方,适用于夏月冒暑病。组成为香薷、银花、鲜扁豆花、厚朴、连翘。

香薷散化裁可得到许多方剂。薛生白在《湿热病篇》中说:"故热渴甚者,加黄连以清暑,名四味香薷饮,减去扁豆名黄连香薷饮;湿盛于里,腹膨泄泻者,去黄连加茯苓、甘草名五物香薷饮;若中虚气怯汗出多者,加人参、黄芪、白术、橘皮、木瓜,名十味香薷饮。"这类方主治暑湿内蕴,寒邪束表之病证。若暑湿寒三气交感,表里并困者,用香薷散;若暑湿寒三气交感,暑热渐显,苔微黄腻者,用新加香薷饮;若表寒较甚,里有暑湿,蕴热较甚而口渴、心烦者,用黄连香薷饮。

(二)医案选读

此类方多用于治疗夏月的流行性感冒、中暑等,随着对夏月疾病辨治研究的不断深入,其应用范围也不断扩大,尤其对西药不敏感的病症有较为满意的疗效。

感冒案

高某某,男,38岁。着凉后发热1天,全身酸软,无咳嗽,大便可,小便黄,咽红,舌淡,苔薄微腻,脉濡。诊为暑湿内蕴,寒邪外束。治以疏表散寒,涤暑化湿。方用新加香薷饮加减。

香薷10g,忍冬藤15g,藿香10g,连翘10g,牛蒡子15g,秦艽15g,薄荷10g,苏子10g,苏梗10g,青蒿10g,半夏10g,芦根15g,厚朴10g,生薏苡仁15g,水煎服。3剂后热退,诸症减轻。

暑温案

黄某某,男,4岁。2001年7月26日初诊。3天前进食冷饮,又在空调房间乘凉,当晚即发热,连日来静脉注射双黄连注射液及氨苄西林、头孢菌素、地塞米松等,均未退热,体温

39.8℃。刻诊:发热,恶寒,无汗,纳差,恶心,困乏。舌尖红苔白厚,脉浮。诊为暑温初起,兼感风寒。予散寒解表,祛暑化湿法,予新加香薷饮内服。

香薷6g,藿香5g,淡豆豉5g,银花10g,鲜扁豆10g,厚朴6g,连翘6g,半夏6g。1剂,水煎,内服。

1剂后汗出而热退,上方去淡豆豉再进1剂病愈。

十三、达原饮类方

(一) 类方解析

达原饮出自明代医学家吴又可所著《温疫论》。主治"温疫初起,先憎寒而后发热,日后但热而无憎寒也。初得之二三日,其脉不浮不沉而数,昼夜发热,日晡益甚,头疼身痛。"该方由槟榔、厚朴、草果、知母、芍药、黄芩、甘草七味药组成。达原饮是治疗温疫初起邪伏膜原的要方,具有芳香燥烈,疏利膜原,辟秽化浊的功能,一方面行气利湿,一方面辛温燥湿,湿去则气机流通,湿去则热孤。膜原湿浊重,故当用温燥辛烈药,但辛燥药又易耗津,故一旦湿开热透即应停用,以免助热伤津,阴亏阳盛体质者亦当慎用。

后世对达原饮的发挥形成了达原饮类方,后世多去达原饮之补阴营血的阴柔之药,加重除湿之品,或芳化或燥湿或利湿或宣上或畅中或渗下,基本药物均有槟榔、厚朴、草果。薛生白《湿热论》治寒热如疟,湿热阻遏方,减黄芩、知母、芍药,加柴胡、藿香、石菖蒲、苍术、半夏、六一散;雷丰《时病论》治湿疟,宣透膜原法方,减知母、芍药,加藿香、半夏、生姜;俞根初《通俗伤寒论》柴胡达原饮,减知母、芍药,加藿香、半夏、柴胡、枳壳、青皮、桔梗、荷梗;刘松峰《松峰说疫》除湿达原饮,减知母、芍药,加黄柏、栀子、茯苓;《广温热论》戴麟郊引樊开周验方新定达原饮,减芍药,加枳壳、栀子、豆豉、荷叶、六一散、芦根、细辛。

(二) 医案选读

达原饮现代多用于治疗诊断明确的疾病中湿热性发热,对肠伤寒高热、病毒性脑炎高热、夏季热,以及癌症、艾滋病、胆道感染等引起的发热也有一定治疗作用,也可用于治疗西医诊断不明确,但中医属于湿热性的发热。同时也治疗流行性感冒、肺炎、白内障、结膜炎、中心性视网膜炎、慢性荨麻疹、糖尿病、便秘、类风湿关节炎、失眠等疾病,均取得满意疗效。

流行性感冒

李某,女,23岁,于2009年11月26日就诊。诉发热畏寒3天。全身酸痛,纳呆,体温38.2~39℃。诊断为流行性感冒。刻下见:发热、咽痛、头痛、肢体倦怠,舌红,舌苔白浊腻,脉濡数。证属湿遏热伏,营卫不和。治拟清热解毒、辟秽宣透,方用达原饮加减。

槟榔、知母、黄芩各18g,厚朴、白芍、白薇、黑栀子各12g,草果、甘草各6g,金银花,连翘各30g。3剂后热退。

持续性高热

患者,男,19岁,1994年8月5日初诊。患者反复发热,伴食欲不振、乏力10余天,在某医院检查血、尿、大便常规、胸片,进行血培养、肥达反应、结核菌素试验等均无异常,诊断为"病毒感染"。住院治疗20余天,用中西药后发热有所下降,但停药后体温又复升,如此反复发热月余不愈。证见发热不恶寒,午后为甚,头昏,口干不欲饮,胸脘痞闷,食欲不振,倦怠乏力,小便黄,大便略干,舌质略红,苔黄白滑腻,脉濡稍数。检查:体温38.6℃,咽部略红,软腭滤泡增生。中医诊断:湿温病,湿热郁阻三焦。治宜清热祛湿,调畅气机,宣通三焦。予柴蒿达原饮加味。

柴胡15g,青蒿10g,黄芩12g,赤芍12g,知母12g,草果6g,厚朴10g,槟榔10g,甘草5g,石菖蒲10g,广木香6g,砂仁6g,车前草15g。水煎服,每日1剂。

服药2剂,体温下降,继进3剂,体温正常,食欲增加,精神好转,除稍感乏力外,余症全部消失。

十四、加减正气散类方

(一)类方解析

吴瑭在《温病条辨·中焦篇》中所创五个加减正气散,是依据叶天士《临证指南医案·湿病门》下的验案及吴鞠通丰富的临床经验而制定,为治疗湿阻中焦的有效方剂。其中一至三是治疗湿热之证,四至五是治疗寒湿之证。五方皆宗宋《太平惠民和剂局方》藿香正气散之意化裁而成,根据湿热轻重及兼证不同,加味成为五个加减正气散系列方剂。

从五个加减方的药物组成来看,唯藿香、厚朴、陈皮、茯苓则在所必用。无疑湿伏中焦,致气机不畅,脾失健运者,唯此四味能健脾祛湿,理气和中。其正气之名固当属此四味。

一加减正气散由藿香、厚朴、茯苓、陈皮、神曲、大腹皮、杏仁、麦芽、茵陈蒿组成,合为苦辛微寒之剂。具有疏理湿浊,宣畅气机之功。主治中焦湿郁,升降失调,脘腹胀满,大便不爽等症者。此证虽言三焦俱受湿郁,但仍以湿阻中焦为主。

二加减正气散为一加减正气散去神曲、杏仁、大腹皮、麦芽、茵陈蒿,加木防己、大豆黄卷、通草、薏苡仁而成。有芳香化湿、舒通经络之功。主治脘闷便溏,身痛,舌苔白者。因证属湿郁中焦,经络阻滞所致。

三加减正气散为一加减正气散去神曲、大腹皮、麦芽、茵陈蒿,加滑石所成。有芳香开泄,清利湿热之功。用于治疗秽湿之邪留着于里,阻滞气分,气机不得宣畅郁久化热,而见苔黄腻,脘腹满闷等症者。

四加减正气散即三加减正气散去杏仁、滑石,加神曲、草果、山楂。有芳香化湿,温中健脾之功。主治秽湿着里,邪阻气分,脘腹胀闷,大便不爽或溏泄,或身重浊,舌白滑,左脉缓者。

五加减正气散为三加减正气散去杏仁、滑石,加大腹皮、谷芽、苍术而成。有芳香开泄,健脾化气之功。主治湿郁中焦,寒湿伤脾之脘闷便泄等症。

(二)医案选读

加减正气散多用于急性感染性疾病的治疗,如急性上呼吸道感染,急性支气管炎,急慢性胃肠炎,急慢性肝炎等,也广泛用于内科杂症。

感冒案

万某,女,43岁。1998年9月就诊。诉1周前冒雨后起病,现发热虽退,但全身疼痛难忍,午后为重,脘腹胀闷,大便不畅,苔白腻,脉濡缓。拟予二加减正气散健脾利湿,理气消闷,通利经络。

藿香、厚朴、陈皮、木防已、羌活、苍术、通草各10g,茯苓12g,薏苡仁30g。服药3剂,而告病愈。

慢性胃炎案

刘某,男,30岁,初诊日期2002年9月27日。患者脘腹疼痛胀满1年,曾于某医院就诊,胃镜提示:慢性浅表性胃炎(糜烂型)。给予口服阿莫西林胶囊、多潘立酮、香砂养胃丸、三九胃泰,症状时轻时重。一周前因饮白酒后出现脘腹胀满加重,纳呆不饥,呃逆,口苦口黏,口干不欲饮水,大便不爽,小便色黄,舌红苔白,根部黄,脉滑。诊断:胃脘痛。辨证:湿热中阻,胃失和降。治法:祛湿除热,调畅气机。方药:三加减正气散加味。

藿香9g,杏仁6g,茯苓皮9g,陈皮5g,焦神曲10g,炒麦芽10g,茵陈12g,生薏米15g,姜半夏10g,白术10g,滑石15g。5剂,水煎服,每日1剂。

药后患者脘腹胀满减轻,食欲好转,时有呃逆、恶心。上方加竹茹10g,继续服7剂后症状全无,大便恢复正常。又嘱患者每周服药3剂以巩固疗效。3个月后患者告之胃镜复查结果:胃窦部糜烂已消失,黏膜基本正常。

十五、三石汤类方

(一) 类方解析

三石汤出自《温病条辨·中焦篇》,吴瑭称此方为"微苦辛寒兼芳香法"。适用于暑温邪热蔓延三焦之证,表现为身热,面赤,脘部痞满,小便短涩,大便黄色稀水而肛门灼热,舌红,苔黄滑,脉滑数等的气分证见症。组成为滑石、石膏、寒水石、杏仁、竹茹、银花、金汁、白通草。

三石汤同类方剂有杏仁滑石汤,均用于治疗湿热弥漫三焦证。杏仁滑石汤出自《温病条辨·中焦篇》:"暑温伏暑,三焦均受,舌灰白,胸痞闷,潮热呕恶,烦渴自利,汗出溺短者,杏仁滑石汤主之。"吴瑭称此方为"苦辛寒法"。组成为杏仁、滑石、黄芩、橘红、黄连、郁金、通草、厚朴、半夏。

(二) 医案选读

三石汤可用于呼吸道感染、消化道疾病属湿热阻滞三焦的证候。杏仁滑石汤临床应用的报道较少。涉及的病种如慢性肾衰竭合并肺感染,湿热内阻型肺炎,肾病综合征水肿及术后持续性高热等。

发热案

冯某某,女,26岁。患者行右额顶巨大脑动静脉畸形手术后持续发热14天,体温40.7℃,白细胞13.8×10^9/L,精神弱,神志不清,反应迟钝,近日咳嗽,痰多,色白质黏稠,口流涎沫,呼之偶应,尿黄赤,便干逾周未行,苔白滑而黏,脉滑数。诊为痰热内蕴,肺失宣降,蒙蔽清窍,治以清肺止咳,豁痰开窍,遂用三石汤加减。

生石膏30g,滑石30g,寒水石30g,杏仁10g,竹茹10g,通草6g,钩藤30g,羚羊角粉0.6g,石菖蒲10g,茵陈10g,丹皮10g,生地12g,川贝10g,瓜蒌仁12g,银花10g,桑皮30g,水煎服,每日服3次(即两天服3剂药)。

鼻饲给药,服药6剂后,体温降至37.5℃,神清,精神好转,口流涎沫止,咳嗽瘥,已可进流食,溲黄,大便畅,苔白稍腻,脉滑,效不更方,继服前方3剂,体温36.6℃,诸症愈。一周后随访,体温未复升高。

汗证案

王某,男,8岁。患儿平素汗多,大便干,从3岁起手足心热,夏季尤甚,每每需用冰敷方能入睡。诊断为汗证,暑湿充斥三焦。治以清利三焦湿热。

石膏 30g,滑石 30g,寒水石 30g,金银花 15g,香薷 6g,黄连 5g,灯心草 6g,杏仁 6g,白薇 15g,地骨皮 15g,青黛 12g(另包),予 6 剂,每日 1 剂,水煎服。

再诊诉手足心热减轻,但仍需用冰敷方能入睡,大便软,汗减。上方去香薷、灯心草、白薇、地骨皮,加水牛角 15g,生地 12g,鳖甲 10g。予 8 剂,每日 1 剂,水煎服。

三诊患儿上述症状基本消失。上方减生地为 6g,继服 5 剂。

十六、宣清导浊汤类方

(一) 类方解析

宣清导浊汤出自《温病条辨·下焦篇》,以苦辛淡法为组方原则创制。用以治疗湿温久羁,湿浊三焦弥漫,神昏窍阻,郁结下焦气分,气机闭塞不通,有形之邪郁闭肠腑而大便不下的病证。治疗目的在于"郁结之湿邪,由大便而一齐解散矣"。组成为猪苓、茯苓、寒水石、晚蚕沙、皂荚子。

同类方剂有枳实导滞汤,出自《重订通俗伤寒论》。用苦辛合苦寒之品通导肠腑湿热积滞。适用于湿热积滞胶结肠道的证候。症见身热,脘腹痞满,恶心呕逆,便溏不爽,色黄如酱,舌苔黄垢浊腻。积滞与湿热互结于肠道,非通导不能祛其积滞,又非清化不能解其暑湿,故用大黄、枳实、厚朴、槟榔推荡积滞,通腑泄热;用山楂、六曲消导化滞和中;黄连、连翘、紫草清热解毒;木通利湿清热,甘草调和诸药。

(二) 医案选读

此类方多用于消化系统和泌尿系统急慢性感染性疾病及其并发症的治疗,消化系统疾病如慢性重度乙型肝炎、肝硬化伴腹水、便秘等;泌尿系统疾病如肾炎、慢性膀胱炎伴尿潴留、尿毒症等。

水肿案

余某,女,40 岁,农民。1997 年 2 月 12 日就诊。患者 1 个月前吃水果后,翌日头面、下肢浮肿,脘腹饱满,不欲食,二便短少。血常规:WBC 10.8×10^9/L;血沉:30mm/h;尿液常规:蛋白(++++),白细胞 6~9 个/HP;肾功能:BUN 10.0mmol/L,BUA 110mmol/L。西医诊断为肾炎。曾静滴青霉素钠、氨苄西林、泼尼松;中药服五皮饮、平胃散等未效。刻诊:面部、下肢水肿,面色苍晦,食欲不振,下腹饱满,大便少,小便短涩,舌苔厚腻微黄,脉沉弦。诊为水肿,证属湿浊浸渍下焦。治宜宣化湿浊,方用宣清导浊汤加减。

茯苓 20g,蚕沙、猪苓、皂荚子各 15g,寒水石 30g,泽兰 12g,莲叶 10g。药进 1 剂后,大便泄下黏臭粪 500g 许,水肿减半。

服 3 剂后,除饮食欠佳外,余症俱除。继用参苓白术散 2 剂善后,复查血常规白细胞 8.0×10^9/L;尿液常规蛋白消除,白细胞 3~5 个/HP,肾功能各项正常。

便秘案

王某,女,23 岁。主诉便秘,大便干,3~4 日一行,肛门灼热,小腹痛,面红疹,纳差,舌红,苔黄厚,脉弦滑。诊断为湿热积滞郁结肠腑。予枳实导滞汤加减。

枳实 15g,焦槟榔 15g,厚朴 10g,瓜蒌 15g,莱菔子 10g,白芷 10g,蒲公英 10g,连翘 15g,菊花 15g,栀子 10g,知母 10g,赤芍 15g,皂角刺 10g,川芎 6g,白蒺藜 10g,半夏 10g,生薏苡仁 15g,服 6 剂后,大便通畅,日 1 行,诸症均减。

附:温病治法的现代研究

随着临床治疗经验的积累,在温病治疗的深化方面已取得一定的进展。截断疗法由姜春华教授于20世纪70年代提出,他认为:"先证而治是截断理论的核心","先证而治,就是先要掌握疾病整个发展过程中的变化规律,料知预后,超前一步,在相应的证出现之前预先落实治疗措施"。目前截断疗法已经为学界和众多临床医生所接受,在治疗外感热病和救治一些危急重症,如重症急性呼吸综合征、重症肝炎、脓毒血症等方面取得了较好疗效。提出临床应用阶段疗法治疗温病应注重病因,强调采用特效方药截断疾病的发展、祛除病原。截断疗法不断扩展,汗散驱邪、苦寒直折、通腑攻下、活血破瘀、清热解毒、截止亡血、降戢平逆、醒神开窍、扶正固脱等均被纳入截断疗法范畴。"截断"学说虽尚有其不完备之处,但针对重症传染病这一独特对象,这种积极的治疗思想是可取的,是对温病传统治则理论的深化与发展,并有其较高临床指导价值。彭草云等提出截断疗法是对温病治疗的补充与发展,其意义在于强调直接针对病原,拔除病根,同时见微知著,早用包括清热解毒、通腑攻下等各种手段拦截病邪,防止病邪深入。但也要看到,辨证论治与辨病论治仍然是截断疗法的前提和基础,卫气营血辨证仍然是温病辨治的重要指导思想,截断疗法强调早用、重用清热解毒等方法,但清热解毒不等于截断疗法,不可滥用清热解毒药;妄投重剂也不是截断疗法,应避免"重药轻投"。

近年来,关于温病治法方药的实验研究颇多。刘健比较白虎汤加减灌肠与不同给药组,对温病气分热证向营血分传变家兔的血小板数和红细胞参数的影响,发现白虎汤加减灌肠可能减少家兔血小板(未达显著性差异)和红细胞数量,从而得出结论:白虎汤加减灌肠可能阻止温病气分热证向营血分的传变。龚成珍发现气分证阶段机体免疫功能下降,白虎汤可能通过增强SOD等抗氧化酶,降低MDA和总抗氧化能力T-AOC水平来发挥祛除邪气功效。苏奎国用饮食+气候环境+鼠伤寒沙门氏菌,制造大鼠湿热性温病气分证模型,选用解毒化湿法的代表方甘露消毒丹为基本方作为实验组,并设立宣肺燥湿法的代表方王氏连朴饮加杏仁、桔梗组进行对照,对解毒化湿法治疗湿热性温病气分证进行实验研究,结果表明实验组在多数观察指标上疗效优于对照组,提示解毒化湿法是湿热性温病气分证的重要有效治法。陈扬荣等通过清气汤、清气化瘀汤、清气养阴汤、清气化瘀养阴汤治疗温病气分证动物的实验研究,认为气分阶段存在热炽、血瘀、阴伤的病理变化,治疗必须注重清热、养阴、活血化瘀。阙铁生等观察加味藿朴夏苓汤对温病湿热证模型大鼠TNF-α、IL-10的影响,发现藿朴夏苓汤可以抑制炎症细胞因子的生成,减轻炎症反应,减轻TNF-α对血脂代谢的影响。巢华强采用复合因素复制新西兰兔温病湿热证模型,探讨并用实验研究清热解毒、凉血化瘀作用于温病湿热证的效果,结果发现清热解毒可以很好治疗温病湿热证,且发现凉血化瘀之品可治疗传统四诊不易察觉的微观血瘀。戴丽莉通过温病营分证动物模型,观察清营汤改善营分证血瘀病理变化的机理,发现清营汤能改善营分证动物模型的症状,明显降低动物模型的体温,降低营分证模型血流变各项指标,降低营分证血瘀病理模型的血清ICAM-1、VCAM-1、iNOS含量及血管内膜ICAM-1、VCAM-1、iNOS的表达水平,最终起到改善营分证血瘀病理变化的作用。武宜婷以内毒素复制大鼠营分证模型,观察清营汤、去银翘竹后清营汤及银翘竹对相关证候的影响,并通过血液流变学、D-二聚体、神经元特异性烯醇化酶(NSE)及淋巴细胞亚群的变化规律探讨其作用机制，通过理论和实验研究，肯定了透热转气法及其代表方清营汤对营分证的治疗作用。翟玉祥等实验发现，凉营法能够调节机体的免疫功能，改善血液流变学状态，并有一定的解热降温作用。现代实验研究方法的介入为温病的证候、病理变化和治法的研究开辟了广阔的前景。但是温病"证"的客观化、标准化的研究，微观的实验研究方法和指标与温病学的宏观辨证规律相结合等，诸多更深层次的问题，尚有待于进一步的研究探讨。

参考文献

[1] 江苏新医学院中医内科教研组，第一附属医院内科.中医内科学[M].南京：江苏人民出版社，1977.

[2] 刘瑞珍，李虹.桑菊饮加减治疗小儿风热咳嗽46例[J].光明中医，2009，(6)：1074-1075.

[3] 方建志.白虎汤类方的急症应用[J].中国中医急症，2000，9(4)：173.

[4] 武翠凡，辛建勋.白虎加人参汤联合西药治疗2型糖尿病51例[J].中国社区医师，2006，22(29)：37-38.

[5] 李瑞.增液承气汤保留灌肠治疗腹部术后早期炎性肠梗阻28例[J].中医外治杂志，2007，16(1)：16-17.

[6] 林琳.大承气汤治疗急重症验案2则[J].上海中医药杂志，2007，41(3)：28.

[7] 刘宏.清营汤治疗眼底出血56例[J].河南中医，2002，22(5)：32.

[8] 曹国敏.加味清营汤治疗小儿皮肤黏膜淋巴结综合征36例[J].陕西中医，2008，(11)：1483-1484.

[9] 曲彩霞.原发性血小板减少性紫癜治验举隅[J].吉林中医药，2006，26(5)：52.

[10] 王瑞年.清瘟败毒饮救治急重症举隅[J].中西医结合实用临床急救，1996，3(4)：187-188.

[11] 李靖.玉女煎加减治疗糖尿病性周围神经病变50例[J].四川中医，2002，20(10)：47-49.

[12] 李文，万应昌.中风阳闭(脑出血昏迷)35例的抢救与体会[J].新中医，1998，30(6)：41-42.

[13] 葛红颖，耿焱.黄连阿胶汤治疗顽固性失眠验案[J].世界中西医结合杂志，2007，2(5)：273-274.

[14] 费建平，罗新民.黄连阿胶汤治疗老年病举隅[J].光明中医，2006，(10)：67-68.

[15] 曹忠义.加减复脉汤治疗病毒性心肌炎心律失常80例[J].山东中医杂志，1999，18(17)：299.

[16] 何秀明.大定风珠治疗甲状腺机能亢进症举隅[J].按摩与导引，1995，(1)：45-46.

[17] 杨婉英.中医异病同治临床举隅——沙参麦冬汤临床应用[J].现代医药卫生，2007，(11)：1692.

[18] 高辉远.蒲辅周医案[M].北京：人民卫生出版社，1972.

[19] 李国奇.三仁汤加味治疗肺气肿临床观察[J].四川中医，2003，21(9)：28-29.

[20] 郭亚雄，刘乾生，王萍.新加香薷饮治疗小儿夏季发热43例[J].现代中医药，2003，(5)：44.

[21] 张莉，安军.达原饮的临床治验[J].贵阳中医学院学报，2010，6(32)：61.

[22] 杨钦河，陈孝银，孙升云，等.柴蒿达原饮治疗持续性发热76例[J].山东中医杂志，2001，20(8)：470.

[23] 李世增.五加减正气散方解及临床应用[J].北京中医，1995，(3)：39-40.

[24] 赵宇昊，马林.三加减正气散治疗慢性浅表性胃炎20例[J].北京中医，2004，23(2)：110-111.

[25] 王岩.丹栀三石汤治疗湿热发热200例临床观察[J].北京中医，2007，26(9)：597.

[26] 李鳌才.宣清导浊汤临证验案举隅[J].山西中医，1999，15(1)：47.

[27] 刘健.白虎汤加减灌肠阻止温病气分热证向营血分传变的研究[J].山西中医，2008，24(12)：44.

[28] 龚成珍.白虎汤治疗内毒素致家兔温病气分证的实验研究[D].甘肃农业大学硕士学位论文，2011，6.

[29] 苏奎国.解毒化湿法治疗湿温病气分证的实验研究[D].山东中医药大学硕士学位论文，2002，4.

[30] 陈扬荣，陈晓玲，陈锦芳，等.清气化瘀治疗温病气分证的实验研究[J].福建中医学院学报，2008，8(4)：23-26.

[31] 阙铁生，常丽萍，吕军影，等.加味藿朴夏苓汤对温病湿热证大鼠模型血清TNF-α、IL-10及血脂代谢的影响[J].广西医科大学学报，2012，29(2)：197-200.

[32] 巢华强.清热解毒凉血化瘀治疗温病湿热证的实验研究[J].北京药学，2013，10(5)：63.

[33] 戴丽莉.清营汤及其拆方改善营分证血瘀病理变化的相关机理的实验研究[D].广州中医药大学博士学位论文,2014,4.
[34] 武宜婷.营分证及其治法的研究[D].南京中医药大学硕士学位论文,2014,6.
[35] 翟玉祥,王灿辉.温病凉营法作用机理探析[J].浙江中医杂志,1997,(10):459-460.
[36] 惠萍,廖晓春,杜发斌.中医截断疗法治疗传染性非典型肺炎6例[J].中医杂志,2004,45(6):441.
[37] 谌宁生.重症肝炎从快速截断论治[J].新中医,2001,33(1):3-4.
[38] 彭草云,吴宇峰.截断疗法在温病中的应用[J].中医杂志,2014,55(11):972-974.
[39] 姜春华.时代要求我们对治疗温病要掌握截断方药[J].新医药学杂志,1978,(12):3.

中篇　温病学术流派及名家学术思想研究

温病学主要由近300多年众多温病学家的专著汇集而成，仅据《全国中医图书联合目录》载，温病学专著就达240余种。由于其研究方向的不同，以及研究方法和各自经验的差异，各家宝贵的学术理论与防治经验，互有短长，应当兼收并蓄，系统继承。

对于如此大量的温病学专著，可以按其学术渊源及主要特点，划分成若干学术流派。以流派为纲去把握各家之说，能起到执纲挈领、纲举目张的作用，也有助于高屋建瓴，站在流派学术特点的高度，综合研究，在此基础上结合实践，开拓前沿，推进学术发展。

温病学大致可分为主流学派、温疫学派、伏温学派、兼融学派。

第四章　主流学派

主流学派以卫气营血辨治、三焦辨治体系为核心对温病进行研究。较其他各派，其理论更加系统完整，治法方药公允平和，易为广大医家所接受，是温病学流派中的主流学派，也是温病学自成体系的主要标志。代表医家及其著作如：叶天士《温热论》及《临证指南医案》中有关温病的内容，以及薛生白《湿热条辨》(《湿热病篇》)、吴鞠通《温病条辨》以及王孟英《温热经纬》等。现行温病学教材本科的编写，大多主要依据此派的理论及经验。

此派的主要学术特点如下：

其一，确立辨证纲领。外感热病的辨证，要能反映外感疾病自始至终的先后阶段，要能提示病变由浅至深的浅深层次，要能揭示病变由上至下的病位传变规律。叶天士、吴鞠通正是受到前辈医家有关外感病辨证方法启迪，结合自己的体会，创立及倡导卫气营血辨证、三焦辨证，从而使温病辨证纲领得以确立，较好地满足了温病辨证的基本要素。

其二，病种的划分与证治规范。历代对温病病种的划分认识不一，有的过于笼统，有的过于繁琐。吴鞠通将温病划分为九种，即风温、温热、温疫、温毒、暑温、湿温、秋燥、冬温、温疟。这一划分，能较好地揭示出四时温病各病种的证治规律。值得注意的是，吴鞠通尚强调各病种间的内在联系，如所谓“伏暑、暑温、湿温，证本一源，前后互参，不可偏执。”这样又可将温病划分为温热类温病、湿热温病以及温毒、温疫四大类，从而有助于由博返约，执简驭繁。在此基础上规范证治，吴鞠通将叶天士《临证指南医案》中有关温病的内容，综合整理，比较筛选，将纷繁的病状归纳为简明扼要的证候；将药味、用量不一的处方精妙取舍，冠以方名,用方剂的形式加以固定。吴鞠通的这种研究整理绝非易事,仅以清营汤为例,其至少涉及《临证指南医案》中9个"门",共12则医案。故有医家认为《温病条辨》有"剽窃叶案"之嫌,显然有失公允。病种的划分与证治规范,有利于在把握各病种发生发展规律的基础上,对各病种的每一证治,理法方药一线贯串。

其三,兼收并蓄集大成。该派的另一名家王孟英编纂《温热经纬》,对温病学理论兼收并蓄,进行了初步总结。该书将《内经》、《难经》、《伤寒论》论述温热病的有关内容作为"经";选录叶天士《外感温热篇》与《三时伏气外感篇》(又名《幼科要略》)、薛生白《湿热病篇》、陈平伯《外感温病篇》、余师愚《疫病篇》等温病学名著作为"纬",其"经"溯本求源,其"纬"则涵盖新感与伏气温病、温热类与湿热类温病,以及温疫等温病学的主要课题,故由此经纬交织,编织出较为系统、完整的温病学理论体系。

其四,创新与完善诊治方法。此派对温病的诊断方法的发展,首推舌诊。《伤寒论》中舌诊内容几乎缺如,而舌诊所具备的直观性、动态性与即时性,在瞬息万变的外感疾病中,尤具有特殊意义。叶天士《温热论》中,约三分之二的篇幅阐述诊断方面的内容,其中舌诊内容约占80%。这些系统的、颇有创见的论述,具有很高的临床指导价值,深受后世医家的重视。如吴鞠通《温病条辨》中,每每补充其舌象表现,使其证候描述更趋完整。吴坤安的《伤寒指掌》,则用歌诀形式,将叶天士舌诊内容加以整理,结合证治进行阐述。

有关斑疹的诊断,首先,强调斑疹的显露,提示深在营血的邪热有外泄之机,但其病位终与营血有关。而历史上许多医家未能详明此理,以透泄为主进行施治,酿成误治及祸端,即吴鞠通所谓"自造斑疹"。其次,斑疹的形成虽可概括为"斑为阳明热毒,疹为太阴风热",但其病机的复杂性绝不仅限于此,故叶天士提出其诊断应遵循的重要原则:"亦必见外证所合",即四诊合参,"方可断之"。由此,促进了斑疹治法的灵活性和多样化。

治法方面,主流学派的贡献颇多。举其大要,首推其对温病初起之证,治以轻清。叶天士总结为"在卫汗之可也",通过辛凉开肺、轻清宣透之法,使肺卫开达,郁热宣透;吴鞠通将其衍为"治上焦如羽,非轻不举"。王孟英称"其用药有极轻清平淡者,取效更捷"。此"轻灵"之法,为主流学派的重要特征之一。

综上可见,该派与其他温病学派相比较,最大的特点之一在于理论体系完整,处方用药平和精细,故而对后世影响最大。其成就的取得,除该派各家的创造性的研究外,很重要的一点在于善于汲取前人经验。如吴鞠通自我评价《温病条辨》之作,乃前辈"诸贤如木工钻眼,已至九分,瑭特透此一分,作圆满耳"。王孟英《温热经纬》亦为善于博采众长之作。这种研究方法,值得我们注意和借鉴。同时,亦不可因此学派证治体系的相对完善,而自设其限,忽略对其他各派的深究。

第一节　叶天士著作及其学术思想概要

在温病四大家中,叶天士为提出温病独特的诊断方法、病因病机、传变规律之第一人,为中医温病学奠基人之一。叶天士,号香岩,晚年号上津老人。生于清康熙六年(公元

1667年),殁于乾隆十一年(公元1746年)。祖籍安徽歙县,先世自歙县迁吴,世居阊门外下塘上津桥畔眉寿堂。他出生于医学世家,叶桂12岁开始,昼则从师习儒,夜而从父学医,14岁时,父亲去世,弃举子业,拜其父之门人朱某为老师,专学医术。天士聪颖勤奋,虚心好学,广博众长,自12~18岁,先后拜师17位。闻某人善治某症,即前往求教,执弟子礼。即使成名之后,尚从师多人。叶天士医术精湛,未满30岁便闻名于世。不仅精于内科,而且精于幼科、妇科,最擅长者,莫过于温病时疫痧痘等证。叶天士治病多奇中,每起沉疴危症,名著朝野,《清史稿》称其"名满天下","大江南北,言医者辄以桂为宗,百余年来,私淑者众。最著者,吴瑭、章楠、王士雄"。他擅名于雍、乾之际五十余年。他在杂病治疗方面,对脾胃、中风、虚劳、痰饮、络病等方面亦颇有心得,尤其对幼科更有独到之处。

叶天士生平忙于治病救人,鲜有亲笔著述。《清史稿》言其"贯彻古今医术,而鲜著述",今存的大量医案多由他的弟子和后人所辑。其代表著作为《温热论》和《临证指南医案》。其他还有《幼科要略》、《叶氏医案存真》、《眉寿堂方案选存》、《叶氏医案未刻本》、《叶天士晚年方案真本》等存世,这些著作均能真实地反映出叶天士的学术思想和临床经验,均为温病学之不可多得的重要著作。

一、《温热论》主要内容介绍

《温热论》是温病学理论体系的奠基之作。据唐大烈《吴医汇讲》小引中所记,该著作为"先生游于洞庭山,门人顾景文随之舟中,以当时所语信笔录记"而成,不足四千字,原无书名,后人冠名并将其分为37条。该著文辞简要,论述精辟,确立了卫气营血辨治纲领及治疗大法,丰富了温病学的诊断内容并阐明了妇人及幼儿温病的证治特点。

《温热论》最早载于华岫云所编《临证指南医案》中,刊于1766年,称为"华本",又称"种福堂本"。本教材以"华本"所载《温热论》条文为依据,归类提要阐述。原文括号内数字,为《温热论》原文条文编号。

(一) 卫气营血的辨证纲领

叶天士最大的学术贡献就是提出并确定了卫气营血辨证纲领,这是他的学术精髓。

【原文】温邪上受,首先犯肺,逆传心包。肺主气属卫,心主血属营,辨营卫气血虽与伤寒同,若论治法则与伤寒大异也。(1)

【释义】温病的发生发展规律、病机变化、与伤寒辨治的区别。

温病的病因是"温邪",其病因性质属温热。温邪侵入人体的途径多为"上受",即由口鼻而侵入人体。首发病位是"首先犯肺"。温病初起邪在肺卫,病情轻浅,如及时正确地诊治,病邪即可外解,可谓不传。若邪不外解,肺卫病变传至阳明气分,称为顺传,病势相对较轻。肺心同居上焦,若手太阴肺卫病变直接进入手厥阴心包即谓之逆传。逆传相对顺传而言,其传变迅速,病势较重。

温病全过程的病位主要在肺与心包的病变,主要是卫气营血的功能失常和实质损害。卫、气分病变主要与肺相关,多属功能失常,营、血分病变主要与心相关,多属实质损害。故叶天士云"肺主气属卫,心主血属营",此处与原文第8条病中:"卫之后方言气,营之后方言血"可相互印证。这4句话是卫气营血辨证纲领的关键原文,文字精炼,内涵丰富。一般来说,卫气营血的病位浅深及病程先后是按卫气营血的顺序依次发展的,邪在肺卫者，病情轻浅；传气则病情较重；逆传心包及病在营分者病情更重；深入血分者则病情最重。

（二）卫气营血的治疗原则

叶天士在确立卫气营血辨证纲领的同时，还制定了卫气营血的治疗原则。

【原文】大凡看法，卫之后方言气，营之后方言血。在卫汗之可也，到气才可清气，入营犹可透热转气，如犀角、玄参、羚羊角等物，入血就恐耗血动血，直须凉血散血，如生地、丹皮、阿胶、赤芍等物。否则前后不循缓急之法，虑其动手便错，反致慌张矣。（8）

【释义】卫气营血病机的深浅层次及病程的先后阶段和治疗原则。

一般来说，温病初起邪在卫分，病情轻浅，继之入里传入气分，病情加重，进而深入营分，病情更重，最后邪陷血分，病情最为深重。卫气分病变以功能失调为主，营血分病变以实质损害为主。

“在卫汗之可也”的“汗之”，一般认为是主以汗法。华岫云言“辛凉开肺便是汗剂，非如伤寒之用麻桂辛温也”，即治疗卫分证宜辛凉透汗，使邪从外解，用药既忌辛温，以免助热耗阴，又忌过用寒凉，以免凉遏冰伏，邪不外透。

“到气才可清气”，是指气分证的治疗应当清气泄热。初入气分者多用轻清透邪之品，热毒深重者则用苦寒清降之药，使邪热外透。叶天士用“才可”二字，强调清气之品不可早投滥用，须在温邪确实入气之后方可用之，以防寒凉遏邪不利于透邪。

“入营犹可透热转气”，是指邪热入营，治宜清营热、滋营阴，佐以轻清透泄之品，使营分邪热透转到气分而解的治疗方法。药如犀角、玄参、羚羊角等，再配合银花、连翘、竹叶等清泄之品，以达透热转气之目的。

“入血就恐耗血动血，直须凉血散血”，耗血指耗伤血液，动血指血溢脉外而出现的出血及瘀血见症。针对血分证热盛迫血，耗血动血，热瘀交结的病机特点，治用“凉血散血”之法。该法具有清、养、散三方面的作用。清，指清热凉血，药如犀角、丹皮等；养，指滋养阴血，药用生地、阿胶等；散，指消散瘀血，药用赤芍等。

（三）卫气营血的具体证治

叶桂《温热论》中对卫气营血具体证治均有论述，虽用语不多，但言简意赅，对临床有重大指导意义。后经后世医家章楠、王士雄、陈光淞等的补充，形成了完备的辨治体系。

1. 卫分证治　主要包括原文第2条和第3条。

【原文】盖伤寒之邪留恋在表，然后化热入里，温邪则热变最速。未传心包，邪尚在肺，肺主气，其合皮毛，故云在表。在表初用辛凉轻剂，挟风则加入薄荷、牛蒡之属，挟湿加芦根、滑石之流。或透风于热外，或渗湿于热下，不与热相搏，势必孤矣。（2）

【释义】伤寒由外感寒邪所致，初起寒邪束表而呈现表寒见症，必待寒郁化热后逐渐内传阳明而成里热证候，化热传变的过程相对较长。温病由外感温邪所致，初起温邪袭表而见肺卫表热证，热邪枭张，传变迅速，邪热每易内传入里，或逆传心包，或内陷营血而致病情骤然加剧，故曰“热变最速”。

温邪从口鼻而入，初起多有肺卫分过程，邪热未传心包尚在肺卫，病仍在表。温邪在表，治宜辛凉宣透，轻清疏泄，用辛凉轻剂。切不可误用辛温发汗，助热伤津，而致生变。温邪每易兼夹风邪或湿邪为患，治疗夹风者，在辛凉轻剂中可加入薄荷、牛蒡等辛散之品，使风从外解，热易清除；治疗夹湿者，在辛凉轻剂中加入芦根、滑石等甘淡渗湿之品，使湿从下泄，不与热合，分而解之。

【原文】不尔，风挟温热而燥生，清窍必干，为水主之气不能上荣，两阳相劫也。湿与温合，蒸郁而蒙蔽于上，清窍为之壅塞，浊邪害清也。其病有类伤寒，其验之之法，伤寒多有变证，温热虽久，在一经不移，以此为辨。(3)

【释义】风与温热均属阳邪，两阳相合，风火交炽，势必耗劫津液，无津上荣，必然会出现口鼻咽等头面清窍干燥之象。湿为阴邪，热为阳邪，湿与热合，湿热交蒸，蒙蔽于上，清阳之气被其阻遏，必然出现耳聋、鼻塞、头目昏胀，甚或神识昏蒙等清窍壅塞见症，揭示了温热夹风与夹湿致病的不同病机特点和辨证要点。

温热夹湿证初起与伤寒类似，然传变各有特点。"伤寒多有变证"，初起邪气留恋在表，然后化热入里，传入少阳、阳明，或传入三阴，随着病程的进展，病证的性质从表寒到里热到虚寒发生变化。温热夹湿证，湿邪淹滞黏腻，病位以中焦脾胃为主，病程中湿热缠绵交蒸于中焦，上蒙下流，弥漫三焦，流连气分不解的时间较长，相对来说传变较慢，变化较少，故曰"温热虽久，在一经不移"。

2. 气分证治　主要包括原文第6、7、9、10、11、12条，分别论述流连气分、邪留三焦、湿邪致病和里结阳明，摘录并释义如下。

【原文】若其邪始终在气分流连者，可冀其战汗透邪，法宜益胃，令邪与汗并，热达腠开，邪从汗出。解后胃气空虚，当肤冷一昼夜，待气还自温暖如常矣。盖战汗而解，邪退正虚，阳从汗泄，故渐肤冷，未必即成脱证。此时宜令病者，安舒静卧，以养阳气来复，旁人切勿惊惶，频频呼唤，扰其元神，使其烦躁。但诊其脉，若虚软和缓，虽倦卧不语，汗出肤冷，却非脱证；若脉急疾，躁扰不卧，肤冷汗出，便为气脱之证矣。更有邪盛正虚，不能一战而解，停一二日再战汗而愈者，不可不知。(6)

【释义】温邪始终流连于气分者，说明正气尚未虚衰，邪正相持于气分，可希望通过"益胃"法，宣通气机，补足津液，借战汗来透达邪热外解。所谓"益胃"，即以轻清宣透之品，疏通气机，并灌溉汤液，促使正气来复，热达于外，腠开汗泄，邪随汗解。

温病中出现战汗是正气驱邪外出的好现象，临床可见全身战栗，甚或肢冷脉伏，继而身热大汗。战而汗解者，脉静身凉，倦卧不语，这是大汗之后，胃中水谷之气亏乏，卫阳外泄，肌肤一时失却温养所致的短暂现象，虽"肤冷一昼夜"，一俟阳气恢复，肌肤即可温暖如常。此时，应保持环境安静，让患者安舒静卧，以养阳气来复，切不可见其倦卧不语，误认为"脱证"，以致惊慌失措，频频呼唤，反扰其元神，不利机体恢复。

战汗而解与脱证的鉴别要点应注意脉象与神志表现。若战汗后脉象急疾，或沉伏，或散大，或虚而结代，神志不清，躁扰不卧，肤冷汗出者，为正气外脱、邪热内陷的危象。临床上还可见一次战汗后病邪不能尽解，须一二日后再次战汗而痊愈的情况，其原因主要是邪甚而正气相对不足，一次战汗不足以驱逐全部病邪，往往须停一二日，待正气渐复后再作战汗而获愈。

【原文】再论气病有不传血分，而邪留三焦，亦如伤寒中少阳病也。彼则和解表里之半，此则分消上下之势，随证变法，如近时杏、朴、苓等类，或如温胆汤之走泄。因其仍在气分，犹可望其战汗之门户，转疟之机括。(7)

【释义】温邪久羁气分，邪留三焦，气机郁滞，水道不利，形成温热夹痰湿证。

邪留三焦与伤寒少阳病均属半表半里证，但伤寒为邪郁足少阳胆经，枢机不利，症见寒热往来,胸胁苦满,心烦喜呕,默默不欲食,口苦咽干,目眩等,治宜小柴胡汤和解表里;邪留三焦为湿热阻遏三焦,气化失司,见寒热起伏,胸满腹胀,溲短,苔腻等症,治宜分消走泄,宣通三焦,用杏仁、厚朴、茯苓,或用温胆汤宣通三焦气机、化痰清热利湿,此即"分消上下之势"。邪留三焦者应"随证变法",辨清热与湿的孰轻孰重,邪滞上、中、下焦的程度,为选方用药提供依据。

湿热病邪在气分,正盛邪实,如治疗得法,气机宣通,痰湿得化,可望通过战汗或转为疟状,使邪与汗并出,逐邪外达而解。因此,邪留三焦阶段转归之关键在于能否促使邪随汗解,即所谓"战汗之门户,转疟之机括"。当然,邪留三焦的转归并不仅限于以上两种情况,还可因湿热留滞于三焦日久,而成水饮里结、痰热蒙蔽清窍、湿热下注膀胱等病变,甚则化燥化火,深入营血等。

【原文】且吾吴湿邪害人最广,如面色白者,须要顾其阳气,湿胜则阳微也,法应清凉,然到十分之六七,即不可过于寒凉,恐成功反弃,何以故耶?湿热一去,阳亦衰微也;面色苍者,须要顾其津液,清凉到十分之六七,往往热减身寒者,不可就云虚寒,而投补剂,恐炉烟虽熄,灰中有火也,须细察精详,方少少与之,慎不可直率而往也。又有酒客里湿素盛,外邪入里,里湿为合。在阳旺之躯,胃湿恒多;在阴盛之体,脾湿亦不少,然其化热则一。热病救阴犹易,通阳最难。救阴不在血,而在津与汗;通阳不在温,而在利小便,然较之杂证,则有不同也。(9)

【释义】"吾吴湿邪害人最广",指吴地(今苏州一带)气候潮湿,患湿热病者较多,指出湿邪致病具有地域性。湿邪伤人有"外邪入里,里湿为合"的特点,里湿的产生多因脾失健运所致,叶天士举"酒客里湿素盛"为例,说明凡恣食生冷、素体肥胖、过饥过劳等均可伤及脾气,导致水湿不运,成为里湿。里湿素盛一旦再感受外湿,则必然内外相合而为病。

湿热病邪致病多以脾胃为病变中心,且随着人体体质的差异而有不同的病机变化。在"阳旺之躯",胃火较旺,水湿易从热化,见热重于湿之证候,即叶天士所谓"胃湿恒多";在"阴盛之体",脾气亏虚,水湿不化,多见湿重于热之证候,即所谓"脾湿亦不少"。随着病程的发展,湿邪逐渐化热化燥,是其病机发展的共同趋势,故"然其化热则一"。

湿热既能化燥伤阴,亦可损伤阳气。凡面色白而无华者,多属素体阳气不足,再感湿邪更伤阳气,可致湿胜阳微,治疗应顾护阳气,即使湿渐化热,需用清凉之法,也只能用至十分之六七,恐造成湿热虽去而阳气衰亡的恶果。凡面色苍而形体消瘦者,多属阴虚火旺,再感受湿热病邪,每易湿从燥化而更伤阴液,治疗应顾护阴液,用清凉之剂到十分之六七,患者热退身凉后,切不可误认为虚寒证而投温补,须防余邪未尽,而导致"炉灰复燃"。

温热最易伤阴,治疗总以清热保津、滋养阴液为基本原则。清热、滋阴之品性偏寒凉或甘凉,用于温热病正合"热者寒之","燥者润之"的原则,属正治法,容易掌握运用,故"热病救阴犹易"。而湿热易困遏阳气,阻滞气机,治疗既要分解湿热,又要宣通气机。且化湿之品,多芳香苦燥可助热;清热之药多苦寒凉遏而助湿。因此,掌握好清热、祛湿、宣通之药的合理配伍,才能祛邪不伤正,否则非但邪气不解,反而加重病情,故"通阳最难"。

温邪伤阴是温病的病机特点,其治疗重心在于祛邪以救阴,在祛邪的同时要顾护阴津,慎用发汗,防止汗泄太过伤阴津。因补血药厚重黏腻,用其救阴,不但血不能生,津难得充,反而会恋邪助邪,故“救阴不在血,而在津与汗”。湿热蕴蒸,阻滞气机,阳气不通,治宜清热化湿,宣通气机,使湿去而阳无所困自然宣通,又因湿热之邪以小便为其外泄之路,故叶天士云“通阳不在温,而在利小便”,强调淡渗利湿法在祛湿中的重要性。但不能认为通阳时一点也不用温性药物,实际上祛湿药物中也不乏温性之品,如理气化湿、苦温燥湿、芳香化湿等药,只是此等药物与辛热温阳药物作用不同而已。因此,温病治疗中“救阴”“通阳”的意义与杂病有所不同。

【原文】再论三焦不得从外解,必致成里结。里结于何?在阳明胃与肠也。亦须用下法,不可以气血之分,就不可下也。但伤寒邪热在里,劫烁津液,下之宜猛;此多湿邪内搏,下之宜轻。伤寒大便溏为邪已尽,不可再下;湿温病大便溏为邪未尽,必大便硬,慎不可再攻也,以粪燥为无湿矣。(10)

【释义】湿热邪留三焦,经治疗仍不能外解者形成湿热积滞胶结胃肠之证,其临床表现为大便溏而不爽,色黄如酱,其气臭秽较甚等,同时可伴见身热不退,腹胀满,苔黄腻或黄浊等症状,治疗也须用下法。

伤寒阳明里结证为里热炽盛,燥屎搏结于肠,以大便秘结为特征,故下之宜猛,急下存阴。湿温病里结阳明多系湿热与积滞胶结肠腑,临床以大便溏而不爽为特点,故下之宜轻宜缓,反复导滞通便,祛除肠中湿热积滞。伤寒攻下后见大便溏软为燥结已去,腑实已通,不可再用攻下法;湿温病里结为湿热积滞胶结肠腑,轻法频下后见大便成形为湿热积滞已尽,即所谓“以粪燥为无湿矣”,不可用下。

【原文】再人之体,脘在腹上,其地位处于中,按之痛,或自痛,或痞胀,当用苦泄,以其入腹近也。必验之于舌:或黄或浊,可与小陷胸汤或泻心汤,随证治之;或白不燥,或黄白相兼,或灰白不渴,慎不可乱投苦泄。其中有外邪未解,里先结者,或邪郁未伸,或素属中冷者,虽有脘中痞闷,宜从开泄,宣通气滞,以达归于肺,如近俗之杏、蔻、橘、桔等,是轻苦微辛,具流动之品可耳。(11)

【释义】胃脘居于上腹,位处中焦,若胃脘按之疼痛,或自痛,或痞满胀痛,当用苦泄法治疗,因其入腹已近,以泄为顺。脘痞疼痛的原因有多种,可依据舌苔变化来鉴别寒热虚实的不同。

舌苔黄浊者,为湿热痰浊互结之证,用苦泄法,即清热化痰祛湿。其中偏于痰热者,用小陷胸汤;偏于湿热者,用泻心汤。若舌苔白而不燥者,为痰湿阻于胸脘,邪尚未化热;若舌苔黄白相兼者,为邪热已入里而表邪未解;若舌苔灰白且不渴者,为阴邪壅滞,阳气不化,或素禀中冷。后三证虽见胃脘痞胀,但非湿热痰浊互结,不可轻投苦泄,宜用开泄法,即以轻苦微辛,流通气机之品,开泄上焦,宣通中焦,药如杏仁、蔻仁、橘皮、桔梗之类。至于“宣通气滞,以达归于肺”,乃强调湿热互结胃脘,宣通气机的重要性。因肺主一身之气,能通调水道,肺气得宣,气机得畅,湿浊自去,痞闷自消,即所谓气化则湿化。

3. 营血分证治 主要包括原文第4条和第5条。

【原文】前言辛凉散风,甘淡驱湿,若病仍不解,是渐欲入营也。营分受热,则血液受劫,心神不安,夜甚无寐,或斑点隐隐,即撤去气药。如从风热陷入者,用犀角、竹叶之属;如从湿热陷入者,犀角、花露之品,参入凉血清热方中。若加烦躁,大便不通,金汁亦可加入,老年或平素有寒者,以人中黄代之,急急透斑为要。(4)

【释义】前论温邪在肺卫，夹风者辛凉散风、夹湿者甘淡驱湿，若病仍不解，则是邪热已渐渐传入营分。心主血属营，营气通于心，营热内扰，则心神不安而夜甚无寐，营热窜扰血络，则见斑点隐隐等。

热入营分的治疗，应即撤去治疗邪在卫气分时所用之药，重心放在清营泄热透热转气方面。营分热盛，以犀角为主药，如风热邪陷营分，加竹叶之类透泄热邪；如湿热化燥陷入营分，加花露之类清泄芳化；若兼见烦躁不安，大便不通，则为热毒壅盛，锢结于内，治宜加入金汁以清火解毒，但因其性极寒凉，老年阳气不足或素体虚寒者当慎用，可用人中黄代之；邪热入营而见斑点隐隐者，病虽深入，但邪热仍有外泄之势，故治疗总以泄热外达为急务，即所谓"急急透斑为要"。透斑，指的是用清热解毒、凉血透邪的治法，促使营热得以随斑外透，而不是用升散透发之法。

【原文】若斑出热不解者，胃津亡也，主以甘寒，重则如玉女煎，轻则如梨皮、蔗浆之类。或其人肾水素亏，虽未及下焦，先自彷徨矣，必验之于舌，如甘寒之中加入咸寒，务在先安未受邪之地，恐其陷入易易耳。(5)

【释义】温病发斑为阳明热毒，内迫营血，且有外透之机的表现。斑出之后，热势应逐渐下降。若斑出而热不解者，则为邪热消烁胃津的表现，治宜甘寒之剂清热生津。热盛伤津较重者，可用玉女煎之类清气凉营，泄热生津；轻者用梨皮、蔗浆之类甘寒滋养胃津。若患者素体肾水不足，则邪热最易乘虚深入下焦而劫烁肾阴。因此，若见舌质干绛甚则枯萎，虽未见到明显肾阴被灼的症状，也应于甘寒之中加入咸寒之品兼补肾阴，使肾阴得充则邪热不易下陷，此即叶天士所谓"先安未受邪之地"，以达到未病先防之作用。

（四）温病的诊断方法

主要包括辨舌、验齿、辨斑疹和辨白㾦。

1. 辨舌　主要包括原文第13条~第26条，共14条，摘录并释义如下。

(1)白苔

【原文】再舌苔白厚而干燥者，此胃燥气伤也，滋润药中加甘草，令甘守津还之意。舌白而薄者，外感风寒也，当疏散之。若白干薄者，肺津伤也，加麦冬、花露、芦根汁等轻清之品，为上者上之也。若白苔绛底者，湿遏热伏也，当先泄湿透热，防其就干也。勿忧之，再从里透于外，则变润矣。初病舌就干，神不昏者，急加养正透邪之药；若神已昏，此内匮矣，不可救药。(19)

【释义】舌苔薄白为外感初起，病邪在表。苔薄白而润，舌质正常为外感风寒，治宜辛温疏散。若苔薄白而干，舌边尖红，为温邪袭表，肺卫津伤，治宜辛凉疏泄方中加入麦冬、花露、芦根汁之类，既能轻宣泄热，又能生津养肺，因其作用偏上，故称之"上者上之"。

舌苔白厚而干燥，为胃津不足而肺气已伤，治宜生津润燥药中加入甘草，取其甘味可补益肺胃之气，津液生成与敷布功能得复而津液自生，即所谓"甘守津还"。白苔绛底指舌质红绛，苔白厚而腻，为"湿遏热伏"之征，治当开泄湿邪。但泄湿之品多偏香燥，用之有耗津之弊，当防其温燥伤津。然也不必过于忧虑，湿开热透，津液自复，舌苔自可转润，故"勿忧之"。

温病初起即见舌干燥，是为温邪伤津的表现。如未见神昏等险恶症候者，预后尚好，当急予养正透邪之剂，补益津气，透达外邪；如已见神昏者，属津气内竭，正不胜邪，邪热内陷，预后不良。

【原文】再舌上白苔黏腻,吐出浊厚涎沫,口必甜味也,为脾瘅病。乃湿热气聚与谷气相搏,土有余也,盈满则上泛,当用省头草芳香辛散以逐之则退。若舌上苔如碱者,胃中宿滞挟浊秽郁伏,当急急开泄,否则闭结中焦,不能从膜原达出矣。(22)

【释义】舌苔白而黏腻,口吐浊厚涎沫,口有甜味,此即《内经·奇病论》中所论之脾瘅病,多见于湿热性质温病。脾主涎,开窍于口,在味为甘。因湿热蕴脾,水谷不化,湿热与谷气相搏,蒸腾于上所致。"土有余"指脾胃为湿热所困,湿浊内盛盈满上泛于口,治宜用省头草芳香辛散、化浊醒脾,以祛湿浊之邪。

"舌上苔如碱"即苔垢白厚粗浊,状如碱粒,质地坚硬,为"胃中宿滞夹秽浊郁伏",临床可伴见脘腹胀满疼痛、拒按,嗳腐呕恶等症,治宜"急急开泄",即开秽浊之闭,泄胃中宿滞,以免湿浊闭结中焦不能外达而加重病情。

【原文】若舌白如粉而滑,四边色紫绛者,温疫病初入膜原,未归胃府,急急透解,莫待传陷而入,为险恶之病。且见此舌者,病必见凶,须要小心。(26)

【释义】舌苔白滑如积粉,舌边尖呈紫绛色,乃秽湿内阻,遏伏膜原所致,见于湿热疫邪初入膜原,病在半表半里,秽湿之邪尚未化热,此时治宜"急急透解",使邪有外达之机。因疫病传变极速,治疗不及时每易造成邪陷内传而致病情恶化,故叶天士提醒"须要小心"。

(2)黄苔

【原文】再黄苔不甚厚而滑者,热未伤津,犹可清热透表;若虽薄而干者,邪虽去而津受伤也,苦重之药当禁,宜甘寒轻剂可也。(13)

【释义】黄苔主热主里,据其厚薄润燥,可判断气分热炽与津伤的程度。凡黄苔不甚厚而滑润者,热虽传里,但尚未伤津,病尚属轻浅,治宜清热透邪,冀邪从表而解。若苔薄而干燥者,则为邪虽已解或邪热不甚,但津液已伤,治宜用甘寒轻剂,濡养津液,兼以清热,禁用苦寒沉降的药物。

(3)黑苔

【原文】若舌无苔而有如烟煤隐隐者,不渴肢寒,知挟阴病。如口渴烦热,平时胃燥舌也,不可攻之。若燥者,甘寒益胃;若润者,甘温扶中。此何故?外露而里无也。(23)

【释义】舌上无明显黑色苔垢,仅现一层薄薄的黑晕,有如烟煤隐隐之状,是黑苔的一种类型。若见不渴,肢寒,舌面湿润者为中阳不足,阴寒内盛之征,属虚寒证,治宜"甘温扶中",以温补中阳。若见口渴,烦热而舌面干燥者,为中阳素旺,胃燥津液不足之象,属阳热证,治宜甘寒濡润之剂,养胃生津润燥。黑苔极薄者,表示里热盛但无实邪内结,故曰"不可攻之"。

【原文】若舌黑而滑者,水来克火,为阴证,当温之。若见短缩,此肾气竭也,为难治。欲救之,加人参、五味子勉希万一。舌黑而干者,津枯火炽,急急泻南补北。若燥而中心厚者,土燥水竭,急以咸苦下之。(24)

【释义】若舌苔黑而滑润的,为阴寒内盛,"水来克火"之征,必伴有四肢寒冷、下利清谷、脉微细无力等虚寒见症,治宜温阳祛寒之剂。若兼见舌体短缩,为肾气竭绝,病情险恶难治,急救的方法可在所用方中加入人参、五味子等敛补元气之品,以期挽回于万一。若舌苔黑而干燥,属"津枯火炽",即肾阴枯竭,心火亢盛,多见于温病后期,治宜清心泄火、滋肾救阴,即

“急急泻南补北”。若见舌苔黑而干燥,舌中心有较厚苔垢者,是阳明腑实燥热太盛而下竭肾水,即“土燥水竭”,急投滋阴攻下之剂。

(4)红绛舌

【原文】再论其热传营,舌色必绛。绛,深红色也。初传绛色中兼黄白色,此气分之邪未尽也,泄卫透营,两和可也。纯绛鲜泽者,包络受病也,宜犀角、鲜生地、连翘、郁金、石菖蒲等。延之数日,或平素心虚有痰,外热一陷,里络就闭,非菖蒲、郁金等所能开,须用牛黄丸、至宝丹之类以开其闭,恐其昏厥为痉也。(14)

【释义】邪热传营,舌质颜色多由红转绛,即深红色,这是营分证的一个重要指征。邪热初传营分,舌色虽已转绛,但常罩有黄白苔垢,此为气营同病,气热未尽,病情较轻,治宜于清营药物中佐以清气透泄之品,两清气营,即“泄卫透营”。若热入心营,包络受邪,则见舌质纯绛鲜泽、神昏谵语等,治宜清心开窍,用犀角、鲜生地、连翘、郁金、石菖蒲之类。若治不及时,延之数日,或患者平素心虚有痰湿内伏,则热邪必与痰浊互结而闭阻包络,其神志症状更为严重,甚至出现昏愦不语等危症,此时已非菖蒲、郁金等一般芳香开窍之品所能胜任,当急予安宫牛黄丸、至宝丹之类清心化痰开窍,否则可造成痉厥等险恶局面。

【原文】再色绛而舌中心干者,乃心胃火燔,劫烁津液,即黄连、石膏亦可加入。若烦渴烦热,舌心干,四边色红,中心或黄或白者,此非血分也,乃上焦气热烁津,急用凉膈散,散其无形之热,再看其后转变可也。慎勿用血药,以滋腻难散。至舌绛望之若干,手扪之原有津液,此津亏湿热熏蒸,将成浊痰蒙蔽心包也。(15)

【释义】舌绛为心营热盛之征,而舌中心为胃之分野,故绛而舌中心干,为热在心营兼胃火烁津之象,属气营两燔证,治宜在清心凉营透热药中加入黄连、石膏等清胃泻火之品,以两清气营。若口渴烦热,舌中心干,四边色红,或舌中心有或黄或白苔垢者,此非邪在营血分,而是上焦气分热炽燔灼津液所致,治宜急用凉膈散清散上焦无形邪热,其后再随证治之,不可误认为是邪已入营血,而用凉血滋阴之药,致邪热锢结不解。若舌绛而望之若干,用手扪之却有津液,则为湿热蕴蒸酿痰,将发生湿热痰浊蒙蔽心包之证。

【原文】舌色绛而上有黏腻似苔非苔者,中挟秽浊之气,急加芳香逐之。舌绛欲伸出口,而抵齿难骤伸者,痰阻舌根,有内风也。舌绛而光亮,胃阴亡也,急用甘凉濡润之品。若舌绛而干燥者,火邪劫营,凉血清火为要。舌绛而有碎点,白黄者,当生疳也;大红点者,热毒乘心也,用黄连、金汁。其有虽绛而不鲜,干枯而痿者,肾阴涸也,急以阿胶、鸡子黄、地黄、天冬等救之,缓则恐涸极而无救也。(17)

【释义】邪热进入营血,其舌多绛而无苔垢。若兼舌面上罩有黏腻似苔非苔者,为邪在营分而中焦兼夹秽浊之气所致,治宜清营透热的同时配合芳香化浊之品以开逐秽浊。若舌质红绛而舌体伸展不利,欲伸舌出口却抵齿难以骤伸,是热邪亢盛,内风欲动而有痰浊内阻之象。舌绛光亮是胃阴衰亡的表现,应急投重剂甘凉濡润之品救其胃阴。舌质红绛而舌面干燥无津者,为营热炽盛,劫灼营阴之征,治宜大剂清营凉血泻火之剂。若舌绛而舌面布有碎点呈黄白色者,系热毒炽盛,舌将生疳疮的征象。舌绛呈大红点者,为热毒乘心,心火炽盛的表现,治宜急进黄连、金汁等清火解毒。另有舌绛不鲜,干枯而痿者,为肾阴枯涸的表现,宜大剂咸寒滋肾补阴之品,如阿胶、鸡子黄、地黄、天冬等以救欲竭之阴,否则精气涸竭,危局难回。

【原文】 其有舌独中心绛干者，此胃热心营受灼也，当于清胃方中，加入清心之品，否则延及于尖，为津干火盛也。舌尖绛独干，此心火上炎，用导赤散泻其腑。(18)

【释义】 舌独中心干绛，属胃经热邪亢炽，心营被其燔灼，治宜清胃泄热方中加入清心凉营之品，否则心胃热毒更伤津液，舌之干绛可由中心扩展到舌尖。若仅有舌尖红绛而干者，是心火上炎之征，心与小肠相表里，故可予导赤散泻小肠以清心火。

(5)紫舌

【原文】 再有热传营血，其人素有瘀伤宿血在胸膈中，挟热而搏，其舌色必紫而暗，扪之湿，当加入散血之品，如琥珀、丹参、桃仁、丹皮等。不尔，瘀血与热为伍，阻遏正气，遂变如狂、发狂之证。若紫而肿大者，乃酒毒冲心。若紫而干晦者，肾肝色泛也，难治。(16)

【释义】 若热传入营血而素体有瘀伤宿血在胸膈者，可致瘀热相搏，舌呈暗紫色，扪之潮湿，治宜清营凉血方中加入活血散瘀之品，如琥珀、丹参、桃仁、丹皮等。如不这样，瘀血与热邪互结，阻遏机窍，扰乱神明而出现如狂、发狂等险恶证候。若见舌紫而肿大者，为平素嗜酒，酒毒冲心所致。若见舌紫而晦暗干涩者，为邪热深入下焦，劫烁肝肾之阴，肝肾脏色外露的表现，甚难救治。

2. 验齿　主要包括原文第31~34条，摘录并释义如下。

【原文】 再温热之病，看舌之后亦须验齿。齿为肾之余，龈为胃之络。热邪不燥胃津必耗肾液，且二经之血，皆走其地，病深动血，结瓣于上。阳血者色必紫，紫如干漆；阴血者色必黄，黄如酱瓣。阳血若见，安胃为主；阴血若见，救肾为要。然豆瓣色者多险，若证还不逆者，尚可治，否则难治矣。何以故耶？盖阴下竭阳上厥也。(31)

【释义】 肾主骨，齿为骨之余，龈为阳明经脉所络，胃津与肾液的耗伤程度可以反映在齿、龈上。温病邪热伤阴，早期以耗伤胃津为主，后期以伤及肾液为主。

胃热和肾火均能迫血妄行而动血，血从上溢致齿龈出血，血凝结于齿龈部可形成瓣状物。胃热属实，肾火属虚。凡齿龈瓣色紫，甚则紫如干漆，为“阳血”，治宜清胃泄热以止血。若瓣色发黄，或黄如酱瓣者，为“阴血”，治宜滋养肾阴以降虚火。龈血结瓣呈豆瓣色者，病已深入下焦，真阴耗竭而虚火上炎，证多险恶，若无衰败之象，尤可救治，若已见衰败之象，则属真阴下竭而虚阳上逆，即“阴下竭阳上厥”之逆候。

【原文】 齿若光燥如石者，胃热甚也。若无汗恶寒，卫偏胜也，辛凉泄卫，透汗为要。若如枯骨色者，肾液枯也，为难治。若上半截润，水不上承，心火上炎也，急急清心救水，俟枯处转润为妥。(32)

【释义】 牙齿光燥如石，多属胃热炽盛，胃津受伤。如兼见无汗恶寒等表证，则为阳热内郁，津不布化所致，治宜辛凉透表，表开热散则津液可以布化，牙齿自可转润。若牙齿干燥无光泽，色如枯骨者，为肾液枯竭，证属难治。若齿上半截润，下半截燥，为肾水不足，不能上济于心，心火燔灼上炎之征，治宜清心滋肾并进，使水火相济，则牙齿干燥部分自可逐渐转润。

【原文】 若齿垢如灰糕样者，胃气无权，津亡湿浊用事，多死。而初病齿缝流清血，痛者，胃火冲激也；不痛者，龙火内燔也。齿焦无垢者，死；齿焦有垢者，肾热胃劫也，当微下之，或玉女煎清胃救肾可也。(34)

【释义】 齿垢多由热邪蒸腾胃中浊气上泛而结于齿。若齿垢如灰糕样，即枯燥而无光泽，为胃中津气两竭，湿浊上泛所致，预后不良。若齿焦无垢，为胃肾气液已竭，预后亦不良。若齿焦有垢，属胃热炽盛，劫烁肾阴，气液尚未枯涸。治当据情而定，或微下其胃热，或用清胃滋水之法。

齿缝流血有虚实之别。凡齿缝流血而痛者，多为胃火冲激而属实；凡齿缝流血而不痛者，多为肾阴亏虚，虚火上炎，即"龙火内燔"所致，属虚证。

3. 辨斑疹　主要包括原文第27~29条，摘录并释义如下。

【原文】凡斑疹初见，须用纸撚照看胸背两胁，点大而在皮肤之上者为斑，或云头隐隐，或琐碎小粒者为疹。又宜见而不宜见多。按方书谓斑色红者属胃热，紫者热极，黑者胃烂，然亦必看外证所合，方可断之。(27)

【释义】斑疹初现时，以胸背及两胁最为多见。凡点大成片，平摊于皮肤之上者为斑；如云头隐隐，或呈琐碎小粒，高出于皮面者为疹。斑疹外发，标志着营血分邪热有外达之机，故"宜见"；如斑疹外发过多过密，表明营血分热盛毒深，故"不宜见多"。温病发斑为阳明热毒，内迫营血，外溢肌肤所致。色红为胃热炽盛；色紫为邪毒深重；色黑则为热毒极盛，故称"胃烂"。但仅凭斑色尚不全面，须结合全身脉证才能正确诊断。

【原文】若斑色紫，小点者，心包热也；点大而紫，胃中热也。黑斑而光亮者，热胜毒盛，虽属不治，若其人气血充者，或依法治之，尚可救；若黑而晦者，必死；若黑而隐隐，四旁赤色，火郁内伏，大用清凉透发，间有转红成可救者。若夹斑带疹，皆是邪之不一，各随其部而泄。然斑属血者恒多，疹属气者不少。斑疹皆是邪气外露之象，发出宜神情清爽，为外解里和之意；如斑疹出而昏者，正不胜邪，内陷为患，或胃津内涸之故。(29)

【释义】斑疹皆以红活荣润为顺。斑色发紫，为热邪深重，若紫而点小，为心包热盛；紫而点大，为阳明热炽。若斑色黑，为热盛毒甚，其预后与人体气血盛衰相关。黑而色泽光亮者，为热毒深重，气血尚充，及时正确治疗，尚可有转危为安；黑而晦暗者，热毒极重而气血呆滞，正不胜邪，预后不良；黑而隐隐，四旁呈赤色者，为热毒郁伏不能外达之象，须用大剂清热凉血解毒之剂，使郁伏之邪透达于外，成为可救之候。

斑为阳明热毒内迫血分，外溢肌肉所致，疹为太阴气分热炽波及营络，外发肌肤而成，若斑疹同见，则为热毒盛于气营血分。斑疹透发后见神情清爽，脉静身凉，为邪热外解，脏腑气血渐趋平和之征。若斑疹外发，身热不解而神昏者，属正不胜邪，邪热内陷，或胃中津液枯涸，水不制火，预后不良。

4. 辨白㾦

【原文】再有一种白㾦，小粒如水晶色者，此湿热伤肺，邪虽出而气液枯也，必得甘药补之。或未至久延，伤及气液，乃湿郁卫分，汗出不彻之故，当理气分之邪。或白如枯骨者多凶，为气液竭也。(30)

【释义】白㾦是一种突出于皮肤表面的细小白色疱疹，形如粟米，内含浆液，呈水晶色，消退后有很薄的脱屑，多由气分湿热郁蒸，汗出不畅而成，治宜清泄气分湿热为主。

白㾦每随发热汗出而分批外发。反复透发，邪气虽得以外解，气液亦必受耗伤，故治宜甘平清养，增补气液。若气液耗伤过甚以致枯竭而见㾦出空壳无浆，色如枯骨，谓之枯㾦，为正虚已极的危候，预后大多不良，当急予养阴益气。

(五) 妇人温病的证治特点

主要包括原文第35条~第37条，摘录并释义如下。

【原文】 再妇人病温与男子同，但多胎前产后，以及经水适来适断。大凡胎前病，古人皆以四物加减用之，谓护胎为要，恐来害妊。如热极用井底泥，蓝布浸冷，覆盖腹上等，皆是保护之意，但亦要看其邪之可解处。用血腻之药不灵，又当省察，不可认板法。然须步步保护胎元，恐损正邪陷也。(35)

【释义】 妇女患温病，其证治一般与男子相同，但在怀孕等特殊情况下，则须谨慎处理。古人治疗孕妇胎前病，多在四物汤的基础上加减用药，热势极盛时，用井底泥或凉水浸泡蓝布覆盖腹部，局部降温，减少邪热对胎元的影响。但在保护胎元的同时"亦要看其邪之可解处"。若邪热在表，治宜辛凉宣透，使邪从表解，以免内陷伤胎等。若一味强调护胎，滥用养血滋腻药，非但不能祛除病邪，反易恋邪滞病，病更难解，即"不可认板法"。总之，无论运用何法，均须步步保护胎元，防止正气损伤，邪气内陷。

【原文】 至于产后之法，按方书谓慎用苦寒，恐伤其已亡之阴也。然亦要辨其邪能从上中解者，稍从证用之，亦无妨也，不过勿犯下焦。且属虚体，当如虚怯人病邪而治。总之，无犯实实虚虚之禁。况产后当气血沸腾之候，最多空窦，邪势必乘虚内陷，虚处受邪，为难治也。(36)

【释义】 产后不仅阴血耗损，阳气亦不足，故历代医家认为应慎用苦寒之品，以免苦燥伤阴、寒凉伤阳而使虚者更虚，但这仅指一般产后调理常法。若产后感受温邪发为温病，邪热充斥上、中二焦，为了及时祛邪外出，可酌量使用苦寒药以清热祛邪并无妨碍，但须注意勿使下焦阴血受损。

产后病温当按虚人病温治疗，防止邪热乘虚内陷而生变，而且还须慎用补益药，以免滋腻恋邪，总之勿犯"实实虚虚"之禁。

二、叶天士学术思想概要

叶天士对温病理论的学术贡献主要体现在温病的病因病机、辨证体系、治则治法、诊断方法，以及妇人温病、小儿温病证治等方面。

（一）阐明温病病因病机

叶天士在《温热论》中提出："温邪上受，首先犯肺，逆传心包"，此条被后世誉为温病大纲，使温病从伤寒体系中分离出来，形成了独立的医学体系。

历代医家多认为寒邪是温病病因，"伏寒化温"而导致温病，寒邪从皮毛而入，化热入里后从足太阳膀胱经开始传变，以六经辨证为纲领。叶天士明确提出温病的病因是温邪，从口鼻而入，先犯手太阴肺经，病邪深入有顺传和逆传两种趋势。病邪由肺卫直接内陷心包，出现神昏谵语等危重证候，称为"逆传心包"；病邪按病位由浅到深的规律，由卫分传入气分即为顺传。正如叶天士在《眉寿堂方案选存》中指出："而温邪感触，气从口鼻直走膜原中道。盖伤寒阳证，邪是太阳传及。至于春温夏热，鼻受气则肺受病，口入之气，竟由脘中，所以原有手经见症，不比伤寒足六经病也。"

（二）创立温病辨证体系

叶天士创立卫气营血辨证纲领，《温热论》指出："卫之后方言气，营之后方言血。"把温病的发生发展过程按卫、气、营、血划分为四个阶段，以揭示病变浅深、轻重层次，阐明了温病发展过程中的病理变化，揭示了温病传变的一般规律，使温病学形成了一个比较完整的辨证体系。

卫分证是温邪初袭阶段,指出“肺主气属卫”,“肺主气,其合皮毛,故云在表”,把温邪郁于肺卫而出现的一系列病变称为卫分证。气分证是邪热入里后影响气的功能活动所导致的一类病证,凡温邪不在卫分、又未传入营血分者皆属气分。营分证较气分证深,较血分证浅,一般见于温病极期或后期。血分证最深,病多危重,是温邪深入血分,引起动血、耗血的一类证候。

(三)确立温病治则治法

1. 卫气营血治疗法则　叶天士在《温热论》中确立了温病卫气营血四个阶段的治疗大法,指出“卫之后方言气,营之后方言血。在卫汗之可也,到气才可清气,入营犹可透热转气……入血就恐耗血动血,直须凉血散血”。卫分证辛凉透表,通过辛凉开肺、轻清宣透之法,使肺卫开达,郁热宣透;在《临证指南医案》中治疗风温卫分证时也明确提出使用辛凉轻剂,忌用辛温之品,如:“风为天之阳气,温乃化热之邪,两阳熏灼,先伤上焦……当以辛凉轻剂,清鲜为先,大忌辛温消散,劫烁清津。”气分证清气泄热,“才可”是针对治疗阶段而言,卫分阶段不可早投寒凉清气之品,会造成寒凉遏邪;气分证以里热炽盛为特点,提出治疗大法为“清气”。营分证清营透热,要强调“透”字,使用轻清宣透气分之品;但营分证的治疗不只是透热转气,参照《温热论》第4条所说“营分受热,则血液受劫……即撤去气药,如从风热陷入者,用犀角、竹叶之属”,是在清营凉血的基础上加入透热转气之品。血分证凉血散血,“动血”是迫血妄行,“耗血”则说明具有阴血不足的虚证,而耗血为热邪炽盛所致,应使用甘寒凉血之品,清热保津兼养阴生津;散血是针对瘀血的治疗,在凉血的同时散血行瘀,达到止血而不留瘀的目的。

2. 温病养阴顾阳治疗思想　温病易消烁阴液,在治疗中滋养阴液是一项重要法则。对于温病养阴的治疗思想,叶天士在《温热论中》提出“救阴不在血,而在津与汗”,明确了温病的救阴与内伤杂病的不同。温病的养阴不在于滋补阴血,而在于滋养津液和防止汗泄过多。

温病的伤阴多表现为肺阴、胃津、肾液三方面,《临证指南医案》:“风温干肺化燥”、“邪烁肺阴”、“秋暑燥气上受,先干于肺”,《温热论》:“热邪不燥胃津,必耗肾液。”在治疗上,用甘寒濡润之品以养胃阴,用辛凉甘润配甘寒之品以救肺阴;用咸寒柔润配甘寒之品以滋肾液。

叶天士对人体之阳气也十分重视,在《温热论》第9条中论述湿热为患时提出了“须顾其阳气”,用寒凉药时也应十分慎重,“法应清凉,然到十分之六七,即不可过于寒凉,恐成功反弃”。叶天士医案中载有许多湿热为患而致阳虚湿阻的病证,每投用温补之法。

3. 温病透邪治疗思想　温病是由感受温邪所致,叶天士强调在治疗温病时要透邪外出,给邪以出路,这一治疗思想在卫气营血各阶段的治疗中均有体现。卫分阶段“透风于热外”,取轻清宣透之品清宣肺卫,透邪外出。气分阶段“热未伤津,犹可清热透表”,“若其邪始终在气分流连者,可冀其战汗透邪”,通过清气生津,宣通气机之法,使气分邪热向外透达而解。营分阶段“犹可透热转气”,轻清凉透之品,使郁闭营血之邪热透出气分而解。血分阶段,瘀热互结,阻滞气机,可见斑疹密布,提出“急急透斑为要”,在清热凉血的同时配以宣通气机之品,使热不与血结,从而达到凉血散瘀透邪的目的。

4. 温病分消湿热治疗思想　叶天士还善用分消走泄、开泄、苦泄之法来治疗湿热性温病。其中分消走泄法是指选用宣畅肺气、理气化湿、淡渗分利之品以分消三焦之温邪痰湿;开泄之法为运用轻苦微辛之剂宣气化湿;苦泄之法则用苦寒辛开之品清化中焦湿热,三法各有适应证，不得混淆。叶天士强调必祛其湿，湿去热孤，邪热易除。叶天士在《温热论》中第2条云："渗湿于热下，不与热相搏，势必孤矣"，又在《叶氏医案存真》中云："热自湿中而出，当以湿为本治"，强调"湿不去则热不除"。对于祛湿之法，叶天士重视疏理气机，气畅则水湿不易聚而为患，已有之湿亦易祛除。疏理气机以理肺气为主，叶天士在《临证指南医案·卷五》中云："先论上焦，莫如治肺，以肺主一身之气化也"，常用药物如杏仁、瓜蒌皮、白豆蔻、川朴、陈皮等。叶天士还强调湿邪具秽浊之性，多用芳香理气化湿之品，即《临证指南医案·卷五》所谓"清热开郁，必佐芳香，以逐秽为法"，常用藿香、白豆蔻、郁金等。

叶天士治湿亦有三焦分治之法。如邪留三焦时，《温热论》第7条云"分消上下之势，随证变法，如近时杏、朴、苓等类"，提示当分别采用开上、畅中、渗下之法。湿邪所在病位不同，其治疗亦有不同。《临证指南医案·卷五》中有具体用药的范例，湿在上焦，主以宣气化湿，每用杏仁、苡仁、通草、滑石等药，《温病条辨》中三仁汤即源于此。如湿阻中焦，主以清热化湿，即以辛开苦降之法，用厚朴、黄芩、黄连、枳实、陈皮、半夏之类，同时辅佐以淡渗及理气化湿之品。如湿阻下焦，主以通利导下。其中湿热阻于膀胱者，每用苡仁、茯苓皮、泽泻、猪苓、通草、大腹皮、竹叶以清热渗湿理气，《温病条辨》茯苓皮汤即源于此。

（四）丰富温病诊断方法

叶天士在总结前人经验的基础上，在其医案和论著中论述了温病的诊法，并且创新性地提出了许多新的诊法，从而使温病诊断学的内容更为系统和完善。

1. 辨舌诊法 《温热论》37条原文中，论述舌诊有15条，涉及辨舌之润燥、颜色、形态。辨舌之润燥定津液存亡。温病易伤人体津液，叶天士注重辨舌之润燥，以确定津液损伤程度。舌润泽者是津液未伤，舌干燥者为津液已伤，其中苔干者为热重伤津，尚可救治，质枯者为阴液耗竭，多难获救。辨舌之颜色定病邪深浅。病邪在卫分、气分，舌色不绛；如病邪已入营，在营分、血分，舌色必绛。叶天士说："再论其热传营，舌色必绛，绛，深红色也。初传绛色中兼黄白色，此气分之邪未尽也，泄卫透营，两和可也。"

2. 验齿诊法 《温热论》指出："温热之病，看舌之后亦须验齿，齿为肾之余，龈为胃之络，热邪不燥胃津必耗肾液。"齿龈病变与肾胃津液密切相关。牙齿干燥是由于津液不足或津液不能上承，牙齿失于濡润所致。牙龈出血而痛，结瓣后色紫如干漆，为胃火冲激所致，治宜清泻养胃；若出血不痛，结瓣后色黄如酱瓣，为肾水亏虚，虚火上炎所致，治宜滋阴潜阳。若齿龈部垢浊如灰糕样，为胃气衰竭；如齿焦无垢，则为肾阴衰竭。咬牙啮齿若同时存在，多属热盛动风之痉病；若咬牙而不啮齿，多属胃热之气走窜经络；若咬牙而脉证衰者，是胃气不足而筋脉失养之故；若咬紧牙关难开者，为风痰阻络或热盛动风之痉证。

（五）阐明妇人及幼儿温病的证治特点

叶天士不仅擅长内科，而且精通妇、幼各科，叶天士对于妇人及幼儿温病的证治特点有深刻的认识，在治疗上也颇具特色。叶天士对妇人及幼儿温病治疗的不同，体现了叶天士因人论治的思想，体现体质不同用药亦不同的思想。针对幼儿患温，叶天士认为，小儿的体质异于成人，他在《幼科要略》指出："襁褓小儿，体属纯阳，所患热病最多"，治疗上应顾护脾胃，慎用攻伐，因为"幼稚谷少胃薄，表里苦辛化燥，胃汁已伤，复用大黄大苦沉降丸药，致脾胃阳和伤极,陡变惊痫,莫救者多矣”。对小儿麻疹的辨治,叶天士在《幼科要略·痧疹》提出了须三焦辨证用药:“须分三焦受邪孰多,或兼别病累瘁,须细体认。上焦药用辛凉,中焦药用苦辛寒,下焦药用咸寒。上焦药气味宜以轻,肺主气,皮毛属肺之合。外邪宜辛胜,里甚宜苦胜。若不烦渴,病日多,邪郁不清,可淡渗以泄气分。中焦药,痧火在中,为阳明燥化,多气多血,用药气味苦寒为宜。若日多胃津消烁,苦则助燥劫津,甘寒宜用。下焦药咸苦为主,若热毒下注成痢,不必咸以软坚,但取苦味坚阴燥湿。”

第二节 薛生白著作及其学术思想概要

薛氏名雪,字生白,自号一瓢,又号槐云道人,晚年自署牧牛老朽。生于清康熙二十年(1681 年),卒于清乾隆三十五年(1770 年)。江苏吴县人。自幼聪慧,虽性情孤傲,但悟性甚高,博学多才,诗、画、医名列上乘。其少年时期学诗于同郡叶燮,工于儒家诗书,写诗主张“语不惊人死不休”,著有《吾以吾集》、《一瓢诗话》、《扫叶庄诗稿》等,颂遍江南,据清唐大烈《吴医汇讲》述:“所著诗文甚富”。乾隆年间举鸿博,两征未遇。因其母多病,故后转而习医,研读《内》、《难》,潜心医学,于医卓有见地,临证每见奇效,故《清史稿》称其“于医时有独见,断人生死不爽,疗治多异迹”。

薛生白文学基础扎实,加之刻苦好学,所学经典探奥寻旨,所学各家理解深透,触类旁通,其一生虽没有执弟子礼拜于某师名下,但是我国医学历史上一位不可多得的名医,堪称自学成才。其医理研究特色是把医学与经学、易学、文学等有机结合起来,视野开扩,穷究医药根源,故而成为良医,医术精湛,断病如神,应手而愈,善疗杂病与湿热温疫,《清史稿》称他“与叶天士先生齐名,然二公各有心得,而不相下”,评价甚高。

薛生白临证之余,对医学研究孜孜不倦,留下了不少医著。主要的医著有《医经原旨》,系其学习《黄帝内经》心得之作,于灵素奥旨,多有发挥;《日讲杂记》,讲述《易》学与医学、运气学说、医学人物、五官与五行,妇科脉学等,其文短,其句精;医案记录有《扫叶庄医案》、《薛氏医案》、《薛生白医案》等,为其一生临证的真实记录,是研究薛生白临证经验与学术思想的重要参考书;至晚年仍虚心好学,校注刊刻李念莪先生的《内经知要》,名为《校刊内经知要》,对《内经知要》称赞有加,其在该书序文中说:“惟《内经知要》比余向日所辑《医经原旨》,尤觉近人,以其仅得上下两卷,至简至要,方便时师之不及用功于鸡声灯影者,亦可以稍有准则于其胸中也”。特别要提出的是,薛生白对湿热温病颇有研究,故最有代表性的医著得数《湿热病篇》,其专论湿热病变,条分缕析,言简意赅,极尽变化,十分精详,对后世医家影响颇大,世人把其与吴鞠通的《温病条辨》称为“传世之作,医家必读之书”,是研究温病学的重要文献,薛生白亦成为清代叶、薛、吴、王四大温病学家之一。

一、《湿热病篇》主要内容介绍

《湿热病篇》成书于 1770 年之前,初刊于 1831 年。该篇以自述自注的形式,全面阐述湿热病发生发展规律和辨证治疗,内容以夏秋季节的常见病湿温为主,并与痢疾、夏月感暑、寒湿等相类病症作对比,其所创立的湿热三焦辨治方法具有很高的学术价值,对辨治湿热病产生了重要影响。此篇未见原本,版本有多种,条文多少互有出入。舒松摩重刻《医师秘籍》,冠名《薛生白湿热条辨》,收载前三十五条。江白仙本《温热病指南集》、吴子音本《温热赘言》对前三十五条中只集二十条,但增补了十一条。章虚谷《医门棒喝》、宋佑甫《南医别鉴》、《陈修园医书七十二种》、《王旭高医书六种》、《中西医劝读十二种》、茅雨人《感证集腋》、关纯厚《湿温篇》等均有收载,但编次互异。王孟英《温热经纬》中冠名为《薛生白湿热病篇》,系吴人陈秋垞(名赞府)之抄本,从其友人顾听泉(名学博)处得之,载有四十六条,认为是全豹之作。今《温病学》数版教材均为根据《温热经纬》所辑而编。

一般认为《湿热病篇》是薛生白所著,但也有医家认为此篇是否为薛生白所作,尚存争议,对此可不必穷究,当遵王士雄"言人人殊,无从核实,姑存疑以质博雅",广为学习研究。

本教材以王孟英《温热经纬》所载《湿热病篇》条文为依据,归类叙述。原文后括号内数字,为《湿热病篇》原文条文顺序。

(一)湿热病证之总纲

《湿热病篇》开篇第1条即为论述湿热病证之总纲,原文论湿热病证初起临床表现,自注阐述湿热病证病因病机、感邪途径、传变规律、病变特点等,为全篇之重点。

【原文】湿热证,始恶寒,后但热不寒,汗出胸痞,舌白,口渴不引饮。(1)

自注:此条乃湿热证提纲也。湿热病属阳明太阴经者居多,中气实则病在阳明,中气虚则病在太阴。病在二经之表者,多兼少阳三焦,病在二经之里者,每兼厥阴风木,以少阳厥阴同司相火,阳明太阴湿热内郁,郁甚则少火皆成壮火,而表里上下充斥肆逆,故是证最易耳聋、干呕、发痉、发厥,而提纲中不言及者,因以上诸证,皆湿热证兼见之变局,而非湿热病必见之正局也。始恶寒者,阳为湿遏而恶寒,终非若寒伤于表之恶寒,后但热不寒,则郁而成热,反恶热矣。热盛阳明则汗出,湿蔽清阳则胸痞,湿邪内盛则舌白,湿热交蒸则舌黄,热则液不升而口渴,湿饮内留而不引饮。然所云表者,乃太阴阳明之表,而非太阳之表。太阴之表四肢也,阳明之表肌肉也,胸中也。故胸痞为湿热必有之证,四肢倦怠,肌肉烦疼,亦必并见。其所以不干太阳者,以太阳为寒水之腑,主一身之表,风寒必自表入,故属太阳。湿热之邪,从表伤者,十之一二,由口鼻入者,十之八九。阳明为水谷之海,太阴为湿土之脏,故多阳明太阴受病。膜原者,外通肌肉,内近胃腑,即三焦之门户,实一身之半表半里也,邪由上受,直趋中道,故病多归膜原。要之湿热之病,不独与伤寒不同,且与温病大异。温病乃少阴太阳同病,湿热乃阳明太阴同病也。而提纲中不言及脉者,以湿热之证,脉无定体,或洪或缓,或伏或细,各随证见,不拘一格,故难以一定之脉,拘定后人眼目也。

湿热之证,阳明必兼太阴者,徒知脏腑相连,湿土同气,而不知当与温病之必兼少阴比例。少阴不藏,木火内燔,风邪外袭,表里相应,故为温病。太阴内伤,湿饮停聚,客邪再至,内外相引,故病湿热。此皆先有内伤,再感客邪,非由腑及脏之谓。若湿热之证,不挟内伤,中气实者,其病必微,或有先因于湿,再因饥劳而病者,亦属内伤挟湿,标本同病。然劳倦伤脾为不足,湿饮停聚为有余,所以内伤外感孰多孰少,孰实孰虚,又在临证时权衡矣。

【释义】原文论湿热病证初起临床表现,为湿热病证之总纲,自注则是对总纲之阐发。

1. 湿热病证初起六大症状表现　"始恶寒"为湿热袭表,卫阳为湿邪所遏所致;"后但热不寒"为湿渐化热,湿热留气分;"汗出"为湿热熏蒸,热迫津泄;"胸痞"为湿郁胸中气机;"舌白"为湿热初起,湿重热轻之象;"口渴不引饮"为既有热灼津伤,又有湿邪内阻。湿热病证初起常表现为湿遏卫气证,故始恶寒同时常伴有身热不扬,卫分证罢,则湿热留恋气分,表现为但热不寒,且热不为汗解,汗出不畅或时有汗出,湿郁上、中焦气机则胸痞脘闷,初起则必见湿重于热而现舌苔白腻,口渴不引饮。

至于大纲中为什么未提及湿热病证初起之脉象,其自注谓“以湿热之证,脉无定体,或洪或缓,或伏或细,各随证见,不拘一格,故难以一定之脉,拘定后人眼目也”。临床常见濡、濡缓、濡数之脉。

2. 湿热病证病因与发病 “湿热之邪,从表伤者,十之一二,由口鼻入者,十之八九”,“太阴内伤,湿饮停聚,客邪再至,内外相引,故病湿热。此皆先有内伤,再感客邪,非由腑及脏之谓”。指出湿热病证病因之外因为感受湿热病邪,其邪从口鼻而入者多,直趋中焦脾胃,内因为太阴内伤,脾不健运,湿邪内停,内、外之邪互引而病湿热。病因与发病中强调先有内伤,再感客邪。至于太阴内伤之因,过饥、过劳、太饱、过逸皆可为病,正如王孟英谓:“脾伤湿聚,曷云有余?盖太饱则脾困,过逸则脾滞,脾气困滞而少健运,则饮停湿聚矣。较之饥伤而脾馁,劳伤而脾乏者,则彼尤不足,而此尚有余也”。太饱与过逸可使脾气困滞而少健运,过饥与过劳可使脾虚气弱不运,凡此均是脾不健运因素,终致湿饮停聚。

3. 湿热病证病变中心 “湿热病属阳明太阴经者居多,中气实则病在阳明,中气虚则病在太阴”,“阳明为水谷之海,太阴为湿土之脏,故多阳明太阴受病。膜原者,外通肌肉,内近胃腑,即三焦之门户,实一身之半表半里也,邪由上受,直趋中道,故病多归膜原”。指出湿热病证之病变中心在中焦脾胃,中气实则病偏阳明,表现为热重于湿证,中气虚则病偏太阴,表现为湿重于热证。此外膜原生理部位近于阳明,是上、中、下三焦之门户,半表半里之中道,湿热之邪由口鼻而入,可以直趋中道,流布三焦,直犯膜原,故湿热病证亦可表现邪伏膜原证,证见寒热往来,寒甚热微,一身尽痛而有汗,手足沉重,呕逆胀满,舌苔白厚腻,甚至白腻如积粉,舌边尖绛,脉缓钝而不弦。

4. 湿热病证正局、变局 “病在二经之表者,多兼少阳三焦,病在二经之里者,每兼厥阴风木,以少阳厥阴同司相火,阳明太阴湿热内郁,郁甚则少火皆成壮火,而表里上下充斥肆逆,故是证最易耳聋、干呕、发痉、发厥,而提纲中不言及者,因以上诸证,皆湿热病兼见之变局,而非湿热病必见之正局也”。指出湿热病证之临床表现有正局、变局之分,告知学者当知常达变,临证才不致眩惑。

正局表现为大纲所论六大症状,变局表现则见耳聋、干呕、发痉、发厥。阳明之表为少阳,太阴之里为厥阴,病邪窜于二经之表,胆火上冲则见耳聋、干呕,病邪窜于二经之里,引动肝风则发痉,心包受灼则发厥。

5. 湿热病证与伤寒、温病辨异 “要之湿热之病,不独与伤寒不同,且与温病大异。温病乃少阴太阳同病,湿热乃阳明太阴同病也”,指出湿热病与伤寒、温病之不同。伤寒为感受寒邪,寒邪首犯太阳寒水之腑,初起必见恶寒、身痛、脉阴阳俱紧等太阳表证;温病为感受温邪,如春温之病,少阴不藏,温邪外袭,表里相应,太阳兼少阴同病,风温则温邪上受,首犯手太阴肺,初起见肺卫表热证;湿热病证为感受湿热病邪,多由口鼻而入,且皆先有太阴内伤,内外相引,阳明太阴同病,症见阳明太阴之表证,太阴之表四肢也,阳明之表肌肉也,胸中也,故必见胸痞、肢倦,有汗、渴不欲饮等症。

6. 湿热病证预后 “若湿热之证,不挟内伤,中气实者,其病必微”,指出湿热病证之预后与是否夹有内伤中气之虚实有关,此中气指脾胃之气,中气实为脾胃之气健,湿饮不易停聚,湿热难以入侵,纵然感受湿热病邪亦易愈,反之脾胃之气不健,则湿饮易停,湿热之邪与之同气相感,易留恋缠绵难愈。故中气实者,其病必微,中气虚者其病必甚。

(二)湿热病证之辨治

外感热病的辨治中,伤寒推崇的是张仲景六经辨证,温热病则用的是叶天士的卫气营血辨证和吴鞠通的三焦辨证,而对湿热病证的辨治薛生白在《湿热病篇》中使用的是卫气营血辨证与三焦辨证两种辨证方法融为一体,即以卫气营血辨证为纲,在气分按三焦辨证论治,成为后世"湿热三焦辨证"。

1. 卫分证治

【原文】湿热证,恶寒无汗,身重头痛,湿在表分,宜藿香、香薷、羌活、苍术皮、薄荷、牛蒡子等味。头不痛者,去羌活。(2)

自注:身重恶寒,湿遏卫阳之表证,头痛必挟风邪,故加羌活,不独胜湿,且以祛风。此条乃阴湿伤表之候。

【原文】湿热证,恶寒发热,身重关节疼痛,湿在肌肉,不为汗解,宜滑石、大豆黄卷、茯苓皮、苍术皮、藿香叶、鲜荷叶、白通草、桔梗等味。不恶寒者,去苍术皮。(3)

自注:此条外候与上条同,惟汗出独异。更加关节疼痛,乃湿邪初犯阳明之表。而即清胃脘之热者,不欲湿邪之郁热上蒸,而欲湿邪之淡渗下走耳。此乃阳湿伤表之候。

【释义】湿邪伤表证治。

两条分别论述湿邪伤表阴湿与阳湿证治。湿在卫表,湿遏卫阳,郁阻气机则可见恶寒,头身重痛,结合大纲条,其证当还有胸痞舌白,口渴不引饮。湿未化热之阴湿伤表则见无汗,湿已化热之阳湿伤表因湿热熏蒸则见发热、有汗,且热不为汗解。其治阴湿者当用芳香辛散之品化湿透邪,药取藿香、香薷、苍术皮,芳香辛散,苍术虽为里药,但取其皮,以皮达表,不为治上犯中,薄荷、牛蒡子,宣透卫表,羌活祛风胜湿;阳湿者芳香辛散之同时佐泄热渗湿,用苍术、藿香芳香宣化表湿,加滑石、豆卷、茯苓皮、通草等利湿泄热。

阴湿与阳湿之表证,虽皆属湿邪伤表之候,但证治上有明显区别。在证候表现上,薛生白自注云:"此条外候与上条同,惟汗出独异",此对临床辨治有较为重要的意义。前条阴湿伤表,因卫阳郁闭故无汗;此条阳湿伤表,湿热蒸腾,故汗出,但此"汗出"一症必定是时有汗出,又因湿邪重浊黏腻,且与热邪交混,故不若寒邪之一汗可解,所以虽汗出而邪热不能外解,此即薛生白之"不为汗解"之意。阳湿与阴湿伤表之证,薛生白指出唯独以汗出异常之不同来辨别之,可谓画龙点睛,恰到要点之处,证之临床,二证辨别,若能再添脉、舌之辨证,更趋完善。

2. 气分证治　湿热病证邪在气分,薛生白创三焦湿热辨证方法,辨治时强调辨邪在上、中、下三焦不同部位,所谓"治湿不分三焦非其治也",同时还必须辨湿热之孰轻孰重,确定清热与祛湿之比重,巧妙施用芳香、苦温、苦寒、淡渗诸法。

(1)上焦证治

【原文】湿热证,咳嗽昼夜不安,甚至喘不得眠者,暑邪入于肺络,宜葶苈、枇杷叶、六一散等味。(18)

自注:人但知暑伤肺气则肺虚,而不知暑滞肺络则肺实。葶苈引滑石,直泻肺邪则病自除。

【原文】湿热证,初起壮热口渴,脘闷懊憹,眼欲闭,时谵语,浊邪蒙闭上焦。宜涌泄,用枳壳、桔梗、淡豆豉、生山栀,无汗者加葛根。(31)

自注:此与第九条宜参看,彼属余邪,法当轻散;此则浊邪蒙闭上焦,故懊憹脘闷。眼欲闭者,肺气不舒也。时谵语者,邪郁心包也。若投轻剂,病必不除。《经》曰:"高者越之"。用栀豉汤涌泄之剂,引胃脘之阳而开心胸之表，邪从吐散。

【释义】第18条为湿热伤肺证治。湿热或暑湿伤肺，邪滞肺络，肺失肃降，肺气上逆则咳嗽昼夜不安，甚者喘不得眠，其证属实，治用葶苈泻肺逐痰，枇杷叶清肺化痰，六一散清利湿热，肺经湿热消则肺气降、喘嗽平。第31条为湿热浊邪郁闭上焦气分证治。文中"涌泄"一词，出《素问·至真要大论》"酸苦涌泄为阴"。原文是指豆豉、栀子的升、降有如上涌下泄的作用。壮热口渴为气分热盛，治疗用药之栀子、豆豉为清上焦气分热邪之药，枳壳、桔梗开上焦肺气，使气化则湿化，方中并无化湿专药，只示人化湿勿忘理气，据此，本证属热重无疑，病机为湿热浊邪，蒙蔽上焦，热重湿轻。"脘闷懊侬"为湿热邪阻胸膈气分，"眼欲闭，时谵语"指神识似清似昧，乃上焦气分湿热浊邪外蒙心包之象，此必须与温热证中热闭心包之昏谵相区别，此则苔必浊腻而黄，彼则舌质必纯绛鲜泽无苔，一属外蒙，一属内闭，理当辨别。

(2)中焦证治

【原文】湿热证，寒热如疟，湿热阻遏膜原，宜柴胡、厚朴、槟榔、草果、藿香、苍术、半夏、干菖蒲、六一散等味。(8)

自注：疟由暑热内伏，秋凉外束而成。若夏月腠理大开，毛窍疏通，安得成疟。而寒热有定期，如疟证发作者，以膜原为阳明之半表半里，湿热阻遏，则营卫气争，证虽如疟，不得与疟同治，故仿又可达原饮之例。盖一由外凉束，一由内湿阻也。

【释义】湿热阻遏膜原，湿重热轻证治。

湿热郁阻膜原，少阳枢机不利则寒热如疟，按本条所述，以药测证，当是湿重热轻证，临床尚应有舌苔白滑，厚如积粉，脘腹胀满等湿浊内阻表现，治仿吴又可达原饮宣透膜原，燥湿化浊，药用柴胡疏利透达少阳之邪，厚朴、槟榔、草果、苍术、半夏苦温香燥，燥湿理气，藿香、干菖蒲芳化湿浊，六一散清利湿热。本证应注意与疟疾相鉴别，疟疾寒热发作有定期，本证则寒热无定期，见寒热起伏，寒甚热微。

【原文】湿热证，舌遍体白，口渴，湿滞阳明，宜用辛开，如厚朴、草果、半夏、干菖蒲等味。(12)

自注：此湿邪极盛之候。口渴乃液不上升，非有热也。辛泄太过即可变而为热，而此时湿邪尚未蕴热，故重用辛开，使上焦得通津液得下也。

【原文】湿热证，初起发热，汗出胸痞，口渴舌白，湿伏中焦，宜藿梗、蔻仁、杏仁、枳壳、桔梗、郁金、苍术、厚朴、草果、半夏、干菖蒲、佩兰叶、六一散等味。(10)

自注：浊邪上干则胸闷，胃液不升则口渴。病在中焦气分。故多开中焦气分之药。此条多有挟食者。其舌根见黄色，宜加栝楼、楂肉、莱菔子。

【原文】湿热证，舌根白，舌尖红，湿渐化热，余湿犹滞，宜辛泄佐清热，如蔻仁，半夏，干菖蒲，大豆黄卷，连翘，绿豆衣，六一散等味。(13)

自注：此湿热参半之证。而燥湿之中，即佐清热者，亦所以存阳明之液也。上二条凭验舌以投剂，为临证时要诀，盖舌为心之外候，浊邪上熏心肺，舌苔因而转移。

【释义】湿热困阻中焦，湿重热轻证治。

湿热病证，以中焦脾胃为病变中心，湿重热轻者多，三条所论均属中焦湿重热轻证治。第12条湿浊极盛，故"舌遍体白"，湿阻津不上承则口渴，当为渴不欲饮，治用辛开理气以燥中焦之湿，湿去气化则津可输布，其病自愈。本证从"舌遍体白"看，有属寒湿之证，但薛生白认为属"湿滞阳明"。寒湿之证，苔必白而滑腻，症必见畏寒肢冷，腹胀泄泻，本证除突出“舌遍体白”外,还有“口渴”一症,寒湿之证则无,此即章虚谷谓:“舌白者,言其苔,若苔滑而口不渴者,即属太阴证,宜温之”。“苔滑而口不渴”属太阴寒湿,反之,苔滑而口渴者,即属湿滞阳明此证。其治寒湿者宜温化,湿甚者宜辛开,治法大异。所用药物厚朴、草果、半夏、干菖蒲等味,性甚温燥,一旦湿开热透,即宜转手清化,即杨照藜所云:“湿盛热微之证,初起原可暂用此等药开之。一见湿开化热,便即转手清热,若执此为常用之法,则误矣”。

第10条“湿伏中焦”,湿浊较第12条要轻,故“舌白”。病位自注明确指出:“病在中焦气分”。湿热证,初起即发热汗出而不恶寒,故知病不在表,胸痞从部位而论,属于上焦见证,但见于湿热病程中,多为中焦湿浊影响胸膈气机所致,即所谓“浊邪上干”。湿热病症,初起发热,必是身热不扬,汗出必属时有汗出,且汗出不畅,口渴多为渴不欲饮,薛生白认为属“胃液不升”,即湿邪内阻而津不上升,舌白,为湿浊内阻之征,必是苔白腻,或白滑。其治重在化湿,以湿开热易外透,药以藿香、佩兰、蔻仁、菖蒲芳香化湿,苍术、厚朴、草果、半夏燥湿化浊,杏仁、桔梗、枳壳、郁金宣肺利气,宽胸开痞,佐以六一散清利湿热。

第13条湿邪更轻,湿渐化热,故“舌根白,舌尖红”。舌根白为湿邪未净之象,舌尖红为湿已化热之征。叙证过简,据本证病机及治疗用药,临床尚可见有胸闷不舒,泛恶欲吐,身热不扬,有汗不解,小便短赤,脉濡数等证(有第10条表现)。其治“辛泄佐清热”,“辛泄”即辛开透泄之法,药用蔻仁、半夏、干菖蒲,“清热”则属清利湿热之法,药用豆卷、连翘、绿豆衣、六一散等味。至于自注云:“燥湿之中,即佐清热者,亦所以存阳明之液也”,意为湿渐化热,易伤津液,但余湿犹滞,故又不可轻投滋润养阴之品,而只须于化湿中佐以清热之剂即可达到保存津液之目的。

辨舌在温病诊断上具有独特意义,比较以上第12、10、13条,同属湿重热轻证,但其中又有湿热孰轻孰重之别,其湿热“量化”均在舌苔变化上反映出来。第12条“舌遍体白”,第10条“舌白”,第13条“舌根白,舌尖红”,依次湿邪逐渐减轻,热邪逐渐加剧。由此可以看出薛生白辨证之精细,治法用药之微妙。

【原文】湿热证,壮热口渴,自汗,身重,胸痞,脉洪大而长者,此太阴之湿与阳明之热相合。宜白虎加苍术汤。(37)

自注:热渴自汗,阳明之热也;胸痞身重,太阴之湿兼见矣。脉洪大而长,知湿热滞于阳明之经,故用苍术白虎汤以清热散湿,然乃热多湿少之候。白虎汤仲景用以清阳明无形之燥热也,胃汁枯涸者,加人参以生津,名曰白虎加人参汤;身中素有痹气者,加桂枝以通络,名曰桂枝白虎汤,而其实意在清胃热也。是以后人治暑热伤气身热而渴者,亦用白虎加桂枝汤;热渴汗泄肢节烦疼者,亦用白虎加桂枝汤;胸痞身重兼见,则于白虎汤加入苍术以理太阴之湿;寒热往来兼集,则于白虎汤中加入柴胡,以散半表半里之邪。凡此皆热盛阳明,他证兼见,故用白虎清热,而复各随证以加减。苟非热渴汗泄,脉洪大者,白虎便不可投。辨证察脉,最宜详审也。

【释义】热炽阳明,湿滞太阴,热重湿轻证治。

壮热口渴,自汗,脉洪大而长者为阳明热盛,身重,胸痞为太阴湿滞,病机重心在阳明,治用白虎汤清阳明之热,加苍术化太阴之湿。

白虎汤加减法:兼太阴湿滞,身重胸痞者,加苍术名白虎加苍术汤;兼胃津枯涸,或暑热伤气,身热而渴者,加人参名白虎加参汤;身中素有痞气,或热渴、汗泄、肢节烦疼者,加桂枝名白虎加桂枝汤;寒热往来兼集,白虎汤加柴胡,名柴胡白虎汤以散半表半里之邪;血虚加生地；精虚加枸杞；有痰者加半夏；暑邪炽盛，热渴汗泄而痞满气滞者，白虎加厚朴。

(3)下焦证治

【原文】湿热证，数日后自利，溺赤，口渴，湿流下焦，宜滑石、猪苓、茯苓、泽泻、萆薢、通草等味。(11)

自注：下焦属阴，太阴所司。阴道虚故自利，化源滞则溺赤，脾不转津则口渴。总由太阴湿盛故也。湿滞下焦，故独以分利为治，然兼证口渴胸痞，须佐入桔梗、杏仁、大豆黄卷开泄中上，源清则流自洁，不可不知。

湿热之邪不自表而入，故无表里可分，而未尝无三焦可辨，犹之河间治消渴亦分三焦者是也。夫热为天之气，湿为地之气，热得湿而愈炽，湿得热而愈横。湿热两分，其病轻而缓，湿热两合，其病重而速。湿多热少则蒙上流下，当三焦分治，湿热俱多则下闭上壅而三焦俱困矣。犹之伤寒门二阳合病、三阳合病也。盖太阴湿化、三焦火化，有湿无热止能蒙蔽清阳，或阻于上，或阻于中，或阻于下，若湿热一合则身中少火悉化为壮火，而三焦相火有不起而为虐者哉？所以上下充斥，内外煎熬，最为酷烈。兼之木火同气，表里分司，再引肝风，痉厥立至。胃中津液几何，其能供此交征乎？至其所以必属阳明者，以阳明为水谷之海，鼻食气，口食味，悉归阳明。邪从口鼻而入，则阳明为必由之路。其始也，邪入阳明，早已先伤其胃液，其继邪盛三焦，更欲资取于胃液，则阳明为必由之路。其始也，邪入阳明，早已先伤其胃液，其继邪盛三焦，更欲资取于胃液，司命者可不为阳明顾虑哉？

【释义】湿流下焦，泌别失职证治。

湿流下焦，小肠泌别失职，大肠传导失司则便溏尿短，湿阻津不上承则口渴，治用滑石、猪苓、茯苓、泽泻、萆薢、通草等淡渗利湿之品分利湿邪，通调水道。使小便通调，湿以下泄，则下利自止，即“利小便所以实大便”之意。

自注中还详论了湿热致病特点，为湿热治则确立提供了依据。如“湿热之邪不自表而入，故无表里可分，而未尝无三焦可辨”；“热得湿而愈炽，湿得热而愈横”；“湿多热少则蒙上流下，当三焦分治，湿热俱多则下闭上壅而三焦俱困矣”；“湿热两分，其病轻而缓，湿热两合，其病重而速”等，此创见提出湿热为患，尤其是湿多热少者，易蒙上流下，二焦俱困，湿与热合则蕴结不解，狼狈为奸，其治则当两分湿热，宣畅三焦，从三焦分治。

3. 营血分证治

(1)湿热化燥，热闭心包证治

【原文】湿热证，壮热口渴，舌黄或焦红，发痉，神昏谵语或笑，邪灼心包，营血已耗。宜犀角、羚羊角、连翘、生地、玄参、钩藤、银花露、鲜菖蒲、至宝丹等味。(5)

自注：上条言痉，此条言厥。温暑之邪本伤阳气，及至热极逼入营阴，则津液耗而阴亦病。心包受灼，神识昏乱。用药以清热救阴，泄邪平肝为务。

【释义】湿热化燥，由气入营，内闭心包之证治。

壮热口渴，为湿已化燥，气热亢盛之象，舌黄或焦红(质)，为邪热由气入营之征，昏谵或笑为热闭心包所致，发痉乃肝风内动之表现，故该条病机是湿热化燥，内闭心营，肝风已动，而气分之邪犹未尽除之候。治疗药用犀角、生地、玄参清心泄热，凉营救阴，至宝丹、鲜菖蒲开窍醒神，羚羊角、钩藤凉肝息风，连翘、银花露清气泄热，共达气血同治之功，所用诸药即后世称谓薛氏犀羚钩藤汤。

(2)湿热化燥，气血两燔证治

【原文】湿热证，壮热烦渴，舌焦红或缩。斑疹，胸痞，自利，神昏痉厥，热邪充斥表里三焦。宜大剂犀角、羚羊角、生地、玄参、银花露、紫草、方诸水、金汁、鲜菖蒲等味。(7)

自注：此条乃痉厥中之最重者，上为胸闷，下挟热利，斑疹痉厥，阴阳告困。独清阳明之热，救阳明之液为急务者，恐胃液不存，其人自焚而死也。

【释义】湿热化燥，热邪充斥气、营、血分及表里三焦之证治。

本条所论证病情复杂，病势严重。薛生白所谓“此条乃痉厥中之最重者，上为胸闷，下挟热利，斑疹痉厥，阴阳告困”。其病机涉及表里上下，气血俱病，湿热化燥成火成毒，热炽于气，则壮热烦渴，热燔血分，则舌焦红，甚者阴液枯竭可见舌缩，热毒从血分外透，则斑疹外露，热闭心包，内动肝风，则神昏痉厥，热邪充斥于上则为胸痞，热邪下迫肠道则自利。此属热毒充斥，气血上下俱病。其治应大清气血，清瘟败毒饮、神犀丹、紫雪丹等之类均可选用。薛生白对本证之治疗指出应“独清阳明之热，救阳明之液为急务”。但从其所选药物来看，似与这一原则不尽符合。犀角、玄参、生地、羚羊角等虽属清热救阴之品，但其作用并不在于阳明。再从证候表现看，病之重心已非阳明之热独盛，故“独清阳明之热”亦与证情不甚合拍。但从另一方面看，阳明为多气多血之经腑，余师愚谓“重用石膏直入胃经，使其敷布于十二经，退其淫热”，故本证之治疗，清阳明之热亦确很重要，石膏之类在此必用。至于薛生白强调救阴，则有其实际临床意义。因为温热之邪最易耗劫阴液，而阴液之耗竭与否与预后有着密切关系，所谓“存得一分津液，便有一分生机”。

薛生白所选药物中有一味“方诸水”，又名“明水”，制法为：以大蚌摩之令热，向月取之，或入冰片数分，便可得水，性甘寒无毒。功能明目定心，止渴除烦，疗烫火伤。王孟英认为其味腥气浊，“宜用竹沥为妙”，证之临床，于热闭心包证者，甚为对症。

(3)湿热化燥，热入血室证治

【原文】湿热证，经水适来，壮热口渴，谵语神昏，胸腹痛，或舌无苔，脉滑数，邪陷营分。宜大剂犀角、紫草、茜根、贯众、连翘、鲜菖蒲、银花露等味。(32)

自注：热入血室，不独妇女，男子亦有之，不第凉血，并须解毒，然必重剂乃可奏功。

【释义】湿热化火，热毒内入血室，邪陷营血之证治。

女子患湿热病证，适逢经水来潮，病见壮热口渴，有似阳明经腑之气分证，但未见烦渴引饮，汗出，苔黄燥，脉洪大，反证见舌无苔(必是舌红绛而无苔垢)，故不是邪入气分而是内陷营血之征。复加谵语神昏，乃血分热毒，内扰心神所致，“胸腹痛”乃经水适来之时，热毒内陷，血脉瘀滞，不通则痛所致。

热入血室的病证特征有：病史为温病(温热与湿热均可)过程中经水来潮之时，见经水适断；月经将净已净之时，血室空虚，外感温邪；患温之时，经水不期而至；男子患阳明病下血谵语(仲景谓)。症必见神志异常，如神昏谵语，甚或如狂发狂；热入营血之身灼热，渴不欲饮，诸部位出血，舌质红绛，甚或绛紫无苔或少苔，脉弦数或细数；瘀血阻滞经脉之胸胁少腹疼痛。本条所论，完全符合之。

热入血室的治疗，张仲景用刺期门，小柴胡汤；叶天士谓轻者刺期门，重者小柴胡汤去甘药(参枣而言)加延胡、归尾、桃红或生地、桃红、楂肉、丹皮、犀角等，随证加减；薛雪指出“不第凉血，并须解毒，然必重剂乃可奏功”，药用大剂犀角、紫草、茜根、贯众、连翘、鲜菖蒲、银花露等味。临床当据证辨用，不拘一法。

(4)湿热化燥，热甚迫血证治

【原文】湿热证，上下失血或汗血，毒邪深入营分，走窜欲泄。宜大剂犀角、生地、赤芍、丹皮、连翘、紫草、茜根、银花等味。

自注:热逼而上下失血、汗血,势极危而犹不即坏者,以毒从血出,生机在是。大进凉血解毒之剂,以救阴而泄邪,邪解而血自止矣。血止后,须进参、芪善后乃得。汗血即张氏所谓肌衄也。《内经》谓“热淫于内,治以咸寒”,方中当增入咸寒之味。

【释义】湿热化火成毒,毒盛迫血证治。

湿热化火成毒,内迫血分(营血互称),迫血妄行而致“上下失血或汗血”。阳络伤则血从上、外而出,见衄血、咳血、吐血、发斑、红汗,阴络伤则血从下、内而出,见尿血、便血、非时之经血等。“走窜欲泄”,是指热毒有随血出而外泄之趋势,正如薛生白自注谓:“热逼而上下失血、汗血,势极危而犹不即坏者,以毒从血出,生机在是。”虽是“毒从汗出”,但不可谓热毒随血外泄而不去凉血止血也。治疗宜遵《内经》“热淫于内,治以咸寒”之旨,“大进凉血解毒之剂,以救阴而泄邪,邪解而血自止矣”。使用方药犀角地黄汤加连翘、紫草、茜根、银花等味,意在加强其清热解毒,凉血止血之功用。血止之后,气随血脱者可用参、芪善后,但若邪热未尽阴伤不复者则不可妄投,以免如叶天士所说:“恐炉烟虽熄,灰中有火也。”

薛生白对湿热病证辨治除按上述卫、气、营、血辨治外,篇中还有湿热病瘥后调理、湿热病证之变证、类证证治。

二、薛生白学术思想概要

(一)湿热病证病因与发病强调“内外合邪”

“湿热之邪,从表伤者,十之一二,由口鼻入者,十之八九”,“太阴内伤,湿饮停聚,客邪再至,内外相引,故病湿热。此皆先有内伤,再感客邪……”,此明确指出湿热病证外因是感受湿热病邪为犯,湿热病邪多从口鼻而入,内因是太阴内伤,脾不健运,湿饮内停,与外因湿热之邪相引而发病,并强调了内因在发病中的重要性。

(二)湿热病证病机强调以中焦脾胃为病变中心

“湿热病属阳明太阴经者居多,中气实则病在阳明,中气虚则病在太阴”,“阳明为水谷之海,太阴为湿土之脏,故多阳明太阴受病”,明确指出湿热病证之病机中心在中焦脾胃,其脾气虚者常表现为病偏太阴,易见湿重于热证,且易湿化、寒化,胃热偏盛者常表现为病偏阳明,易见热重于湿证,且易燥化、热化。

(三)湿热辨证独创“水湿三焦辨证”体系

薛生白精辟地概括了湿热病邪“蒙上、流下、下闭、上壅”特点,创立了湿热病证三焦辨治体系,即以叶天士卫气营血辨证为总纲,病在气分阶段则按邪在上、中、下三焦不同部位分别论治,强调湿热两分、三焦分治,此即后世所谓“水湿三焦辨证理论”。薛生白认为,湿热病证中无论湿多或湿热俱多,均可蒙蔽上焦,流注下焦,甚者上焦闭塞,下焦壅盛,终致三焦俱困,三焦气机受阻,气阻水闭,变证蜂起。故湿热病“未尝无三焦可辨”,治疗“当三焦分治”。

(四)湿热病证治疗强调湿热两分

薛生白指出:“热得湿而愈炽,湿得热而愈横。湿热两分,其病轻而缓,湿热两合,其病重而速。湿多热少则蒙上流下,当三焦分治……”湿与热合则狼狈为奸,故湿热病证之治则当分解湿热,祛湿孤热,具体治法则当从三焦分治。该篇所论祛湿有五法:宣肺利湿法,即辛开肺气,肺气宣通则三焦气机得畅,气化则湿化,适于湿阻上焦、湿伏中焦、湿流下焦证,尤适用于湿阻上焦，湿重于热证，常用药如杏仁、桔梗、枳壳；芳香化湿法，即芳香化浊法，适用于湿热秽浊郁阻上焦，湿重热轻证，常用药如藿香、佩兰、苏叶、菖蒲、蔻仁、郁金等；苦温燥湿法，以苦辛温之品，理气燥湿，适用于湿阻中焦，湿重热轻证，常用药如苍术、厚朴、草果、半夏、陈皮、草豆蔻、砂仁等，湿热并重者常需配合苦寒清热药，如黄芩、黄连、栀子等；淡渗利湿法，分利湿邪从小便而去，湿热郁阻上、中、下三焦皆宜，尤适用于湿热邪阻下焦证，常用药如滑石、茯苓、泽泻、薏苡仁、车前子、竹叶、茵陈等；祛风胜湿法，取风药能燥湿邪、鼓动中焦以促进脾胃运湿之作用，适用于湿伤卫表证，常用药如防风、羌活、独活、升麻、柴胡等。

（五）湿热病证遣方用药独具匠心

薛生白论治湿热病证据轻重缓急，遣方用药独特，在药物配伍、药物选择、药物剂量等方面据证灵活运用，匠心独具。

1. 师古方而不泥古　湿热病证中证候表现与古方主治相同者，薛生白直接引用古方，如承气汤、凉膈散、生脉散、白虎加苍术汤、东垣清暑益气汤、白头翁汤等；湿热病证中证候表现与古方主治相似者，薛生白灵活加减运用古方，如治疗湿热秽浊郁阻膜原证之仿达原饮例，治疗湿热病证后期，邪入厥阴，主客浑受之仿吴又可三甲散，治疗湿热病证卫外之阳暂亡而湿热之邪仍结于下焦者，用《伤寒论》五苓散去术加滑石、芪皮、川连、生地等，凡此引用、活用名方，给学者以启迪。

2. 立法示人以规矩　《医宗金鉴》谓："法者不定之方，法乃示人于规矩，法活则方圆矣。"此乃薛生白该篇之写照。篇中十分注重立法，依法遣方用药，有法可循，有证可据，示人以规矩。如第 12 条之辛开法，证见舌遍体白，湿浊极盛，法用辛开，药用厚朴、草果之苦温，合辛苦温燥湿之半夏、干菖蒲，辛开苦燥，化湿行气，使上焦得通，津液得输，湿浊自解。再如第 13 条之辛泄佐清热法，证见舌根白，舌尖红，湿热参半，法用辛泄佐清热，药用蔻仁、半夏、干菖蒲辛散开泄，大豆黄卷、连翘清热，六一散、绿豆衣清热利湿，湿去热清。他如第 7 条之独清阳明热，救阳明之液为急务法，第 11 条之分利法，第 33 条之凉血解毒法等均以法示人以规矩，灵活进退。

3. 透邪贯串治疗始终　湿热病证为感受湿热之邪为患，治疗时薛生白强调透邪贯彻始终，给邪以出路。邪在卫分，主用芳香辛散，药用藿香、香薷、苍术皮等轻透达邪。邪在上焦，主用辛开宣肺，药用杏仁、桔梗、枳壳等轻苦微辛之品宣通上焦气机，气化则湿亦化。邪在气分，主用芳香透化，药用藿香、佩兰、荷叶等宣透湿邪，即使湿邪化热，仍可用泄热透表，药用薄荷、豆豉、豆卷化湿透热，邪伏膜原则当透达膜原湿浊，药用厚朴、槟榔、草果、生姜疏利透达。邪入营血，清营凉血方中参以银花、连翘、钩藤类透热转气，如有湿浊蒙窍，则常配以鲜菖蒲透窍开闭。

4. 化湿不忘养阴　养阴之品性多滋腻，湿热病证当忌用之，然湿热与阴亏并存之时，或湿热化燥伤阴者又当必用养阴之品，篇中所涉条文达 13 条之多，足见薛生白非常重视化湿勿忘养阴的思想。如第 37 条白虎加苍术汤化湿除热，救液存津；第 13 条辛泄佐清热，清热即可以救液；第 5、7、32、33 条湿热化燥，内入营血，直用清热凉血养阴法；第 15 条湿热化燥，胃阴受伤，胆火上冲证，阴虚、湿热、气滞并存，其治滋阴虑碍湿，行气恐助热，甚为棘手，薛生白巧用西瓜汁、金汁、鲜生地汁等鲜汁，轻灵清凉之品，以生津为主，磨服郁金、木香、香附、乌药等辛香行气解郁之品，以疏气降逆，滋阴而不滞气碍湿，调气降逆又不耗津助热，能达津旺火消、气调逆平之妙，其配伍之巧为后世用药之典范。

5. 择药定量独具匠心　篇中所选药材多为皮、叶、藤、鲜品、鲜汁类，取材独特，于湿热病证治疗甚合。药之皮以皮从皮，善走人体之表，如用苍术皮、茯苓皮祛除表湿，生黄芪皮固表止汗，绿豆皮轻清官窍湿热；药之叶质轻气薄，芳香宣透，畅气醒脾，常用于湿热郁阻上、中焦，病势在上、在表者，如藿香叶、佩兰叶、薄荷叶、荷叶、枇杷叶、苏叶等；药之藤善走脉络，宣通脉络，舒筋缓急，如用海风藤、丝瓜藤等治疗湿热侵入经络脉遂之痉症；药之鲜品气味俱厚，汁多津富，养阴、清热、化湿皆为上品，如鲜生地清热凉血养阴，滋而不腻，鲜稻根、鲜莲子清养胃阴，涤除余湿，鲜地龙祛风止痉优于干品，鲜菖蒲芳香辟秽开窍胜于干菖蒲，湿热秽浊盛者必用；药之鲜汁径滋其阴，与燥湿、理气药为伍，滋而不滞，燥不伤津，如鲜西瓜汁、生地汁、金汁、甘蔗汁等。

至于药量之轻重，薛生白通常不标，意在据病情轻重灵活而施，但凡有用药独到之处或遇重证则必标明，示人以度，如治痉厥、出血、热入血室之重症，标明宜“大剂”、“大进”、“重剂”，非此不能奏功。第 17 条治湿热内阻，呕恶不止欲死之重证，只用川连三四分，苏叶二三分两味，煎汤呷下，呕恶即止，薛生白谓：“必用川连以清湿热，苏叶以通肺胃。投入立愈者，以肺胃之气，非苏叶不能通也，分数轻者，以轻剂恰治上焦之病耳。”强调此等上焦病重证必用轻剂。再如第 21 条治阳湿郁表证，用六一散一两，薄荷叶三四分，泡汤调下即汗解，标明两药用量比例之悬殊，不用煎剂，免使薄荷气散味存，突出祛湿为主，用极轻量薄荷叶取其气达微汗即可。凡此择药定量，足见薛生白医理、药理皆通，临证经验丰富，匠心独具。

第三节　吴鞠通著作及其学术思想概要

吴瑭，字配珩，号鞠通。生于清乾隆二十三年（1758 年），卒于清道光十六年（1836 年），江苏淮阴人。吴鞠通自幼攻读儒书，希图科名。19 岁时，其父因病离世，他决心放弃功名之路，走上了专攻医术之路，4 年后侄儿患温病误治而亡。痛心于亲人深受时医治温毫无尺度、忙无定法之害，使他后来立志为温病诊治立论垂法。

清乾隆癸卯秋（1783 年），吴鞠通北游京师，这期间，除了深研医经外，受明代吴又可《温疫论》影响尤最，后来又见到叶天士治疗温热的种种方法，颇为折服，因此，他精研叶案，决心把这些“散金碎玉”加以集中凝练，使后学有路可循，有阶可升。京都十年，吴鞠通苦心研读，精心临证，“进与病谋，退与心谋。十阅春秋，然后有得”。乾隆癸丑（1793 年），北京温疫大行，在这次大疫中，吴鞠通因治愈了数例用伤寒治法而治坏的患者，取得了丰富的治疗经验，初步体会到所用治温之法的卓越疗效，也深切地感到必须为温病的诊治立法度规矩，下决心着手写作《温病条辨》，他“采辑历代名贤著述，去其驳杂，取其精微，间附己意，以及考验”，归纳自己治温所得，标示规矩，嘉庆三年（1798 年）成书，嘉庆十八年（1813 年）刊行。该书为温病详立规矩而羽翼伤寒，系统论述了温病的证治规律和理法方药。此书一出，深得当代医家的重视和推崇，汪廷珍为之作序，指出《温病条辨》是一部“述先贤之格言，摅生平之心得”，具有临床实用价值的著作。《珍藏医书类目》提到《温病条辨》说：“可为治温病之津梁也。”

道光十六年（1836 年），吴鞠通病逝于北京。吴鞠通的著作主要有《温病条辨》、《医医病书》、《吴鞠通医案》等。

一、《温病条辨》主要内容介绍

《温病条辨》一书，是中医温病学方面完整、系统、集大成、有创见、重实用的一部著作。立论新颖，条理分明，理法方药自成系统，理论密切联系实际，继承和发扬了外感热病的学术成果，促进了中医温病学说的发展和临床辨证论治水平的提高。其学术意义在于它标志着以河间为先导，由吴又可奠基，叶天士初创的温病辨证论治体系，经过吴瑭的整理、提高与创新而宣告完成。

此书以三焦为纲，九种病名为目，贯穿卫气营血内容。进一步提出了温病辨证论治的纲领。全面、系统总结与阐述温病因证脉治、理法方药兼备的一部温病学集大成之作。该书刊行之后，洛阳纸贵，风行大江南北，为当时和后世医家所推重，据《中国中医古籍总目》，截至1911年，该书翻刊重印版本达78种之多。

《温病条辨》全书共6卷，计265条，附方208首。分别论述了风温、温热、温疫、温毒、冬温、暑温、伏暑、湿温、秋燥、寒湿以及疟、痢、疸、痹等病证之证治。清嘉庆十八年癸酉(1813年)问心堂初刊本《温病条辨》共分六卷，卷首一卷，共分为七个部分。首一卷为原病篇，摘引《内经》有关温病的记载，他把《内经》有关温、暑、热病有关的论述，加以整理、注释，集成《原病篇》共计十九条，列于卷首，说明温病的始原，作为温病证治体系的理论基础。在全书中具有总论性质。一至三卷，是分述上、中、下三焦病证候及调治方法。四卷为杂说，提到救逆和病后及调治各论，以便阅读本书者，不致临床混淆。五至六卷是"解产难"和"解儿难"，分述妇科产后及儿科惊风，痘疹的论治。书中并附论说若干则，以对三焦分证加以补充。在体裁上采用"自条自辨"的写作方法，逐条叙证，简明扼要，并在每一条后自加注释以阐述其未尽之义。

(一) 九种温病病名及其病因病机

主要反映在上焦篇第1条及自注中。

【原文】温病者：有风温、有温热、有温疫、有温毒、有暑温、有湿温、有秋燥、有冬温、有温疟。(上焦篇1)

【释义】初春感受风热，以肺卫表热证为主者称风温；春末夏初感受温热，以里热证为主者称为温热；温疫是一种由疠气秽浊导致的，互相传染，引起流行的温病；温毒则是除温病一般见症外，尚有局部肿毒特征的温病；暑温是盛夏发生的以热盛为主的暑病；湿温是长夏初秋发生的湿热性温病；秋燥是秋季感受燥热病邪而致的温病；冬温为冬季感受温热之气而致的温病；温疟是阴气先伤，夏伤于暑，阴伤而阳热亢盛的一种疟疾。

除上述9种温病外，吴鞠通还在《温病条辨》中论述了伏暑、疟、痢、疸、痹、寒湿等病证的证治。

(二) 温病发病的部位、受邪途径及传变规律

1. 温病发病的部位及受邪途径 主要反映在上焦篇第2条。

【原文】凡病温者，始于上焦，在手太阴。(上焦篇2)

【释义】温病的病因是温邪，温邪侵犯人体一般是从口鼻而入，而鼻气通于肺、肺合皮毛，因而温病发病多始于肺卫。

2. 温病三焦病证传变规律 主要反映在中焦篇第1条自注中。

【原文】温病由口鼻而入，鼻气通于肺，口气通于胃。肺病逆传则为心包，上焦病不治，

则传中焦，胃与脾也，中焦病不治，即传下焦，肝与肾也。始上焦，终下焦。（中焦篇1·自注）

【释义】温病的受邪途径及病位的论述可与上焦篇第2条相互印证。关于三焦病证的传变规律的论述是吴瑭学术思想的精髓之一。温病初期邪在上焦肺卫，其传变有顺传逆传两种情况，或顺传中焦胃，或逆传上焦心包；中焦是胃与脾的病变，有偏胃偏脾、温热湿热两种类别；下焦病是肝与肾的病变，主要是肝肾阴精的耗伤。

（三）三焦温病的辨治

《温病条辨》上焦篇、中焦篇及下三焦篇的内容，整体遵循以上、中、下三焦为纲，以九种病名为目，以是否夹湿（湿热、温热）分类的体系对温病证治进行论述。

1. 上焦温病的辨治　上焦温病，病在手太阴肺，逆传到心包。

（1）温热类：主要包括上焦卫分证、气分证、营分证、血分证及逆传心包证，主要见于上焦篇第3、4、6、7、11、15、17条和第30条中。

【原文】太阴之为病，脉不缓不紧而动数，或两寸独大，尺肤热，头痛，微恶风寒，身热自汗，口渴，或不渴，而咳，午后热甚者，名曰温病。（上焦篇3）

【释义】手太阴病的主要临床表现是：脉象不浮缓，不浮紧，以别于太阳中风和太阳伤寒，而是躁动快速，或两手的寸部脉比关、尺部明显大而有力，尺肤部发热，还有头痛，轻微的怕风寒，全身发热，有汗，口渴也可不渴，发热在午后较明显等症，而最重要的症状是咳嗽，是手太阴肺的定位症状。上述表现，乃因温邪首犯卫表，肺卫失宣，开合失常所致。

【原文】太阴风温、温热、温疫、冬温，初起恶风寒者，桂枝汤主之；但热不恶寒而渴者，辛凉平剂银翘散主之。温毒、暑温、湿温、温疟，不在此例。（上焦篇4）

【释义】风温等四种不夹湿一类的温病初起时，皆可以表现为邪在卫分。恶寒较轻而热重者，用银翘散之辛凉以疏解之。银翘散是温病初起，邪在卫分的代表方，是治疗温病上焦证的首方，从其药物组成来看，是辛凉为主，而稍佐辛温、芳香之品，故称辛凉平剂。银翘散的煎服方法甚为讲究，应细心体会。至于暑温等病，因属于夹湿一类的温病，故曰："不在此例。"

【原文】太阴风温，但咳，身不甚热，微渴者，辛凉轻剂桑菊饮主之。（上焦篇6）

【释义】风热犯肺以咳为主证治。"但咳"乃强调咳嗽是本条主症，不甚热而口微渴，说明邪热津伤不重，病情较轻，故用桑菊饮宣肺清热止咳。因其宣透表热的作用较"辛凉平剂"银翘散为轻，故称"辛凉轻剂"。因方中用了杏仁、桔梗等宣肺止咳药物，所以更适宜表热不甚，咳嗽较明显者。

【原文】太阴温病，脉浮洪，舌黄，渴甚，大汗，面赤恶热者，辛凉重剂白虎汤主之。（上焦篇7）

【释义】热入气分，肺胃热盛证治。脉浮洪是邪在气分的实证脉象，热甚伤津，故口渴苔黄，热迫津外泄，故大汗，热邪上炎，故面色潮红，时时厌热。病重邪盛，桑菊饮、银翘散轻、平之剂已不能胜任，故用辛凉重剂白虎汤辛透退热、甘寒保津。方用生石膏透热解肌，清热降火；知母清热保津；甘草、粳米养胃、滋阴生津。药虽四味，确有清热、除烦、止渴的功效。

【原文】太阴温病，寸脉大，舌绛而干，法当渴，今反不渴者，热在营中也，清营汤去黄连主之。（上焦篇15）

【释义】温病始于上焦手太阴，今寸脉大，知上焦热重，也是手太阴温病应有之脉象。舌干燥，色绛知病位虽在上焦，但病邪已不在卫、气，而已经深入营分。“口反不渴”是邪入营分，蒸腾营阴，上泛于口所致，与卫分证之微渴、气分证之大渴显然有别。

病在营分，当以清营泄热为主，当用营分证的代表方清营汤治疗。今去黄连，是据“舌绛而干”，知营阴耗伤较甚，而黄连苦燥，恐更伤阴液。

【原文】脉虚夜寐不安，烦渴舌赤，时有谵语，目常开不闭，或喜闭不开，暑入手厥阴也。手厥阴暑温，清营汤主之。舌白滑者，不可与也。(上焦篇30)

【释义】暑温病营分证治。暑热深入心包，扰及心神，必出现神志症状，其夜寐不安，心中烦乱，时有谵语皆是。舌赤是暑热深入心营的标志。暑热耗气伤阴，故脉虚弱。至于口渴，当是口渴而不欲饮，乃热蒸营阴，上泛于口所致。“目常开不闭”者，吴鞠通认为“目为火户”，窗户打开而使火热得以外泄。又“喜闭不开”者，乃暑热耗伤阴液，阴伤则怕见阳光，故闭而不开。开与不开，皆暑热或阴伤所致，这与营分证热灼营阴，心神被扰的病机是一致的。清营汤是营分证之主方，方中犀角、黄连清营热，生地、玄参、麦冬养营阴，丹参引诸药入心包以清心安神，银花、连翘、竹叶宣通气机，合奏清心凉营之效。若舌苔白腻而滑，湿邪较盛，当忌用滋阴清热等阴柔药物，清营汤不可与也。

【原文】太阴温病，血从上溢者，犀角地黄汤合银翘散主之。有中焦病者，以中焦法治之。若吐粉红血水者，死不治；血从上溢，脉七、八至以上，面反黑者，死不治；可用清络育阴法。(上焦篇11)

【释义】手太阴温病血分证证治。血从上溢是指血从面部诸窍道而出，乃温邪入血，逼血上出清道所致。病在上焦，肺络受伤，故以银翘散引经走上，病属血分，热迫血行，故用血分证的代表方犀角地黄汤凉血散血。二方相合，治上焦手太阴血分证最为恰当。如果出现吐粉红色血水，或血从上溢，脉七八至以上，面反黑这两种情况，均为死不治。“清络育阴法”，即凉血安络，甘寒养阴的法则，可选用犀角地黄汤合黄连阿胶汤加减。

【原文】邪入心包，舌謇肢厥，牛黄丸主之，紫雪丹亦主之。(上焦篇17)

【释义】邪入心包证治及厥证产生的机理治法。邪入心包，窍机阻闭，则舌体转动不灵，神昏谵语；气血运行郁滞，肢体失于温煦，则四肢厥冷。故急用牛黄丸、紫雪丹清心化痰开窍。

(2)湿热类：主要见于上焦篇24条和第43条。

【原文】手太阴暑温，如上条证，但汗不出者，新加香薷饮主之。(上焦篇24)

【释义】新加香薷饮证，乃是暑、湿、寒三气交感，表里并困之证。本证特点是“汗不出”，属暑湿内蕴，寒束于表的表实证。治当疏表散寒，涤暑化湿，方选新加香薷饮。方中香薷解表散寒，厚朴燥湿和中，银花、连翘、鲜扁豆花清热涤暑。

【原文】头痛恶寒，身重疼痛，舌白不渴，脉弦细而濡，面色淡黄，胸闷不饥，午后身热，状若阴虚，病难速已，名曰湿温，汗之则神昏耳聋，甚则目瞑不欲言，下之则洞泄，润之则病深不解，长夏深秋冬日同法，三仁汤主之。(上焦篇43)

【释义】湿温病多发于夏秋之交，有起病缓，传变慢，病情缠绵难愈等特点。该病初起，病偏上焦，连及中焦，证见头痛恶寒，身重疼痛，面色淡黄，胸闷不饥，午后身热，舌白不渴，脉弦细而濡等。这是湿温的主要脉证，凡见此者称为“湿温”。

湿温初起有三大禁忌。一则禁汗：若见恶寒头痛，身重疼痛，误认为伤寒而用辛温发汗之药，则会耗伤心阳，湿浊随辛温之品上蒙清窍，可致神昏、耳聋、目闭等症。二则禁下；若见胸闷不饥等湿热阻滞脾胃之症,误以为胃肠积滞而妄用苦寒攻下,则脾阳受损,脾气下陷,湿邪下趋而为洞泄。三则禁润:若见午后身热等而误认为阴虚,妄用滋腻阴柔之药,势必使湿邪锢结难解,病情加重而难以治愈。

2. 中焦温病的辨治　中焦温病,病在胃与脾、手阳明大肠。

(1)温热类:主要内容见于中焦篇第1、11条和第17条中,摘录并释义如下。

【原文】面目俱赤,语声重浊,呼吸俱粗,大便闭,小便涩,舌苔老黄,甚则黑有芒刺,但恶热,不恶寒,日晡益甚者,传至中焦,阳明温病也。脉浮洪躁甚者,白虎汤主之;脉沉数有力,甚则脉体反小而实者,大承气汤主之。暑温、湿温、温疟,不在此例。(中焦篇1)

【释义】阳明温病提纲。阳明温病的共同表现是:面目俱赤,语声重浊,呼吸俱粗,大便闭,小便涩,舌苔老黄,甚则黑有芒刺,但恶热不恶寒,日晡益甚。但其中又有经证和腑证的不同,其区别的主要依据是原文中所提出的脉的不同。还可参考腹诊和大便状况,如腹软无压痛,大便不秘者,多属经证,如腹部胀满疼痛,便秘或热结旁流,则属腑证。

【原文】阳明温病,无上焦证,数日不大便,当下之,若其人阴素虚,不可行承气者,增液汤主之。服增液汤已,周十二时观之,若大便不下者,合调胃承气汤微和之。(中焦篇11)

【释义】温病无上焦证,数日不大便者,属阳明温病,应当攻下。如病人素体阴亏,不可滥投承气,可用增液汤润肠通便。方中元参壮水润肠,麦冬能润能通,生地滋液不腻,三药合用,寓泻于补,增水行舟,所谓以补药之体作泻药之用。药后一昼夜,如大便仍然不通,说明热结尚存,可配合调胃承气汤轻下之,以使胃气调和而大便通畅。

(2)湿热类:主要内容见于中焦篇第41、42、58、59、60、61条和第62条。

【原文】暑温蔓延三焦,舌滑微黄,邪在气分者,三石汤主之;邪气久留,舌绛苔少,热搏血分者,加味清宫汤主之;神识不清,热闭内窍者,先与紫雪丹,再与清宫汤。(中焦篇41)

【释义】暑温蔓延三焦,是指暑湿弥漫,三焦俱病之证,可出现身热、面赤足冷、脘部痞满、小便短涩、大便黄色稀水而肛门灼热等症状,治以三石汤。方中杏仁、竹茹等开上焦,石膏清上、中二焦,滑石、寒水石等渗利下焦。合奏清暑化湿,宣通三焦之效。

热入营血,要急清心包,用加味清宫汤,暑热易犯心包,如果出现神识障碍,如神昏、谵语等,是热邪闭塞心窍。先用紫雪丹芳香清热开窍,再用清宫汤清包络之热。这里首选紫雪丹是因为紫雪丹不但可以芳香开窍,而且具有通利大小便而导热下泄的功效,可使暑热暑湿从二便排出体外。

【原文】暑温伏暑,三焦均受,舌灰白,胸痞闷,潮热呕恶,烦渴自利,汗出溺短者,杏仁滑石汤主之。(中焦篇42)

【释义】本条述暑温伏暑三焦俱受,湿热并重的证治。“三焦均受”,指三焦证均见,上焦证如潮热、汗出、烦渴等,中焦证如痞闷、呕恶等,下焦证如自利、溺短等。本条与上条比较均属湿热合邪、三焦俱受。但上条热重湿轻,本条湿热并重。在证候方面,湿重则舌不黄而灰白滑腻,湿重则困脾,阻塞中焦气机,如痞闷、呕恶等。在治疗上,上条热重而伤阴,所以用甘寒的三石清热为主。本条暑湿困脾,所以用杏仁滑石汤化湿清热。

【原文】三焦湿郁,升降失司,脘连腹胀,大便不爽,一加减正气散主之。(中焦篇58)

【原文】湿郁三焦,脘闷,便溏,身痛,舌白,脉象模糊,二加减正气散主之。(中焦篇59)

【原文】秽湿着里,舌黄脘闷,气机不宣,久则酿热,三加减正气散主之。(中焦篇60)

【原文】秽湿着里,邪阻气分,舌白滑,脉右缓,四加减正气散主之。(中焦篇61)

【原文】秽湿着里，脘闷便泄，五加减正气散主之。（中焦篇62）

【释义】以上五条，病机均以秽湿着里，阻滞气机，脾胃升降失调为重点，故其均具有“脘闷”之主症。然首条湿阻脾胃，以脘连腹胀为重点，次条湿滞经络，以身痛较显要，第三条湿惭化热，以舌苔色黄为特色，第四、五条湿浊内盛，以舌白滑，脉右缓、脘闷便泄为主症。

五加减正气散均属宣气化湿，调畅气机为主的方剂，均以藿香、广皮、厚朴、茯苓四味为基本药物，以芳香化浊，理气化湿。余则随证加减。一、二、三加减正气散均为治疗湿重于热的方剂。但首方尚有神曲、麦芽苏醒脾胃之气。次方有防己、苡仁、通草、豆卷等疏通经络之湿，再方重用滑石取其渗利湿热，四方有草果以温运脾阳，五方赖苍术以燥脾湿，后二方作用基本相同。吴鞠通从湿邪入里的证候变化进行分析，根据其中湿邪与热邪所占比重之不同，湿阻气滞、热伤阴液，湿重无热则寒化，极尽变化，随证而异，其辨证用药之细微可见一斑。

3. 下焦温病的辨治　下焦温病主要包括肝和肾的病变，多为肝肾阴伤，邪少虚多之候。

（1）温热类：主要内容见于下焦篇第1、10、11、12、13、14、15、16条和第18条，摘录并释义如下。

【原文】风温、温热、温疫、温毒、冬温，邪在阳明久羁，或已下，或未下，身热面赤，口干舌燥，甚则齿黑唇裂，脉沉实者，仍可下之；脉虚大，手足心热甚于手足背者，加减复脉汤主之。（下焦篇1）

自注：温邪久羁中焦，阳明阳土，未有不克少阴癸水者，或已下而阴伤，或未下而阴竭。若实证居多，正气未至溃败，脉来沉实有力，尚可假手于一下，即《伤寒论》中急下以存津液之谓。若中无结粪，邪热少而虚热多，其人脉必虚，手足心主里，其热必甚于手足背之主表也。若再下其热，是竭其津而速之死也。故以复脉汤复其津液，阴复则阳留，庶可不至于死也。去参、桂、姜、枣之补阳，加白芍收三阴之阴，故云加减复脉汤。在仲景当日，治伤于寒者之结代，自有取于参、桂、姜、枣，复脉中之阳；今治伤于温者之阳亢阴竭，不得再补其阳也。用古法而不拘古方，医者之化裁也。（下焦篇1·自注）

【释义】温病后期真阴耗伤证治。吴鞠通所云：“阳明久羁”和“阳明阳土”，乃是指阳明邪热留连过久，伤及少阴。治当详审脉证，若脉沉实，并见身热面赤，口干舌燥，甚则齿黑唇裂者，仍属阳明腑实，仍用攻下。若脉虚大，手足心热甚于手足背，邪热少而虚热多，中无结粪，则属肾阴大伤，当用加减复脉汤以滋养肾阴。

加减复脉汤是从仲景复脉汤（炙甘草汤）中衍化而来，为治疗温病邪入下焦，真阴耗伤之主方。吴鞠通自注对该方之组方意义及与复脉汤的区别，均有交待，简明扼要，一目了然。

【原文】下焦温病，但大便溏者，即与一甲复脉汤。（下焦篇10）

【释义】温病深入下焦，损伤阴液，当以救阴为急务。然救阴药物，大多质地润滑，有滑肠之弊，故下焦温病出现大便溏时，不问其次数多少，可用一甲复脉汤治疗。该方是加减复脉汤去麻仁，加牡蛎一两，既可救阴，又可涩泄。

【原文】少阴温病，真阴欲竭，壮火复炽，心中烦，不得卧者，黄连阿胶汤主之。（下焦篇11）

【释义】肾阴亏，心火旺证治。温病后期，肾阴亏于下，心火亢于上，水火失济，心肾不交。症见心烦不得卧，除此之外，尚可见到身热不甚，舌红苔薄黄而干或薄黑而干，脉细数等症。治当育阴清热，方用黄连阿胶汤。以黄连、黄芩苦寒清泻心火，以阿胶、白芍滋补而养真阴，以鸡子黄交通心肾，合为清心火滋肾水之剂。

【原文】夜热早凉，热退无汗，热自阴来者，青蒿鳖甲汤主之。（下焦篇12）

【释义】本条发热见于温病后期,邪入阴分。尚有能食形瘦,舌红苔少,脉沉细数等表现。此时阴液已亏,余邪留伏阴分,往往病情迁延,经久不解,病虽不重,但其余邪消耗阴血,要注意善后。治以滋阴透热,方选青蒿鳖甲汤。

【原文】热邪深入下焦,脉沉数,舌干齿黑,手指但觉蠕动,急防痉厥,二甲复脉汤主之。(下焦篇13)

【释义】阴亏痉厥的防治。温病后期,肾阴耗伤,津不上承而见舌干齿黑,脉沉数是下焦热炽的表现,阴虚则阳亢,阳亢则风动,故见手指微微抽动,此症便是痉厥之先兆,须立即育阴潜阳,方选二甲复脉汤,以防痉厥之发生。

【原文】下焦温病,热深厥甚,脉细促,心中憺憺大动,甚则心中痛者,三甲复脉汤主之。(下焦篇14)

【释义】虚风内动证治。本条之"厥"是热灼于内,阴竭于下而发生的一种"热厥"。其"痉"乃是热邪久留,真阴耗伤,水不涵木之"虚风"。其"心中憺憺大动,甚则心中痛"乃是肾阴下竭,不能上养心神所致。再结合"脉细促",也足以证明是热入下焦,肾阴耗伤,筋脉心神失养所致。本条治法以二甲复脉汤之滋阴潜阳加上龟板交通心肾,合为三甲复脉汤,以息内动之虚风。

【原文】即厥且哕(俗名呃忒),脉细而劲,小定风珠主之。(下焦篇15)

【释义】厥哕并见证治。脉"劲",是指由于阴亏而脉稍失柔和之象。厥逆,乃热郁肝肾,阴亏液耗,气血营运艰涩,不能通达四末所致。呃逆和"热厥"并见,多与热扰"任脉"引动胃气冲逆有关,其呃逆特点为声低而短频。脉"细而劲"是本条辨证之要点,细是阴亏液耗的征象,"劲"是肝阳横逆的象征。故全条病机是肾阴耗竭,肝阳横逆。治当滋阴息风,方选小定风珠。方中鸡子黄养胃液,协同阿胶滋水涵木,平息内风,龟板养胃阴,补任脉,降冲逆,淡菜潜真阳,童便降虚火,全方共奏养阴潜阳息风平冲之效。

【原文】热邪久羁,吸烁真阴,或因误表,或因亡攻,神倦瘛疭,脉气虚弱,舌绛苔少,时时欲脱者,大定风珠主之。(下焦篇16)

【释义】误治阴衰,风动欲脱证治。热邪久羁,吸灼真阴,又误用汗下之药,更劫夺肝肾阴液,因而神倦脉弱,舌绛苔少,虚风内动,时时欲脱,病多危重。本方是在三甲复脉汤的基础上增加了五味子、鸡子黄,血肉有情,复阴恋阳,对于肾精亏虚已甚而即将虚脱者更为适宜。方中加减复脉汤填补真阴,三甲潜阳,五味子、白芍、甘草酸甘化阴,鸡子黄养阴息风。本方滋阴息风,为治纯虚无邪,虚风内动,风动欲脱的救急之方。

(2)湿热类:主要内容见于下焦篇第36条和第55条,摘录并释义如下。

【原文】暑邪深入少阴消渴者,连梅汤主之;入厥阴麻痹者,连梅汤主之;心热烦躁神迷甚者,先与紫雪丹,再与连梅汤。(下焦篇36)

【释义】暑邪深入少阴厥阴证治。暑邪深入少阴,暑、心属火,二火相搏,则肾阴消灼,故呈大量饮水之消渴证。暑邪深入足厥阴,肝主筋,依赖肾水的滋养,今肾阴亏而使筋脉失却濡养,故现肌肤麻痹征象。连梅汤中乌梅生津止渴,黄连酸苦泄热,生地麦冬酸甘化阴,阿胶色黑沉降专救肾阴,合为滋肾养肝清火之剂。肾阴复则肝阴亦复,筋脉得养,消渴、麻痹自除。如有心热烦躁神迷者,为暑入心包,可先与紫雪丹清包络,再以连梅汤直入病所。

4. 温病的病后调养

【原文】温病愈后,或一月,至一年,面微赤,脉数,暮热,常思饮不欲食者,五汁饮主之,

牛乳饮亦主之。病后肌肤枯燥,小便溺管痛,或微燥咳,或不思食,皆胃阴虚也,与益胃、五汁辈。(下焦篇35)

【释义】 温热病后,胃阴耗伤太过的,可见暮热,面微赤,口干,常想喝水,不思食等症。此乃胃阴未复,胃阳偏亢之征,用五汁饮或牛乳饮生津润燥,以复胃阴。五汁饮取梨汁,荸荠汁,鲜苇根汁,麦冬汁和藕汁等五种汁液,用于邪去津伤最为适宜。牛乳饮即用牛乳一杯,重汤炖热服之。牛乳滋润胃肠,润燥生津,用于病后津伤甚佳。

若胃阴耗伤过度,则津难外荣,肌肤枯燥,不能上输润肺,则微燥咳。无液下渗膀胱,则小便时自感尿道疼痛。这些亦是胃阴虚所致,故亦用益胃汤等滋胃阴为主。益胃汤有沙参、麦冬、冰糖、细生地、玉竹五味药组成,有养胃生津,益阴润燥的作用,为调养胃阴之良方。

(四)三焦治疗大法

【原文】 治外感如将(兵贵神速,机圆法活,去邪务尽,善后务细,盖早平一日,则人少受一日害);治内伤如相(坐镇从容,神机默运,无功可言,无德可见,而人登寿域)。治上焦如羽(非轻不举);治中焦如衡(非平不安);治下焦如权(非重不沉)。(卷四·杂说)

【释义】 本条即吴鞠通原著中的"治病法论",论述外感内伤治则的区别及三焦病证的治疗大法。治疗外感疾病如同将军用兵一样,贵在神速,机动灵活,主动彻底地祛除一切病邪,善后治疗也务必细致周到,因为疾病早一天治愈,人就可以少受一日的伤害。而治疗内伤杂病就如同宰相治理国家一样,要从容镇静,善于策划运筹,虽然短期内看不到明显的功德,但能使病人得以长寿。

对于三焦分证的治疗大法,吴鞠通指出治疗上焦病证之药物要如同羽毛那样轻,因为非轻浮上升之品就不能达到在上的病位。而治中焦病证要如同秤杆那样保持平衡,不平衡就不能平安。治疗下焦病证则如同秤砣一样,如果不用性质沉重的药物就不能直达在下之病所。吴鞠通用"羽"、"衡"、"权"三字,突出了三焦治疗上的主要特点。即治疗上焦病证要用轻清升浮的药物,用药剂量也要轻,煎煮时间也要少,不要过用苦寒沉降之品。治中焦病要讲究平衡,如湿热之在中焦,应予分消湿热,脾胃升降失常,当升脾降胃。治下焦病,要用重镇滋潜味厚之品,使之直达于下,如滋补肾阴,潜阳息风之药就都具有重沉的特点。

(五)温病的下法

吴瑭在继承《伤寒论》大、小承气汤及调胃承气汤治疗阳明腑实证的基础上,结合温病的发病及病机特点,对下法作了很多创新。主要体现在中焦篇的第10、15条及第17条中。

【原文】 阳明温病,下之不通,其证有五:应下失下,正虚不能运药,不运药者死,新加黄龙汤主之。喘促不宁,痰涎壅滞,右寸实大,肺气不降者,宣白承气汤主之。左尺牢坚,小便赤痛,时烦渴甚,导赤承气汤主之。邪闭心包,神昏舌短,内窍不通,饮不解渴者,牛黄承气汤主之。津液不足,无水舟停者,间服增液,再不下者,增液承气汤主之。(中焦篇17)

【释义】 五加减承气汤证治。"下之不通,其证有五",应理解为使用攻下法未能取效,或不能单纯使用攻下法的五种证候。

一曰邪正合治法:适用于腑实应下失下,邪气留连,正气内虚,不能运药。当扶正逐邪,邪正合治。用新加黄龙汤,方中以增液承气滋阴攻下,海参补液,人参补气,姜汁宣通气分,当归宣通血分,甘草调和诸药,共奏补益气阴,攻下腑实之效。

二曰脏腑合治法:适用于痰热阻肺,腑有热结者。此时须一面宣肺气之痹,一面逐肠胃之结。方用宣白承气汤,药用杏仁、蒌皮宣肺,石膏清肺热,大黄逐热结。

三曰二肠同治法：用于阳明腑实，小肠热盛证。此时当通大便之秘，泻小肠之热，用导赤承气汤，方中大黄、芒硝攻大肠腑实，黄连、黄柏泻小肠之热，生地、赤芍滋膀胱之液。属大小肠合治之法。

四曰两少阴合治法：用于热入心包，阳明腑实。此时须同时开少阴心窍方可。方选牛黄承气汤，以牛黄丸清心开窍，以大黄攻下泄热，以急消肾液亡失之虞。

五曰一腑中气血合治法：由于阴液亏耗，大便不通，有如江河无水，治用"增水行舟"的增液汤滋阴通便。服两剂后大便仍不下者，乃因邪入阳明，阴液损伤太重，可用养阴荡结的增液承气汤，此为一腑之中，进行"气血合治"的方法。

【原文】下后数日，热不退，或退不尽，口燥咽干，舌苔干黑，或金黄色，脉沉而有力者，护胃承气汤微和之；脉沉而弱者，增液汤主之。（中焦篇15）

【释义】攻下数日后，病人身热仍不退，或者尚未完全退尽，并伴有口燥咽干等症者，这是胃阴耗伤，余邪未尽之象，当用护胃承气汤轻下以调和胃气。方中增液汤以补胃阴，生大黄、丹皮、知母以清余邪。如果脉象沉而弱者，可用增液汤治疗。

【原文】温病三焦俱急，大热大渴，舌燥，脉不浮而躁甚，舌色金黄，痰涎壅甚，不可单行承气者，承气合小陷胸汤主之。（中焦篇10）

【释义】三焦俱急，谓上焦未清，已入中焦阳明，出现大热大渴等症。胃热炽盛则耗损阴液，煎熬肾水，若不及时攻下则阴液立见消亡。若下之则可能使上焦未清之余邪乘虚内陷形成结胸之证，故以小陷胸合承气汤，来荡涤三焦之邪，既能清热化痰，又能攻下腑实。

（六）温病治疗禁忌

1. 白虎汤四禁

【原文】白虎本为达热出表，若其人脉浮弦而细者，不可与也；脉沉者，不可与也；不渴者，不可与也；汗不出者，不可与也；常须识此，勿令误也。（上焦篇9）

【释义】白虎汤为辛寒清气，达热出表之名方，是热炽气分的代表方。在应用时应详察脉证，以免"用之不当，祸不旋踵"。若脉浮为病在表，脉弦为病在少阳，脉细为阴虚，脉沉为热结肠腑或阳气虚弱；不渴为津液未伤；汗不出为表气郁闭或无作汗之源。这些情况均非白虎汤适应证，故均"不可与也"。

2. 温病忌汗

【原文】太阴温病，不可发汗，发汗而汗不出者，必发斑疹；汗出过多者，必神昏谵语。发斑者，化斑汤主之；发疹者，银翘散去豆豉，加细生地、丹皮、大青叶、倍元参主之。禁升麻、柴胡、当归、防风、羌活、白芷、葛根、三春柳。神昏谵语者，清宫汤主之，牛黄丸、紫雪丹、局方至宝丹亦主之。（上焦篇16）

【释义】本条讲温病忌汗的道理及误汗后引起的斑疹、谵语等变证的治疗。太阴温病不可辛温发汗，若误用而汗不出者，乃由于辛温助热，耗伤阴液，作汗无源，故汗不得出，且邪热动血，外出血络而发为斑疹。因斑为阳明热毒从肌肉外溢所致，故用化斑汤以清胃泄热，凉血化斑。疹为太阴风热内窜营分而外达于肌肤，故用银翘散去豆豉，加细生地、丹皮、大青叶、倍玄参以宣肺达邪，清营透疹。无论斑或疹，均禁用或慎用升麻、柴胡等辛散之品。

太阴温病，卫表疏松。若误用辛温发汗，汗出过多，必然损伤心阳心阴，邪热乘虚而入，热闭心包,痰热闭窍,出现神昏谵语等症。此时可用清宫汤清心开窍,也可随证选用牛黄丸、紫雪丹等方。

3. 斑疹之禁

【原文】斑疹,用升提则衄,或厥,或呛咳,或昏痉,用壅补则瞀乱。(中焦篇23)

【释义】如果用具有升散提举作用的方药治疗斑疹,就会引起衄血,或导致肢体厥冷,或发生呛咳,有的甚至会造成神昏痉厥。此处所言"升提",是指用辛温升散之品,其机理可参吴鞠通自注。如果用滋补壅滞的方药进行治疗,就会导致神志昏乱。

4. 斑疹下法宜忌

【原文】斑疹阳明证悉具,外出不快,内壅特甚者,调胃承气汤微和之,得通则已,不可令大泄,大泄则内陷。(中焦篇24)

【释义】斑疹透发不畅快,且阳明证已俱,症见腑气壅滞,大便不通者,可用调胃承气汤缓下热结,调和胃气,使腑气得降,邪热得以外泄,则斑疹也可透发。外发斑疹使用攻下法时首先要掌握其使用指征,即阳明证和斑疹内壅之表现悉具,其次是要适可而止,除了只用缓下之剂外,得下后又不可再下,以免发生内陷之变。

5. 淡渗之禁

【原文】温病小便不利者,淡渗不可与也,忌五苓、八正辈。(中焦篇30)

【释义】温病患者症见小便不利,忌用五苓散、八正散之类淡渗利湿的方剂。因为温病中出现小便不利,大多由于阴液亏耗,故治当养阴清热为大法,不可滥用淡渗利尿之剂,如误用会进一步耗伤阴液。

6. 苦寒之禁

【原文】温病燥热,欲解燥者,先滋其干,不可纯用苦寒也,服之反燥甚。(中焦篇31)

【释义】温病患者有燥热之象,欲解除这些症状,须先滋润其欲干之津液,主要投以甘寒之品,不可纯用苦寒。若纯用之,则燥热不除,反而燥甚,因苦寒之品能化燥而更伤其阴。

对温病燥热的治疗,一般采用甘苦合化之法,即清热与养阴并施。自注中所云冬地三黄汤,"甘寒之十之八九,苦寒仅十之一二耳",是以甘寒为主之方矣。

二、吴鞠通学术思想概要

(一)遵经而不泥古,继承与创新并重

吴鞠通深研医经,认真继承而又力主发展创新。他把医书分作两类:一类遵为"医经"者,如《内经》、《难经》、《神农本草经》、《伤寒论》、《金匮要略》、《临证指南医案》。他认为,对医经必须深入学习,"务深究古法,循其规矩"。另一类为一般医书,他认为,多有一偏之弊,因此,主张"诸家可参考而不可恃者也",反对"偏执一家一书以医病"。即使对于可遵可宗的《内经》、仲景书、叶案,他认为,由于古今气候环境的变迁,方域的不同,医学的进步,也不能固守不变。他说:"学者必不可不尊经,不尊经则学无根柢,或流于异端。然信经太过,死于句下,则为贤者过之。"(《温病条辨·杂说》)认为"信经太过则凿",提出"择其可信者而从之,不可信者而考之"。他虽然尊崇并深研《内经》,但是,犹认为"可信者十之八九,其不可信者一二"。他指出,仲景生活在气候寒冷的年代里,当时"伤寒颇多",而由于气运的变迁,温病渐多而伤寒渐少,因此不能固守伤寒法来统治四时之病,不能"以伤寒一书,应四

时无穷之变”，因此，作《温病条辨》以“羽翼伤寒”。吴鞠通学承叶天士，他祟尚叶天士精思过人，“持论平和立法精细”，“迥出诸家之上”。但是他也指出，其“立论甚简，且散见于医案之中”。他就是要把这些散金碎玉发掘出来，作一番引线串珠的工作，从中总结规律，目的就是“俾学者有路可寻”。这种发掘、整理、提高工作，正是继承基础上的发展创新。并且不盲目祟信，指出：“叶氏博而能精，其不精者十之一二，如不识燥证，误用桑白皮之类。”（《医医病书·好博而不务精详论》）还指出，其治多南方症，由于气候、地域不尽相同，亦不可拘执。他的许多著名方剂，虽源于叶案，但不少都有化裁和创新。

（二）力主寒温有别，阴阳水火各异

吴瑭认为在外感热病的治疗上，必须严格区分寒温，辨证论治，不能稍有所偏。他说：“天地运行之阴阳和平，人生之阴阳亦和平，安有所谓病也哉！天地与人之阴阳，一有所偏，即为病也。偏之浅者病浅，偏之深者病深；偏于火者病温病热，偏于水者病清、病寒，此水火两大法门之辨，医者不可不知。烛其为水之病也，而温之热之；烛其为火之病也，而凉之寒之，各救其偏，以抵于平和而已。非如鉴之空，一尘不染，如衡之平，毫无倚着，不能暗合道妙，岂可各立门户，专主于寒热温凉一家之论而已哉！瑭因辨寒病之原于水，温病之原于火也，而并及之。”（《温病条辨·上焦篇》）。由于如此，所以他在温病的分类中提出了温病兼湿与不兼湿的问题；治疗中提出了“喜刚忌柔”、“喜柔忌刚”的问题；秋燥中提出了胜气和复气的问题；湿病中提出了“热湿”与“寒湿”的问题；温病病后调理中提出了益阴和复阳的问题等。吴鞠通这一基本论点，始终贯穿于全书的理法方药之中。这是在继承《伤寒论》的基础上，通过医疗实践，对中医外感热性病认识上的一个提高、突破和深化。

（三）辨病分温热湿热，用药分刚燥柔润

吴鞠通在温病辨证论治方面的贡献，除了创立三焦辨证，强调温病辨证以脏腑定位外，他还明确提出了从性质上以是否夹湿把温病分为温热和湿温两大类。他认为，温热一类属阳邪，易损伤人体阴液，因此以热盛伤阴为其主要病理变化；治疗则以清热养阴为治疗大法，吴鞠通谓之“温病之不兼湿者，忌刚喜柔”。湿温一类，属湿热合邪，湿为阴邪，易阻塞人体气机，损伤人体阳气。热为阳邪，损伤人体阴液，因此，湿温的病理变化要复杂得多。在治疗上，他指出气化则湿亦化，湿为阴邪，非温不化。吴鞠通谓之“温病之兼湿者，忌柔喜刚”。由此可见，把温病从性质上分为温热和湿温两大类，从脉证治方面一一记述并加以鉴别，这是吴鞠通的一大贡献。正如汪瑟庵所谓：“温热、湿温，为本书两大纲。温热从口鼻吸受，并无寒证，最忌辛温表散，但当认定门径，勿与伤寒混杂，再按三焦投药，辨清气血营卫不失先后缓急之序，便不致误。湿温为三气杂感，浊阴弥漫，有寒有热，传变不一，全要细察兼证，辨明经络脏腑气血阴阳，湿热二气偏多偏少，方可论治，故论湿温方法，较温热为多，读者以此意求之，无余蕴矣。热证清之则愈，湿证宣之则愈……一为阳病，一为阴病。”（《温病条辨·中焦篇》）这是对吴鞠通论点的充分肯定和高度概括。

（四）治温病重阴精，治内伤重阳气

吴鞠通根据温为阳邪，最能耗阴竭液的特点，重视温病以救阴为主的治疗原则。吴鞠通谓：“留得一分正气，便有一分生理”，“其有阳气有余，阴精不足，又为温热升发之气所铄，而汗自出，或不出者，必用辛凉……用甘凉甘润培养其阴精。”吴鞠通对上焦温病的治疗，不取辛温、苦寒之品，而用辛凉之剂，轻清透邪，意在“撤热保津”、“顾护其阴”，病入气、营、血分或气血两播时，加重甘寒救津之品，并立雪梨浆、五汁饮等甘寒救液方剂。对中焦温病之热盛治以甘寒清热，如白虎汤之类，对阴虚证治以甘寒养阴、咸寒增液，如益胃、玉竹麦门冬、增液等汤，并辅以益气，慎用苦寒消化药物，禁用淡渗利尿，避免耗伤津液。对下焦温病，由于温病后期邪少虚多，热邪侵入耗竭阴液，肝肾阴虚为必有之证，其治疗应以复肝肾之阴为主，扶正以敌邪。吴鞠通对湿温病治则及攻下、开窍、息风等治法亦有很好的发挥。以湿热类温病提出“重调气而利三焦”的重要治则，吴鞠通以理气与化湿药配合，用轻开肺气、芳香宣气、通腑下气、清透下气、通利膀胱、清宣三焦、宣通经络等治疗湿热阻遏气机所致各种病变。

吴瑭重养阴，已为医所熟知。这是因为他认为“病温者，精气先虚”。温属阳热之邪，最易伤阴。他说：“盖热病未有不耗阴者，其耗之未尽则生，尽则阳无留恋，必脱而死也。”(《温病条辨·凡例》)“病温之人、精血虚甚，则无阴以胜温热，故死。”(《温病条辨·凡例》)因此，他把津液的存亡，看作是温病或死或愈的关键所在，分别三焦，历列生津、增液、填精之法。但是他也重视益气。凡热之夹湿者，他认为“湿为阴邪，非温不化”，用药“忌柔喜刚”。尤其是对于寒湿一证，选用参、术、芪、姜、桂、附之品，不惟不忌，甚或必用。对内伤诸证，吴鞠通也十分重视阳气。他一再批评朱丹溪“阳常有余，阴常不足”带来的一偏之弊。他提出，除热病、妇人产后以及老人，多属阴不足而外，补虚应首重阳气，护胃气。他说：“惟热病之后，妇人产后，伤阴者十居八九……盖阳能统阴，阴不能统阳。其他则伤阳居多，今人恣用补阴，爱用寒凉，伤阳益甚矣。古人云：阳不尽不死，人非阳气不生活……即应当补阴之症，仍所以为恋阳计也。析薪为生火也，添油为明灯也……从来最善补虚者，莫若仲景……诸虚不足，小建中汤主之……盖建中以调和营卫为扼要，以补土为主。”(《医医病书·虚劳论》)他还提出：“无论三因皆以胃气为要。”总之，疾病不同，重阴重阳有别，治温病，注重养阴；治内伤，注重养阳；无论内伤外感，统重胃气。

（五）全面论燥第一家

初著《温病条辨》时，由于其对燥邪的认识不够全面，故在秋燥门中，仅论及温燥证治，未及凉燥。道光元年(1821年)，其64岁时，遇京师燥疫流行，民多吐利腹痛而死。他细审病证，认为系凉燥为患，特制苦温芳香，扶阳逐秽之剂——霹雳散以救之，大获奇效。当年顺天(北京)乡试，主考官购其所制霹雳散百余剂，令考生服用，果然场中无患疾而死者。通过这次防治燥疫的实践，使吴鞠通对燥邪为患有了较全面的认识，并对以前的片面认识做了深刻反省，进而参考明代医家沈目南的“燥病论”，作“补秋燥胜气论”一篇，补入《温病条辨》之中。因此吴鞠通成为第一位全面论燥的医家。

（六）提出治温新法，创制治温新方

1. 辛凉透邪法　吴鞠通在《温病条辨》中历数温病初起用“辛温发汗”和“治上而犯中下”之害，而谨遵《内经》“风淫于内，治以辛凉，佐以苦甘”之训，又宗喻嘉言芳香辟秽等说，在“治上焦如羽，非轻不举”的用药原则指导下，制银翘散、桑菊饮、桑杏汤、翘荷汤等辛凉透邪之剂，纯然清肃上焦，宣透肺卫风热、燥热之邪，且预护阴液，不犯中下二焦，疗效卓著，开创了治疗新感温病的崭新局面，成为今日治疗风温、温燥初起的主要方法。吴鞠通还以本法配合清气、凉血、养阴、化湿、散寒等法，治疗多种病证。如温病误汗而发疹，用银翘散去豆豉加细生地丹皮大青叶倍玄参方；温邪迫血上溢，用犀角地黄汤合银翘散；大头瘟初起用普济消毒饮去升麻柴胡黄芬黄连方；暑为寒遏，用新加香薷饮；手太阴暑温，用清络饮及其加减诸方；太阴伏暑，用银翘散加减诸方；湿温喉阻咽痛，用银翘马勃散；心疟，用加减银翘散；下后无汗脉浮,用银翘汤等,皆为其例。

2. 甘苦化阴法 治疗热盛津伤之证,生地、麦冬等甘寒之品,虽有生津养液之长,却难免阴柔呆滞恋邪之短;黄芩、黄连等苦寒之药,虽有清热解毒祛邪之利,却难免化燥伤阴之弊。可见在热盛津伤之时,单独应用某类药物,不仅不易取得最佳效果,而且还易导致不良后果。然而,若将二者相互配合,则可取长补短,提高疗效,故吴鞠通每每用之。如他在论温病首方银翘散加减应用时即指出:“二三日病犹在肺,热渐入里,加细生地、麦冬,保津液。再不解,或小便短者,加知母、黄芩、栀子之苦寒,与麦、地之甘寒,合化阴气,而治热淫所胜。”在治疗阳明温病、津液受伤而小便不利时,用冬地三黄汤,即以麦冬、生地、芦根汁等甘寒之品,配黄连、黄芩、黄柏等苦寒之味。并在其医案中指出:“甘苦合化阴气利小便法,举世不知,在温热门中,诚为利小便之上上妙法。盖热伤阴液,小便无由而生,故以甘润益水之源;小肠火腑,非苦不通,为邪热所阻,故以苦药泻小肠而退邪热。甘得苦则不呆滞,苦得甘则不刚燥,合而成功也。”在治疗春温内陷下痢而伤阴时,用加减黄连阿胶汤,以黄芩、黄连之苦寒,清热止痢而坚阴;以生地之甘寒,助阿胶、白芍之育阴。此外,治疗暑伤少阴的连梅汤、热伤营阴的清营汤等,则为甘苦合酸寒、咸寒之剂。

3. 增水行舟法 热入阳明,灼热胃肠津液,致大便不通之证,古法概以承气攻下通便。而吴鞠通于阳明下证,则根据热结与液干的轻重,施以不同之法。如偏于阳邪炽甚,热结便秘之实证,则以承气剂攻下热结以存阴。若偏于阴亏液涸、无水舟停之半虚半实证,如素体阴虚,复感温邪,或经前医误汗伤阴,致肠失濡润,虽数日不便,但邪热不甚者;下后数日,热不退,或退不尽,津液大伤,邪气复聚,大便不通,口燥咽干,舌苔干黑,或金黄色,而脉沉无力者;下后脉静身凉,舌上津回,而十数日不大便者等,则强调不可混施承气,以免重伤津气,而应以增液汤增水行舟,即生津养液,润肠通便,回护其虚。

增液汤由元参、生地、麦冬三药组成。此三味药,为咸苦甘寒、生津养液之品,显然属于滋补养阴之药,故广泛用于温热伤津之证,以补充体内已伤之津液。如《温病条辨》清营汤、玉女煎去牛膝熟地加细生地元参方、冬地三黄汤等方剂之中,配伍此三药,以滋养营血之阴或增液利尿,皆取其滋补之用。但是,增液汤用此三药,则并非取其滋补之用,而是“以补药之体,作泻药之用”,即作通便攻实之用。故吴鞠通谓“此方所以代吴又可承气养荣汤法也”。那么,为何元参、生地、麦冬等生津养液之药,在清营汤、冬地三黄汤等方剂中为补药,而在增液汤中却变为泻药呢?其关键在于用量的大小不同。清营汤、冬地三黄汤等方剂中,其用量较轻,一般为三至五钱,故只起滋补作用,而不至于引起滑肠通便。而在增液汤中,其用量独重,少则八钱、一两,重则超过二两(吴鞠通临床常用),故其作用性质发生变化,由补药变为泻药,起到增水行舟之用。可见欲使增液汤增水行舟,关键是用量要重,正如吴鞠通所说:“非重用不为功。”此法实为润下之法,其妙在“寓泻于补”,既可攻实,又可防虚,诚可补承气攻下之不足,无论外感还是内伤之津亏便秘证,用之得当,皆可应手而效。故吴鞠通创立此法,不能不说是对医学的一大贡献。

4. 下法与诸法合用,创制十二承气汤 承气剂为下法的代表方剂。仲景制大承气汤、小承气汤、调胃承气汤、桃核承气汤等,开承气攻下之先。而吴鞠通治疗温病,不仅善于灵活运用仲景之大、小及调胃承气汤,而且还针对温病临床错综复杂的特殊情况,将益气、滋阴、宣肺、清热、开窍、化痰、养血等法与下法有机结合,创制新加黄龙汤、宣白承气汤、导赤承气汤、牛黄承气汤、增液承气汤、护胃承气汤、承气合小陷胸汤、桃仁承气汤、加减桃仁承气汤等一系列承气方剂,使下法的运用趋于完善。吴鞠通治疗温病,既善用承气,又慎用承气,加减变化,极具斟酌,进退取舍,惟当是求,堪称运用下法之楷模。

5. 复脉养阴法 复脉汤又名炙甘草汤,具有益气养血、温阳通脉等功效,重在复脉中之阳,为仲景治疗"伤寒脉结代,心动悸"之主方。吴鞠通根据温邪深入下焦,重在伤肝肾之阴的特点,将其方加以化裁,制加减复脉汤、救逆汤、一甲复脉汤、二甲复脉汤、三甲复脉汤、大定风珠等方,以应下焦温病、邪少虚多之需。

加减复脉汤为吴鞠通治疗下焦温病、肝肾阴伤的基本方,由仲景复脉汤去人参、桂枝、生姜、大枣等益气温阳之药,加酸寒补阴之白芍而成,重在甘润存津,滋补肝肾,复脉中之阴,与仲景原方之用显然有别。正如吴鞠通所说:"在仲景当日,治伤于寒者之结、代,自有取于参、桂、姜、枣,复脉中之阳;今治伤于温者之阳亢阴竭,不得再补其阳也。"凡肝肾阴伤,邪热少而虚热多,证见低热不退,两颧潮红,口干咽燥,甚则齿黑唇裂,肌肤甲错,脉虚大或沉细数而无力,手足心热甚于手足背,或耳鸣耳聋,神倦欲眠,脉结代,甚则脉两至者,皆可用之。

若温病误表,津液被劫,心气受伤,兼见心中震震,舌强神昏,汗自出,有阴阳离脱之象者,则以救逆汤救逆固脱。救逆汤即由加减复脉汤去麻仁,加生龙骨、生牡蛎而成。若元气大伤,见脉虚大欲散者,则再加人参益气固脱。若误用下法,而兼大便微溏者,则于加减复脉汤内去滑润之麻仁,加滋阴清热且具涩便之功的牡蛎,成一甲复脉汤,使其复阴之中,预防泄阴之弊。若水不涵木,虚风欲动,兼见手指微微蠕动者,急于加减复脉汤内加生牡蛎、生鳖甲,成二甲复脉汤,一面育阴,一面潜阳,谨防痉厥。当然,若痉厥虽作,但未累及心者,亦可用之。若虚风大动,累及于心,兼见脉细促,心中憺憺大动,甚则心中痛者,则于二甲复脉汤内,再加生龟板,成三甲复脉汤,以增强滋阴潜阳之力,且可收通阴维、止心痛之效。若邪气已去八九,真阴仅存一二,见神倦瘛疭,脉气虚弱,舌绛苔少,时时欲脱者,则于三甲腹脉汤内加五味子、鸡子黄,并变化其量,成大定风珠,既可填阴塞隙,潜阳息风,又可敛阴固脱。可见其用方,师古不泥,善于化裁。

6. 宣肺化气法 湿为阴邪,重浊黏腻,易阻气机。若湿蕴生热或湿热相合,则相互裹结,即热处湿中,如油入面,难分难解,非若寒邪之一汗即解、温热之一凉即退。故湿热之证,往往缠绵难愈,较之温热,病势虽缓而病情实重,治疗极为棘手。吴鞠通治疗湿热之证,注重先去其湿,往往以宣上、畅中和渗下之法相互配合,分消湿邪,使湿去而热不独存。尤其注重宣肺化气,使气行则水行,气化则湿热俱化。如他在论述治疗湿温初起之证的三仁汤时所说:"湿为胶滞阴邪……惟以三仁汤轻开上焦肺气,盖肺主一身之气,气化则湿亦化也。"又在论述治疗暑湿蔓延三焦之证的三石汤时指出:"蔓延三焦,则邪不在一经一脏矣,故急以清三焦为主。然虽云三焦,以手太阴一经为要领。盖肺主一身之气,气化则暑湿俱化。且肺脏受生于阳明,肺之脏象属金色白,阳明之气运亦属金色白,故肺经之药多兼走阳明,阳明之药多兼走肺也。再肺经通调水道,下达膀胱,肺痹开则膀胱亦开,是虽以肺为要领,而胃与膀胱皆在治中,则三焦俱备矣。"

吴鞠通宣肺化气最常用之药即为杏仁。此外,治疗湿温喉阻咽痛的银翘马勃散,所用银花、连翘、马勃、牛蒡子、射干等药,均可清轻达上,宣开肺痹;治疗太阴湿温,气分痹郁而哕的宣痹汤,则用枇杷叶、射干、香豆豉等轻宣肺痹;治疗湿热由膜原直走中道的三香汤,则以瓜蒌皮、桔梗、香豉等宣肺开上,使从上焦侵入之邪,还从上焦而去。当然,若热邪较盛而肺气痹阻者,则配石膏等清热以宣肺。由此可见,治疗湿热诸疾,开宣肺气是一大重要法门,吴鞠通给我们指明了方向。肺主一身之气,而湿赖气以化。推而广之,其他湿证的施治,也应本着开宣肺气这一法门。

第四节 王孟英著作及其学术思想概要

王孟英,名士雄,字孟英,晚年号梦隐(一作梦影),别号潜斋、半痴山人、随息居士。生于清嘉庆十三年(1808年),卒于清同治六年(1866年),或谓卒于1868年。祖籍安化(今甘肃庆阳),后迁盐官(今浙江海宁县盐官镇)。王孟英三世以上从医,其曾祖王学权精于医,撰《医学随笔》,祖父及父皆业于医,祖父王国祥曾辑注《医学笔记》。孟英两岁时曾祖王学权去世,《医学随笔》未成,五年后其祖父王国祥去世而事未竟,继而孟英之父王升"校订遗稿,意欲授梓",但在49岁时去世,是年孟英14岁。祖辈三代对医学的追求,孟英耳濡目染,幼承庭训,激励着孟英立志习医。其14岁时即对其舅父俞桂庭说:"夫有用于世者莫如医,甥敢不专心致志以究其旨哉?"因而得其舅父之助,并为其书斋题名"潜斋"。从此足不出户,埋头十载,潜心研究医学,但"惟性疏迈,所遇辄奇,瞬眼十年,未展其志"。由于生活贫困,20岁时至婺州(今金华)佐理盐业为生,期间并未忘却习医之志,"公余之暇,辄披览医书,焚膏继晷,乐此不疲"。由于深究医理,勤于实践,故30岁时即名噪一方,医术高超,游医于江、浙,是时战乱频发,疫疠流行,故尤专心于温病诊治,对温病有独到见识。

王孟英一生以医为业,不但医术精湛,救人疾苦,医德高尚,且临证之余,勤于著述,著作颇丰,给中医学留下了宝贵财富。其著述及评注参订他人之作较著名者主要有:《温热经纬》、《随息居饮食谱》、《随息居重订霍乱论》、《王氏医案》(又名《回春录》)《王氏医案续编》(原名《仁术志》)《王氏医案三编》、《重庆堂随笔》、《鸡鸣录》、《潜斋简效方》、《归砚录》、《乘桴医影》、《古今医案按选》、《女科辑要按》、《医砭》、《校正愿体医话良方》、《言医选评》、《柳洲医话良方》、《叶案批谬》、《洄溪医案按》等,其代表作《温热经纬》为我国温病学史上最为重要的参考著作之一,因而孟英亦成为后世尊称之"叶、薛、吴、王"四大温病学家之一。

一、《温热经纬》主要内容介绍

王孟英一生潜心研究医学,勤于临证,存世医案有600则以上,且注重文献整理,著述颇丰。《温热经纬》为其众多医著中的代表作,其书自序"以轩岐仲景之文为经,叶薛诸家之辨为纬,纂为《温热经纬》五卷。其中注释,择昔贤之善者而从之,间附管窥……"可见是书其上穷究《素问》、《灵枢》、《难经》、《伤寒杂病论》之理,以正本溯源,其下梳理注释叶天士《温热论》、《三时伏气外感篇》、薛生白《湿热病篇》、陈平伯《外感温病篇》、余师愚《疫病篇》等,存正纠谬,择前人注释之善者而从之,并附己见,系统全面,集19世纪60年代以前温病学说之大成,对温病学的发展作出了巨大贡献,可谓是一部优秀的温病学文献汇编,是后人学习温病学的重要参考著作之一。

(一)温病与伤寒

伤寒与温病是外感热病中两大不同的病种,《素问·热论》谓:"今夫热病者,皆伤寒之类也。”此等名文《温热经纬》并未收入，说明王孟英并不认同外感热病均属于伤寒，认为温病与伤寒在病因病机、发病、传变、辨治等方面有本质不同。

【原文】 伤而即病者为伤寒，不即病者为温热。（《内经伏气温热篇》雄按）外感温病，仲圣虽未言，而叶氏已详论矣。（《陈平伯外感温病篇》雄按）

【释义】 伤寒与温病是外感热病中两大不同的病种。

感受寒邪即时发病，其临床表现的是伤寒，寒邪内伏，过时而发，其临床表现的是温病，此即通常认为的伏气春温。

在外感病中，仲景详论伤寒，其理论详于寒略于温，温病学家在伤寒的基础上补充论述了外感病中温病内容，详于温略于寒，叶天士的《外感温热论》即详论温病，补仲景之未论。故后世认为伤寒是温病形成的基础，温病是伤寒的发展和补充。

【原文】 不但寒伤形，暑伤气，截然分明，而寒为阴邪（虽有红炉暖阁、羔酒狐裘而患火病者，不可谓寒是阳邪，寒必兼火也），暑为阳邪（虽有袭凉饮冷夹杂阴寒之证，亦人事之兼伤，非天气之本然也），亦如水火之不相射。经云：天寒地冻，天暑地热。又云：阴阳之升降，寒暑彰其兆。理极明显，奈后贤道在迩而求诸远，遂不觉其立言之失，而用药之非也。（《内经伏气温热篇》雄按）

【释义】 寒邪与温邪伤人有本质不同，因而治疗有异。

寒伤形，热伤气，寒、温之邪伤人有本质不同，故治疗用药自异。寒为阴邪，虽有时冬季因取暖、保暖过度，或过饮醇甘厚味而患有火证，不可谓寒邪是阳邪。同理暑为阳邪，虽有时过度饮冷，或夏季贪凉受寒，此只是暑邪之兼症，不可谓暑是阴邪。寒邪与温邪，犹如水火不容，天寒地冻，天暑地热，寒暑之性极为显著，不可混谈，感其气而患病者，治疗用药自当有别。由此可知王孟英明辨温病与伤寒有本质不同。

【原文】 今人不读《内经》，虽温、热、暑、疫诸病，一概治同伤寒，禁其凉饮，厚其衣被，闭其户牖，因而致殆者，我实见多。（《内经伏气温热篇》雄按）

【释义】 禁用治伤寒的方法治疗温病。

孟英临证中感叹如今有的医者不读《内经》，把温、热、暑、疫等诸多温病，用伤寒的方法治疗，如禁用凉药、厚裹衣被、关门闭户等，因此误治而病重致殆者多。温病是感受温邪为患，治必寒凉，如若用治伤寒的温热方法治疗，势必成“坏病”而转危殆，医者临证当切记。

（二）新感与伏邪

温病的发病一直围绕着是否有“伏邪”而争论，《温热经纬》自序中谓：“或不知有伏气为病，或不知有外感之温。”其立场坚定，明确提出温病的发病有新感与伏气两种发病形式，且篇中对新感与伏气的区别、伏气温病的传变、辨治论述精详。

【原文】 藏于精者，春不病温，小儿之多温病何耶？良以冬暖而失闭藏耳！夫冬岂年年皆暖欤？因父母以姑息为心，惟恐其冻，往往衣被过厚，甚则戕之以裘帛（富家儿多夭者，半由此也），虽天令潜藏，而真气已暗为发泄矣。温病之多，不亦宜乎。此理不但幼科不知，即先贤亦从未道及也。（《叶香岩三时伏气外感篇》雄按）

【释义】 冬不藏精为春季伏气温病之发病之由。

冬季藏于精者，春不病温，反之冬不藏精，则春必病温，伏气温病春温之发病内因多因于此。然冬不藏精，孟英指出还可因冬过暖而失闭藏所致。冬暖可因自然气候未至而至之非其时而有其气而致，但更多是因冬季不当养生，如衣被过厚而生，并提出“富家儿多夭者，半由此也”，确系如此。此因冬季虽属潜藏之季，但若过暖起居不当可致精气暗泄，终致冬不藏精而病温，不只幼科如此，成人亦是。

【原文】若伏气温病，自里出表，乃先从血分而后达于气分，故起病之初，往往舌润而无苔垢，但察其脉软而或弦，或微数，口未渴而心烦恶热，即宜投以清解营阴之药。迨邪从气分而化，苔始渐布，然后再清其气分可也。伏邪重者，初起即舌绛咽干，甚有肢冷脉伏之假象，亟宜大清阴分伏邪，继必厚腻黄浊之苔渐生，此伏邪与新邪先后不同处。更有邪伏深沉，不能一齐外出者，虽治之得法，而苔退舌淡之后，逾一二日舌复干绛，苔复黄燥，正如抽蕉剥茧，层出不穷，不比外感温邪，由卫及气自营而血也。秋月伏暑证，轻浅者邪伏膜原，深沉者亦多如此。苟阅历不多，未必知其曲折乃尔也。附识以告留心医学者。”(《叶香岩外感温热篇》雄按)

【释义】新感与伏气温病传变过程与辨治之不同。

叶天士指出，温病的传变规律为“卫之后方言气，营之后方言血”，此指新感温病而言，然伏气温病多不按此传变。王孟英认为伏气温病的传变为自里达表，如病先在血分，然后外达于气分，起病之初往往有舌润无苔，或舌绛无苔，脉细数或弦，口不渴但心烦恶热等营血分证，此时若投清营养阴或清营凉血药则邪可由营血分外透气分而解，此时症见舌苔渐布，只需再清气分之邪即可。伏邪较重者，初起即可见到舌绛咽干，甚者热闭营血见肢冷脉伏等真热假寒证，治宜急投大清营血分之阴分伏邪之剂，若邪由营血分外透气分则可见舌面渐生厚腻黄浊之苔，这就是伏气温病与新感温病先后传变之不同，新感温病多由表及里，由浅入深，由实致虚，而伏气温病除可由里再向里进一步深入外，还可因治疗得当，邪由里达表，临床可出现各阶段的不同表现。同时，如果伏邪更加深沉于里，纵然治疗得当，邪亦可不能一齐由里出表外出，故苔退舌淡之后，逾一二日又可复见舌质干绛，舌苔黄燥，如此邪在营血分、气分阶段循环往复，有如“抽蕉剥茧，层出不穷”，这也是伏气温病之难治之处，完全有别于新感温病之由卫到气、自营及血的传变与辨治过程。至于发于秋季的伏暑，轻者邪伏膜原，重者亦多按上述传变。伏气温病辨治之曲折过程，非一般医者所知，附此识告知医者同道，方不至误治。

王孟英论伏气温病每个传变阶段临床表现、舌脉特征、不同的温病可有不同的传变方式等，实为叶天士卫气营血辨证的高度发挥，理论与临床实践的高度结合，若非阅历丰富、学识超群、临证技艺高超、善于研究总结者不会有此感悟。

（三）顺传与逆传

《温热经纬》针对叶天士《外感温热论》“温邪上受，首先犯肺，逆传心包”说，阐释了温病发展过程中何谓逆传，何谓顺传。

【原文】盖温邪始从上受，病在卫分，得从外解，则不传矣。第四章云：不从外解，必致里结，是由上焦气分以及中、下二焦者为顺传。惟包络上居膻中，邪不外解，又不下行，易于袭入，是以内陷营分者为逆传也。然则温病之顺传，天士虽未点出，而细绎其议论，则以邪从气分下行为顺，邪入营分内陷为逆也。苟无其顺，何以为逆？章氏不能深究，而以生克为解，既乖本旨，又悖经文，岂越人之书竟未读耶！？(《叶香岩外感温热篇》雄按)

【释义】阐释温病发展过程中的顺传与逆传含义。

温邪侵犯人体，始从上受，病在肺卫，治疗得当，则邪从外解，是谓“不传”。如邪不外解，势必入里，邪由上焦肺卫传入肺气，继而传入中焦脾胃气分，进一步深入下焦肝肾，始上焦，终下焦，则谓顺传。反之，因心包上居膻中，如邪在上焦肺卫不解，又不向下传变，则势必横逆冲犯心包，心包代心受邪，心主营，是谓逆传也。叶天士《温热论》中虽只云“逆传心包”，未点出温病之顺传，仔细研究叶天士之原文，可谓邪从气分下行为顺传，病邪内陷营分为逆传也。如果无顺传，何以有逆传？章虚谷谓：“心属火，肺属金，火本克金，而肺邪反传于心故曰逆传也。”章虚谷所语为用五行生克来释顺传、逆传，没能深究叶天士本意。王孟英“邪从气分下行为顺，邪入营分内陷为逆”之释，可谓是温病传变过程中相关问题的经典解读。

（四）暑邪性质与暑病治法

王孟英对暑的认识独特，如反对暑分阴阳，质疑暑必夹湿，创王氏清暑益气汤，提出论暑与治暑之不同等。

【原文】暑统风、火，阳也。寒统燥、湿，阴也。言其变化，则阳中惟风无定体，有寒风、有热风；阴中则燥、湿二气，有寒、有热。至暑乃天之热气，流金烁石，纯阳无阴。或云阳邪为热，阴邪为暑者，甚属不经。经云：“热气大来，火之胜也”，阳之动，始于温，盛于暑。盖在天为热，在地为火，其性为暑，是暑即热也，并非二气。或云，暑为兼湿者亦误也。暑与湿原是二气，虽易兼感，实非暑中必定有湿也。譬如暑与风亦多兼感，岂可谓暑中必有风耶？若谓热与湿合，始名为暑，然则寒与风合，又将何称？更有妄立阴暑、阳暑之名者，亦属可笑。如果暑必兼湿，则不可冠以“阳”字。若知暑为热气、则不可冠以“阴”字。其实彼所谓阴者，即夏月之伤于寒湿者耳！设云暑有阴阳，则寒亦有阴阳矣。不知寒者，水之气也，热者，火之气也。水火定位，寒热有一定之阴阳，寒邪传变，虽能化热而感于人也，从无阳寒之说。人身虽有阴火，而六气中不闻有寒火之名。（《叶香岩外感温热篇》雄按）

【释义】暑之性为火热之气，即热即火，反对暑分阴阳。

暑与风、火为阳，寒与燥、湿属阴。至其变化，则阳邪中唯风邪善行不定，易与他气兼感，如风寒、风热等，阴邪中则燥、湿二气有寒有热，如温燥、凉燥，湿热、寒湿。至于暑，其实就是天之热气，流金烁石，纯阳无阴。如果认为热为阳邪，暑为阴邪，完全离经背道。经云“热气大来，火之胜也”，是谓阳邪从温开始，盛极于暑。在天表现为热，在地表现为火，其性表现为暑。故暑就是热，并非由二气构成。有的人认为暑必夹湿，暑为湿热合化，如叶天士《三时伏气外感篇》云“长夏湿令，暑必兼湿”，此特指长夏之暑。又如《温病条辨》上焦篇第24条自注直言：“温病最忌辛温，暑病不忌者，以暑必兼湿，湿为阴邪，非温不解故也。”章虚谷亦谓“相火湿土二气交会，合而为暑”等，凡此皆认为暑必夹湿，孟英批评这些都是错误的。暑与湿原是二气，虽易兼感，但并不是指暑中必定有湿，就好像暑与风二者容易兼感，难道可以说暑中必定有风？如果认为热与湿合，其名谓暑，那么寒与风合又将何称？更有谓暑有阴暑、阳暑之名，则更加可笑。如果按暑必兼湿来理解，则更不可以冠以“阳”字，如果明白暑为热气，则更不可以冠以“阴”字。其实他们讲的所谓阴暑，只不过是夏月感受寒湿罢了。如果说暑分阴阳，则寒亦可分阴阳，这是不明白寒就是水之气，热就是火之气之原因。水火定性有阴阳之分，寒邪传变，侵犯人体，虽可以化热，但从无“阳寒”之说，人身中虽有阴火，但从未听说六气中有“寒火”之名。

【原文】暑令湿盛，必多兼感，故曰挟。犹之寒邪挟食，湿证兼风，俱是二病相兼，非谓暑中必有湿也。故论暑者，须知为天上烈日之炎威，不可误以湿热二气并作一气，始为暑也。而治暑者，须知其挟湿为多焉（《叶香岩三时伏气外感篇》雄按）

【释义】暑之性即热即火，但临床辨治当详审其有无兼湿。

夏月暑气当令,暑之气唯夏独有,但夏月亦雨多湿重,故常兼夹,就好比感受寒邪兼夹伤食,感受湿邪兼夹伤风之风湿,凡此均是二气相兼感为病,并不是说暑邪为病中必定有湿邪。故我们在讨论暑之性质是必须知道其就是自然界中烈日之威炎之性,不可以错误地认为暑是湿热二气并作一气而形成,但临床辨治暑邪为病,则必须详审其是否夹有湿邪为患。"故论暑者,须知为天上烈日之炎威……而治暑者,须知其挟湿为多"是王孟英对暑认识之独特见解。

(五) 湿热发病内因

湿热为患常为"内外相引",《温热经纬》对湿热为犯之内因见解独到,论述精辟。

【原文】脾伤湿聚,曷云有余? 盖太饱则脾困,过逸则脾滞,脾气困滞而少健运,则饮停湿聚矣。较之饥伤而脾馁,劳伤而脾乏者,则彼尤不足,而此尚有余也。(《薛生白湿热病篇》雄按)

【释义】太阴内伤为湿热为患内因,而饥、劳、饱、逸为太阴内伤之四大主要因素。

薛生白谓:"太阴内伤,湿饮停聚,客邪再至,内外相引,故病湿热,此皆先有内伤,再感客邪。"此强调了湿热为患之内因与外因,外因是感受湿热病邪,而内因是"太阴内伤"。何谓太阴内伤? 理解甚为重要,王孟英在《温热经纬》中所论见解独特,认为太阴内伤有虚实两端,实为太饱与过逸,太饱与过逸可以使脾气困滞而少健运,虚为过饥与过劳,过饥与过劳可以使脾虚气弱不运,凡此均是脾不健运因素,终致湿饮停聚,故太阴内伤不可只认为是脾气虚弱不运,还包括了脾实困滞不运。

(六) 温病治疗存津养阴

王孟英继承了叶天士、吴鞠通等温病学家的学术思想,在温病的辨治中强调存津养阴,阴津的存亡与温病的预后密切相关,故在温病治疗过程中非常重视顾护津液。

【原文】汗不出,热内逼,上干清道以为呕,迫铄于营而下血,阴液两夺,是为死征。(《内经伏气温热篇》雄按)

【释义】温病发展过程中阴津耗竭者预后不良。

温病过程中或因感邪太重或因失治误治等可使阴津耗竭,出现无津作汗,再加之热邪内逼,上干清道致呕吐伤津,内逼营血致下血,营血耗损,终致阴液两夺,病重预后不良,王孟英称其为死证可见一斑。

【原文】耗之未尽者,尚有一线之生机可望;若耗尽而阴竭,如旱苗之根已枯矣。沛然下雨,亦曷济耶? (《内经伏气温热篇》雄按)

【释义】存得一分津液,便有一分生机。

温病治疗过程中强调津液耗之未尽者,尚有一线生机,但若阴津耗竭,犹如干旱之苗根茎已枯,此时纵使天下甘露亦无济于事。此强调了治疗温病保存津液之重要性。

二、王孟英学术思想概要

从《温热经纬》及王孟英医案等相关著作可以看出,王孟英一生既是临床大家,医技超群,又是理论大家,注重医学文献的整理,著述颇丰。研究《温热经纬》"雄按"及王孟英相关著作,其对温病理论的学术贡献主要体现在温病的病因病机、发病、诊察、治疗、用药等方面。

(一) 论温病病因突出温热特性

《温热经纬》"以轩岐仲景之文为经,叶薛诸家之辨为纬",将前人有关温病文献收录其中，加以雄按。研究其所录原文，其在温病的病因认识上突出其温热特性。如《内经》伏气温热篇收录了多数突出温病病因为温热特性的相关原文，但唯独舍弃了《素问·热论》中当时论述外感病因所公认的条文，“今夫热病者，皆伤寒之类也”，“人之伤于寒也，则为病热，热虽盛不死，其两感于寒而病者，必不免于死”，并不赞同当时所论外感热病因均是“伤寒”的主张。对温病的病因因而提出：“《脉要精微论》曰：彼春之暖，为夏之暑。夫暖即温也，热之渐也。然夏未至则不热，故病发犹曰温。其首先犯肺者，乃外感温邪。若夏至后则渐热，故病发名曰暑。盖六月节曰小暑，六月中曰大暑，与冬至后之小寒、大寒相对待，是病暑即病热也。乃仲圣以夏月外感热病名曰暍者，别于伏气之热病而言也。”（《内经伏气温热篇》雄按）此强调了温病的病因为感受温、暑之温热特性显著之邪所致。

（二）阐释温病病机传变顺传与逆传

叶天士《外感温热论》“温邪上受，首先犯肺，逆传心包”，“逆传”是温病中争论较多、理解较难的一个概念，诸多医家见解不一，如章虚谷从五行生克解释，谓：“心属火，肺属金，火本克金，而肺邪反传于心，故曰逆传也。”杨照藜从心肺关系解释，谓：“肺与心相通，故肺热最易入心，天士有见于此，故未言顺传，而先言逆传也。”孟英认为“章氏不能深究”，杨照藜从心肺生理关系解释，但这并不是顺传、逆传的决定因素，王孟英独辟蹊径诠释：“是由上焦气分以及中、下二焦者为顺传。惟包络上居膻中，邪不外解，又不下行，易于袭入，是以内陷营分者为逆传也”，“邪从气分下行为顺，邪入营分内陷为逆。”此语可谓是温病病机传变中顺传与逆传关系的高度概括。

王孟英还对温病传变机制、疾病预后的判断作了精彩阐述，其谓：“肺胃大肠，一气相通，温热究三焦，以此一脏二腑为最要，肺开窍于鼻，吸入之邪，先犯于肺，肺经不解，则传于胃，谓之顺传，不但脏病传腑为顺，而自上及中，顺流而下，其顺也有不待言者，故温热以大便不闭者易治，为邪有出路也。若不下传于胃，而内陷于心包络，不但以脏传脏，其邪由气分入营，更进一层矣，故曰逆传也。”（《薛生白湿热病篇》雄按）自脏传腑，邪有出路为顺，反之由脏传脏，邪无出路而内闭，则病重为逆。

（三）提出温病发病有伏邪、新感及新感引动伏邪

温病的发病有伏邪、新感两种不同的发病类型，其证候表现、病机传变、治疗方法不同。感受外邪伏于体内，不即时发病，过时而发者谓之伏气温病，感受外邪即时发病者谓之新感温病。在新感温病学说形成之前，伏邪学说在一定程度上占主导地位，理论源于《素问·生气通天论》“冬伤于寒，春必病温”。此后，叶天士《温热论》、陈平伯《外感温病篇》、吴鞠通《温病条辨》、薛生白《湿热病篇》等著作的问世，一定时期内新感温病学说又上升到主导地位，论新感者多，论伏气者少，甚或有的医家专论新感温病而否认伏气温病发病学说的存在，如陈平伯等。然王孟英根据临床实际，指出“或不知有伏气为病，或不知有外感之温”（自序），力倡伏邪、新感并存，并认为新感可以引动伏邪发病，“新邪引动伏邪者，初起微有恶寒之表证”（《叶香岩三时伏气外感篇》雄按）。至此，王孟英在编撰《温热经纬》时即按伏气、新感并存而辑，如既有“仲景伏气温病篇”，又有《仲景外感热病篇》，为了突出新感，其又把叶天士《温证论治》更名为《外感温热篇》，为了力倡伏邪学说的存在，其又将叶天士的《幼科要略》改名为《三时伏气外感篇》，为使后学者明了伏气、新感的客观存在，可谓穷其心计。

（四）温病诊察方法注重切按胸腹

辨舌、验齿、辨斑疹、白痦等是叶天士在《外感温热篇》及其医案中创立的温病常用诊察手段，对此王孟英在录其相关原文时提出了不少的发挥与创建，其中尤为突出切诊中的切按胸脘的诊察。指出："凡视温证，必察胸脘，如拒按者，必先开泄。若苔白，不渴，多挟痰湿。轻者，橘、蔻、菖、薤；重者，枳实、连、夏，皆可用之。虽舌绛神昏，但胸下拒按，即不可率投凉润，必参以辛开之品，始有效也"（《叶香岩外感温热篇》雄按）。察胸腹尤适用于温病夹痰湿的诊治，根据胸腹的症状表现，可以辨温病之兼夹，指导温病的立法、用药。若温病过程中胸腹拒按，苔白不渴者，必定夹有痰湿内阻，治必先用开泄之品，轻者杏、蔻、橘、桔，重者枳实、连、夏，但若舌绛神昏，胸下拒按者，病机重在痰浊闭阻，不可轻投凉润，必参以辛开之品以化痰浊，痰去则热透，其神自醒，若先予凉润，不惟不能直清其热，反易凉药助痰病险，实属孟英经验之谈。

（五）养阴保津思想贯穿温病治疗始终

《温热经纬》谓："用药之道亦如此，实其阴以补其不足，此一句实治温热之吃紧大纲。盖热病未有不耗阴者，其耗之未尽则生，尽则阳无留恋，必脱而死也。真能体味斯言，思过半矣"（《内经伏气温热篇》雄按），明确指出温热病过程中未有不耗津损液者，阴液耗尽则阳无所附，终致阴阳离决而亡，故治温病用药之道，必滋阴养液，此实为治温热病之最关键处。基于此，王孟英温病诊疗临证中十分注重养阴，并将养阴保津法贯穿于温病诊疗始终。研究王孟英养阴思想体系，主要有：

1. 清淡甘凉，濡养肺胃　盖肺为水之上源，养肺则能生水，胃为脏腑之化源，胃津充则五脏六腑俱得其濡养，肝肾之阴自得其充养，且无直接滋肝养肾腻滞之弊。其用药每喜用沙参、石斛、玉竹、百合、麦冬、玄参、西洋参、芦根等，其代表方如致和汤（沙参、麦冬、石斛、生扁豆、陈仓米、陈木瓜、生甘草、枇杷叶、鲜竹叶），全方平淡清养，酸甘化阴，滋而不腻，实为养阴用药之典范。

2. 清热泄邪，祛邪养阴　王孟英认为："凡病偏于阳者，必不足于阴"（《王氏医案》），故养阴之法，必须着眼于消除耗阴之因，寓泻于补。如治疗温病火热证，谓："热不清，则津液不复"（《王氏医案》），用方如竹叶石膏汤、清暑益气汤、凉膈散等均为其喜用。再如治疗热邪煎炼津液为痰之痰热互结证，谓："津液既为邪热灼烁以成痰，痰即为邪热之窝巢"（《王氏医案》），故清热化痰即可祛邪存津，其常选用方如雪羹汤、千金苇茎汤、小陷胸汤等。又如治疗湿热病证，"湿热一无出路，充斥三焦，气机为其阻塞而不流行，津液为其凝滞而成痰饮"（《王氏医案》），湿热不除，亦成耗阴之因，此时"养阴"之法当清利湿热以存阴，王孟英喜用桂苓甘露饮、甘露消毒丹、王氏连朴饮等。

3. 宣通气机，行气布津　痰病过程中津液虽尚未耗损，但因气机滞涩，可导致津失输布，而呈现津亏状态，此时行气布津即是养阴。其谓："气行一有衍滞，则运化之枢机失其灌溉之布"，"气机愈滞，津液愈干"（《王氏医案》），此时"养阴"当"盖结散邪行，则气通液布也"（《归砚录》），王孟英喜用药如丝瓜络、橘络、川楝子、郁金、丹参、木瓜等。同时治疗中还特别重视输布肺胃之津，其谓："清肃肺胃，展气化为充津"（《归砚录》），肺肃胃降，则津守液还，药喜用杏仁、枇杷叶、桑白皮、冬瓜仁、旋覆花、赭石、枳实、紫菀等。

（六）临证立法遣药轻透灵动

王孟英诊治温病主遵叶天士卫气营血理论，但对各阶段的治法、用药有自己独到见解，指出："仲景论伤寒，又可论疫证，麻桂、达原不嫌峻猛。此论温病，仅宜轻解。"（《叶香岩外感温热篇》雄按）以轻清透解为立法宗旨，强调立法遣药贵在轻灵。

1. 邪在卫分，轻清宣透　上焦温病，温邪在肺卫证治，谓：“上焦之治，药重则过病所”，仅宜轻清宣透。至于叶天士确立的辛凉轻剂，章虚谷认为：“以吴人气质薄弱，故用药多轻淡，是因地制宜之法”，孟英则不以为然，指出：“其用药有极轻清、极平淡者，取效更捷。苟能悟其理则药味分量，或可权衡轻重，至于治法则不可移易。盖先生立法之所在，即理之所在，不遵其法，则治不循理矣。南北之人，强弱虽殊，感病之由则一也。其补泻温凉，岂可废绳墨而出范围之外乎？况姑苏商旅云集，所治岂皆吴地之人哉！不必因其轻淡而疑之也。又叶氏《景岳发挥》云：西北人亦有弱者，东南人亦有强者，不可执一而论。故医者，必先议病而后议药。上焦温证，治必轻清，此一定不易之理法，天士独得之心传……”（《叶香岩外感温热篇》雄按），故卫分证治，治必轻清，为理之所在，法之所在。

2. 邪在气分，轻清清气　叶天士谓：“到气才可清气”，孟英认为，清气即以轻清之品，宣展气机，既不可率投寒凉，亦不可过于温补。轻清清气之品如山栀、黄芩、瓜蒌、芦根等，厚朴、茯苓、枳壳等不宜。叶天士谓：“若其邪始终在气分流连者，可冀其战汗透邪，法宜益胃……”，“益胃”章虚谷疑为是“补益胃气”，但王孟英据其临证经验，认为：“可见益胃者，在疏瀹其枢机，灌溉汤水，俾邪气松达，与汗偕行”（《叶香岩外感温热篇》雄按），邪气留连气分，战汗透邪之际，当用极轻清之品，清气生津，宣展气机，并灌溉汤液，以使气机宣通，腠开汗出，邪透病愈，可谓非临证丰富者不能理解叶天士本意。

3. 邪入营血，轻清透解　营分证治，叶天士谓：“入营犹可透热转气”，意为清营泄热，轻透营分之邪，使之转出气分而解，孟英遵从。邪入血分证治，叶天士谓：“直须凉血散血”，通常用犀角地黄汤，然孟英用“晋三犀角地黄汤”，方中犀角、生地、玄参养阴凉血散血，佐连翘、银花、竹叶、甘草轻清透解血分热毒，凡此均体现王孟英治温用药贵在清透灵动。

（七）精辟概括热入血室三证治法

妇人温病治与男子同，但有热入血室之别，有关热入血室证治，仲景用小柴胡汤、刺期门，天士用小柴胡汤去参、枣，加生地、桃仁、楂肉、丹皮或犀角等，孟英则在此基础上，结合临床体会，提出热入血室有三证，其谓：“温邪热入血室有三证：如经水适来，因热邪陷入而搏结不行者，此宜破其血结。若经水适断，而邪乃乘血舍之空虚以袭之者，宜养营以清热。其邪热传营，逼血妄行，致经未当期而至者，宜清热以安营”（《叶香岩外感温热篇》雄按）。针对经水不同阶段患温，同是热入血室证，提出“破其血结”、“养营以清热”、“清热以安营”三法，见解独特，要言不繁，为史上论热入血室证治立论最为完备者。

妊期患温，当遵“邪去则胎安”之旨，清泄温邪即所以保胎，其谓：“盖病邪浅则在经，深则在腑，而胎系于脏，攻其经腑，则邪当其药，与脏无碍”（《叶香岩外感温热篇》雄按），是谓“有故无殒，亦无殒也”。

产后患温，则提出勿拘产后多虚、多瘀、多寒之说，反对概用生化汤，应分属寒、属热，有瘀、无瘀而辨证施用，产后热证仍当用凉泄之品，因而大声疾呼：“胎前产后非确有虚寒脉证者，皆勿妄投热剂，暑月尤宜慎之”、“产后苟无寒证的据，一切辛热之药皆忌……生化汤最弗擅用”（《王氏医案》）。

（八）临证既活用名方又擅于自创新方

观王孟英治病医案，善用名方者多，但自创新方者亦不少，可谓活学善用，师古而不泥古，颇具创造性。如医案记录：海阳赵子申辛卯夏病疟，孟英诊治谓此暑热为患之暑疟，不可胶守于小柴胡，嫌其药力不足，与白虎汤，一啜而病愈；范丽门甲午年秋患温疟，孟英以白虎汤加桂枝而痊;盛少云丙申夏病湿热疟,孟英用白虎加苍术汤而安,同为疟疾,病状相似,孟英同中求异,治分暑疟、温疟、湿热疟,活用白虎汤,善用加减药,真可谓活学善用也。

湿热吐泻,属中医霍乱,孟英最为善治,有《随息居重订霍乱论》专篇,自创蚕矢汤、连朴饮等新方,专为湿热病霍乱而设,至今为临床实用。医案记载:年逾古稀潘妪,患霍乱转筋频危,孟英用自制"蚕矢汤"而愈,又载,年逾七十段小青之太夫人,患霍乱转筋,孟英用自制"连朴饮"三剂而康(《王氏医案》)。同为霍乱转筋,前者湿热侵入经络脉隧,故用蚕沙、木瓜、豆卷宣通经络之湿,后者湿热困阻中焦为主,故用黄连、厚朴、半夏为主,苦辛通降,理气和中,病同证同,同中求异,方药随之而变,用药丝丝入扣。再如其自创甘露消毒丹,又名普济解毒丹,专治湿热时疫,谓:"此治湿温时疫之主方也……温湿蒸腾,更加烈日之暑,烁石流金,人在气交之中,口鼻吸受其气,留而不去,乃成湿温疫疠之病。而为发热倦怠,胸闷腹胀,肢酸咽肿,斑疹身黄,颐肿口渴,溺赤便闭,吐泻疟痢,淋浊疮疡等证。但看病人舌苔淡白,或厚腻,或干黄者,是暑湿热疫之邪尚在气分。悉以此丹治之立效。并主水土不服诸病。"(《方论》雄按)对本证形成病因、方药主治范围、辨证要点及个人临证体验论述甚详。现代本方广泛用于治疗湿热蕴毒之各种发热、肝炎、流感、腮腺炎、泌尿系感染、胃肠炎、眼、耳、鼻、咽喉的感染等极效。

(九)极富创意的食疗与富于创意的食物配伍

王孟英临证中非常重视食疗,故著有《随息居饮食谱》专篇,是营养与食疗的专著,结合其《王氏医案》可以看出所用食疗方案多、创意丰,平淡之中显奇效。其认为以食代药"处处皆有,人人可服,物异功优,久服无弊"。下举一二以窥之。

医案记载:一产妇分娩后服生化汤二剂,更因惊吓,三朝发热,连投四物、六合等方,病日甚。孟英察后认为属津液大耗,兼有浮痰,急宜营卫两清,以防他变。本应投白虎,然其母极畏石膏,坚持不用,致后三日病益甚,仍再减投白虎,证有转机,再以西瓜汁助其药力,热渐下行(《王氏医案》)。案用西瓜汁养阴除热,孟英称其为天生白虎汤。

医案记载:患者三十有二,忽患四肢酸痛,早晚尤甚,久治不愈,孟英诊后认为属营分素亏,阴液尽烁,幸病仍在经络,犹可图治,投西洋参、元参、生地、天冬、麦冬等药,用竹沥、梨、蔗诸汁和服,酷暑时再加石膏、西瓜汁。共饮用榨浆汁蔗七八十只、捣汁之梨五六十斤、绞汁之瓜三四十枚,果然疼痛渐减(《王氏医案》)。案用三汁,滋养营阴,柔络止痛,匠心独具,孟英称梨汁为天生甘露饮,蔗汁为天生复脉汤。

王孟英的创意食疗还体现在用食物配伍成食疗方剂,食物间的有机配伍可提高疗效。如橄榄配生萝卜组成"青龙白虎汤"治喉症;生绿豆配生黄豆、生黑豆(或生扁豆)组成"三豆饮"治痘症、明目、消痈、疮疡、泄泻;漂淡海蜇配鲜荸荠合为"雪羹汤"治暑热霍乱吐泻、口渴气逆、烦躁眩晕等症;猪肚配莲子名为"五苓丸"治脾胃虚弱证等。

参考文献

[1] 赵尔巽.清史稿[M].北京:中华书局,2003.

[2] 黄英志.叶天士医学全书[M].北京:中国中医药出版社,1999.

[3] 叶一萍.叶香岩卫气营血治则浅析[J].中医药学刊,2006,24(1):43-44.

[4] 张玉辉,杜松.叶天士学术思想探析[J].中华中医药学刊,2007,25(12):2512-2513.

[5] 俞志高.吴中名医薛生白[J].江西中医药,2001,32(6):56.

[6] 黄欢，黄家诏.薛生白辨治湿热病浅析[J].时珍国医国药 2001，24(1)：42.
[7] 沈凤阁，王灿晖，孟澍江.叶香岩外感温热篇薛生白湿热病篇阐释[M].南京：江苏科学技术出版社，1983.
[8] 清·纪昀.阅微草堂笔记[M].上海：上海古籍出版社，2005.
[9] 清·吴瑭.医医病书[M].南京：江苏科学技术出版社，1985.
[10] 方药中，许家松.温病条辨讲解[M].北京：人民卫生出版社，2007.
[11] 时振声.温病条辨代表性方剂的分析[M].北京：人民卫生出版社，2009，246-278.
[12] 刘景源.温病条辨通俗讲话[M].北京：中国中医药出版社，2008.
[13] 崔儒涛，谢建群.吴鞠通学术成就述评[J].浙江中医学院学报，1999(2)：10.
[14] 马晓北.吴鞠通的学术思想与认识论[M].北京：科学出版社，2011，379-393.

第五章 温疫学派

温疫学派以温疫为研究的主要对象，以吴又可所著的第一部温病学专著《温疫论》为先导，后世医家承其说加以发展，代表者如刘松峰《松峰说疫》、余师愚《疫疹一得》、戴天章《广瘟疫论》、杨栗山《伤寒温疫条辨》等。其学术特点在两个方面尤为引人注目：一为强调特殊致病因素。如吴又可的杂气论、刘松峰的邪毒说、余师愚的时气热毒说等。二为重视尽早采用祛邪治疗。如吴又可开创的疏利透达法，首用辛香雄烈之品，直捣膜原巢穴，并擅用汗、吐、下三法；余师愚长于清热解毒，以清瘟败毒饮为治温疫诸证之主方；杨栗山重视火热怫郁，常将清、透、下、利诸法并施。

该派的理论和经验，给后世温病学家以重大启迪与借鉴，促进了温病学术的发展。然该派在学术上的粗疏或缺陷也应注意。首先，该派的学术体系与其他学派相比较，尤其是与主流学派比较，显得驳杂而缺乏系统，正如王孟英所评价为"纯疵互见"。其次，吴又可的杂气论虽别开生面，但由于与传统理论脱节，使审证求因、审因论治无从着手，恰如吴又可所感叹："杂气无穷，茫然不可测"。尽管吴又可已认识到有"物"能制"气"，然而由于当时的历史条件限制，却无法寻找到这样的特效药。同时，吴又可认为邪离膜原后的机转有九种传变，其大要仍不出表里辨证之外，故后世评其为"附会表里"，也颇中肯。"治法虽擅长汗、吐、下三法，然为其偏说也"（孔毓礼语）。尽管如此，该派在温病论治方面的成败得失，都为后世温病学的发展提供了宝贵的正反两方面的经验与启示。

第一节 吴又可著作及其学术思想概要

一、《温疫论》主要内容介绍

《温疫论》为中医学史上第一部传染病专著，完成于1642年。该书阐释了吴有性对温疫病因及感染途径的认识，讨论了温疫发展及传变规律，提出了相应的治疗原则与方法。不少观点具有创新性：如提出"杂气"致病说，阐述邪传膜原的病机特点；重视特异性治疗，"以物制气，一病只有一药"；创立温疫初期以疏利膜原为目的的达原饮；拓展了下法应用范围，认为"逐邪勿拘结粪"；强调温疫后期治疗及调护的重要意义。吴瑭在《温病条辨》序中赞其"实有发前人所未发"。

（一）温疫病因与发病

【原文】夫温疫之为病，非风、非寒、非暑、非湿，乃天地间别有一种异气所感。（《自序》）

【原文】夫物者气之化也，气者物之变也，气即是物，物即是气。（《论气所伤不同》）

【原文】伤寒与中暑，感天地之常气；疫者，感天地之厉气。在岁有多寡，在方隅有厚薄，在四时有盛衰。此气之来，无论老少强弱，触之者即病。（《原病》）

【原文】疫气者亦杂气中之一，但有甚于他气，故为病颇重，因名之疠气。虽有多寡不同，然无岁不有。（《杂气论》）

【原文】然气无形可求，无象可见，况无声复无臭，何能得睹得闻？人恶得而知气？又恶得而知其气之不一也？是气也，其来无时，其着无方，众人有触之者，各随其气而为诸病焉。（《杂气论》）

【原文】为病种种，是知气之不一也。盖当时适有某气专入某脏腑、某经络，专发为某病，故众人之病相同，是知气之不一，非关脏腑经络或为之证也。（《杂气论》）

【原文】邪之所着，有天受，有传染，所感虽殊，其病则一。凡人口鼻之气，通乎天气，本气充满，邪不易入，本气适逢亏欠，呼吸之间，外邪因而乘之。（《原病》）

【原文】其年疫气盛行，所患者重，最能传染，即童辈皆知言其为疫，至于微疫，反觉无有，盖毒气所钟有厚薄也。（《论气盛衰》）

【原文】然牛病而羊不病，鸡病而鸭不病，人病而禽兽不病，究其所伤不同，因其气各异也。（《论气所伤不同》）

【原文】邪自口鼻而入，则其所客，内不在脏腑，外不在经络，舍于伏脊之内，去表不远，附近于胃，乃表里分界，是为半表半里，即《针经》所谓横连膜原是也。（《原病》）

【释义】吴又可认为温疫的病因是异气，异气与六淫之气——风、寒、暑、湿等不同，是自然界中特异性的致病因子，这类致病物质种类众多，无形可求，无象可见，无声复无嗅。因此用“杂气”来加以概括。杂气是一类致病物质，不同的致病因素可导致不同的疫病；杂气致病有脏腑定位性，不同的邪气对脏腑经络的特异定位性不同，导致不同的脏腑经络病理变化；杂气所至无时，所着无方。杂气是多种致病因素的总称，疫气则属杂气中为病较重的一类，多导致一些具有强烈传染性和流行性的外感病。杂气致病有季节性、地域性，不同季节时间、不同地区疫病发病情况有一定的差异。异气致病多从“天受”即空气感染或“传染”即直接接触病人而感染。疫病的发生与正气不足有关，但邪气“盛厉”时，“无论老少强弱，触之即病”。疫病传染性强常引起大范围内流行，但亦有散发的情况，其原因与“毒气所钟有厚薄”有关，即致病因子的多少和致病毒性强弱。杂气致病的种属选择性，不但人类可以感受杂气而导致疫病，动物亦可受杂气而形成如牛瘟、羊瘟、鸡瘟等疫病，并且不同的杂气可以导致不同物种发病，即“牛病而羊不病，鸡病而鸭不病，人病而禽兽不病”。疫病初起，邪自口鼻而入，邪伏膜原，膜原是病机和证候概念，即“半表半里”。

（二）温疫的传变

【原文】夫疫之传有九，然亦不出乎表里之间而已矣。所谓九传者，病人各得其一，非谓一病而有九传也。盖温疫之来，邪自口鼻而入，感于膜原，伏而未发，不知不觉，已发之后，渐加发热，脉洪而数，此众人相同，宜达原饮疏之。继而邪气一离膜原，察其传变，众人不同者，以其表里各异耳。有但表而不里者，有但里而不表者，有表而再表者，有里而再里者，有表里分传者，有表里分传而再分传者，有表胜于里者，有里胜于表者，有先表而后里者，有先里而后表者，凡此九传，其去病一也。（《统论疫有九传治法》）

【释义】温疫的传变有九种形式：①但表不里：指仅现表证，而无里证。②表而再表：指表解之后，复现表证。这是因为膜原伏邪未能透尽，在热退二三日或四五日后，复向表传。③但里不表：指仅现里证，没有表证。④里而再里：指里证解除后，复现里证。一般在里证解后二三日或四五天，又出现里证。⑤表里分传：指表证里证并现。这是因为膜原居半表半里，其伏邪部分出表而现表证，部分入里而现里证。表里俱病，内外壅闭。⑥表里分传再分传：指前表里分传之证，病解之后，复现表里之证。⑦表胜于里，或里胜于表：指表证胜于里证，或里证胜于表证。当膜原伏邪溃发，传表者多，传里者少，即为表胜于里；传里者多，传表者少，即里胜于表。⑧先表后里：指先有表证，后见里证。⑨先里后表：指先见里证，后见表证。

（三）温疫的证治

【原文】温疫初起，先憎寒而后发热，日后但热而无憎寒也。初得之二三日，其脉不浮不沉而数，昼夜发热，日晡益甚，头疼身痛。其时邪在伏脊之前，肠胃之后，虽有头疼身痛，此邪热浮越于经，不可认为伤寒表证，辄用麻黄、桂枝之类强发其汗。此邪不在经，汗之徒伤表气。热亦不减。又不可下，此邪不在里，下之徒伤胃气，其渴愈甚。宜达原饮。（《温疫初起》）

达原饮

槟榔二钱，厚朴一钱，草果仁五分，知母一钱，芍药一钱，黄芩一钱，甘草五分。

上用水二盅，煎八分，午后温服。

【释义】温疫初起邪在膜原常表现为多先憎寒，继而兼见发热，日后则但发热而不憎寒。起初二三日内，脉不浮不沉而数，发热日晡益甚，伴头疼身痛。病轻者苔现薄白，病重者白苔厚如积粉，满布舌面。治当疏利透达，使邪气溃败，速离膜原，方用达原饮，以槟榔、草果、厚朴三药为主药，透达膜原，三味药性偏温燥而擅于祛湿、逐秽、行气、消积，对于湿热秽浊之疫邪有较好的祛除作用。配伍黄芩、知母、芍药、甘草，起解热、养阴、和中等作用。温疫初起邪在膜原，既不属表证，又不属里证，因而其治疗忌用辛温发汗解表，误汗则徒伤表气；又不可攻下，误下则徒伤胃气。

【原文】温疫发热一二日，舌上白苔如积粉。早服达原饮一剂，午前舌变黄色，随现胸膈满痛，大渴烦躁，此伏邪即溃，邪毒传胃也。前方加大黄下之，烦渴少减，热去六七，午后复加烦躁发热，通舌变黑生刺，鼻如烟煤，此邪毒最重，复瘀到胃，急投大承气汤。傍晚大下，至半夜热退，次早鼻黑苔刺如失。此一日之间而有三变，数日之法一日行之。（《急证急攻》）

【释义】温疫发热一二日后，在一天之内舌苔从白如积粉转黄，继而焦黑起刺，热势加剧，烦渴加甚，鼻孔中如烟煤所熏，午前有胸膈满痛，午后即可见腹胀满痞痛。此为膜原之邪迅速入胃形成阳明腑实证。对于邪伏膜原而舌上白苔如积粉者，当投用达原饮。服药后，出现苔转黄色，胸膈满痛、大渴烦躁等表现，为膜原之湿热秽浊之邪内传阳明胃肠之象。如胃之热结未盛，可用达原饮加大黄；如胃之热结已甚，腑实已成，出现烦躁、发热、舌苔焦黑起刺，鼻孔内发黑等症状，则应投用大承气汤以攻逐胃肠热结。

【原文】温疫可下者约三十余证，不必悉具，但见舌黄，心腹痞满，便于达原饮加大黄下之。设邪在膜原者，已有行动之机，欲离未离之际，得大黄促之而下，实为开门祛贼之法，即

使未愈,邪亦不能久羁。二三日后,余邪入胃,仍用小承气彻其余毒。(《注意逐邪勿拘结粪》)

【释义】攻下是治疗温疫的重要治法,温疫可下之证很多,其辨证要点为舌苔黄厚焦燥,心腹痞满硬痛,温疫初起邪伏膜原可于达原饮中加大黄,以开门祛贼,祛邪下行,若膜原之邪传入于阳明胃肠,可用小承气汤攻下其邪。

【原文】证本应下,耽搁失治,或为缓药羁迟,火邪壅闭,耗气搏血,精神殆尽,邪火独存,以致循衣摸床,撮空理线,筋惕肉瞤,肢体振战,目中不了了,皆缘应下失下之咎。邪热一毫未除,元神将脱,补之则邪毒愈甚,攻之则几微之气不胜其攻。攻不可,补不可,补泻不及,两无生理,不得已勉用陶氏黄龙汤。(《补泻兼施》)

黄龙汤

大黄,厚朴,枳实,芒硝,人参,地黄,当归

照常煎服。

【释义】腑实正虚证可因应下失下而致,肠腑邪热壅闭,气血耗损已极,甚至元神将脱,故见循衣摸床,撮空理线,筋惕肉瞤,肢体振战,目中不了了。导致这种状况的原因很多,除了应下失下外,还有多种原因。对于腑实正虚证治当补泻兼施,方选黄龙汤。黄龙汤原出陶节庵《伤寒六书》,吴又可取其方去桔梗、甘草、生姜、大枣加地黄,实为大承气汤加补气血之人参、地黄、当归,故有攻逐肠胃结热,补益气血之功,后世吴鞠通在《温病条辨》中又将此加减为新加黄龙汤。

【原文】夫疫乃热病也,邪气内郁,阳气不得宣布,积阳为火,阴血每为热搏。暴解之后,余焰尚在,阴血未复,大忌参、芪、白术。得之反助其壅郁,余邪留伏,不惟目下淹缠,日后必变生异证,或周身痛痹,或四肢挛急,或流火结痰,或遍身疮疡,或两腿钻痛,或劳嗽涌痰,或气毒流注,或痰核穿漏,皆骤补之为害也。凡有阴枯血燥者,宜清燥养荣汤。(《解后宜养阴忌投参术》)

清燥养荣汤

知母,天花粉,当归身,白芍,地黄汁,陈皮,甘草。

加灯心煎服。素有余热,宜柴胡养荣汤。

柴胡养荣汤

柴胡,黄芩,陈皮,甘草,当归,白芍,生地,知母,天花粉。

姜枣煎服。里证未尽,宜承气养荣汤。

承气养荣汤

知母,当归,芍药,生地,大黄,枳实,厚朴。

水姜煎服。痰涎涌甚,胸膈不清者,宜蒌贝养荣汤。

蒌贝养荣汤

知母,花粉,贝母,瓜蒌实,橘红,白芍,当归,紫苏子

水姜煎服。

【释义】温疫病邪热炽盛,易于耗伤阴液,特别是温疫病后期阴伤尤其明显。阴伤的程度常关系到病之预后,因此顾护阴液对于治疗温疫病有重要意义。吴又可创制了四个养荣汤,均为养阴而设,但因阴伤所兼各异,故各方组成不同:清燥养荣汤以滋养营血为主,柴胡养荣汤在养阴之中配合清泄余邪之品,承气养荣汤在养阴同时配合小承气汤,蒌贝养荣汤在

养阴之中加入化痰之品。

【原文】大凡客邪贵乎早治,乘人气血未乱,肌肉未消,津液未耗。病人不至危殆,投剂不至掣肘,愈后亦易平复。欲为万全之策者,不过知邪之所在,早拔去病根为要耳。(《注意逐邪勿拘结粪》)

【释义】温疫是由于异气侵袭人体而致,祛除病邪是治疗温疫的主要手段。所以吴又可强调"客邪贵乎早治","早治"是强调治疗越早,病邪之势越轻,而人体正气受到病邪的干扰和损害就越轻,所以邪较易祛除而正气易于平复。祛邪应根据病邪的性质和病邪所犯部位,采取相应的治法以"早拔去病根"。

【原文】邪为本,热为标,结粪又其标也。能早去其邪,安患燥结耶!(《注意逐邪勿拘结粪》)

【释义】疫邪侵袭人体导致邪热亢盛,邪热侵入阳明,结于肠腑以致形成结粪,因而邪热是本,结粪为标。攻下的主要作用是祛除邪热,并非仅是排出结粪。攻下的目的是祛除疫邪。

【原文】能知以物制气,一病只有一药之到病已,不烦君臣佐使品味加减之劳矣。(《论气所伤不同》)

【释义】世间万事万物间存在着互相资生与互相制约关系,温疫是自然界特异的致病物质所致,故也应有特异的药物以防治之,故吴又可主张治疗温疫应寻求特效药物,"以物制气",希望"一病只有一药之到病已"。

二、吴又可学术思想概要

吴有性(1582—1652年),字又可,吴县东山人。明末温病学家。在温疫病病因病理、证治方面有重大理论建树,撰写《温疫论》一书,提出"疠气"致病学说,开我国传染病学研究之先河。

(一)提出异气病因说

温疫病情风险,具有强烈的传染性和流行性,其病因用六淫学说难以解释,因此吴又可认为温疫"乃天地间别有一种异气所感"。异气又称为杂气、疠气、戾气、疫气等,《温疫论·伤寒例正误》说:"夫疫者,感天地之戾气也。戾气者,非寒、非暑、非暖、非凉,亦非四时交错之气,乃天地别有一种戾气。"吴又可否认王叔和"非其时有其气"致疫的观点,指出春应暖而反多寒,秋应凉而热不去等乃"此天地四时之常事,未必为疫"。他通过长期的临床实践,提出"异气"病因观点,认为疫气是客观存在的,是自然界特异的致病物质;疫气种类多样,引起的疫病也不同,即某气专入某脏腑经络,专发为某病;疫气致病有种属感受性和种属免疫性,如"牛病而羊不病,鸡病而鸭不病,人病而禽兽不病";疫气致病的途径"有天受,有传染",天受指空气传播,传染指患者接触传染;疫病流行的程度不同,"其年疫气盛行,所患者重,最能传染"为疫病大流行,"其时村落中偶有一二人所患者"为疫病散发。这些认识不但把温疫与伤寒的病因加以区分,也把温疫与一般温病区分开来。

(二)倡导攻击性逐邪治法

吴又可提出"客邪贵乎早治","一窍通诸窍皆通,大关通而百关尽通"的观点。治疗温疫,重视祛邪,逐邪推崇下法,用药推崇大黄,认为大黄"润而最降,能逐邪拔毒"。温疫初起邪伏膜原,用达原饮宣透盘踞于膜原之邪,使邪尽快溃散,"不溃则不能传,不传邪不得出";

温疫中期邪结肠腑，用承气类开通人身窍闭。在《温疫论上卷·表里分传》中吴又可根据疫气的位置所在，选用不同的逐邪方药：温疫初发膜原，有里证者，用三消饮治毒邪表里分传，膜原尚有余结者，认为该方为“治疫之全剂”；疫热久羁，无由以泄，血为热搏，溢于胃肠的蓄血证，用抵当汤、桃仁承气汤；疫邪传里，遗热下焦，邪无疏泄，小便不利，传为黄疸，用茵陈汤。《温疫论》中的逐邪方除达原饮、承气汤外，还用白虎汤治“毒邪已溃，中结渐开，邪气分离膜原，尚未出表”；用瓜蒂散治疫邪留于胸膈，欲吐不吐；用托里举斑汤治邪热不得外透而发斑；用猪苓汤治邪结膀胱等。吴又可提出的“勿拘下不厌迟”，“逐邪勿拘结粪”，“邪未尽也，再下之”等，为攻下法的应用提供了新思路。

1. 强调祛邪应“早” 吴又可认为“客邪贵乎早治”，“邪不出则疾不瘳”，“知邪之所在，早拔去病根为要”。疫病之来势迅猛，发热一二日，早上白苔如积粉，为邪在膜原，当治以达原饮；午前舌变黄色，为邪毒传胃，治以达原饮中加大黄；午后烦躁，通舌变黑生刺，鼻如煤烟，是邪毒夹瘀入胃，当急予大承气汤。一日之间，病有三变；数日之法，一日行之。体现了吴又可重视早期祛邪的治疗理念。

2. 祛邪善用下法 吴又可认为，温疫初起，邪在膜原。膜原之位，“去表不远，附近于胃”，膜原之邪内陷入于胃则当用下法，故疫病初期的治疗就与下法有关。《温疫论》列举的可下之证达30多种，“但见舌黄心腹痞满，便于达原饮加大黄下之。设邪在膜原者，已有行动之机，欲离未离之际，得大黄促而下之……二三日后，余邪入胃，仍用小承气撤其余毒”，此外，还有白转黑苔、干燥黑硬苔、舌上芒刺、舌短、舌硬、舌卷等，都是急下之证据。

(1)攻下为逐邪而勿拘结粪：吴又可认为承气为逐邪而设，攻下是“开门祛贼”之法，邪热与结粪的关系当是“邪为本，热为标，结粪又其标也”，“因邪热致燥结，非燥结而致邪热”，不能拘于肠中有燥屎结粪才下，吴又可指出：温疫中也有溏粪失下，“蒸作极臭如败酱，或如藕泥，临死不结者，但得秽恶一去，邪毒从此而消，脉证从此而退，岂徒孜孜粪结而后行哉?”胃为十二经之海，“伤寒时疫皆能传胃”，因而皆可用承气汤辈逐邪外出，而且时疫病用下，“勿拘于下不厌迟”之说。吴又可下法用药推重大黄，指出“三承气功效，俱在大黄，余皆治标之品”，故大黄量大。

(2)拓展攻下法的适应证：吴又可用下法的主方虽仍以仲景三承气为主，但治疗范围却有很大扩展，约有30余症，仅舌象就有如黄苔、黑苔、芒刺舌等，口鼻之症有唇燥裂、口臭、鼻孔如烟煤等。在胃家实的表现中，如目赤咽干，气喷如火、小便赤黑涓滴作痛、脉沉而数等，扩展了下法的应用范围。在脉厥、体厥证的辨治中也引入了下法，脉厥是指温疫得里证，神色不败，忽然六脉如丝，吴又可指出，这是应下失下，内结壅闭，营气逆于内，不能达于四末，用人参、生脉祸不旋踵，即使用黄连、石膏，也是强遏其热，致邪愈结，宜用承气缓缓下之。体厥是指阳证似阴，身冷如冰，吴又可举一四旬肥胖患者，6月患时疫，口燥咽干，心腹胀满等下证俱备，但通身肌表如冰，指甲青紫，六脉如丝，吴又可辨得体厥证，投大承气缓下而愈。疫病愈后作呕，饮食不进，给汤水呕更甚，吴又可治以调胃承气热服则呕止。

(3)因证数攻，注意存阴：温疫下后二三日，舌上复生苔刺，为邪未尽，可再下之、更下之，除邪务尽，即不但“急证急攻”，而且“凡下不以数计”。《因证数攻》有“下后”用下，“再下”用下，“更下之”用下，“更宜下之”等反复用下的记载，即不论用过下法没有，或用过多少次下法，只要还有可下之证，则还可用下，还可再用下。于危急重症，还可以“数日之法，一日行之”。但在一日或数日攻下期间，当防“数下亡阴”，可采用间隔时间，或间服缓剂，如用柴胡清燥汤类方调理，一方面“俟余邪聚胃再下之”，另一方面还可以养阴润燥。或用承气养荣汤类增液养阴。

(4)补泻兼施：对于病邪实而正气虚者，治当补泻兼施。温疫应下而耽搁失治，致使邪毒壅闭，元气大伤，治以攻下扶正兼施，用陶节庵黄龙汤。陶氏方本治热结旁流，为急下存阴而设，吴又可治温疫邪实正虚，是对陶氏方的发展。其后温病学家又在此基础上创制了新加黄龙汤、增液承气汤，进一步丰富了扶正攻下法的内容。吴又可即使在用三承气汤攻下实邪时，亦不忘顾护正气，如承气汤方后提示“水姜煎法”即是，有时甚至用人参。如治一人，方食肉而病适来，用大小承气连下后，病不已，惟下臭水稀粪，吴又可于承气汤中加人参，三四十日所停完谷、完肉方下，说明生姜、人参有振奋胃气鼓邪外出的作用。

吴又可虽善用下法，但也不盲目用下法，如指出邪在膜原慎用下法，要“揣邪气离膜原之多寡”而用；对于“三阴不足，大肠虚燥”之便秘，不可用攻，并创六成汤（当归、白芍、地黄、天冬、肉苁蓉、麦冬），滋养阴液，以达增水行舟之目的。

（三）提出病原治疗的设想

《温疫论》认为传统的汗、吐、下等治法并不是针对温疫病因的，应寻求能针对病因的治法药物，“惟其不知何物之能制，故勉用汗、吐、下三法以决之。嗟乎！即三法且不能尽善，况乃知物乎？能知以物制气，一病只有一药之到病已，不烦君、臣、佐、使品味加减之劳矣！”。不过，中医传统所用的汗、吐、下等治法，对于病原也并不是没有作用的。

第二节 戴天章著作及其学术思想概要

一、《广瘟疫论》主要内容介绍

《广瘟疫论》分四卷，首卷主要论瘟疫与伤寒的辨证，而以辨气、辨色、辨舌、辨神、辨脉五个方面为两者之大纲，论瘟疫的五兼证和十夹证的证候与治疗；卷二、三分别从表里两方面详列了瘟疫的不同症状表现（表证31个症状，里证40个症状）及部分方药；卷四除了介绍汗、下、清、和、补五种治疫大法之外，还简要介绍了四损、四不足、三复之当补者，及寒热虚实真假的辨识和后遗症（不表不里、妇人、妊娠、小儿病）的辨治等；卷末则主要是列举了83首治疗瘟疫的常用方药。《广瘟疫论》既继承了《温疫论》的主要学术思想，又在瘟疫理论及辨证论治方面续有增广发挥。1878年陆懋修将《广瘟疫论》加以删订补充，改名《广温热论》。清末何廉臣在《广温热论》基础上参考前人著作，综合印证，补订内容，并将原书并为二卷，书名《重订广温热论》。

（一）温疫辨识要领

1. 辨气

【原文】 瘟疫气从中蒸达于外，病即有臭气触人，轻则盈于床帐；重则蒸然一室，且专作尸气，不作腐气……瘟疫，败气也，人受之，自脏腑蒸出于肌表……（《广瘟疫论·辨气》）

【释义】 杂气（戾气）具有腐败人身气血津液之特性。“人身脏腑气血津液得生气则香，得败气则臭”，这是《广瘟疫论》辨气的主要依据。瘟疫乃感受天地杂气为病，故起病即作尸气，人一旦患瘟疫之后，即有臭气从体内散发出来，轻微的在床帐四周，重则充满屋室，十分难闻。瘟疫是一种败气,非一般臊、腥、焦、腐之气。

2. 辨色

【原文】瘟疫主蒸散,散则缓,面色多松缓而垢晦……或如油腻,或如烟熏,望之可憎者,皆瘟疫之色也。(《广瘟疫论·辨色》)

【释义】戴天章发展吴有性的戾气学说,阐明这种戾气具有"蒸散"的特性,并将这一特性与临床表现联系起来,解释其病机。就病人色泽而言,他认为疫邪主蒸散,故面色多松缓而垢晦如油腻、烟熏,此乃"人受蒸气则津液上溢于面"所致。

3. 辨舌

【原文】瘟疫一见头痛、发热,舌上即有白苔,且厚而不滑;或色兼淡黄;或粗如积粉。若传经入胃,则兼二三色,又有白苔即燥与至黑不燥者。大抵疫邪入胃,舌苔颇类风寒,以兼湿之故而不作燥耳。惟在表时,舌苔白厚,异于伤寒,能辨。(《广瘟疫论·辨舌》)

【释义】辨舌即辨舌苔。戴天章推阐吴又可之说,指出"瘟疫一见头痛发热,舌上即有白苔且厚而不滑;或色兼淡黄;或粗如积粉",并强调"在表时舌苔白厚异于伤寒",进一步阐述了瘟疫初起特征性的舌苔表现。伤寒由表渐入里,舌苔由白而黄,而燥,而黑。瘟疫后期入胃,会现黑苔,疫热极盛,急需攻下。如果疫邪传入胃经,舌色类似风寒,要仔细辨认。

4. 辨神

【原文】瘟疫初起,令人神情异常而不知所苦。大概烦躁者居多,或如痴如醉,扰乱惊悸。及问其何所苦,则不自知。即间有神清而能自主者,亦多梦寐不安,闭目即有所见,有所见即谵妄之根。缘瘟疫为天地邪气,中人人病,中物物伤,故其气专昏人神情也。(《广瘟疫论·辨神》)

【释义】至于辨神,他发现瘟疫有"专昏人神情"的特点。瘟疫不同于伤寒,其初期就会神情异常,不知所苦,多烦躁惊悸;间有神志不清楚者,也多梦寐不安,闭目即有所见。这一特点不仅揭示了瘟疫病变的危重性,而且为早期诊断提供了宝贵的经验。

5. 辨脉

【原文】瘟疫从中道而变,自里出表,一二日脉多沉。迨自里出表,脉始不沉,乃不浮不沉而数,或兼弦、兼大而皆不浮,其至数则模糊而不清楚。(《广瘟疫论·辨脉》)

【释义】戴天章认为"瘟疫之脉,传变后与风寒颇同,初起时与风寒迥别"。疫邪自口鼻而入,由中道而分传表里,故初起一二日脉多沉,继而不浮不沉而数,或兼弦兼大而皆不浮,但到传变之后,瘟疫与伤寒脉象颇同。戴天章还强调指出"初起脉沉迟,勿作阴寒断",虽脉象同于阴寒,但需结合辨气、色、舌、神,精审详察。

(二)温疫治法

1. 汗法

【原文】时疫汗不厌迟……时疫发汗,必兼辛凉、辛寒以救阴……治表必通里。(《广瘟疫论·汗法》)

【释义】戴天章认为瘟疫由湿温二气而成,热而不冷,温热由里出表,故见表证时,未有不兼见里证者。治邪在肌表,宜凉解(取辛凉、辛寒药),所用方大青龙汤等,若里证兼见,可兼通其里。戴天章提出"疫邪汗法,不专在乎升表,而在乎通其郁闭,和其阴阳。郁闭在表,辛凉辛寒以通之;郁闭在里,苦寒攻利以通之。阳亢者,饮水以济其阴;阴竭者,滋润以回其燥。气滞者开导,血凝者消瘀。"强调瘟疫汗法,关键在于"通其郁闭",以便于祛除表里之邪,逐邪时并兼顾养正。

2. 下法

【原文】时疫下不厌早……时疫在下其郁热……不论表邪罢与不罢,但兼里证即下……上焦有邪亦可下,若必待结至中、下二焦始下,则有下之不通而死者……时疫用下药至少三剂,多则有一、二十剂者。(《广瘟疫论·下法》)

【释义】瘟疫本身受病部位在里,有里热就应当用下法,故下不厌早,用药"至少三剂,多则有一二十剂者"。

3. 清法

【原文】时疫为热证,未有不当清者也。其在表宜汗,使热从汗泄,汗法亦清法也;在里宜下,使热从下泄,下法亦清法也……清法可济汗、下之不逮,三者之用,可合而亦可分。(《广瘟疫论·清法》)

【释义】清法是治疗瘟疫的重要方法之一。戴天章提出清法是为补充汗、下法之不逮,故而可以分用或者合用来治疗瘟疫。同时,当热邪出于不同部位,如邪浅者在荣卫,深者多在胸膈、胃肠、心及心包,运用清法的常用药物,皆须用寒凉之药直挫其邪。

4. 和法

【原文】寒热并用之谓和,补泻合剂之谓和,表里双解之谓和,平其亢厉之谓和……凡此和法,虽名为和,实寓有汗、下、清、补之意,疫邪尤有宜和者。(《广瘟疫论·和法》)

【释义】戴天章在《广瘟疫论》中的和法是指两种相互对立的治法同用。疫热夹寒邪者,寒热并用;邪实正虚者,补泻合用;表证兼里证者,表里双解;疫势虽去余邪未除者,平其亢厉。寒热并用、补泻合用、表里双解、平其亢厉皆属和。此处的和法,虽名为和,实则寓意有汗、下、清、补之意,也是病在常与变过程中所采用的治疗手段,具有"乱中整合,调营卫,和阴阳"之理。

5. 补法

【原文】时疫本不当补……凡屡经汗、下、清、和而烦热加甚者,当补阴以济阳。所谓寒之不寒,责其无水者是,六味、四物、生脉、养荣诸方酌用。屡经汗、下、清、和,热退而昏倦痞利不止者,当补阳。所谓养正以却邪者是,四君、异功、生脉、六君、理中、建中、附子等方酌用。(《广瘟疫论·补法》)

【释义】正气充足之时,疫热之邪本不当补。疫邪多热证,伤阴者多;本不可补阳,然而当用清热太过时,也可适当取补阴补阳之法。屡经汗、下、清、和而热邪加甚者,当补阴以济阳;屡经汗、下、清、和热退而倦痞利不止者,当补阳养正以祛邪。

二、戴天章学术思想概要

戴天章,字麟郊,号北山,生于清顺治元年(1644 年),卒于清康熙六十一年(1722 年),江苏上元(今江苏南京江宁县)人。少年时期习儒,精读诸子百家,好学强记,对天文、地理、射戈,以及书画、琴奕之类,无不研习,然而,尤精于医学,医术高明,医德高尚,擅长温病,为弘扬吴有性之学。戴天章以《温疫论》的学术思想为本,结合自己的多年临床经验,著《广瘟疫论》。

戴天章是吴又可"杂气"论的推崇者,鉴于吴又可之后诸医家于外感热病仍偏重伤寒之说,对吴又可"虽见其书知其法,而不能信之"的状况,遂写成《广瘟疫论》一书。余嬴鳌评

"该书论温疫病机及兼夹诸证较《温疫论》详备，治法内容亦较充实可取。"

（一）辨瘟疫与伤寒的区别

戴天章着重辨瘟疫与伤寒的区别，特别是早期证候的鉴别，并从气、色、舌、神、脉五方面进行了辨识。

1. 气　人患瘟疫之后，即有臭气从体内散发出来，轻微的在床帐四周，重则充满屋，十分难闻。人体得生气则香，得败气则臭，瘟疫是一种败气。非一般臊、腥、焦、腐之气，必须仔细辨认。风寒邪气伤人，一般无臭气。只有在病后数天转为阳明腑证之后，才有臭气出现。这种腐气与瘟疫的臭气不同。是辨别伤寒、瘟疫的重要依据。

2. 色　风寒主收敛，敛则急，面多急绷，色多光泽；瘟疫主蒸散，散则缓，所以面多松缓，色多垢晦，又因受疫气所蒸，垢晦如油腻、烟熏。

3. 舌　风寒在表，舌多为白苔，薄而滑；渐入里，由白而黄，而燥，而黑。瘟疫初起，一见发热头痛，舌上白苔即厚而不滑，或色兼淡黄，或粗如积粉，与风寒迥异，对瘟疫病的早期诊断具有重要的意义。瘟疫入胃，会现黑苔，疫热极盛，急需攻下。

4. 神　风寒初起，神识清楚，待传里入胃后，就会出现神昏谵语。瘟疫初期就会神情异常，不知所苦，多烦躁惊悸；间有神志不清楚，也多梦寐不安。

5. 脉　瘟疫与风寒在初起时脉象大不相同，但到传变后，二者脉象颇同。

（二）治疗瘟疫善用汗、下、清、和、补五法

对于瘟疫的治疗，在吴又可学说的基础上，结合自己的医疗实践，分析了汗、下、清、和、补五法的临床运用。

1. 汗法　在运用汗法上，强调汗法时机，主张温病"汗不厌迟"，温病汗法目的"在乎通其郁闭，和其阴阳"。治风寒用辛温，在病初，不能犯里；治瘟疫则不同，邪在肌表，可用辛凉、辛寒；如兼见里证，可兼通其里。

2. 下法　在运用下法上，主张温病"下不厌早"，温病用下法"在乎下其郁热"。伤寒由表入里后，如里有燥结，方可用下法；而瘟疫则下不厌早，有里热就可用下法。

3. 清法　治瘟疫用清法，应注重辨热邪的深浅，邪浅在荣卫，深多在胸膈、胃肠，都须用寒凉药直挫其邪。

4. 和法　戴天章对和法的论述有独到之处，指出和法并不专属少阳，而主要是两法并用以及善后调理，即寒热并用、补泻合剂、表里双解、平其亢厉皆谓之和。疫热夹寒邪，寒热并用；邪实正虚，补泻合用；表证兼里证，表里双解；疫势虽去余邪未除，平其亢厉。

5. 补法　疫病邪热亢炽，本不应补，但当屡经汗下、清解邪热不解，当在辨明所伤是阳还是阴的前提下，补其正以祛其邪。

（三）论瘟疫兼夹证的辨治

戴天章对瘟疫的兼夹证有着深刻的认识，他认为由于患者素质的不同，同患瘟疫，临证表现也有差别，形成诸多兼夹证。瘟疫兼证有兼寒、兼风、兼暑、兼疟、兼痢5种，是瘟邪兼他邪致病，以瘟邪为重，他邪为轻。治疗要分清主次和缓急。夹证有夹痰水、夹食、夹郁、夹蓄血、夹脾虚、夹肾虚、夹诸亡血、夹哮喘、夹心胃病、夹疝气10种。夹证属实者，以夹证为先，瘟邪为后，清其夹邪，瘟毒才能透发；夹证属虚者，以治瘟为主，养正为辅，因邪留则正益伤，所以要先除邪，正才能得养。

（四）方药渊源

《广瘟疫论》治温疫的方剂共83首，其中使用仲景方29首、吴又可方11首、和剂局方9首，刘河间方4首，李东垣方4首，其他还有朱肱、钱乙、王好古、薛己等医家方共21首，戴天章自拟方5首。戴天章所用方大部分被后世医家治疗温病沿用，如黄芩汤、白虎汤、达原饮、藿香正气散、犀角大青汤、白虎加苍术汤等。

第三节 杨栗山著作及其学术思想概要

一、《伤寒瘟疫条辨》主要内容介绍

《伤寒瘟疫条辨》主要分为四个部分，第一部分阐述伤寒和温病在病原、发病、辨证、治法、处方等的不同；第二部分详论温病的证候特点，分析各型温病证候的临床意义，提出“温病无阴证”的理论；第三部分以类方对比的思路将温病十五方融汇其中详加论述，明确其来源及化裁思路；第四部分是本草类辨，分为补剂类、润剂类等，并对药物的性味归经主治等进行阐述。

（一）温疫病因

【原文】杂气者，非风非寒非暑非湿非燥非火，天地间另为一种，偶荒旱潦疵疠烟瘴之毒气也。故常气受病，在表浅而易；杂气受病，在里深而难。（《伤寒瘟疫条辨·温病与伤寒根源辨》）

【释义】杂气说始于《温疫论》，杨栗山倡行之。杨栗山认为杂气是天地间另外一类“偶荒旱潦疵疠烟瘴之毒气”，与常气之风寒暑湿燥火不同。常气可由气症脉而推求所得，既浅又易，而杂气受病，里深而难，如其所言：“盖六气有限，现在可测；杂气无穷，茫然不可测也”。

（二）温疫病位

【原文】是杂气之浮而上者，从鼻息而上入于阳，而阳分受伤，经云：清邪中上焦是也……是杂气之沉而下者，从口舌而下入于阴，而阴分受伤，经云：浊邪中下焦是也……然从鼻从口所入之邪，必先注中焦，分布上下，故中焦受邪……此三焦定位之邪也。（《伤感瘟疫条辨·温病脉证辨》）

温病得于杂气，受病在脏腑。（《伤寒瘟疫条辨·两感辨》）

在温病自是神解、升降、增损双解之类，不可发汗，里气清而表气自透，汗自解矣。（《伤寒瘟疫条辨·伤寒合病并病辨》）

【释义】杂气分清浊。杂气中的清邪，“是杂气之浮而上者，从鼻息而上入于阳，而阳分受伤”，浊邪是“杂气之沉而下者，从口舌而下入于阴，而阴分受伤”。

杂气伤人由口鼻而入，“先注中焦”，阳明受病。其中轻清的杂气浮而上升伤及头面颈项，浊重的杂气下沉，伤及肠腑。但不论伤上伤下，中焦阳明俱伤。杂气伤人，直伤脏腑，邪热内郁，营卫不和，即见恶寒、发热、汗出、肢冷而类伤寒表证，此表是“里证浮越于外也”，亦即“有表证而无表邪”。所以临床治疗逐秽解毒，主用清泄，不可辛温发表。

（三）温疫治法

【原文】温病多起阳明……以清里为主。（《伤寒瘟疫条辨·卷一·证候辨》）

【释义】温病杂气伤人,直伤脏腑,邪火内郁,或遇外邪引动,或者情志刺激,一旦发病,气血沸腾,则上下冲逆,一派火毒炽盛的证候。需要注意的是温病也可以出现类似恶寒、发热等表证,但非表证,而是里热郁滞的表现,故以清里为主。

【原文】温病……治法急以逐秽为第一义。上焦如雾,升而逐之,兼以解毒;中焦如沤,疏而逐之,兼以解毒;下焦如渎,决而逐之,兼以解毒。恶秽既通,乘势追拔,勿使潜滋。(《伤寒瘟疫条辨·卷一·温病脉证辨》)

【释义】温病是邪热内郁,虽见表证,实非表邪所致,乃里证浮越而成,治疗"急以逐秽为第一义";清邪伤上,浊邪伤下,所以在治疗上采用就近祛邪、因势利导的策略,清邪中上,则升泄解毒法,可用清化汤、增损普济消毒饮,邪郁中焦,则疏泄解毒,可用神解散、大小清凉饮等;浊邪中下,则通泄解毒,可用解毒承气汤等。

(四)创制升降散

【原文】而升降散,其总方也,轻重皆可酌用……是方以僵蚕为君,蝉蜕为臣,姜黄为佐,大黄为使,米酒为引,蜂蜜为导,六法俱备,而方乃成……君明臣良,治化出焉。姜黄辟邪而靖疫;大黄定乱以致治,佐使同心,功绩建焉。酒引之使上;蜜润之使下导,引导协力,远近通焉,补泻兼行,无偏胜之弊,寒热并用,得时中之宜。所谓天有覆物之功,人有代覆之能,其洵然哉。(《伤寒瘟疫条辨·卷四·医方辨》)

按:温病总计十五方。轻则清之,神解散、清化汤、芳香饮、大小清凉散、大小复苏饮、增损三黄石膏汤八方;重则泻之,增损大柴胡汤、增损双解散、加味凉膈散、加味六一顺气汤、增损普济消毒饮、解毒承气汤六方。(《伤寒瘟疫条辨·卷四·医方辨》)

【释义】杨栗山定治温方计15首,升降散为首方、总方。杨栗山方解甚妙,若"阳中之清阳……阴中之浊阴……内外通和……"等语,皆我中医之至深至奥之处,应细心体悟。升清降浊,升降相因,则怫热郁结顿消。以升降散为基础,根据郁热之轻重,轻者清之,共8方;重者泄之,共6方,共成治温15方,为后世治疗伏热温病疏通气机以退热提供了治疗新思路,影响甚大。

二、杨栗山学术思想概要

杨璇,字玉衡,别号栗山。生于清康熙四十四年(公元1705年),卒于清乾隆六十年(1795年)。杨栗山原籍亳州,明代永乐年间迁居夏邑,以"读书力田"为业。杨栗山自幼诵读诸子百家,雍正戊申年,杨璇补县学弟子生员,成为秀才。杨栗山从医后发现时医治病寒热不分,处方多误,在对伤寒和温病进行了深入的研究后,"集群言之粹,择千失之得",结合个人临证经验,著成《伤寒瘟疫条辨》。

1. 强调"杂气"为温疫之因　对温疫病的病因,杨璇极力推崇吴又可的"杂气"学说,认为温疫病是由杂气所致。杂气与六淫截然不同,其特点有五,一是种类"无穷"、"其气各异",为一切疫病毒邪之总称,因其气各异,故谓之杂气;二是杂气皆毒,对人体的危害远比六淫严重;三是杂气存在于天地之间"无形无声",人体不易觉察,不似六淫之寒热温凉,人易感觉;四是各种杂气均有地域性、时间性和传染性;五是传染性的大小取决于杂气的强弱。在杂气的致病方面,杨栗山认为杂气从口鼻而入,大多"先注中焦",而后"分布上下","一发则炎热炽盛,表里枯涸,内外大热","一热即口燥咽干而渴,脉多洪滑,甚则沉伏",呈现一派中焦热盛的证候,因此提出了"温热之邪,直行中道,初起阳明者十之八九"的中焦说。这一观点有别于吴又可的膜原说,对认识温疫病的传变有重要的指导意义。

2. 提出“两感”之说　杨栗山受《内经》中“两感于寒”等有关内容的启发,同时继承了刘河间等医家治温的临床经验,将“两感”学说用于分析温病学的病机特点,指导温病的辨治。提出“两感”为“表里俱病,阴阳并传,谓之两感,乃邪热亢极之证”,并认为“怫热内郁”是温病“两感”产生的病理基础,提出“内之郁热为重,外感为轻,甚有无外感而内之郁热自发者”。对于“两感”的证治,杨栗山创制增损双解散以解郁散结、清热导滞,治疗热从三阴发出三阳的两感证;增损三黄石膏汤以清泄内外郁热之势,治疗热毒至深、三焦表里俱实的两感证。上述两方均用蝉蜕、僵蚕,杨栗山认为蝉蜕气寒无毒,味咸且甘,清虚上浮,能祛风胜湿,涤热解毒;僵蚕味辛苦气薄,得天地清化之气,轻浮而升阳中之阳,故能胜风除湿,清热解郁,散逆浊结滞之痰,辟一切怫郁之邪气;同时配伍黄芩、黄连、栀子、大黄、石膏等苦寒之品清解里热,攻下逐邪,使充斥三焦之热毒从内而泄。体现出清轻宣透、泄热攻下的治疗特点。

3. 治疫重视逐秽解毒,调理升降,创升降散　针对温疫热毒炽盛的特点,杨栗山提出逐秽解毒的治疗大法,认为“治法急以逐秽为第一要义,上焦如雾,升而逐之,兼以解毒;中焦如沤,疏而逐之,兼以解毒;下焦如渎,决而逐之,兼以解毒,恶秽即通,乘势追拔,勿使潜滋”。并在此基础上重视气机的升降,他认为疫邪直入中焦后,上下流布,弥漫三焦,必然引起气机升降失调,如果“上焦之阳,下焦之阴,两不相交,则脾气于中难运,斯五液注下,而生气几绝矣”。因此,在解毒之时,又需沟通上下,协调气机,使三焦道路畅通,津液得复而不绝。为了体现上述治疫的思想,杨栗山创立以升降散为代表的十五首方剂。升降散由大黄、姜黄、蝉蜕、僵蚕、米酒、蜂蜜等六味药物组成,杨栗山认为方中之大黄大寒无毒,上下通行,“凡亢盛之阳非此莫抑”,用之“定乱以致治”;姜黄大寒无毒,祛邪伐恶,行气散郁而辟疫,用之以“辟邪而靖疫”;此二药既伐恶逐秽辟疫,又“降阴中之浊阴”。僵蚕轻浮而升,能清热解郁,散逆浊结滞之痰,辟一切怫郁邪气,用之“以清化而升阳”;蝉蜕为清虚之品,能涤热解毒,用之“以清虚而散火”;此二药既清热散火解毒,又“升阳中之清阳”。四药之外,更有米酒行药势,“伐邪辟恶……引之上行”,蜂蜜润脏腑“清热解毒……润之下导”。六药合用,使疫邪之流毒顿清,三焦气机升降得复。因此,杨栗山称此方能治“表里三焦大热,其证不可名状者”。在其方下列可治之症二十余条。以此方为首,杨栗山开列了轻则清之八方,重则泻之六方,视温疫病热毒之盛衰,秽浊之多寡,邪居之上下,病势之缓急而斟酌用之。

第四节　刘松峰著作及其学术思想概要

一、《松峰说疫》主要内容介绍

《松峰说疫》共6卷。卷一述古,卷二论治,卷三杂疫,卷四辨疑,卷五诸方,卷六运气。上承《黄帝内经》五运六气学说,下宗吴有性《温疫论》等疫病名著,广参各家学术思想,首提疫分三种,阐释瘟疫概念,分述疫病的病因和临床表现;提出治疗疫病最宜通变,首立“瘟疫统治八法”;总结归纳古代预防瘟疫之法;明析北方俗语所说的诸疫病名称、症状以正名;对治疗疫病的药物加以补充和修正。书中所载病症约140余种、共录200余方,治疗多有新意，许多简易物理疗法使用方便，疗效显著。

（一）疫分三类

【原文】传曰：疫者民皆疾也。又曰：疫，疠也，中人如磨砺伤物也，夫曰民皆疾而不言何疾，则疾之所该也广矣……如徭役之役，故以疫名耳。其病千变万化……一曰瘟疫。夫瘟者，热之始，热者，温之终，始终属热症。初得之即发热，自汗而渴，不恶寒。其表里分传也，在表则现三阳经症，入里则现三阴经症，入腑则有应下之症。其愈也，总以汗解，而患者多在热时……二曰寒疫……三曰杂疫。其症则千奇百怪……种种变态，不可枚举。（《松峰说疫·论治》）

【释义】刘松峰认为疫病之症所概范围甚广，分为瘟疫、寒疫、杂疫。瘟疫不过是其中一症，始终感受温热之疠气而发病；并认为瘟疫一症，非他症可比，不能缓为调理，须在一二剂之内见效，三五日之间痊愈。寒疫者，无论春夏秋冬皆可发病，感受风寒之邪突然发病，出现头痛、身热、脊强，感于风者有汗，感于寒者无汗，且冬月也可发疹，轻者可自愈。也有发于夏秋之间，症状与瘟疫相似，不可用凉药，不能一汗而解，需多日才能痊愈。杂疫者，其症则千奇百怪，众人所患皆同，皆有疠气以行乎其间。以平素治法则不应者皆为杂疫，较之瘟疫更加复杂，并指出治瘟疫有一定之法，而治杂疫却无一定之方。

（二）瘟疫治法

【原文】瘟疫始成……是皆有毒瓦斯以行乎间，此毒又非方书所载阳毒、阴毒之谓……是毒瓦斯与瘟疫相为终始者也。兹定金豆解毒煎以解其毒势，且能清热。并不用芩、连、栀、柏而热已杀矣。（《松峰说疫·论治》）

金豆解毒煎

金银花二三钱，绿豆（皮）二钱，甘草一钱，蝉蜕（去足翅）八分。井花水（清晨首汲）煎，或再加僵蚕（浸去涎）一钱。

【释义】疫病皆是有“毒气以行乎间”。刘松峰明确指出此毒是“与瘟疫相为始终”之毒气。“未病之先，已中毒气，第伏而不觉，既病之时，毒气勃发，故有变先诸恶候”。故解毒为治疫首要之法。拟方金豆解毒煎，为清热解毒之轻剂。

【原文】古有汗吐下三法，而汗居其首者，以邪之中人，非汗莫解也。吐虽有散意，尚待汗以成厥功。下之有急时，因难汗而始用……倘瘟疫之轻者，初觉即取而试之，又安知不一汗而解乎。（《松峰说疫·论治》）

【释义】刘松峰重视汗法，温疫虽不宜强发法，但当“欲作汗解”时，“其人秉赋充盛，阳气冲激，不能顿开者，得取汗之方以接济之，则汗易出，而邪易散矣。”帮助其出汗从而能达到祛邪排毒目的。刘松峰还提出“汗无太速”之说。助汗之药不用麻、桂、荆、防，而多用平和势缓的助汗之法，提出以“浮萍代麻黄”，认为“能发瘟疫之汗者，莫过于浮萍，其性浮散，入肺经，达皮肤，发汗甚于麻黄。”同时也采用如食疗、点眼等简便易行，温和的取汗方法。

【原文】吐法近今多不讲，而抑知实有奇效也。吴有性止言邪在胸膈，欲吐不吐者方用此方，而抑知瘟疫不论日数，忽得大吐，甚是吉兆，将欲汗解也。（《松峰说疫·论治》）

【释义】涌吐之法因势利导，吴有性认为邪在胸膈，欲吐不吐者，可用吐法。但刘松峰则认为瘟疫不论病发几日，大吐则为吉兆。吐法也含有发散之意，虽其确有效，但须审慎用之。

（三）慎用大寒之剂

【原文】总之如黄连、黄柏、龙胆草、苦参大苦大寒等药，皆当慎用。以有生地、二冬、元参、丹皮、栀子、黄芩、银花、犀角、茅根、竹沥、童便、葛根、石膏、人中黄辈加减出入,足以泻火而有余矣。如果有真知灼见,非黄连等药不可,少者分计,多者钱计而止,不可多用。(《松峰说疫·论治》)

【释义】历代医家认为瘟疫属热者多,治以寒凉之药,刘奎也指出:“夫瘟者,热之始,热者,温之终,始终属热症”。但是瘟疫之火,皆因邪毒而生,邪毒去则火自退,如果用大寒之剂直折其火,损伤人体正气,无力抗邪外出,尚未起到驱邪作用而先受寒凉之害。故提出慎用黄连、黄柏等大苦大寒之剂,但又不排斥用大黄、石膏、芒硝,承气、白虎汤之类。刘松峰在避瘟治疗中,药物多选用温热香窜之品。除了辛温解表药外,在瘟疫防治过程中常使用的化湿药、攻毒杀虫止痒药、活血化瘀药等也多为温性。

二、刘松峰学术思想概要

刘奎,字文甫,号松峰山人,山东诸城人,清嘉庆年间著名瘟疫病学家,生卒年不详。其父精医,奎受其影响而发愤从医济世。刘松峰最为推崇吴有性的《温疫论》,在继承其学术思想的同时,又加以发挥补充,在认识、治疗瘟疫病证方面独树一帜。著有《松峰说疫》、《濯西救急简方》、《松峰医话》、《瘟疫论类编》等书。其中,《松峰说疫》是继《温疫论》之后,温疫学的又一重要著作。

(一)创“三疫”之说

刘奎强调治疫当先明瘟疫之名,《松峰说疫》曰:“疫病所该甚广……瘟疫者,不过疫中之一症耳。始终感温热之病气而发,故以瘟疫别之。此外尚有寒疫、杂疫之殊,而瘟疫书中,却遗此二条。”他认为,凡某时某地,众人同时所得一种疾病,都可称为“疫”;并指出:“疫……其病千变万化,约言之则有三焉。一曰瘟疫……二曰寒疫……三曰杂疫。”感触温热之病邪而发者为瘟疫,感受风寒邪邪突然作病,虽与伤寒伤风相似,但众人所病皆同,不受凉药,也不能发汗而解的为寒疫;所患寒热皆有,症状千奇百怪,众人所患皆同,但以平素治法不奏效的为杂疫。

(二)提出温疫六经治法

刘松峰仿《伤寒论》六经辨证,创温疫六经治法。病在太阳,卫闭而营郁,法当清营热而泄卫闭,治宜凉金补水而开皮毛,方用元霜丹、浮萍黄芩汤、白虎加元麦汤、人参白虎加元麦汤。以浮萍解表邪,石膏、知母、元参、麦冬以止燥渴。病在阳明,腑热未作时,宜清热而发表,用素雪丹方,以石膏、麦冬、元参、丹皮、白芍等清热生津,浮萍解表;阳明腑证则用承气汤,根据病情轻重配合养阴凉血之芍药地黄汤。病在少阳,“三阴经气从阳化热,故但热而无寒也”。营郁而发热,用小柴胡加清营凉血之丹皮、芍药。病在太阴,治疗当清散皮毛,泄阳明之燥,而滋太阴之湿,主方黄酥丹,以浮萍解表,生地、丹皮清热凉血,芍药、甘草酸甘以化阴。病在少阴,治应清散皮毛,泄君火之亢而益肾水之枯,方用紫玉丹,以浮萍解表,生地、知母、元参等养阴清热。病在厥阴,治以清散皮毛,泄相火之炎而滋风木之燥,主方苍霖丹,以浮萍清散,生地、芍药、当归、丹皮泻热凉血滋阴。

此外,刘松峰治疗温疫重视解毒和助汗二法。刘松峰认为人患疫病,“是皆有毒气以行乎间”,故将解毒作为第一治法,并自创两首解毒方剂,一为金豆解毒煎,由金银花、绿豆皮、生甘草、陈皮、蝉蜕、井花水等组成。一为绿糖饮,由绿豆、白糖组成。刘松峰认为,温疫虽不宜强发其汗,但汗法也是散邪重要方法,“不论伤寒、温疫,而汗之之功,为甚巨矣”。在发散药物选择方面，重视浮萍，认为“能发瘟疫之汗者，莫过于浮萍”，书中记载的方剂中大都配伍浮萍以解表发散。

（三）重视温疫的预防

刘奎很重视对疫病的预防治疗，于《松峰说疫》专列“避瘟方”章节，共载65方，用法有内服、纳鼻、取嚏、嗅鼻、探吐、佩戴、悬挂、药浴、熏烧等多种，共用药物116味，药物多选用温热香窜之品，其中温热药92味，凉性药24味，香窜药物26味。另外刘松峰提出一些预防温疫的具体措施，如“凡有疫之家，不得以衣服、饮食、器皿送于无疫之家，而无疫之家亦不得受有疫之家之衣服、饮食、器皿”，“将初病人贴身衣服，甑上蒸过，合家不染”，“入病家不染：用舌顶上额，努力闭气一口，使气充满毛窍，则不染”等。

第五节　余师愚著作及其学术思想概要

一、《疫疹一得》主要内容介绍

《疫疹一得》一书分为上下两卷。上卷结合五运六气，阐述了疫病的病因、病机、疫疹的辨证论治、详细地介绍了淫热疫邪敷布于十二经所出现的五十二种常见症。下卷记载了热疫的瘥后二十症，包括四肢浮肿、大便燥结、皮肤痛痒、半身不遂等，解释其形成机理，为后人总结热疫瘥后的调护方法做出提示。在辨证方面，余师愚重视通过疫疹的松浮紧束程度来辨病邪的深浅及疾病的预后，全书多处对此进行详释。此外余师愚又提出了“不以斑疹之形态大小辨生死”、“总以其松浮、紧束为凭”等独特观点。

（一）辨斑疹

【原文】疹出于胃，古人言热毒未入于胃而下之，热乘虚入胃，故发斑；热毒已入于胃，不即下之，热不得泄，亦发斑……（《疫疹一得·疫疹案》）

松而且浮，洒于皮面，或红，或紫，或赤，或黑，此毒之外现者……虽有恶症，百无一失。疹出紧束有根，如从肉里钻出，其色青紫，宛如浮萍之背，多见于胸背。此胃热将烂之色，即宜大清胃热，兼凉其血，务使松活色退，方可挽回。稍存疑惧，即不能救。（《疫疹一得·紧束有根》）

【释义】余霖认为斑疹的形成原因在于胃受淫热疫邪所煎灼，故在体质壮实之人，偶感火热疫邪，因其胃本不虚，邪气不能入胃，故而不见发斑。对于体质本虚的人，淫热疫邪直接内干于胃，即可在早期出现斑疹。余霖认为疫疹之脉象必定数，疫疹脉象浮大而数者，可知其邪气所处病位不深，淫热疫邪容易随着斑疹的透达而散发；若疫疹之脉象沉而且数，说明病位较深，此时若给予大剂量的清热解毒药物，仍可以扭转病势；但如若脉象若隐若现，甚或脉象沉而按之不应，此即恶候，此时邪气病位深伏、病势凶险。

余师愚认为斑与疹均是由血分热毒，伤络破血，外出肌肤所致，二者病机相同，仅形态有异。余师愚提出“总以其形之松浮、紧束为凭”来判断淫热疫毒的浅深程度，所谓“松浮”，其色可红、可紫、可赤、可黑，均如洒于皮肤表面，是疫毒轻浅的表现；而“紧束”者，其根脚较深，彷如从肉中钻出一样，形状像浮萍露出水面的部分，预后不良。是故“松而且浮，洒于皮面”者预后多良，“紧束有根”者险恶，临床应慎重对待。

(二) 清瘟败毒饮

【原文】清瘟败毒饮治一切火热,表里俱盛,狂躁烦心。口干咽痛,大热干呕,错语不眠,吐血衄血,热盛发斑。不论始终,以此为主。

生石膏大剂六两至八两,中剂二两至四两,小剂八钱之一两二钱;小生地大剂六钱至一两,中剂三钱至五钱,小剂二钱至四钱;乌犀角大剂六钱至八钱,中剂三钱至五钱,小剂二钱至四钱;真川连大剂六钱至四钱,中剂二钱至四钱,小剂一钱至一钱半;生栀子;桔梗;黄芩;知母;赤芍;玄参;连翘;竹叶;甘草;丹皮。(《疫疹一得·治疫诸方》)

【释义】清瘟败毒饮是余师愚治疗热疫及热疫发斑的主方,书中所列52证都是以该方加减进行治疗。本方系白虎汤、黄连解毒汤及犀角地黄汤三方组合而成,具有诸方协同作用。余师愚认为淫热客胃,十二经为火燔。斑疹之发,虽出于胃,但亦有十二经之火助之,故重用石膏入胃经,敷布于十二经,以退其淫热。佐黄连、犀角、黄芩以清泄心、肺经之火于上焦;以丹皮、栀子、赤芍疏泄肝经之火,连翘、玄参解散浮游之火;生地、知母抑阳扶阴,泄其亢盛之火,而救欲绝之水;桔梗、竹叶载药上行;使以甘草和胃,且能解毒利咽。余师愚认为方中药物皆为大寒之剂,且当重用石膏,先平火势最甚者,则诸经之火无以自安。诸药共成一首寒凉直折、气营(血)两清的清热解毒重剂。

余师愚按石膏、生地、犀角、川黄连四味主药用量,分为大、中、小三种剂量,以据证的极重、重、轻而相应选用。如文中所说"疫证初起,恶寒发热,头痛如劈,烦躁谵妄,身热肢冷,舌刺唇焦,上呕下泄。六脉沉细而数,即用大剂;沉而数者,用中剂;浮大而数者,用小剂"。

清瘟败毒饮是大清气血、泻火解毒的重要方剂,对于温热病极期邪深毒盛、气营或气血两燔的重证、险证适用。

二、余师愚学术思想概要

余霖,字师愚,清代雍正至乾隆年间(1723—1795年)人,安徽桐城人,少年习儒。以后弃儒攻医,乾隆二十九年(公元1764年)其父染疫,由于被当地医生所误治,以致不救,使余霖抱恨不已。此后,则侧重于疫疹的研究。其在研读《本草纲目》时,见书中记载石膏的作用,其性大寒,大清胃热,而味淡而薄,能解肌热,同时体沉而寒,又能泻实热,认为温热之疫非石膏不能治,因此在临床上遂用石膏重剂以试治温疫,并取得满意疗效。在其三十年临证中,重用石膏,创立以石膏为君药的清瘟败毒饮,活人无数。本"千虑一得"之意,著成《疫疹一得》一书。

1. 疫证之因为火毒　余师愚认为疫疹的发生应责之于火毒,认为温疫为感受四时不正之疠气而致,疠气为无形之毒,毒为火也,疫疹诸症皆以火毒为本,如"头痛倾侧"为火毒达于阳位而致,"腹痛不已"由火毒冲突无门而致,"谵语"由火毒燔心而致等。《疫疹一得》指出:"瘟既曰毒,其为火也明矣,且五行各一其性,惟火有二,曰君曰相,内阴外阳,主乎动者也,火之为病,其害甚大,土遇之而赤,金遇之而熔,木遇之而燃,水不胜火则涸,故《易》曰:'燥万物者,莫熯乎火',古人所谓元气之贼也。以是知火者疹之根,疹者火之苗也。"可见,疫疹是火毒充斥表里三焦,内逼血分,从肺胃肌表而出,乃邪毒外达之象。

2. 重视斑疹的辨识　余师愚对斑疹的分析尤其精辟,认为火毒为疫疹的主因,"火者疹之根,疹者火之苗"。通过观察疫疹的色泽、形态、分布和发出过程等,来辨别病邪的轻重、病位的浅深、病势的进退和预后的顺逆。如斑疹松活浮洒于皮面,不论色泽如何,或红、或紫、或赤、或黑,都是热毒外现的征兆,虽有恶症,但预后良好。若疹出紧束有根,似从肉里钻出,其色青紫,宛如浮萍之背,多见于胸背,即属胃热将烂之色;若经清胃凉血治疗,疹色松活色退,则预后良好。疫疹色泽由红活向淡红、深红、艳红或紫赤发展,是病势加剧的象征,反之则是病势向愈的征兆。余师愚总结道:"余断生死,不在斑之大小紫黑,总以其形之松浮紧束为凭耳。"就发疹的时间而言,凡正能胜邪者,其疹透发快;若正不能胜邪者,则斑疹透发较迟,即"发之越迟,其毒愈重"。在脉象方面,若疫疹兼六脉细数沉浮、四肢逆冷等阳盛格阴症状,则为"不治之症",预后较差。

3. 强调伤寒与温疫的鉴别　余师愚对伤寒与温疫的区别,在每一症状上都有具体描述,如寒热先后,伤寒先热后寒,温疫先寒后热;头痛,伤寒不至于头痛如破,温疫则头痛如劈;汗出,伤寒初期多无,温疫上半身有汗,下半身无汗;呕逆,伤寒胆热犯胃必伴胁痛,温疫无胁痛而呕势频频;斑疹,伤寒少而温疫多等。

4. 清热解毒为治疫大法　余师愚认为疫病的病因为火毒之邪,"瘟既曰毒,其为火也明矣","火者疹之根,疹者火之苗也",火毒之窝巢在阳明胃,胃之火毒可随十二经气血弥漫全身,强调火毒疠气与胃及十二经的关系。故治疗疫病强调清热解毒,特别是清胃泄热,主张不用硝黄而用石膏"捣窝巢之害"。余师愚认为斑疹是热疫邪毒入血分,热毒之邪外迫肌肤所致,因此治疗应在清解热毒的基础上结合活血化瘀。《疫疹一得》所载11则验案中,凡出现斑疹者,则根据斑疹的颜色加用不同程度的活血化瘀药,如生地黄、当归尾、紫草、赤芍药等。余师愚治疗温疫在祛邪的同时,也不忘扶助正气,特别是重视养阴生津,创立"辛凉合甘寒"法以清热保津和"咸寒甘苦"法以生津养阴,扶正祛邪。

在疫病治疗用药上,余师愚直中病因,治病求本,创立了大清气血热毒的清瘟败毒饮方,将白虎汤、犀角地黄汤、黄连解毒汤等方熔于一炉,主治"一切火热,表里俱盛,狂躁烦心,口干咽痛,大热干呕,错语不眠,吐血衄血,热甚发斑,不论始终,以此为主方"。根据病情的轻重,施以大剂、中剂、小剂;见斑疹一出,"即用大青叶,量加升麻四五分,引毒外透",余师愚在运用该方治疗疫疹时注解说:"斑疹虽出于胃,亦诸经之火有以助之。重用石膏直入胃经,使其敷布于十二经,退其淫热;佐以黄连、犀角、黄芩泄心肺火于上焦,丹皮、栀子、赤芍泄肝经之火,连翘、玄参解散浮游之火,生地、知母抑阳扶阴,泄其亢盛之火,而救欲绝之水,桔梗、竹叶载药上行;使以甘草和胃也。此大寒解毒之剂,重用石膏,先平甚者,而诸经之火自无不安矣。"

5. 用药功专力宏　温疫病情凶险,传变迅速,用药含混或病重药轻,都无以解燃眉之急,甚至贻误人命,故余师愚提出"用药必须过峻数倍于前人"的主张,认为病重,毒邪嚣张,药量需大;病轻,药量亦减。在选药方面,重用石膏,以杀其炎势,强调"非石膏不足以取效耳"。所创制的清瘟败毒饮有大、中、小之分,如大剂生石膏用六至八两,小剂用八钱至一两二钱,并有"予用大剂,连投十五帖,今已痊安,计用石膏六两有零,犀角七两有零,黄连六两有零"的用药记载。

参考文献

[1] 杨进,孟澍江.《温疫论》下法初探[J].广西中医药,1983,(4):10-12.
[2] 张照琪.论《温疫论》的学术思想[J].河北中医,1987,(2):3-4.

[3] 陈扬荣.《广瘟疫论》学术思想之探析[J].中华医史杂志,2003,33(1):14-15.
[4] 陈枝伯,陈扬荣.戴天章与《广瘟疫论》[J].福建中医学院学报,2000,10(1):44-45.
[5] 张再良.条分缕析辨寒温——读杨栗山《伤寒瘟疫条辨》[J].四川中医,2007,25(6):38-39.
[6] 陈锦芳.《伤寒瘟疫条辨》论治温病的特色[J].福建中医学院学报,1998,8(1):40-41.
[7] 宋乃光.《松峰说疫》温疫观析[J].中医药学报,1988,(4):52-54.
[8] 赵宇,李岩,周震,等.松峰说疫评介[J].中华中医药学刊,2007,25(4):796-797.

第六章　伏温学派

伏温学派以伏气温病为研究的主要对象，以叶天士《三时伏气外感篇》为端绪，继以柳宝诒《温热逢源》和何廉臣《重订广温热论》等伏气温病学专著为代表而形成。尽管该派均以"伏温立论"，然对邪伏的具体部位，所伏为何邪，邪发后的演变及治法等，各家见仁见智，内容丰富多彩。加上该派专著少兼论多，故将其主要观点简介如下。

其一，伏寒化温说。其以《内经》所谓"冬伤于寒，春必病温"为立论基础，为伏温之说中最原始的一种。以此指导伏温辨治并具有代表性的专论，有叶天士的《三时伏气外感篇》及柳宝诒的《温热逢源》。前者阐明其冬寒内伏，藏于少阴，入春化热发于少阳之理，提出伏温有伏邪自发与新感引动伏邪两种发病形式，强调其治疗"不与暴感门同法"，当以黄芩汤为主方，苦寒直清里热而坚阴。后者则是一部研讨伏气温病的专著，全书分上、中、下三卷。上卷引录注释《内经》及《伤寒论》中有关温病的原文；中卷对明清各温病学家，如周禹载、吴又可等的温病学著述，提出商榷意见，加以辨正；下卷在论述了伏气温病与伤寒及新感温病的区别的基础上，着重阐述了少阴伏气温病初起、外达及内陷的证治，颇有创见。

其二，伏火说。此为何廉臣在《重订广温热论》中提出，该书为研讨伏温的一部重要专著，正如何廉臣言"务使后之阅者，知此书专为伏气温病而设，非为新感温暑而言"。何廉臣在书中明确指出："凡伏气温病，皆是伏火。"甚至说："中医所谓伏火症，即西医所谓内炎症也。"该说的最大优点在于众说纷纭的所伏病邪，求同存异，统一于火热。然将六气皆归于火，又有过于笼统之弊。有鉴于此，何廉臣借鉴将温病分为湿热类及温热类温病的分类法，将伏火分为湿火与燥火，强调两者证治的原则区分，所谓"以治燥火之法治湿火，则湿愈遏，而热愈伏……以治湿火之法治燥火，则以燥济燥，犹拨火使扬"。在此基础上，分别详述了湿火与燥火的证治。

其三，四时伏气说、伏暑说与杂气说。雷少逸《时病论》遵《内经》"冬伤于寒，春必病温；春伤于风，夏生飧泄；夏伤于暑，秋必痎疟；秋伤于湿，冬生咳嗽"的古训，将四时温病分为新感与伏气两类，并以此为纲展开讨论，其虽以四时伏气立论，然与新感温病的论治差别不大，故后世承其说者少。不过，该书中所述治法方药切实好用，受到后世医家的广泛重视。伏暑之说的提出，源于在夏季之后的秋、冬季节，临床确实有以暑热或暑湿内蕴为主的证候出现，必须以清暑泄热或清暑祛湿为主要治法，故认为此为夏季感受暑热或暑湿而内伏，过时而发，病发于里，形成伏暑说。可见，此说的产生根源于临床实际，又对临床治疗有很好的指导价值，故得到大多数医家的肯定。加之，吴鞠通将此说引入《温病条辨》中加以倡导，由于该书影响广泛，致此说更得以普遍接受。此外，吴又可认为杂气由口鼻而入，客于半表半里之膜原。感邪重者,立即发病;感邪轻者,则因饥饱劳碌,或忧思气怒,使正气受伤,邪失其制而发病。其中,感邪后不立即发病,伏藏于体内,过时而发者,从理论上讲,应属伏气温病的范畴,故吴又可也将其称作"伏邪"。但从临床实践看,无论感邪后骤发还是过时而发,其初起论治皆以疏利透达膜原之邪为大法,邪离膜原后,其传变分表里两大途径,虽其过程错综复杂,但临床皆应察证而知变,因变而施治。可见,杂气说虽为伏温说中的一种,然由于其临床论治与新感温病差别不大,故和之者寡。

综上可见,伏温的立论,主要是以其"由里达外"的病机和"清泄里热"的治疗为基础。识别由里达外的病机,是认识伏气的第一步,而清泄里热的治疗能中断其病程,证实了病机理论的正确。至于其间的种种学说,都是为解释其病机证治而提出的假说,它们从不同的角度,在不同程度上解决了这类疾病流行和治疗的某些问题,包含着各自的合理内涵。因此,研究伏温之说,应着眼于临床实际,抓住其病机特点,不必拘泥于众说纷纭的伏温概念。

第一节 柳宝诒著作及其学术思想概要

柳宝诒,字谷孙,号冠群,又号惜余主人,江苏江阴人。生于清道光二十二年(公元1842年),卒于清光绪二十一年(公元1901年)。柳宝诒幼时父母双亡,由祖母抚养成人,自幼好学用功,博览群书。同治四年,以优贡入京,悬壶于京师,士大夫以病求治者,辄着手成春,由是声名籍甚。后因清廷腐败,柳宝诒在失望之余回归故里,潜心研究医理,著书授徒,门人盈百。并自设药店"柳致和堂",提出许多创新性的炮制方法,以改变药性、药用而提高疗效。《江阴县志》称其"为人和厚好学,能文工书,尤长于医,苏常一带,妇孺皆知"。

柳宝诒原为儒家,能文善诗,一生著作颇丰,但由于历史原因,大多著作已遗失,颇为可惜。《温热逢源》为其代表著作,其他还有《柳选四家医案》、《柳宝诒医案》、《柳宝诒医论医话》等存世,这些著作均能真实地反映出柳宝诒的学术思想和临床经验,为温病学之不可多得的重要著作。

一、《温热逢源》主要内容介绍

《温热逢源》是专门论述伏气温病的专著,全书共计3卷。上卷录引中医经典《内经》、《难经》、《伤寒论》中有关温病的原文,并博引各家之注后参以己见,广为注解;中卷引明、清医学名家吴又可、周禹载、张石顽、蒋问斋等论文著述,提出商榷意见,加以辨证;下卷主要就伏气温病的病因、病机、证候、治法、方药等方面内容,详为论证,其论共计16则,见解独到,并具有很高的临床指导意义。

(一)阐发《内经》之蕴义,明伏温之病因病机

【原文】《经》曰:冬伤于寒,春必病温。又曰:冬不藏精,春必病温。分而言之,则一言其邪之实,一言其正之虚。合而言之,则惟其冬不藏精而肾气先虚,寒邪乃得而伤之。语势虽若两平,其义原归一贯也。喻氏以冬伤于寒,与冬不藏精,又以既不藏精更伤于寒,分立三纲,各为证治。试思如果冬不藏精,别无受寒之事,则其病为纯虚,与温病何涉?盖喻氏只顾作文之排场,而不自觉其言之不切于病情也。原其邪之初受,盖以肾气先虚,故邪乃凑之而伏于少阴。逮春时阳气内动,则寒邪化热而出。其发也,有因阳气内动而发者,亦有时邪感

引动而发者。凡阳气内动,寒邪化热而发之证,外虽微有形寒,而里热炽甚,不恶风寒,骨节烦疼,渴热少汗(初起少汗至阳明即多汗矣)。(《温热逢源·卷下·伏温从少阴初发证治》)

【释义】本段论述了伏气温病的病因及发病机理。柳宝诒对于伏气温病的病因在《内经》的基础上又有所发挥,明确指出伏气温病的发生包括内因肾气先虚和外因冬季感受寒邪两方面,即“冬伤于寒,春必病温”之外因和“藏于精者,冬不病温”之内在因素,二者合而致病。若单纯只有后者,就是纯虚之证,与温病无关。同时,文中对喻嘉言所提出的以冬伤于寒、冬不藏精、冬伤于寒又不藏精作为温病的三纲立论进行了反驳,一针见血地指出了这种观点孤立的将温病发生的邪、正原因割裂的论点既不合道理,又脱离临床实际。

至于发病,又可分为自发和新感引动两种方式。因春季阳气内动,内伏于少阴的寒邪化热而外发,即为“伏邪自发”;或因时邪外感引动在里伏于少阴之邪而发,即为“新感引动伏邪”。同时,柳宝诒认为伏气温病的发病机理存在两个主要特点:一是病邪在里,郁寒化热,故伏气温病发病之初即见里热的各种表现;二是病邪是从少阴肾而发,即先有肾气之虚,或主要表现为肾阴不足,或是肾阳虚馁,不能蒸化鼓舞病邪外达。

(二)论温病与伤寒病情不同治法各异

【原文】冬月伤寒,邪由皮毛而入,从表入里,初见三阳经证,如太阳病,则头项强痛而恶寒之类。三阳不解,渐次传入三阴。其中有留于三阳,而不入三阴者;有结于胃腑,而不涉他经者;亦有不必假道三阳,而直中三阴者。凡此伤寒之症,初起悉系寒邪见象。迨发作之后,渐次化热内传,始有热象。故初起治法,必以通阳祛寒为主。及化热之后,始有泄热之法。此伤寒之大较也。若夫温病,乃冬时寒邪,伏于少阴。迨春夏阳气内动,伏邪化而为热,由少阴而外出。如邪出太阳,亦见太阳经证,其头项强痛等象,亦与伤寒同。但伤寒里无郁热,故恶寒不渴,溲清无内热。温邪则标见于外,而热郁于内,虽外有表证,而里热先盛;口渴溲黄,尺肤热、骨节疼,种种内热之象,皆非伤寒所有。其见阳明、少阳,见证亦然。初起治法,即以清泄里热,导邪外达为主。与伤寒用药,一温一凉,却为对待。盖感寒随时即发,则为伤寒,其病由表而渐传入里;寒邪郁久,化热而发,则为温病,其病由里而郁蒸外达。伤寒初起,决无里热见证;温邪初起,无不见里热之证。此伤寒、温病分证用药之大关键。临证时能从此推想,自然头头是道矣。(《温热逢源·卷下·论温病与伤寒病情不同治法各异》)

【释义】本段主要论述伤寒与温病在传变途径、初起见证、治疗用药等方面的不同。伤寒与温病发生原因不同。伤寒是感受冬月寒邪,邪从皮毛而入,按六经传变而病情逐步发展。至于温病,柳宝诒提出“冬时寒邪,伏于少阴。迨春夏阳气内动,伏邪化而为热,由少阴而外出。”由此可见,这里所说的温病实际上是指伏气温病而言,其发生的原始病因虽是伤寒,但与伤寒之不同为寒邪已化,并从少阴外发,即“至虚之地,即是容邪之所”。

伤寒与温病症状表现不同。柳宝诒强调,伤寒初起“悉系寒邪见象”,即不是见寒邪犯表的表寒证,就是因寒邪直中三阴而见里寒证,其后才逐渐化热内传,出现里热表现。而温病(伏气温病)初起时,虽也可以见表证,但因内有郁热,所以必见里热表现,如口渴、溲黄、尺肤热、骨节痛等。

伤寒与温病治法的不同。基于伤寒和温病发生原因和临床表现不同的认识,柳宝诒明确提出了二者治法,特别是初起治法的不同。伤寒初起的治法主以“通阳祛寒”,而温病初起“即以清泄里热,导邪外达为主”。其根本的区别在于“一温一凉”。

（三）治疗伏气温病重养阴

【原文】至扶正之法，在温病以养阴为主，以温热必伤阴液也。人参难得佳者，且病家无力者多，岂能概用；惟西洋参甘凉养津，施于温热伤阴者，最为合用。余如生地滋肾阴，白芍养肝阴，石斛养胃阴，沙参养肺阴，麦冬养心阴。如遇虚体或久病阴伤者，无论发表攻里剂中，均可加入。其或热已窜入厥阴，而邪入藏于少阴者，热气尚伏而不扬，宜于清泄中，仍兼疏托。或热已内陷营阴，而邪之走于经者，表气尚郁而不达，宜于凉营中，再参透表。其最重者，邪热内燔，而外面反无热象，甚至肢厥肤冷，脉涩数而不畅，必得大剂泄热透邪，乃使热势外扬，脉象转见洪大，庶可以免厥深闭脱之危也。（《温热逢源·卷下·伏温化热内陷手足厥阴发痉厥昏蒙等证》）

【释义】基于对伏气温病发生机理的认识，柳宝诒提出对其治疗的原则是邪正合治，即对较为常见的少阴阴气不足而病发于少阴者，“用药宜助阴气，以托邪外达”，也就是所谓的“养阴托邪”。其中，养阴为本，对于温病治疗中养阴药的应用，本段提出了极为宝贵的经验。文中除强调“扶正之法，在温病以养阴为主”外，对养阴药物的具体应用进行了介绍，如以西洋参代人参，分别列举了适合于五脏阴虚的药物，以及对素体阴虚或久病阴虚者在使用解表或攻下剂中加入养阴药等。另外，文中还提出对于某些复杂病证的治疗应予注意：如果兼有邪伏少阴，邪热不能畅达者，应在清泄之中配合疏托；邪走于表但郁而不达者，应在凉营之中配合透表；邪热内炽，但郁而不透，以至外无热象，见肢厥肤冷，脉涩数不畅者，应予大剂泄热透邪。

二、柳宝诒学术思想概要

柳宝诒对温病理论的学术贡献主要体现在对伏气温病的理论和证治有独到的见解，并扩展了“养阴托邪”、“攻下祛邪”、“凉血祛瘀”等独特治法，为温病的临床诊治有重要的指导意义。

（一）明伤寒与温病之异，辨六经方法则一

柳宝诒在《温热逢缘》中明确提出伤寒与温病是两类性质不同的外感热性病，二者在传变途径、初起见证、治法用药等方面均不相同。“盖感寒随时即发，则为伤寒，其病由表而渐传入里；寒邪郁久，化热而发，则为温病，其病由里而郁蒸外达。伤寒初起，决无里热见证；温邪初起，无不见里热之证。此伤寒、温病分证用药之大关键。”

但同时柳宝诒又认为“伤寒温热为病不同，而六经之见证则同；用药不同，而六经之立法则同”，故主张外感应以六经为辨证之总纲，重视六经形证，将六经辨证运用于温病治疗中。他对叶吴学派废伤寒六经辨证不用之现实，颇感痛惜。认为“《素问》热病论，仲景《伤寒论》均以此立法”，“伤寒如此，温病何独不然”。故在伏气温病的辨证上，崇尚先辨六经，因“六经各有见证”，治病时“见其证，即可知其病之浅深，问其前见何证，今见何证，即可知病之传变”，则临证立法用药“各有界限可凭”。

（二）区分伏气温病与新感温病

新感温病和伏气温病是温病中的两大类，柳宝诒专设一章，对这两类温病的区别进行了较为系统、全面的分析。

首先，二者发生原因不同。柳宝诒在《温热逢源》中把风温作为新感温病的代表，风温是感受春夏风的“温风”，“邪专在于肺”的一类温病，而伏气温病因伏寒化温，郁寒化热，由内

而发。二者虽统为温病，但病因各异，一为春夏季的温风，一为冬季的寒邪，故初起表现迥异。

其次，二者证治不同。“伏气由内而发，治之者以清泄里热为主；其见证至繁且杂，须兼视六经形证，乃可随机立法。暴感风温，其邪专在于肺，以辛凉清散为主；热重者，兼用甘寒清化。其病与伏温病之表里出入，路径各殊；其治法之轻重深浅，亦属迥异。”因伏气温病初起即有里热表现，所以其初起的治疗即以“清泄里热”为主。对风温的治疗则因邪犯于肺，所以治以辛凉清散为主，若进一步发展而里热已重时，则可兼用甘寒清化。此乃新感温病和伏气温病初起治法的主要不同点。又由于伏气温病“其证至繁且杂”，故二者的治法“轻重深浅，亦属迥异”。

（三）系统论述伏气温病的因证脉治

1. 伏气温病的发病机理　柳宝诒提出伏气温病以“肾气先虚”和“寒邪乃得”内、外两方面为先因，发病又可分为“伏邪自发”和“新感引动伏邪”两种类型。同时，柳宝诒也指出，其肾气先虚主要表现为肾阴不足，不能托邪外出，但寒邪也可以伤阳气，从而造成肾阳先馁，不能蒸化鼓舞病邪之外达。可见，柳宝诒认为伏气温病的发病机理体现两个主要特点：其一是病邪在里，伏寒化热，从内而发，故发病初起即见里热各种表现；其二是病邪从少阴肾而发，即先有肾气之虚，或主要表现为肾阴不足，或主要表现为肾阳虚馁。

2. 伏气温病的临床表现　伏气温病初起可有六经见证，柳宝诒在《温热逢源》中指出“凡外感病，无论暴感伏气，或由外而入内，则由三阳而传入三阴；或由内而达外，则由三阴而外出三阳”。所以，伏气温病在初起时亦有六经见证，其中如在足太阳经可见头项痛、腰脊强、恶寒；如在手太阳经可以见发热面赤、恶风；如在足阳明经可见目疼、鼻干、不得卧；如在手阳明经可以见蒸热而渴；如在足少阳经可以见胸胁满痛、口苦；如在足少阳经可以见耳聋、寒热往来；如在手太阴经可以见腹满、自利而吐；如在手太阴经可见口干、津不到咽；如在足少阴经可以见脉沉细，口燥渴；如在手太阴经可见舌干、不得卧；如在足厥阴经可以见耳聋、囊缩、不知人事；如在手厥阴经可以见烦满、厥逆。但值得注意的是，这些六经见证是“当初起时，其外达之路”，都是温病初起时的症状，且“邪仍在少阴界内”。

3. 伏气温病的初发证治　基于伏气温病发生机理的内外合因，故柳宝诒提出对其治疗的原则应是邪正合治，即所谓的“养阴托邪”，“用药宜助阴气，以托邪外达”。具体采用“黄芩汤加豆豉、元参，为至当不易之法”，方中既有黄芩等苦寒以清里热，又有淡豆豉宣发少阴之伏阴，再加元参补肾阴，“一面泄热，一面透邪”，为治疗伏气温病邪发少阴之代表方。

（四）丰富温病的特色治疗方法

柳宝诒在总结前人经验的基础上，在其医案和论著中对温病常用的治法进行了精辟和独到的论述，如“养阴托邪”、“攻下祛邪”、“凉血祛瘀”等法。

1. 养阴托邪　伏气温病治疗的重要指导思想。柳宝诒明确提出“一要药到病所，二要托邪外出，三要固护正气”的原则，而其中“扶正之法，在温病以养阴为主”。具体而言此法又根据不同情况而有异：一是要辨别是否兼有时邪。若属伏邪自发者，里热炽盛，不恶风寒，骨节烦疼，渴热少汗，则不配合疏散外邪之品；若属时邪引发，就要参以“疏解新邪之意”，透邪外出。二是要辨别兼夹病邪的性质及轻重。如应根据所夹病邪的性质属风热、属寒、属暑热等，而分别配以祛风散热、或发散表寒、或清暑化热等疏邪之品。三是要辨少阴之虚在阴在阳。若表现为肾阳先馁，应注意温经托邪，不能一味只知投用寒凉滋润之剂。

2. 攻下祛邪　柳宝诒以“胃为五脏六腑之海”立论，提出“得攻下而解者，十居六七”。一方面柳宝诒认为温热病最易入胃而形成腑实之证，故使用攻下的机会甚多；另一方面是由于攻下的目的不仅在于积滞燥屎，更重在驱邪，故文中提出攻下方药如大黄，本非专为积滞所设，而有泄热、解毒、疏瘀化痰、疏泄积气等功用。

3. 凉血祛瘀　对于营血证的治疗，柳宝诒提出以“凉血泄邪”为原则，同时重视“血虚者兼以滋养，邪实者兼以清泄”。其中，“血虚”主要是指“阴液亏虚”，即用生地、赤芍、元参等养阴生津为主。并强调对血证的治疗要防止留瘀，否则“血虽止，而上则留瘀在络，胸胁板痛；下则留瘀在肠，垢痢瘀紫。甚或留瘀化热，变为暮热朝凉，咳痰带血，见种种阴损之候”。柳宝诒多采用的凉血泄邪药，如“犀、地、栀、丹、银花、连翘、茅根、侧柏之类”，即遵循了此原则。

第二节　何廉臣著作及其学术思想概要

何廉臣（1861—1929年），名炳元，号印岩，晚年自号“越中老朽”，浙江绍兴人。生于清咸丰十一年，卒于民国十八年。世医之家，其祖父何秀山乃绍派伤寒名家，幼聆庭训。何廉臣少时，遵父辈意勤攻诸子百家，习举子业，早岁中诸生，然乡试两不荐，遂弃儒攻医。专习《内经》、《难经》、《伤寒论》、《金匮要略》等经典医籍，与同乡名医沈兰坨、沈云臣、严继春等切磋医理，渐通医之经旨，后师从名医樊开周临证三载，始知证候之变化，疗法之活泼，继而参考明清诸多医家学说，悬壶于市，临证有效者多，但无效者亦不少。遂随其师樊开洲之言，弃诊游学，集思广益、广征博采，终厚积薄发，精通内、妇、儿科，对外感热病学术贡献尤多，因其医学造诣颇深，与裘吉生、曹炳章并称“医林三杰”。

何廉臣一生致力于中医发展事业，勤研历代医籍精华，博采众长，得古人之真诠而融化，其议论精辟，见解超群，堪称一位文献整理研究领域的领军人物。他的主要著作有《重订广温热论》、《感症宝筏》、《湿温时疫治疗法》等，其重新校勘的《增订通俗伤寒论》，被推为“四时感证之诊疗全书”。何廉臣晚年向全国发起征集名家医案活动，汇编成《全国名医验案类编》以保存民国名医的宝贵临床经验，成为治疗急性热病的重要参考书。

一、《重订广温热论》主要内容介绍

何廉臣在戴天章和陆九芝的基础上，继承及发展了温病学术思想，主要体现在《重订广温热论》一书。

（一）扩充伏气温病的范畴，倡“温热四时皆有”之说

【原文】温热，伏气病也，通称伏邪。病之作，往往因新感而发，所谓新邪引动伏邪也。因风邪引动而发者，曰风温（或曰风火）；因寒邪引动而发者，曰冷温（或曰客寒包火）；因暑邪引动而发者，暑温（或曰暑热）；因湿邪引动而发者，曰湿温（或曰湿遏热伏）。若兼秽毒者，曰温毒，其症有二：一为风温时毒，一为湿温时毒，此以兼症别其病名也。其发于春者，曰春温（或曰春时晚发）；发于夏者，曰夏热（或曰热病）；发于秋者，曰秋温（或曰秋时晚发，或曰伏暑）；发于冬者，曰冬温（或曰伏暑冬发），此以时令别其病名也。（《重订广温热论·第一卷·温热总论》）

【释义】“温热,伏气病也”,温热即伏气温病,“风寒暑湿,悉能化火,气血郁蒸,无不生火”,是故四时皆可有伏火为病之伏气温病,随新感六气之同,有“其病萌于春,盛于夏,极于秋,衰于冬”之别,然总以盛于夏秋为多,“春冬空气清洁,轻气多而炭气少,故其为病亦清邪多而浊邪少”,“夏秋空气最浊,水土郁蒸之气,每被日光吸引而蒸发,发于首夏者,曰霉雨蒸;发于仲秋者,曰桂花蒸”。四时气候不同,所感邪气有异,故所病温者亦不同。其“温热四时皆有”之说,突破了旧时“冬伤于寒,春必病温”的框架,还创新性的提出,“人在气交之中,一身生气,终日与秽气相争战,实则与微生物相争战”,认为温病为微生物引起,此种说法对温病病因的认识有了进一步深化。

(二) 阐明新感温病与伏气温病的本质区别

何廉臣从疾病范畴、传入途径、病情轻重及治疗原则区别新感温病和伏气温病。

【原文】新感温病,邪从上受,必先由气分陷入血分,里症皆表症侵入于内也;伏气温热,邪从里发,必先由血分转出气分,表症皆里症浮越于外也。新感轻而易治;伏气重而难疗。此其大要也。(《重订广温热论·第一卷·温热总论》)

【释义】首先,温热分新感、伏气,二者范畴有别:新感温热即“天士所论温热是外感,故以‘温邪上受,首先犯肺,逆传心包’十二字,揭之篇首……即俗所谓‘小风温’、‘小风热’”。然伏气温病,何廉臣曰:“伏气有二:伤寒伏气,即春温夏热病也;伤暑伏气,即秋温冬温病也。”其次,从疾病传变途径看,新感温热“邪从上受”由外入侵,病邪传变由表入里,“先由气分陷入血分”,其“里症皆表症侵入于内也”;伏气温病“邪从里发”由里达表,病邪由“血分转出气分”,所见“表症皆里症浮越于外也”。再次,二者从病情轻重区分。“新感轻而易治,伏气重而难疗,此其大要也”,提出了治疗新感和伏邪之轻重缓急,新感病在气分,病情较轻浅,易治,“只须辛凉轻剂,其病立愈”。伏气温热病在血分,病情重而深,较危,治宜“灵其气机,清其血热”。

(三) 完善伏气温病辨证论治体系

何廉臣在“论温热皆是伏火”这一节中,论述了伏火病因,及湿火和燥火两个证型。湿火多发于太阴肺脾,有湿重于热、热重于湿、伏暑等三种。燥火多发于阳明胃肠,有实燥和虚燥之分。

1. 一因　温热即是伏火。何廉臣提出温热即是伏火一因,外感六淫都可化火,地域湿热易化火。并集思广益,广征博采王秉衡、朱心农、魏柳洲及西医嘉约翰等之说,阐明伏气温热皆是伏火。

【原文】凡伏气温热,皆是伏火。虽其初感受之气有伤寒、伤暑之不同,而潜伏既久,蕴酿蒸变,逾时而发,无一不同归火化。中医所谓伏火症,即西医所谓内炎症也。(《重订广温热论·第一卷·温热总论》)

【释义】“伏气温热,皆是伏火”,将伏气温病的病因归结于伏火,外感六淫“潜伏既久,蕴酿蒸变”均可成伏火,何廉臣在病因上尝试中西医结合,认为中医之伏火,即西医之“炎症为百病之源”。

2. 二纲　湿火与燥火。何廉臣认为,虽伏气温热皆是伏火,然需分清为湿火或燥火,误治则坏证百生。

【原文】虽然,同一伏火,而湿火与燥火,判然不同。

【释义】此论湿火、燥火虽同属伏火,然迥然不同。湿火一证,据发病季节分为湿温、湿热、伏暑夹湿三种。首先,以夏至为分割点,“凡湿火症,发于夏至以前者,为湿温,夏至以后者为湿热,发于霜降立冬后者,为伏暑挟湿,其邪必伏于膜原”;其次,病人体质可影响病情转归,“其人中气实而热重于湿者,则发于阳明胃肠,中气虚而湿重于热者,则发于太阴肺脾。初起邪在气分,当分别湿多热多”。治疗上,据湿、热偏重定治法:湿重者,治以轻开肺气为主,方用藿朴陈苓汤;热重者,治宜苦辛清解,方用枳实栀豉合小陷胸汤加连翘、茵陈、清子芩、姜木通;若湿热郁阻膜原,治宜解表达邪,方用新定达原饮加藿香、青蒿;若大势瘥后,治宜以育阴潜阳为主,方用三甲复脉汤加减。

燥火,分实燥、虚燥。病因上,四时之气皆可引起燥火,“非特风温、暑温、伏暑、温毒之伏火症”,实火“从伏邪入血,血郁化火,火就燥而来”,虚火“从伏邪伤阴,阴虚生火,火就燥而成”。病位上,燥火可病及肝、胆、心、肺、肾等经脉,尤累及胃腑,因“胃主一身之津液也”,实燥多责之于肝胃两脏,虚燥则责之于肺肾两脏。治则上,实火“病势较湿火症尤急而重,用药必不可轻”;虚燥“病势较实火症似缓实重,用药必贵乎补”。

3. 四目　兼、夹、复、遗证。戴天章《广瘟疫论》论述了温热兼症、夹症,以及四损、四不足等温热病疗法。何廉臣在戴天章基础上增加了温热本证疗法,以及温热遗症疗法二十四条,丰富了《广瘟疫论》的内容,弥补了戴天章之不逮,完善了伏气温热辨证论治体系。

【原文】温热,伏邪也。凡言兼者,伏邪兼他邪也,二邪兼发者也。治法以伏邪为重,他邪为轻,故略治他邪,而新病即解。(《重订广温热论·第一卷·温热总论》)

【释义】此论伏邪与兼邪的关系:凡是伏邪兼有他邪者,两者兼发,然邪有侧重,治法亦须针对病邪而有偏倚,因他邪轻浅,治疗得法新感病邪即解,伏邪深伏于内,位深邪重,是故治法以“伏邪为重,他邪为轻”。

【原文】温热,伏邪也。凡言夹者,伏邪夹实、夹虚,二邪夹发者也。(《重订广温热论·第一卷·温热总论》)

【释义】此论述了伏邪与夹邪的关系及治疗的侧重点:夹邪有虚实两端,若夹实邪,阻滞于内,气道不畅,则伏邪无外出之通路。故治则以“夹邪为先,伏邪为后”,实邪得清,道路得畅则“伏邪始得透发”于外,由里出表而病邪“解利”。若夹虚邪,治疗则以“伏邪为主,养正为辅”,伏邪内留日久更耗正气,正愈虚则邪伏更深,伏邪得去,正气得复,疾病向愈。

【原文】温热复症,有复至再三者,皆由病患不讲卫生,病家不知看护所致。每见屡复之后,多有酿成四损、四不足者。(《重订广温热论·第一卷·温热总论》)

【释义】伏气温病有反复发作者,皆因医者看护不当,病患卫生不洁所致。若复症屡发,正虚则邪入愈深,邪深则转化难出,病邪进一步内陷,耗伤正气,造成机体的进一步虚损成“气血两虚,阴阳并竭”之“四损、四不足”。

【原文】温热二病,凡有遗症者,皆由余邪未尽,或由失于调理,或由不知禁忌所致。(《重订广温热论·第一卷·温热总论》)

【释义】此论遗症病因,温热大病后,正气未复,气血必虚,凡费心费力,过喜过怒,多言多动,失于调理者,皆可因劳而复病。因劳而动其既虚之血气,生其未尽之余热,热邪生而复病。凡病皆是如此,是故病者务宜自重,饮食起居俱不可不慎。

(四) 将戴天章“五法”发展成“八法”的运用

【原文】温热病,首用辛凉以解表,次用苦寒以清里,终用甘寒以救液,此治温热本症初、中、末之三法也。然有兼症、夹症、复症、遗症及妇人、小儿种种之不同，不得不多备方法以施治，庶免医家道少之患。(《重订广温热论·第二卷·验方妙用》)

【释义】此论伏气温病的治法，何廉臣强调伏气温病初起首用辛凉轻剂以解表，中期里热炽盛，当以苦寒平剂以清里，后期阴液损伤明显，应以甘寒润剂以救阴。因病有兼、夹、复、遗，人有老弱妇孺，是故何廉臣将戴天章五法，扩展为发表、攻里、和解、开透、清凉、温燥、消化、补益八法，运用于温热病的治疗，冀其可庶免医家道少之患。

(五) 握机于病象之先

【原文】医必识得伏气，方不至见病治病，能握机于病象之先。(《重订广温热论·第一卷·温热总论》)

【释义】此论伏气温病的预防，“握机于病象之先”与仲景《金匮要略》未病先防、已病防变的思想有异曲同工之妙。仲景的未病先防主要用于伤寒六经、脏腑之间的传变关系，如“见肝之病，知肝传脾，当先实脾”，先安未病之脏腑，用于治疗未病或者已病防变。何廉臣提出“握机于病象之先”主要用于治疗伏气温热，由伏气一因造成的，故重在治其伏气，在病象未现之前，截断病变。

二、何廉臣学术思想概要

(一) 倡寒温融合发展伤寒学说

何廉臣善治热病，遵俞根初之《通俗伤寒论》，崇叶天士之学，然临证感叶天士尚有不妥之处，认为叶吴于卫气营血和三焦虽有发挥，但“远不逮俞氏发明六经之精详，包括三焦而无一遗憾”。新感与伏气的本质区别在于“新感温热，邪从上受，必先由气分陷入血分，里症皆表症侵入于内也；伏气温病，邪从里发，必先由血分转出气分，表症皆里症浮越于外也”。是故卫气营血之法就温热病论，只对新感才有指导意义，对伏气温病，已不切实用，更何从辨一切外感证。“温热病只究三焦，不讲六经，此属妄言，仲景之六经，百病不出其范围，岂以伤寒之类，反与伤寒截然二途乎……”，指出温热病乃伤寒之类。同时对伏气的辨治概括为“一因(伏火)二纲(燥火、湿火)四目(兼、夹、变、遗)”，将戴天章治温五法扩充为八法，在辨治伏气伤寒上有创新，发展了“绍派伤寒”。

(二) 探医理悟出医方切实可用

何廉臣主张寒温一统，以六经辨时病。承张景岳、俞根初之学，提出“暑湿疫毒伤寒下之宜早”的观点，充实了绍派伤寒的学理。何廉臣根据“吾绍地居卑湿，天时温暖”等地理人情，认为疾病中时病多于杂病，以时病论，伏气多于新感。时病中夹湿者、寒包火者居多，故其辨证重湿与伏气而不拘泥于经方、时方之定论，施治力主以芳淡和清透的“绍派伤寒”为特色。

(三) 厚古而不薄今吸纳新知

何廉臣治学，厚古而不泥，以崇实黜华为原则。认为“古方不能尽中今人之病，后人不得尽泥古人之法，全在一片灵机，对症发药，庶病伤寒者真有豸乎”。饱饫新知，折衷旧学。自叙“……著述虽多，但未敢刊印行世，盖因内斟今古，外参东西，阅一年则多一年之悔悟，历一症则经一症之困难，深知医道之博大精微，学愈博愈知不足也”。

何廉臣看舌辨苔详尽，颇有心得，提出看舌十法：有老嫩、干润、荣枯、胀瘪、软硬、歪碎、舒缩、战痿、凸凹、浓淡；辨苔十法：有无、厚薄、松腻、偏全、糙黏、纹点、辨晕、真假、常变、苔色，其精湛而切实可用。何廉臣在诊疗过程中，接触病人多，临床经验丰富，其法其方每获良效，“博涉知病，多诊识脉，屡用达药”。

（四）六经三焦辨证得法

何廉臣认为六经与三焦互为作用，在辨证应用上相得益彰，指出：“长沙治伤寒法，虽分六经，亦不外三焦。《伤寒论》所称胸中、心中、心下、胸胁下、胃中、腹中、少腹等，虽未明言三焦，较讲三焦者尤为详明。言六经者，明邪所从入之门，经行之径，病之所由起所由传也；不外三焦者，以有形之痰涎水饮、瘀血、渣滓，为邪所搏结，病之所由成所由变也。窃谓病在躯壳，当分六经形层；病人内脏，当辨三焦部分。”认为《内经》所论之辨证论治，除六经分证外，还讲求上、中、下三焦。但是六经与三焦是有主次的，“六经赅全体，亦属生理上的代名词”。即是说：六经可以概三焦，三焦却不能概六经。并直截了当地指出：“吴氏条辨峙立三焦，远不如俞氏发挥六经之精详，包括三焦而一无遗恨。”这是何廉臣在伤寒、温病学上对六经与三焦的总的概念。

参考文献

[1] 陆文彬.柳宝诒《温热逢源》及其学术思想初探[J].上海中医药杂志，1985，(7)：38-40.
[2] 邱丽瑛.柳宝诒《温热逢源》主要学术思想探要[J].江西中医药，1988，(3)：38-40.
[3] 张朝曦.读《重订广温热论》札记[J].广州中医学院学报，1985，2(3)：54-56.
[4] 鲁玉辉.《广瘟疫论》版本源流考证及学术价值[J].福建中医药大学学报，2013，23(6)：63-64.

第七章　兼融学派

兼融学派的特点是将伤寒、温病、温疫等融为一炉进行研究,每每兼用伤寒六经辨证及卫气营血、三焦辨证,处方用药不拘"经方"、"时方",并复有创新,终以追求实效为旨。虽其理论稍嫌驳杂,然方药则颇多效验,故在现行教材有关温病的治法方药中,每多引用。代表医家及其著作如:俞根初《通俗伤寒论》、吴坤安《伤寒指掌》以及雷少逸《时病论》等。

此派的主要学术特点如下:

其一,融汇多种辨证方法,丰富诊法内容。伤寒六经辨证、温病卫气营血及三焦辨证,就其本质而言,都是将外感疾病按其发生发展的过程,划分出若干阶段,按其病变部位的浅深,划分出若干层次,这是外感疾病几种辨证方法的共性。基于此,该派的代表医家都致力于将这几种辨证方法加以融汇,从而更好地指导临床运用。该派重视诊断方法,其内容丰富。如《通俗伤寒论》中所载诊法,除观目、看口齿、问口渴否、询二便、查旧方、察新久等项目外,至少尚有三点值得注意:一是脉诊内容甚为丰富,此在温病学著作中少见;二是舌诊内容堪称大全,除增补吴坤安据叶天士《温热论》中有关舌诊论述而撰的《察舌辨证歌》外,尚分项详论舌质、舌苔、舌形等;三是"按胸腹"一节,在引述《内经》关于胸腹与脏腑关系的论述后指出,"若欲知其脏腑何如,则莫如按胸腹,名曰腹诊",并详述其诊察手法及病候要点。内容翔实,堪与日本汉方医学引以为豪的腹诊媲美。

其二,处方用药多有创新,诸证分类详明。消除外感病学中伤寒与温病两大体系间的壁垒,从而使其遣方用药获得更大的选择范围,组方更为生动,证治更加熨贴。这是该派的大量处方切实好用,广为流传的重要因素之一。此派对温病诸病证进行颇为详尽的分类,以期有助于临床温病论治,尤其对温病瘥后治疗颇为重视,如《通俗伤寒论》中,除在"复证"一章分别详述劳复、食复、房复、感复、怒复等的因、证、脉、治外,还在"调理诸法"一章载有瘥后药物调理法、食物调理法、气候调理法及起居调理法等内容。这些论述,不仅述证分类详明,其提供的治法方药也很丰富。

综上可见,该派将六经辨证、卫气营血辨证及三焦辨证这三大外感病的辨证体系融为一炉,可以说是从广义伤寒立论,将伤寒与温病两大外感病的辨证论治合二为一,故也可以将该派称为"通俗伤寒派"或"脱简派",从某种意义上说,也是"寒温统一"论的倡导者与实践者。"寒温统一"论的思路及其实践,是中医外感病学学术进步的一个值得重视的方向,应当深入研讨促其发展,然该派缺乏对伤寒与温病两大学术体系的系统阐述,并在此基础上有机地结合,因此,"寒温统一"论的真正实现,仍是我们今天探索的重大而有意义的课题之一。

在关于温病学术流派的研究中,以下几个问题应当加以说明和注意:

其一,按照温病各家之说的学术渊源、主要研究课题及其理论与经验的特点,可以划分出上述几大流派。但是,一位医家的学术思想及经验,具有多向性与综合性,故即使将其划归于某一学派,也不可因此而忽略其对其他学派研究课题的贡献,也不能由此而抹杀其个性。这些将在下一章内容中展开讨论。

其二,上述各派的主要研究课题都是温病,但由于研究所采用的观点、方法不同,各自的实践体会不同,导致其见解有差异。这些不同的见解,必然产生学术争鸣,认真剖析其论争,也是温病学术流派研究中的重要内容之一。

其三,温病各家之说既然是一家之言,也就必然有短有长,如何扬长避短,相得益彰,是学术流派研究的重要目的之一。历史上的温病学大家的成功要素之一,也在于此。

王孟英"以轩岐仲景之文为经,叶薛诸家之辨为纬",编织出《温热经纬》。其"纬"线涉及诸多流派与学说,被誉为集温病学之大成。此从一侧面,提示了温病学术流派研究的重要性。

第一节　俞根初著作及其学术思想概要

俞根初(1734—1799年),名肇源,字根初,排行第三,人称俞三先生。浙江山阴(今绍兴市)陶里人氏,为前清著名医家。其先世祖俞日新公,于明朝洪武年间即操轩岐业,遂世代沿袭,迄根初已历十数代。俞根初出身世医家庭,幼承庭训,加之生性慧悟,勤奋肯学,弱冠即通《内经》、《难经》,尤于《伤寒论》颇有研究。治外感病以广义伤寒立论,提倡寒温统一。论病议证,诸多卓识,治病每能应手奏效,屡起重笃,而立之年即名噪乡里。何秀山在《通俗伤寒论》前序中言:"吾绍伤寒有专科,名曰绍派,先任沨波而负盛名者,曰俞根初。"

俞根初毕生忙于诊务,无多著作传世。惟于诊余之暇,将临证所悟,录为心得,参以医理,著《通俗伤寒论》一书,传于后世。

一、《通俗伤寒论》主要内容介绍

《通俗伤寒论》初为三册,后经何秀山撰按,何廉臣校勘扩为十二卷;再经现代学者曹炳章增订、徐荣斋重订,名为《重订通俗伤寒论》;现有当代学者连建伟进一步整理研究,内容更臻完善,仍为12章,名《三订通俗伤寒论》。全书博采历代医家之长,从广义伤寒立论,以六经辨证统治所有外感热病,并将八纲辨证、卫气营血辨证、三焦辨证汇入六经辨证当中,详细介绍了伤寒本证、兼证、夹证、坏证、复证的因、机、证、治,充分体现了兼融派医家的治温思想,是一部理法方药齐备的外感热病专著,具有很高的临床实用价值。

(一)广义伤寒立论,探讨外感病分类

【原文】伤寒,外感百病之总名也。有小证,有大证,有新感证,有伏气证,有兼证,有夹证,有坏证,有复证。传变不测,死生反掌,非杂病比。奈扁鹊《难经》但言伤寒有五:一曰中风,二曰伤寒,三曰湿温,四曰热病,五曰温病。仅载脉候之异同,并无证治之陈列,语焉不详,后学何所依据?惟中风自是中风,伤寒自是伤寒,湿温自是湿温,温热自是温热,已可概见。然皆列入伤寒门中者,因后汉张仲景著《伤寒杂病论》,当时不传于世,至晋王叔和,以断简残编,补方造论,混名曰《伤寒论》,而不名曰《四时感证论》,从此一切感证,通称伤寒,从

古亦从俗也。(《重订通俗伤寒论·第一章·伤寒要义》)

【释义】 俞根初上溯《内经》、《难经》、《伤寒杂病论》,旁参诸家,结合自己的临床实践,从广义伤寒立论,探讨外感热病的分类。伤寒是一切外感热病的统称,仲景《伤寒论》是"以伤寒二字,统括四时六气之外感证"的要书,江浙民间相沿成俗,故俞根初"从古从俗"论伤寒,将"一切感证,通称伤寒"。在这前提下他认为伤寒可分为本证、兼证、夹证、坏证和复证等五个大证。其中"受病之本因"为单纯寒邪的为本证;"寒邪兼他邪或他邪兼寒邪,二邪兼发者"为兼证;若伤寒夹有其他杂证,"其病内外夹发"者称为伤寒夹证;病情恶化的重危证为坏证;"伤寒瘥后"又因故而"其病复作"者则属伤寒复证。这些大证之下又各赅若干小证。如伤寒本证中又含五证:有偶感风寒的小伤寒;有冬伤于寒即时发病的大伤寒;有"身受阴寒之气,口食生冷之物,表里俱伤"的两感伤寒;有"非时之暴寒中人,伏气于足少阴经"的伏气伤寒;有"其人胃肾阳虚,内寒先生,外寒后中"的阴证伤寒。发病有新感与伏气之别,如大伤寒与伏气伤寒。对伤寒兼证的描述,则列出二十一条之多。观其所指,名为伤寒,实非尽然。其中大多属温病范畴,如风温伤寒、春温伤寒、大头伤寒等。有的则为有类伤寒的杂病,如风湿伤寒、漏底伤寒等。俞根初如此分证辨析,使人们对名为伤寒的四时感证"传变不测,死生反掌"等复杂情况有系统的把握,同时对这些病证的治疗难易有个正确的判断。如其所言"治伤寒何难,治伤寒兼证稍难,治伤寒夹证较难,治伤寒复证更难,治伤寒坏证最难",确是经验之谈。

(二)倡导六经辨证为主的多维辨证

【原文】 以六经钤百病,为确定之总诀。以三焦赅疫证,为变通之捷诀。(《重订通俗伤寒论·第一章·伤寒要义》)

【释义】 俞根初认为"伤寒为外感百病之总名",故其对外感病乃至杂病辨证理论的运用上,力图以六经辨证为主,将三焦辨证、八纲辨证及气血辨证相互融合,灵活运用。由此俞根初创"六经形层"说,其认为:"太阳经主皮毛,阳明经主肌肉,少阳经主腠理,太阴经主肢末,少阴经主血脉,厥阴经主筋膜。"通过辨察六经所主及与六经功能相关联的六个特定部位,旨在从横向考察人体感邪的深浅层次及病情的轻重发展阶段;另外,其还提出"六经分主三焦之部分"说,"太阳内部主胸中,少阳内部主膈中,阳明内部主脘中,太阴内部主大腹,少阴内部主小腹,厥阴内部主少腹。"胸膈,心肺所居,属上焦;脘中,脾胃所居,属中焦;腹中,肝肾所居,属下焦。即通过辨察与六经所对应的三焦不同的部位,旨在从纵向考察人体感邪的上中下不同的部位及具体的脏腑。辨六经形层和三焦之部分旨在先定其病位,六经辨证为辨证之定法,三焦辨证为辨证之补充,"以六经钤百病,为确定之总诀。以三焦赅疫证,为变通之捷诀。"另外,伤寒六经并重皆须按经审证,但六经证候之变化不外表里寒热气血虚实八端,如其所言:"凡勘伤寒,既明病所之表里,病状之寒热,尤必明病人之气血,病体之虚实。"如此才能做到心中了了,执简驭繁,用六经辨证之精髓来指导临床实践。

(三)强调四诊合参

【原文】 凡诊伤寒时病,必先观病人两目,次看口舌,以后用两手按其胸脘至小腹,有无痛处,再问其口渴与不渴,大小便通与不通,服过何药,或久或新。察其病之端的,然后切脉辨证。以症证脉。必要问得其由,切得其象,以问证切,以切证问。(《重订通俗伤寒论·第五章·伤寒诊法》)

【释义】 俞根初论外感病的诊法,不仅望、闻、问、切四诊合参,而且要问病之新久,询治疗经过，审所服之药物方剂，全面而细致。其中，四诊之中尤重望诊，而望诊先观目，“五脏六腑之精皆上注于目，目系则上入于脑，脑为髓海，髓之精为瞳子。凡病至危，必察两目，视其目色以知病之存亡也”。次第对看口、察舌、验齿也十分重视。且一再强调临证需四诊合参，切脉辨证，以症证脉，对问、闻、切也不偏废。并对其中的“腹诊”儿列有专篇加以阐发。

二、俞根初学术思想概要

（一）广义伤寒论外感，开寒温统一之先河

俞根初参考《内经》、《难经》、《伤寒论》及后世历代医家中有关外感病的论述，从广义伤寒立论，但又不满足于以“伤寒”一统外感病的宽泛提法，认为：“伤寒二字，统括了四时六气外感证。”不如称“四时感证”为好。并以此为指导根据各种外邪病因及其致病特点，将外感病分为伤寒本证、兼证、夹证、坏证和变证五大基本类型。其中对温病的命名上采取伤寒与温病相结合的方式，如风温伤寒、春温伤寒、湿温伤寒、秋燥伤寒、大头伤寒以及伤寒兼痧、伤寒兼湿、风湿伤寒等。这种对外感病统一命名与分类的见解，可使人们对名为伤寒的四时感证“其间寒热杂感，湿燥互见，虚实相混，阴阳疑似”等复杂情况有比较系统和清晰地了解，融伤寒、温病为一炉，开创了寒温统一的先河。

（二）六经为主的多维辨证，倡“三化”理论

俞根初认为“伤寒为外感百病之总名”，故其对外感病乃至杂病辨证理论的运用上，力图以六经辨证为主，将三焦辨证、八纲辨证及气血辨证相互融合，灵活运用，形成了以六经辨证为主的多维辨证观，六经形层说是其主要内容。其中，他又创立“三化”学说来阐明四时外感病证的演变规律。该学说的主要内容是以寒热为纲，认为外感病的初起有表寒证和表热证，但外感病传变颇多，若证情发展变化，“不越乎火化、水化、水火合化三端”，并指出“从火化者，多少阳相火证、阳明燥金证、厥阴风热证；从水化者，多太阴湿证、少阴虚寒证；水火合化者，多太阴湿热证、少阴厥阴寒热错杂证。而且他认为：“邪有但传少阳阳明而止者，有不传少阳阳明，越传三阴者，各随其人之体质阴阳，脏腑寒热从火化者为热证，从水化者为寒证，从水火合化者为寒热错杂之证。”可见，“三化”学说是俞根初吸取六经辨证反映脏腑经络、部位、气化等理论，并结合温病辨证理论的优点，试图形成一个以六经辨证为主的更好指导临床实践的外感病多维辨证理论，是其寒温统一观的具体体现。

（三）诊断全面细致，尤重观目按腹

历代医家在外感病的诊断上各有发明，如叶天士辨治温病重舌、验齿、察斑疹白痦，俞根初辨治外感诊查细致全面，主张望闻问切四诊合参，也重舌诊，尤重观目和腹诊，列有专篇论述。他认为：“五脏六腑之精皆上注于目，目系则上入于脑，脑为髓海，髓之精为瞳子。凡病至危，必察两目，视其目色以知病之存亡也”。观目可以别阴阳，开目欲见人者阳证，闭目不欲见人者阴证；观目可以判吉凶，凡目多眵有泪，精采内含者，为有神气，虽危多吉，凡无眵无泪，白珠色蓝，乌珠色滞，精采内夺者，为无神气，虽重多凶。何廉臣谓：“俞氏以观目为诊法之首要，洵得诊断学之主脑。”

腹诊源于《内经》，“胸腹者，脏腑之郭也”，张仲景把腹诊运用于临床诊查，俞根初将其发扬光大，特列腹诊专篇，他认为：“胸腹为五脏六腑之宫城，阴阳气血之发源。若欲知脏腑何如，则莫如按胸腹，名曰腹诊”，并推为诊法之第四要诀。腹诊的部位为“按胸必先按虚里……按腹之要，以脐为先，脐间动气，即冲任脉”。其法为：“宜按摩数次，或轻或重，或击或

抑，以察胸腹之软坚，拒按与否，并察胸腹之冷热，灼手与否，以定其病之寒热虚实。”可见通过按虚里可测吉凶，按冲任别真假寒热，按胸腹察有形实积。徐荣斋先生赞曰：“能补中医诊断之不逮，可法可传。”

（四）机圆法活治外感，遣方用药轻灵活泼

对四时感证的治疗，俞根初注重祛邪，他认为：“医必求其所伤何邪，而先去其病，病去则虚者亦生，病留则实者亦死。虽在气血素虚者，既受邪气，如酷暑严寒，即为虚中夹实，但清其暑，散其寒以祛邪，邪去则正自安。”而祛邪治法的指导思想则为“凡伤寒病，均以开郁为先”，给邪以出路，由此他以六经为统领，制定了“太阳宜汗，少阳宜和，阳明宜下，太阴宜温，少阴宜补，厥阴宜清”的汗、和、下、温、补、清正治六法，每法之中，又详列若干细法，计一百零一法，法下附一验方，可谓详备又机圆活法。其中虽然以六经立法，但又强调“伤寒证治，全藉阳明”。他认为：“邪在太阳须藉胃汁以汗之，邪结阳明须藉胃汁以下之，邪郁少阳须藉胃汁以和之。太阴以温为主，救胃阳也，厥阴以清为主，救胃阴也，由太阴湿胜而伤及肾阳者，救胃阳以护肾阳，由厥阴风胜而伤及肾阴者，救胃阴以滋肾阴，皆不离阳明治也。”

俞根初以六经、三焦为指导，结合六淫病因特点遣方用药，具有轻灵活泼，宣通透达的特点，如伤寒在表，郁于上焦，风邪致病，用药轻则薄荷、荆芥，重则羌活、防风，意在轻清，并用杏仁、橘红、蔻仁、枳壳、桔梗宣上焦气之通用。夹湿则加藿香、佩兰、茯苓、茵陈、泽泻以辛芳疏气，甘淡渗湿。风郁久病热，热能生痰，又宜用化痰药，风既变热，善能灼液，又宜用润燥药。在选方上，俞根初善用经方、时方，又根据临床证候灵活加减化裁，自创了如加减葳蕤汤、羚角钩藤汤、导赤清心汤、犀地清络饮、阿胶黄芩汤、蒿芩清胆汤、枳实导滞汤等有效的名方。俞根初也从药物、饮食、气候、起居诸方面对四时感证的瘥后康复总结了一套调理方法，总之，对四时感证的辨证立法到遣方用药，俞根初都有独到的见解和经验，是其外感病治疗的珍贵遗产。

第二节　吴坤安著作及其学术思想概要

吴贞，字坤安，约生于清代乾隆、嘉庆年间，具体生卒年代不详，浙江妇安（今吴兴县）人。吴坤安少多疾病，遂究心于医学，上自《灵枢》、《素问》，下迄金元明清诸家之书，均悉心研求，对方中行的《伤寒条辨》、喻嘉言的《尚论》、柯韵伯的《伤寒来苏集》、王晋三之《古方注》颇有心得，认为都能独出心裁，重开生面；对刘河间之《伤寒直格》，认为每多发明温热之理，惜杂于正伤寒内，在乎明眼择取；对周禹载、薛生白、叶天士等将温热之治不混于伤寒，则极为赞同。

吴坤安将伤寒、温热学说兼收并蓄，对时令感证，恒多阐发，著《伤寒指掌》一书，意在将正伤寒和类伤寒分清源流辨治，是其治疗外感病三十余年来的经验结晶，《清史稿》载：“同时归安吴贞著《伤寒指掌》，亦发明桂案之旨，与瑭相同”，是与吴鞠通同时期的著名医家。

一、《伤寒指掌》主要内容介绍

该书原名《感证宝筏》，成书于清嘉庆元年（公元1796年），后由其弟友石于嘉庆十二年（公元1807年）刊印于世，名《伤寒指掌》。共分四卷：卷一首列类伤寒辨一十九症，次列察舌法、察目法,太阳、阳明、少阳本病述古及新法、兼经新法;卷二首列三阴总辨,次列太阴、少阴、厥阴本病述古及新法、兼经新法;卷三伤寒变证;卷四伤寒类症。正文后附有邵仙根评语,亦平实简扼。全书将伤寒与温热从其疑似处予以分析比较,辨证施治,其所立法用药,皆深切临床实用。

(一) 融会寒温病名,概述外感分类

【原文】凡感四时六淫之邪而病身热者,今人悉以伤寒名之。是伤寒者,热病之总名也。其因于寒者,自是正病。若夫因暑、因湿、因燥、因风、因六淫之兼气或非时之戾气,发为风温、湿温、温病、寒疫等症,皆类伤寒耳。病热虽同,所因各异,不可概以伤寒法治之,且伤寒正病少,类证尤多,苟不辨明,未免有毫厘千里之差。(《伤寒指掌·卷一·类伤寒辨》)

【释义】此段原文反映了吴坤安从广义伤寒立论,探讨外感疾病的分类及治疗。他认为伤寒是外感热病的总称,因外感病因不同而有寒病、热病两大分类,广收寒温病种,所收病种有伤寒正病、伤寒类证、伤寒变证,包括有冬温、风温、春温、温疫、寒疫、中暍、湿温、霍乱、湿痹、风湿、晚发、蓄血、痧秽等多种外感病。虽然均有发热,但病因不同,病机转归有异,故治疗不同。为此,其在全书中分篇叙述伤寒曰述古,讨论温热曰新法,以六淫为病邪,六经结合三焦指导认识外感病的病因病机,以达到将伤寒与温热从疑似之处予以分析比较并辨证施治的目的。

(二) 诊断重望舌,兼参脉症

【原文】病之经络,脏腑、营卫气血、表里阴阳、寒热虚实,毕形于舌,故辨症以舌为主,而以脉症兼参之,此要法也。(《伤寒指掌·卷一·察舌辨症法》)

【释义】此段原文反映了在外感病的诊查中吴坤安重视舌诊的思想。舌为心之苗,为脾之外候,通过多条经络与全身各脏腑密切相连,人体气血津液的盈亏情况也可以从舌象上反映出来。尤其是温病的病理变化迅速,而温病病程中的脏腑虚实、气血盛衰、津液盈亏、邪正消长、病情轻重、病位浅深、预后好坏等情况,往往都能在舌象上反映出来,所以,在望闻问切全面诊查的基础上,舌诊是温病诊法中重要的一项内容。吴坤安在总结前人经验的基础上编写察舌辨证歌,是《伤寒指掌》全书的精华部分,至今对中医临床仍然具有重要的指导意义。

二、吴坤安学术思想概要

(一) 广义伤寒论外感,详述温病之由

吴坤安从广义伤寒立论,参以《伤寒准绳》、《医宗金鉴》、《伤寒来苏集》、《临证指南医案》及《温热暑疫全书》等内容,融合寒温病名,论述外感病的病因病机。他认为"凡感四时六淫之邪而病身热者,今人悉以伤寒名之。是伤寒者,热病之总名也。"因病因不同而有寒温之别,包括伤寒正病、伤寒类证。而其所谓的类证实质上很多是温病范畴,其中论述了冬温、风温、春温、温疫、中暍、湿温、霍乱、湿痹、晚发等温病病种。并且以六淫病因为主,详述了常见四时温病的病因病机。"盖六气为病,皆能发热,故善治伤寒者,必能穷究六淫之气。凡温热暑湿疫疠之类伤寒者,无不一一辨晰明白,而施治各当。"如他认为春温乃春时木火司令,天道温暖,新邪引动,温从内发,大抵阴精内耗,强阳无制,新邪一触,则燎原之势,直从里发,故初起见壮热、烦渴、口干舌燥等症,而主治以存津液为要旨。

（二）辨证施治宗六经，灵活变通循叶法

吴坤安对外感病的辨证施治，归宗于《伤寒论》六经，以“六经述古”和“六经新法”统括伤寒、温病的辨证施治。“六经述古”系《伤寒论》六经病证治，如太阳述古主要论述麻、桂、大小青龙、葛根汤证等诸凡风寒在表证治，阳明述古主要论述栀豉、白虎、猪苓、三承气、茵陈蒿汤证等诸里热证治。全系《伤寒论》六经病证，而给以归类综述，解释简明扼要，内容平稳可取。

“六经新法”多系温热病的辨治。如太阳兼经新法，吴坤安认为北方地厚天寒，人之禀气亦厚，风寒所感只在本经留连，故多太阳正病。若大江以南，地势卑，天气暖，人禀薄，一感外邪，即从太阳而入阳明、少阳，或从太阳而入太阴、少阴，总属太阳兼证，不得以太阳正病治之。如风寒初感有表寒见证，复兼见舌苔白而燥，或兼微黄，口渴便赤，脉来浮滑者，此为太阳感寒，阳明有火，治以羌、防、葛根、连翘、黄芩、栀子之类，一以外散表寒，一以清解里热。如初起恶寒，即发热不已，目赤多眵，舌苔焦刺，口渴多饮，唇皱齿燥，脉来洪滑，此内有伏火、外感新邪而发，当以阳明为主治，宜凉解之，如犀角、连翘、黄芩、薄荷、栀子、豆豉、竹叶之类。可见吴坤安对表寒里热证，并不拘守《伤寒论》先表后里治则，而是有所创新，主张解表清里同治，而且尤以清里为主。

虽然以六经辨证为主，但其中也灵活运用叶天士的卫气营血辨证，治法用药也遵循叶天士，轻灵活泼。如在温热病（包括春温、冬温、热病）的辨证中即标明参照叶案。论述了手太阴气分证治“凡温邪入肺，症见头疼、恶寒、发热、口燥舌干、脉数、胸闷气喘，治宜辛凉轻剂，栀豉、橘红、桑杏、连翘、薄荷、枳桔、黄芩之类”，以及手少阴营分“温邪吸入，由卫及营者……宜犀角尖、鲜生地、淡竹叶、麦冬、连翘、石菖蒲、川斛、丹皮之类。兼痰者，加川贝母、天竺黄之类”。可见，吴坤安对温热病虽以六经辨证为主，但辨治用药多遵循叶天士手法。

（三）舌诊深得叶天士心传，多有阐发

吴坤安对辨舌十分重视，尝谓：“病之经络、脏腑、营卫、气血、表里、阴阳、寒热、虚实，毕形于舌，故辨证以舌为主，而以脉症兼参之，此要法也。”其辨舌内容虽多源于叶天士《外感温热篇》，但吴坤安之论舌，不仅对叶天士的辨舌内容在理论上有所阐发，书中有察舌辨证歌38首，音韵谐和，便于记诵。而且在用药上亦有很多补充和发挥。如：白苔属肺经，候卫分气分之邪，舌无苔而润或微白而薄者为风寒在表，外症必恶寒发热而口不渴，宜温散之；舌苔白而燥刺者为温邪在表，外症必微寒，继即发热不已，此伤在手太阴肺经，宜凉散之。绛舌属心经，主候营分血分之温热，以心主营主血，舌绛燥乃邪已入营，宜清络中之热、血分之火，忌用气分药。凡温邪从口鼻吸入，上焦心肺先受，如舌苔先白后红者，为邪先入气分，后入营分，如初起舌即绛色者，邪不入气分而入营分，宜清解营分之热，犀角、鲜生地、丹皮、玄参之类。如此种种，不一而足。吴坤安还特别指出：总以舌苔黄燥为实热之凭，勿以脉象沉迟为虚寒之验。可见其对温热病的诊治，辨舌尤重于辨脉。

此外，吴坤安还提出“内斑”之名，前人未有论及。他指出：凡温疫时感，每有内斑，其斑发于肠胃嗌膈之间，肌肤间不得而见，其脉短滑，似躁非躁，外证口干目赤，手足指冷，烦躁气急，不欲见火，恶闻人声，耳热面红，或作寒噤，或作喷嚏，昏不知人，郑声作笑，种种形证，皆内斑之验，治法亦宜宣通气血、解毒化斑，如连翘、地丁、赤芍、紫草、银花、人中黄、白僵蚕之类主之，俾得脉和神清，方为毒化斑解。

第三节 雷少逸著作及其学术思想概要

雷少逸,名丰,字松存,别号侣菊,生于道光十三年,殁于光绪十四年;祖籍福建浦城,后迁居浙江三衢(今衢州),晚清名医。其父逸仙诗文医术出众,师从程芝田,自闽浦来衢,悬壶于市。丰幼聆父训,承袭家学,渊源有自;学本《内经》,医宗先贤,谨承先父"一岁中杂病少而时病多,若不于治时病之法研究于平日,则临证未免茫然无据"之志,感"从古至今,医学充栋,而专论时病者盖寡",终著《时病论》。

雷少逸一生性喜博览群书,荟萃百家之长,引申触类,躬身实践,将其所见所闻鉴古参今,所著者丰,其代表作为《时病论》,其他尚有《医法心传》、《方药玄机》、《医家四要》、《逸仙医案》等书。

一、《时病论》主要内容介绍

《时病论》是论时病之专著,篇中以《素问·阴阳应象大论》中"冬伤于寒,春必温病","春伤于风,夏生飧泄","夏伤于暑,秋必痎疟","秋伤于湿,冬生咳嗽"为纲,集四时六气之病为目,首述各时病之病因、病理、证候特点及立法依据,次列自拟之诸法、成方,后附己之临证医案。全文遵仲景之说,兼采喻嘉言、程芝田之长,强调治病"按四时五运六气分治"。

(一) 治时令病,先究运气

【原文】 治时令之病,宜乎先究运气。(《时病论·附论·五运六气论》)

【释义】 时病的发生与四时主气密切相关,如"春时病温,夏时病热,秋时病凉,冬时病寒",故论治时病,强调注重把握时令节气。如秋分之后,燥金主气,凉气袭人,常见"秋凉"证,此乃燥之胜气;若邪气反胜,遇"秋暑"症,则为燥之复气。突破"狭义伤寒,在霜降之后,春分之前"旧说,提出"霜降之后是燥金司令,人感之当称凉燥;春分以前是风木司权,人感之是风邪为患。故真伤寒之病应在小雪至大寒的寒水主政之时"。

(二) 知时论治,辨体立法

【原文】 医者之难也,而其最难者尤莫甚于知时论证,辨体立法。盖时有温、热、凉、寒之别,证有表、里、新、伏之分,体有阴、阳、壮、弱之殊,法有散、补、攻、和之异。(《时病论·自序》)

【释义】 四时主气有"温、热、凉、寒"之别,感受当令之邪为新感病;感邪后潜藏于里,过季而发者为伏气外感病。当令之邪包括当令之气与当令非时之气,感当令之邪不同,其病证特点亦不同,将当季之气与证候特点结合,是谓"知时论证"。人之禀赋有"阴、阳、壮、弱"之殊,新感之邪虽异,然伏藏之气则一,肾虚之体,其气伏藏于少阴,劳苦之人,伏藏于肌腠,其证不同:观病势由渐而加,其因于劳苦者可知;一病津液即伤,变证迭出,其因于冬不藏精者又可知,是故必须辨证孰为劳苦之辈,孰为冬不藏精之人。虽言凡有一切温热,总宜刻刻顾其津液,在阴虚者,更兼滋补为要。

(三) 辨治时病,知常达变

【原文】 是为时医必识时令,因时令而治时病,治时病而用时方,且防其何时而变,决其何时而解,随时斟酌。(《时病论·小序》)

【释义】时病者，乃感四时六气为病之证，时令是时病之关键，治时病者乃时医，“不得乎时令，则不得为医”，是故时医必识时令，四时主气不同，所致之时令病有异，故“因时令而治时病”。时病之证有常有变，春伤于风为时令之常，治宜解肌发表；若春应温而反寒，成寒疫之证，治宜辛温解表；若春应温而过热，成风热之证，治宜辛凉解表，后两者乃感时令变气致病，时令之气不同，治法、病程、传变、预后均有差异。故无论治常证之法，抑或治变证之法，都应根据病机变化，灵活掌握，而不能刻板印定。

（四）博采众长，择善从之

【原文】昔贤云：观今宜鉴古，无古不成今。今古医书，均宜参考焉。（《时病论·附论·古今医书宜参考论》）

【释义】“志在轩岐，心存仲景”，方学有源头；观今人之论，导窾之处，方能“知名家之疵谬，醒医家之聋聩”，是故“今古医书，均宜参考”，不可盲从。书有古今，而人亦有古今，古人气体俱厚，今人气体渐薄，若执古方以治今人之病，不亦重乎？故医家不可执古书而不读今书，亦不可执今书而不读古书，应“诸论皆本《内经》、诸贤之说，毫不杜撰”，“先宗其论”，若方证不合，则“后弃其方，或先驳其偏，后存其法”，此非既信又疑，盖欲博采众长，择善从之。

二、雷少逸学术思想概要

雷少逸对温病理论的主要贡献集中体现在时病的命名分类、鉴别辨析、治则治法、方药运用等方面。

（一）主张知时论证，按时分病

雷少逸在自序中提出“医者之难也，而其最难者莫甚于知时论治……设不明辨精确，妄为投剂，鲜不误人”，时令是时病之关键，论治之前提。一年四季寒热温凉之变化，二十四节气之更换以及五运六气之流转均会影响时病之常，时病之变。每种时病均有较严格的节气规定，如春温、风温发于大寒至惊蛰；温病、温毒发于春分至立夏；晚发发于清明至夏至等，是以可按时分病。

（二）治必不忽于细，谨于微

雷少逸在《时病论》中将每一类新感时病划分为“冒”、“伤”、“中”三个浅深层次，是谓大凡病证“轻为冒，重为伤，又重则为中”，由于邪犯部位的浅深不同，其病情有轻重悬殊，治法亦有侧重。治初起之轻证，必须细心，当辨其孰为风而用疏，孰为寒而用温，孰为暑而用清，孰为湿而用利，孰为燥而用润，孰为火而用泻。尤当审其体之虚实，病之新久。倘粗心而不细者，大意茫茫，不分六气所感何气，问其何病，指鹿为马，问其轻重，总说无妨，致使轻浅之病，日渐延深。至若垂危之重症，若胆小而不大者，当用而不敢，或用而不敢重，重用恐其增变，变证恐其归怨，往往姑息养奸，坐观病归不治。是故治病当遵“胆欲大而心欲小，不忽于细，必谨于微”。

（三）以法代方，灵活圆通

雷少逸定临床辨治过程为“首先论证，其次立法，其次成方，又其次治案”，尤以立法为要，提倡立法而不制方。认为古人成方，尚犹刻文，临证犹临场，即有如题之刻文，慎不可直抄，必须师其大意，移步换形。是故“不可拘于某病用某方，某方治某病”，即使临证即有对病之成方，亦当谅其虚实，病之新久而灵活变通。

参考文献

[1] 沈敏南.评述《重订通俗伤寒论》[J].浙江中医学院学报,1989,13(6):33-34.

[2] 郭风鹏,周利,张彩丽.《伤寒指掌》一书的内容与特色[J].中国中医药现代远程教育,2013,11(15):123-124.

[3] 阮士军.《伤寒指掌》评介[J].安徽中医学院学报,1988,7(4):58-59.

[4] 付灿鋆.雷少逸《时病论》的学术特点[J].成都中医学院学报,1988,11(4):5-8.

[5] 郭振球.雷丰《时病论》的学术成就[J].福建中医药,1983,(1):50-52.

附:温病学文献研究

据《全国中医图书联合目录》记载,现存古今温病著作约1300种,其中温病、瘟疫、时病通论约330种,其他为疟、痢、痧、鼠疫、霍乱、麻、痘、白喉、喉痧等专病类著作。然而当前出版且流通较广的仅有二三十种,加上散见于各类丛书中的温病著作,总数大约也只有80种。曹洪欣主编的《温病大成》,汇集了明末以来历代重要的温病学著作,对现存的温病学著作进行了系统的整理,为现代研究温病的学者和临床医师提供了宝贵的温病信息资源库。

鲁美君等研究宋代至近代医案的证治规律和特点,发现热病初起温凉并用、表里双解较为多用。张玉辉等全面整理民国时期温病医案的基础上对673则温病医案进行分析,认为以证候要素挖掘为切入点,掌握证候要素的应证组合规律,是提高中医药治疗温病疗效的关键。林慧光等认为《温疫论》含有丰富的运用截断扭转法治疗温病的学术思想和方法,总结了疏利膜原,扭转病位;早逐客邪,截断病因;先证用药,急证急攻;阻断传变,里通表和;疫后养阴,截断复发等治则,充实了温病学体系。朱虹等总结吴鞠通的滋养胃阴的学术思想,认为温热病邪易伤阴液,始终以救阴精为主;认识胃的特性,重胃气,法当救胃阴;治疗三焦病变,滋阴不厌频繁。李培武总结了吴瑭下法中的八种病证分型,并对其下后的调理进行了介绍,强调了护津养阴的重要性。张亮亮则从《温病条辨》中承气汤运用的角度分析整理出苦寒攻下法、邪正合治法、脏腑合治法、二肠同治法、两少阴合治法、上下二焦合治法、腑中气血合治法、攻下护胃法、清热祛瘀法九法可供临床借鉴。雷云霞等将《温病条辨》中方剂的用药种类、归经进行了统计,总结出"温热类温病养阴为主,以胃为要"、"湿热类温病以利湿为主,重在宣畅气机"的用药特点。王荣等对叶天士治疗温病的辨证及组方配伍规律进行研究,总结了63组常用药物配伍规律。刘庆把叶天士治疗胃阴虚的思路归纳成甘凉法、清养法、酸甘法、甘缓法四法,并结合临床医案进行分析。王武兴则总结了各温病大家对于下法的运用,分为攻下热结、治表攻里、扶正攻下、兼证下法四大类,并在四大类的框架下再进行详细分型介绍。

部分文献研究是侧重于温病学源流发展、温病学术流派及其学术思想形成的等方面的研究,这对温病学理论的研究和完善,对临床实践的指导都具有重要意义。刘景源就温病学的形成与发展及文献版本源流、先秦至隋唐时期、宋金元时期中医疫病学与温病学的历史沿革、明清时期中医疫病学与温病学的形成与发展等进行了深入研究,涵盖了温病学派形成历史上各个重要历史时期,对温病学的历史沿革进行了较为全面和深入的研究。余新忠则把清代江南地区的瘟疫流行的历史及社会背景进行剖析,并结合当时的温病学派的发展情况进行了研究和论述。苗裕通过挖掘江苏历代医史文献资料,就江苏温病各家之说与流派问题作了深入探讨。

另外,当代医家对温病的临床辨治亦是在前人的基础上多有创新并自成一家,如蒲辅周、孔伯华、赵绍琴、严苍山、董建华、邓铁涛、孔光一、钱远铭、时逸人、郭谦亨、张学文、张震夏、俞岳真、王伯岳、陈继明、沙星垣、高仲山、周仲瑛、刘赤选等在运用温病学理、法、方、药防治急性传染病和感染病乃至内科杂症方面都颇有建树。

参考文献

[1] 鲁美君.基于古今医案数据分析的外感热病证治规律研究[D].哈尔滨:黑龙江中医药大学,2008.

[2] 张玉辉.民国时期温病医案证候要素与应证组合规律研究[D].北京:中国中医科学院,2008.

[3] 林慧光,芮立新.《温疫论》"截断扭转"学术思想探析[J].中国医药学报,2003,18(3):131-132.

[4] 刘景源.《温病条辨》评介—吴鞠通学术思想探讨(一)[J].中国中医药现代远程教育,2005,3(7):22-24.

[5] 朱虹,王灿晖.《温病条辨》滋养胃阴学术思想探讨[J].南京中医药大学学报,2004,20(4):206-208.

[6] 李培武.从《温病条辨》看吴瑭对下法的运用[J].江西中医学院学报,2004,16(3):68-70.

[7] 张亮亮.试论《温病条辨》承气诸法[J].中医研究,2004,17(2):13-15.

[8] 雷云霞,刘新,王孝先.吴鞠通《温病条辨》治疗温病用药特点研究[J].实用中西医结合临床,2003,3(6):46-47.

[9] 王荣.叶天士治疗温病的辨证及组方配伍规律研究[D].哈尔滨:黑龙江中医药大学,2008.

[10] 刘庆.从《临证指南医案》看叶天士对胃阴虚的治疗特色[J].中华实用中西医杂志,2003,16(2):206.

[11] 王武兴.温病下法刍论[J].中华实用中西医杂志,2005,18(18):1043-1044.

[12] 余新忠.清代江南的瘟疫与社会[M].北京:中国人民大学出版社,2003.

[13] 苗裕.江苏温病流派学术思想及临床经验研究[D].南京中医药大学,2007.

下篇　温病学临床研究

第八章　常见传染病温病学辨治思路

第一节　甲型H1N1流感

一、概述

甲型H1N1流感是由甲型H1N1流感病毒引起的急性呼吸道传染病。甲型H1N1流感的潜伏期一般为1~7天，临床表现与季节性流感和普通感冒症状类似，主要表现为发热（腋温≥37.5℃）、流涕、鼻塞、咽痛、咳嗽、头痛、肌痛、乏力、呕吐和（或）腹泻，为自限性传染病。少数患者病情可迅速进展，突然高热、肺炎，重者可以出现呼吸衰竭、多器官损伤，导致死亡。

甲型H1N1流感病毒属于正黏病毒科（Orthomyxoviridae），流感病毒属（Influenza virus），该毒株包含有猪流感、禽流感和人流感三种流感病毒的基因片断，是一种新型猪流感病毒，可以人传染人。主要通过气溶胶直接和间接接触在人际间传播，也可通过口腔、鼻腔、眼睛黏膜等接触感染者分泌物传播。人群普遍易感，是否感染主要取决于接触机会和防护措施以及个体的防御功能。2009年3月，墨西哥和美国等国家先后暴发"人感染猪流感"疫情，后被更名为甲型H1N1流感，这次流感大流行在全球共造成20%~30%的人群感染，其中10%~15%的人群发病，死亡人数超过28万。我国人群感染状况血清学横断面调查显示，普通人群抗体阳性率为17.1%，发病率为15.9%。甲型H1N1流感早期，发病儿童、未成年人、中老年人症状轻，但随着病情发展，有慢性基础疾病的感染病例可能存在病势急、疾病传变迅速、病情发展快的特点。重症和死亡病例多见于慢性病患者和孕妇。中国卫生部2009年明确将甲型H1N1流感（原称人感染猪流感）纳入传染病防治法规定管理的乙类传染病，并采取甲类传染病的预防控制措施。

二、病因病机

甲型H1N1流感为感受风热疫毒之邪所致，疫毒犯肺是其主要病机。外邪束表，卫阳被遏，体表经气不利，故见发热，恶寒，流涕，鼻塞，喷嚏，全身肌肉酸痛；邪热深入，由卫至气，热毒壅肺致肺失宣降，痰热壅肺，可见高热，咽痛，咳嗽，气喘，咳痰等。风热疫毒致病力强，传入气分可见热毒壅肺，表现为壮热不已，或热势起伏不定，干咳，少痰，或痰中带血，舌质红，苔黄腻,脉滑数等症;如肺热腑实,症见发热或高热,热势较甚,喘促气短,痰涎壅盛,呛咳,面红烦躁,汗出,口渴欲饮,胸满腹胀,大便秘结,舌质红,苔黄腻,脉滑数等。痰浊瘀阻,热毒炽盛,可出现气营(血)两燔,亦可逆传心包,甚则邪毒内陷而气阴或阳气外脱而致内闭外脱证,临床表现为高热持续不退,咳逆气急,喉中痰鸣,痰中带血,烦躁不安,时有谵语,甚至昏迷,口舌干燥,或体温骤降,伴冷汗,面色苍白,唇青肢冷,呼吸短促,咳而无力,喉中痰声如鼾,或见粉红泡沫痰,神志模糊或烦躁,或至昏迷,舌质红绛,脉细数无力,细微欲绝等。后期邪热耗伤肺胃阴液可见低热,神疲乏力,纳差,口渴,舌红少津,脉细数。

三、温病学辨治思路

(一) 辨治思路

甲型 H1N1 流感符合"风温病"传变规律,病因多为感受风热疫毒之邪所致,风热疫毒闭遏肺之气机是病机关键。风热疫毒较风热邪气致病力强,由卫气分易进入营血分导致危重证候,治疗应抓住疾病早期正盛邪实的有利时机,治疗中配合截断疗法适当加强清热解毒药的使用,卫分或卫气同证,宜采用表里双解,以辛凉清解、宣肺透邪为法,因势利导,尽快驱邪外出。进展期多见气分或气营同证或热入心包,可宣肃肺气药与清热解毒药同用。热入心包配合清心开窍法。如发生内闭外脱,可使用固脱法,并及时配合西医急救方法。后期益气养阴为主要治法。清热解毒、宣通肺气是本病的主要治疗原则,应贯彻始终。

(二) 分型论治

1. 轻症

(1)风热袭卫

临床表现:发热或未发热,咽红不适,轻咳少痰,无汗,舌质红,苔薄或薄腻,脉浮数。

治法:疏风清热。

代表方:银翘散加减。

临床加减:苔厚腻者,加广藿香、佩兰;咳嗽重者,加杏仁、枇杷叶;腹泻者,加川黄连、广木香;咽痛重者,加锦灯笼、板蓝根;恶寒重者,加羌活、苏叶。

中成药:疏风解毒胶囊、香菊胶囊、银翘解毒类、桑菊感冒类、双黄连类口服制剂;化湿泄热类,如藿香正气、葛根芩连类制剂等。

(2)热毒袭肺

临床表现:高热,咳嗽,痰黏咳痰不爽,口渴喜饮,咽痛,目赤,舌质红,苔黄或腻,脉滑数。

治法:清肺解毒。

代表方:麻杏石甘汤加减。

临床加减:便秘者,加生大黄或合用宣白承气汤;持续高热者,加青蒿、丹皮、双花、连翘、竹叶,或加半枝莲、鱼腥草、蒲公英等。

中成药:连花清瘟胶囊、银黄类制剂、连花清热类制剂等。

2. 重症与危重症

(1)疫毒壅肺

临床表现:高热,咳嗽咳痰、痰黄,喘促气短,或心悸,躁扰不安,口唇紫黯,舌质红,苔黄腻或灰腻,脉滑数。

治法:清热泻肺,解毒散瘀。

代表方:麻杏石甘汤合白虎汤、普济消毒饮加减。

临床加减:持续高热,神昏谵语加安宫牛黄丸;抽搐加羚羊角、僵蚕、广地龙等;腹胀便结加枳实、玄明粉;呕吐、腹泻加藿香、茵陈,或合用藿朴夏苓汤。

中成药:喜炎平、痰热清、清开灵注射液。

(2)气营两燔

临床表现:高热,口渴,烦躁不安,甚者神昏谵语,咳嗽或咯血,胸闷憋气气短,舌质红绛,苔黄,脉细数。

治法:清气凉营。

代表方:清瘟败毒饮加减。

临床加减:便秘加生大黄;高热肢体抽搐加羚羊角粉;咯血明显者,加白茅根、藕节、侧柏叶等。

中成药:安宫牛黄丸、血必净、醒脑静注射液等。

(3)内闭外脱

临床表现:面青唇紫,身蜷肢冷,嗜睡,神昏,或躁动,张口呼吸,喘促,或气息微弱难以接续,汗出如涌,二便失禁,舌紫黯,苔白垢腻,或黄垢不鲜,脉细数或脉微欲绝。

治法:回阳固脱。

代表方:参附汤加减。

临床加减:可与温病"三宝"同时服用,以扶正祛邪,开闭固脱。汗出过多,可加煅龙骨、牡蛎;偏于阴脱合用生脉散。

中成药:参附注射液、生脉注射液等。

3. 恢复期

临床表现:低热或不发热,神疲乏力,纳差,口渴,舌红少津,脉细数。

治法:清解余邪,益气养阴。

代表方:沙参麦冬汤加减。

临床加减:渴甚加天花粉;舌苔腻加藿香、薏苡仁、陈皮、半夏等;乏力重者,加黄精、党参或西洋参。

中成药:生脉饮胶囊、参芪胶囊等。

四、中医治疗研究进展

研究表明,甲型 H1N1 流感的中医学病因是风热毒邪,初期主要证候以风热犯卫为主,里证期以热毒袭肺、热毒壅肺、气血两燔为主。目前对甲型 H1N1 流感的中医药治疗,主要依据卫生部颁布的甲型 H1N1 流感诊疗方案。结合具体情况,不同地域,临床适当加减。例如梁腾霄等收集甲型 H1N1 流感患者和当年普通季节性流感患者各 200 例,对甲型 H1N1 流感患者的一般临床特征和中医证候进行横断面调查,甲型 H1N1 流感病邪为热毒夹湿,病机特点为热毒夹湿侵犯肺卫,卫气同病,表证短暂,迅速入里。藿朴夏苓汤加减用于甲型 H1N1 流感温热夹湿证型,有芳香化浊,淡渗利湿之功。

有临床研究对 379 例患者进行了中药口服治疗,对 1636 例患者给予加服西药治疗。研究发现,中医药的作用不是直接作用于病原体,而是调整机体的防卫功能。中药具有整体调节多靶点的特点,不仅能退热消炎抗病毒,且能提高人体免疫功能,对患者具有缩短热程及病程、缓解症状、促进康复等作用。对危重患者采用中西药并用治疗,提高了抢救效果,降低了病死率,起到了优势互补的作用,在退热消炎、减轻上呼吸道症状方面比单一抗病毒药物治疗更具优势。

参考文献

[1] 贾微,林辰,温海成,等.传统医药在防治甲型 H1N1 流感中的应用[J].中国民族民间医药,2014,(20):30-31.

[2] 周平安.甲型 H1N1 流感中医病因病机治法述要[J].北京中医药,2009,28(9):667-668.

[3] 赵铁华.半枝莲总黄酮抗甲型 H1N1 流感病毒感染的药效学研究[J].中国药理学通报,2014,30(1):147-148.

[4] 中华人民共和国卫生部.甲型 H1N1 流感诊疗方案(2009 年第三版)[J].中华危重症医学杂志,2009,2(1):19-23.

[5] 马羽萍,郭雅玲,康立,等.甲型 H1N1 流感中医证候规律研究[J].陕西中医,2010,31(11):1491-1493.

[6] 梁腾霄,吴畏,解红霞,等.甲型 H1N1 流感的中医证候特点[J].中医杂志,2011,52(5):392-394.

[7] 张国华.甲型 H1N1 流感的中医病证特点及防治[J].中国中医急症,2010,19(9):1540-1541.

[8] 周红,黄宏强,张忠德,等.中医辨证治疗甲型 H1N1 流行性感冒 2015 例临床观察[J].新中医,2011,43(1):24-26.

[9] 申玲玲,杜光.中成药治疗甲型 H1N1 流感的研究进展[J].医药导报,2010,29(10):1326-1328.

第二节 人感染 H7N9 禽流感

一、概述

人感染 H7N9 禽流感是由 H7N9 亚型禽流感病毒引起的急性呼吸道传染病。潜伏期一般为 1~4 天,多在 7 天以内发病,患者一般表现为流感样症状,如发热、咳嗽、少痰,可伴有头痛、肌肉酸痛和全身不适等症状。重症患者病情发展迅速,可在 5~7 天出现重症肺炎表现,体温大多持续在 39℃以上,出现呼吸困难,咯血痰,可快速进展为急性呼吸窘迫综合征、纵隔气肿、脓毒症、胸腔积液、感染性休克、意识障碍及急性肾损伤等。

自 2013 年 2 月以来,上海市、安徽省、江苏省、浙江省先后发生不明原因重症肺炎病例,其中确诊人感染 H7N9 禽流感 33 例,9 例死亡,均为散发病例。大多数患者病前曾有活禽鸟接触史,经病原体分离鉴定,3 月 31 日将其确诊为人感染 H7N9 禽流感病毒。该病毒可能来自于欧亚大陆迁徙至东亚地区的野鸟所携带的禽流感病毒与中国上海、浙江、江苏等地的鸭群和鸡群所携带的禽流感病毒发生的基因重组。在禽类身上呈现弱毒性,但人感染后病情多较重,病死率相对较高,各年龄段均有发病。传染源可能为携带 H7N9 禽流感病毒的禽类。现尚无人际传播的确切证据。经呼吸道传播,也可通过密切接触禽类分泌物或排泄物而感染,或直接接触病毒感染。在发病前 1 周内接触过禽类者,例如从事禽类养殖、贩运、销售、宰杀、加工业等人员为感染高危人群。

二、病因病机

人感染 H7N9 禽流感临床表现及发病特点,与温病学"春温"相似,病因为感受温热疫毒所致,其特点是初起即见明显的里热炽盛证候,见高热、烦渴、甚则神昏、痉厥、斑疹等表现,少数患者可见短暂的肺卫表证。多发生于春季或冬春之交或春夏之际。病变早期,里热炽盛而兼有阴津不足,以邪实为主,多见肺热壅盛证、燥热伤肺证,表现为发热,咳嗽,咳痰,恶寒轻或不恶寒,头痛、周身酸痛不适,而鼻塞流涕等外邪束表症状少见,重症患者亦可在早期见热灼营阴证、热陷心包证等营分证候。继而邪热可迅速化火,多为3~6天后病至极期,见高热寒战,渐次出现痰中带血、短气、胸闷、呼吸困难,舌红苔腻,病情转重;6~14天患者痰中带血,胸闷喘憋、呼吸困难加重,并出现皮肤红疹、花斑,舌质深红或紫黯,少津。除肺热壅盛,燥热伤肺突出,或兼见腑实内结。此阶段邪热盛极,阴伤渐重,甚或出现气阴两伤,或传入营血分,呈现动风、动血、闭窍等虚实错杂之病理变化。病至后期,可见以虚多邪少为其病理基础的气阴两伤证,多在发病10~14天后患者身热渐退,痰血减少甚则消失,进入恢复期,以倦怠乏力,舌质红、苔薄少津为特点。危重症患者可出现热陷心包、闭证、脱证。

三、温病学辨治思路

(一) 辨治思路

由于人感染H7N9禽流感具有起病突然,发热明显,具有传染性和易出现危重症等类似春温的特点,故参考春温的卫气营血辨证思路。符合叶天士所说"卫之后方言气,营之后方言血"的温病发展规律。初发证候注意辨识发于气分者、发于营分者,同时还应辨别是否兼有恶寒、头痛等卫表证候,属卫气同病还是卫营同病。邪热迅速转盛与阴液耗损交混,病至中期,热炽与阴伤并重。较早出现较重的阴液受损也是本病的病机特点,也印证了《素问·金匮真言论》中所强调的阴液在温热病中的重要性:"夫精者,身之本也。故藏于精者,春不病温。"热极伤阴则易变生出血、神昏等各种危重病证,如柳宝诒所说:"阴液一伤,变证蜂起。"病程中应注重辨别邪热与阴伤的程度,在泄热祛邪的同时加强顾护阴液。疾病后期注意控制危重证的发生。人感染H7N9禽流感的治疗以泄热解毒为主,并注意顾护阴液,透邪外出。临床上要根据病情随证变法。然疫病凶险,传变多有变数。正如王孟英所说:"然气血流通,经络贯穿,邪之所凑,随处可传,其分其合,莫从界限。"

(二) 分型论治

1. 卫气同病

临床表现:发热不恶寒,无汗,时显烦躁,周身皮肤扪之灼热烫手,气促,无头身疼痛,轻咳无痰,咽红肿不甚痛,口不渴,小便淡黄,大便难解,舌边尖红甚有芒刺,舌苔薄白黄,脉浮滑数。

治法:辛散透邪,解毒泄热。

代表方:银翘散合白虎汤加减。

临床加减:发热明显者,加蒲公英,黄芩;咽痛明显者,加牛蒡子、玄参、桔梗;大便干结较重,加重大黄用量;口渴明显者,加天花粉;燥象明显者,合用清燥救肺汤。

中成药:连花清瘟胶囊。

2. 疫毒犯肺

临床表现:身热,汗出,口渴,咳嗽咳痰,痰黄稠或痰中带血丝,甚则气急鼻煽,胸闷胸痛,或腹满便秘,舌质红,苔黄,脉数。

治法:清热化痰,宣肺平喘。

代表方：麻杏石甘汤合黄连解毒汤加减。

临床加减：咳嗽甚者，加枇杷叶、浙贝母；若咳嗽痰黄稠，加瓜蒌实、浙贝母、鱼腥草；痰多咳甚气急者，加葶苈子、桑白皮；痰中带血者，加白茅根、侧柏叶、仙鹤草；热毒重者，加蒲公英、金莲花、金银花、白花蛇舌草、虎杖等；舌苔厚腻者，合用三仁汤或千金苇茎汤。

中成药：疏风解毒胶囊、连花清瘟胶囊、金莲清热泡腾片等具有清热解毒，宣肺止咳功效的药物。中药注射液：喜炎平注射液、热毒宁注射液、参麦注射液。

3. 气营(血)同病

临床表现：高热，目赤头痛，口渴饮冷，心烦躁扰，咳嗽，痰中带血、质黏量少，胸闷较重，动则喘促，大便干，舌绛或深绛，苔黄燥，脉滑数或弦细。

治法：清肺解毒，凉血理气。

代表方：清瘟败毒饮加减。

临床加减：咳嗽胸痛明显者，加杏仁、瓜蒌仁、鱼腥草、郁金；痰血较重者，加大青叶、侧柏炭、藕节炭、白茅根；痰黏稠加金荞麦、生薏苡仁；舌燥脉细者，加天花粉、石斛、知母；大便秘结者，加大黄、虎杖；痉厥者，加羚羊角粉、僵蚕、蝉蜕、地龙、全蝎等以平息肝风。

中成药：清瘟败毒散、安宫牛黄丸、血必净、醒脑静注射液等。

4. 疫毒壅肺，内闭外脱

临床表现：高热，咳嗽，痰少难咯，憋气，喘促，咯血，或见咯吐粉红色泡沫痰，伴四肢厥逆，躁扰不安，甚则神昏谵语，舌暗红，脉沉细数或脉微欲绝。

治法：解毒泻肺，益气固脱。

代表方：宣白承气汤合参萸汤加减。

临床加减：高热、神志恍惚、甚至神昏谵语者，上方送服安宫牛黄丸；肢冷、汗出淋漓者，加炮附子、煅龙骨、煅牡蛎；咯血者，加赤芍、仙鹤草、功劳叶；口唇紫绀者，加丹参、黄芪、当归。

中成药：可选择参麦注射液、参附注射液、喜炎平注射液、热毒宁注射液。

四、中医治疗研究进展

由于人感染H7N9禽流感属于新发传染病，中医药治疗的病例相对少，未能形成统一的治疗方案和标准，治疗经验尚在摸索当中。中药注射剂如血必净注射液、痰热清注射液、热毒宁临床常用，此外病程中多以参麦、参附、黄芪注射液等益气养阴、温阳固脱。中药汤剂辨证论治，卫气分以银翘散、麻杏石甘汤、白虎汤为主，营血分以犀角地黄汤、清营汤为主，此外还应用四磨汤或大黄粉通腑治疗，三仁汤化湿祛浊。

参 考 文 献

[1] 毛青.科学认识H7N9，有效防控人感染禽流感病毒[J].第三军医大学学报，2013，35(8)：693-695.

[2] 马月霞，刘清泉，王玉光.36例H7N9禽流感患者中医证候学特征[J].世界中医药，2014，9(3)：275-277.

[3] 陈晓蓉，杨宗国，陆云飞，等.新型人感染H7N9禽流感中医证候分布规律及辨证论治思路[J].中华中医药杂志，2013，28(10)：2825-2829.

[4] 陈晓蓉，陆云飞，杨宗国，等.新型H7N9禽流感中医证候特点分析[J].中华中医药杂志，2013，28(7)：1929-1933.

[5] 苗慧，王强，陈晓蓉.中医药治疗人感染H7N9禽流感验案两则[J].中华中医药杂志，2014，29(4)：

972-974.

[6] 黄莉,王融冰,李兴旺.中医辨治人感染 H7N9 禽流感 1 例报告[J].中医杂志,2013,54(12):1079-1080.

第三节　传染性非典型肺炎

一、概述

传染性非典型肺炎是由 SARS 冠状病毒(SARS-CoV)引起的一种具有明显传染性、可累及多个脏器系统的特殊肺炎,世界卫生组织(WHO)将其命名为严重急性呼吸综合征(severe acute respiratory syndrome,SARS)。临床上以发热、乏力、头痛、肌肉关节酸痛等全身症状和干咳、胸闷、呼吸困难等呼吸道症状为主要表现,部分病例可有腹泻等消化道症状,胸部 X 线检查可见肺部炎性浸润影,实验室检查外周血白细胞总数不高或降低、抗生素治疗无效是其重要特征。重症病例表现明显的呼吸困难,10%~15%患者并可迅速发展成为急性呼吸窘迫综合征(acute respiratory distress syndrome,ARDS)。有基础疾病的患者预后较差,胸片检查肺部阴影发展迅速,且常为多叶病变。

本病人群普遍易感,呈家庭和医院聚集性发病,多见于青壮年,儿童感染率较低。季节因素与 SARS 在人与人之间的传播似无直接关系。根据世界卫生组织(WHO)2003 年 8 月 7 日公布的疫情,全球共报告 SARS 临床诊断病例 8422 例,死亡 916 例,发病波及 32 个国家和地区,病例主要分布于亚洲、欧洲、美洲等地区。

二、病因病机

在中医古籍中,并无与“非典”完全吻合的疾病。从临床表现、病机认识、病变脏腑、传染性方面,各家对“非典”中医病名提出“时疫春温病”、“湿温疫”、“肺湿疫”、“肺痹疫”、“肺毒疫”、“肺瘟”等,均属于温病学研究范畴。

疫毒之邪自口鼻而入,首先犯肺,可累及心、胃、肠、肾等脏腑。“温邪上受,首先犯肺,逆传心包”,起病可见寒热身痛。疫毒之邪致肺失宣肃,可见干咳、呼吸困难、气促胸闷等表现;深入气分,热盛壅肺,殃及胃肠,则高热汗出不解,伴见脘腹胀满、纳差、呕恶或便秘或泄泻等症;郁闭肺气,百脉失调,甚至可见喘憋发绀;逆传心包,导致神昏,甚至发生厥脱等变证。若疫毒之邪夹湿犯肺,湿蕴为痰,或肺气郁闭而津聚成痰,痰阻气滞,进而血瘀,则痰湿瘀阻闭于肺,损伤肺络,见干咳、喘憋、痰难咳出或痰中有血丝等。发病早期即可见肺之气阴亏虚的表现,如倦怠乏力,口干懒言,自汗神疲等症,而且气阴损伤越早出现,病情越重。随病程进展,肺之气阴进一步损伤,后期见口干口渴、五心烦热、动则汗出气喘等表现。若肺病及心、气病及血、肺病及肾、肾不纳气,可见不同程度心悸心慌、喘憋欲脱,严重者心阳暴脱,可见四肢发凉,冷汗淋漓等。

三、温病学辨治思路

(一) 辨治思路

本病可用温病卫气营血辨证,病变发展可单一证候出现,亦可呈现卫气同病、气营血同病等证。本病基本病机为邪热疫毒夹湿，与痰、瘀等病理产物相互作用，以肺为病变中心，进而累及心、胃、肠、肾等多个脏器。在治疗时以肺为中心，兼顾其他相关脏腑，并注意兼夹邪气的治疗及适时扶正祛邪。由于气阴亏虚病机始终存在，故在患病早期若有正气亏虚出现时，应及时扶正以助祛邪。发热期病机重点在清解热毒，喘憋期的关键是通瘀化痰，恢复期则主要以补虚扶正为主。“非典”的治疗要注意早诊断，早治疗，用药可先于病机，防范多脏器的损伤。

（二）分型论治

1. 卫分证治

疫毒犯肺

临床表现：初起发热，恶寒，头痛，身痛，肢困，干咳，少痰，或有咽痛，乏力，气短，口干，舌苔白或黄或腻，脉浮数。

治法：清肺解毒，化湿透邪。

代表方：银翘散加减。

临床加减：无汗者，加薄荷、荆芥穗；热甚者，加生石膏、知母；苔腻甚者，加藿香、佩兰；腹泻者，加黄连、葛根；恶心呕吐者，加半夏、竹茹。

中成药：可选用银翘解毒丸、瓜霜退热灵胶囊、新雪颗粒、小柴胡片（或颗粒）、柴银口服液等。

2. 卫气同病

（1）湿热遏阻卫气

临床表现：发热，微恶寒，身重疼痛乏力，口干饮水不多，或伴有胸闷脘痞，无汗或汗出不畅，或见呕恶纳呆，大便溏泄，舌淡红，苔薄白腻，脉濡缓。

治法：宣化湿热，透邪外达。

代表方：三仁汤合升降散加减。湿重热不明显，亦可用藿朴夏苓汤加减化裁。

临床加减：可酌加茯苓、滑石等淡渗之品导湿外出，又有助于使邪热从小便外泄；热偏盛者，可加黄芩、栀子；卫表热明显者，可加双花、连翘。

中成药：六合定中丸。

（2）表寒里热夹湿

临床表现：发热，恶寒，甚则寒战壮热，伴有头痛，关节痛，舌偏红，苔薄黄微腻，脉浮数。

治法：辛凉解表，宣肺化湿。

代表方：新加香薷饮合升降散加减。

临床加减：如伴见痰多咳甚气急者，加葶苈子、桑白皮、瓜蒌、贝母以化痰理气；夹湿者，加薏苡仁、滑石；里热明显者，加黄芩、鱼腥草。

中成药：藿香正气口服液（或胶囊）。

3. 气分证治

（1）疫毒壅肺

临床表现：高热，汗出热不解，咳嗽，少痰，胸闷气促，腹泻，恶心呕吐，或脘腹胀满，或便秘，或便溏不爽，口干不欲饮，气短，乏力，甚则烦躁不安，舌红或绛，苔黄腻，脉滑数。

治法：清热解毒，宣肺化湿。

代表方：麻杏石甘汤合清肺解毒汤加减。

临床加减：烦躁、舌绛口干，有热入心营之势者，加生地、赤芍、丹皮；气短、乏力、口干重者，加西洋参；恶心呕吐者，加半夏；便秘者，加全瓜蒌、厚朴；脘腹胀满、便溏不爽者，加焦槟榔、木香。

中成药：清开灵口服液（或胶囊）、清热解毒口服液（或颗粒）、双黄连口服液、金莲清热颗粒、苦甘颗粒、葛根芩连微丸、梅花点舌丹、紫金锭等。

(2)湿热蕴毒

临床表现：汗出不畅，胸闷，脘痞，口干饮水不多，咽喉肿痛，苔黄腻，脉滑数。

治法：清热化湿解毒。

代表方：甘露消毒丹加减。

临床加减：咽喉肿痛较明显者，可加板蓝根、金银花、桔梗、赤芍等清热解毒活血利咽；口渴心烦较甚者，可加栀子、竹叶、芦根；胸闷者，加全瓜蒌、炒杏仁宽胸开肺。

中成药：甘露消毒丹。

(3)邪伏膜原

临床表现：发热、恶寒，或寒热往来，伴有身痛，口干苦，纳差，或伴呛咳、气促，舌苔白浊腻或如积粉，脉弦滑数。

治法：疏利湿浊，透达膜原。

代表方：达原饮加减。

临床加减：湿热阻遏，热象较显，小便黄，加清利之品，如竹叶、车前子等；体质阳虚者，可加肉蔻仁、干姜破阴化浊；热重者，可加用青蒿。

中成药：达原饮。

(4)邪阻少阳

临床表现：寒热似疟，胸痞心烦，身热午后较甚，入暮尤剧，天明得汗诸症俱减，肢体困倦，胸腹灼热不除，舌质红，苔黄腻，脉弦数。

治法：和解少阳，分消湿热。

代表方：蒿芩清胆汤加减。

临床加减：往来寒热甚者，加柴胡、大青叶、贯众；气促者，加葶苈子、桑白皮；头痛甚者，加苍耳子、钩藤；胸痛者，加枳壳、川郁金、丝瓜络。

中成药：龙胆泻肝丸。

(5)痰热壅肺

临床表现：高热不退，呼吸困难、憋气胸闷，喘息气促，或有干咳、少痰、痰中带血；气短，疲乏无力；口唇紫黯，舌红或暗红，苔黄腻，脉滑数。

治法：清热泻肺，祛瘀化浊，佐以扶正。

代表方：清金化痰汤合千金苇茎汤加减。

临床加减：气短疲乏喘重者，加山萸肉；脘腹胀满、纳差者，加厚朴、麦芽；口唇紫绀者，加三七、丹参。

中成药：清气化痰丸、礞石滚痰丸。

4. 营血分证治

(1)热入营血

临床表现：身热夜甚，咳嗽，烦躁不安，神昏谵语，口唇发绀，或衄血，齿龈出血，舌红绛，苔少,脉细数。

治法:清营泄热,清心开窍。

代表方:清营汤加减。辅用清开灵注射液、生脉注射液静脉滴注。

临床加减:痰涎壅盛者,加瓜蒌皮、浙贝母、鲜竹沥口服液;大便秘结者,加生大黄、元明粉;高热神昏者,加服紫雪丹或安宫牛黄丸;如口干,气短乏力,汗出,合生脉散,并可静点参麦注射液。

中成药:丹参注射液、香丹注射液、川芎嗪注射液、灯盏细辛注射液等。

(2)内闭外脱

临床表现:呼吸窘迫,憋气喘促,呼多吸少,语声低微,躁扰不安,甚则神昏,汗出肢冷,口唇紫黯,舌暗红,苔黄腻,脉沉细欲绝。

治法:益气敛阴,回阳固脱,化浊开闭。

代表方:参附汤加减。

临床加减:神昏者,上方送服安宫牛黄丸;冷汗淋漓者,加煅龙牡;肢冷者,加桂枝、干姜;喉间痰鸣者,加用猴枣散。

中成药:参麦注射液、参附注射液、热毒宁注射液等。

5. 后期证治

(1)气阴亏虚,痰瘀阻络

临床表现:低热,自汗,纳呆,咳嗽,口干咽燥,胸闷、气短,神疲乏力,或焦虑不安,失眠,动则气喘,舌红或暗红少津,舌苔黄或腻,脉象沉细无力。

治法:益气养阴,化痰通络。

代表方:沙参麦冬汤加减。

临床加减:舌黯者,加三七;气短气喘较重者,加西洋参、五味子、山萸肉。

中成药:可选用生脉饮、百令胶囊、金水宝胶囊、宁心宝胶囊、诺迪康胶囊、六味地黄丸、补中益气丸等。注射剂可选用生脉注射液、参麦注射液、参附注射液、黄芪注射液等。

(2)气虚夹湿夹瘀

临床表现:气短,疲乏,活动后略有气促,纳差,舌淡略黯,苔薄腻,脉细。

治法:益气化湿,活血通络。

代表方:东垣清暑益气汤合三甲散加减。

临床加减:湿邪偏盛者,加藿香、佩兰、苍术等化湿;瘀血重者,可加虫类活血药。

中成药:可配合选用补中益气丸、四君子丸、生脉饮等。

四、中医治疗研究进展

世界卫生组织在"中医、中西医结合治疗'非典'国际研讨会"中认可中医药防治"非典"是安全的,诸多方面具有潜在效益。

仝小林将SARS的发展过程分为五期,即潜伏期、发热期、喘咳期、喘脱期和恢复期。发热期分为:初期(邪在卫表)、壮热期(邪热壅肺)、热毒期(气营两燔、毒瘀互结);喘咳期分为:应用激素(阴虚火旺、血瘀水停)、未用激素(肺热壅盛、痰瘀互结);喘脱期分为:宗气外脱、元气外脱;恢复期分为:心脾两虚、心肾不交、肝经湿热、火毒伤阴、肺络癥积。以上12个证型分别给予SARS1号方到SARS12号方,同时配合清开灵注射液、鱼腥草注射液、丹参注射液、川芎嗪注射液等进行治疗。结果表明，单纯中医中药治疗具有退热时相短、疗效稳定、无反复、无病情恶化的特点，提示中医药早期干预此疾病的治疗对减轻肺损害程度有一定作用。

彭胜权分为八型：①邪犯肺卫，方选银翘散加减，配合穿琥宁注射液静滴；②邪阻少阳，方选蒿芩清胆汤，配合清开灵注射液静滴；③湿热遏阻膜原，方选达原饮，配合双黄连粉针静滴；④邪热壅肺，方选麻杏石甘汤加味，配合鱼腥草注射液静滴；⑤肺热移肠，方选葛根芩连汤加味；⑥热入营血，方选清营汤加味；⑦正气虚脱，方选参附龙牡救逆汤合生脉散加味，配合丽参注射液、参麦注射液、醒脑静注射液静滴；⑧后期伤阴，方选沙参麦冬汤加味。

刘德泉等拟基本方（石韦、虎杖、芦根、杏仁、桃仁、薏苡仁、西洋参）论治“非典”，加减方分别命名为“非典”高热方、“非典”实变方、“非典”消散方、“非典”窘迫方、“非典”腹泻方、“非典”恢复方。

石克华认为中医治疗“非典”有很大的优势：早期介入恢复快，纠正激素产生的副作用，改善症状明显，阻止或减轻肺纤维化形成。在西医常规治疗中，大剂量应用糖皮质激素是治疗的重点，它对减轻中毒症状、减轻肺脏的渗出和减少肺脏纤维化的发生有着很好的作用，然而由此也产生了问题。李兴旺的临床观察结果显示，应用激素后，机体处于高代谢状态，对血糖和白蛋白的影响尤为严重。重症病例在免疫功能已经受到严重损伤的同时，应用大剂量激素，将会出现继发感染等严重合并症。因此，中西医结合治疗“非典”就更加重要。康静等认为中西医结合治疗组在缩短平均发热时间、改善全身中毒症状、肺部炎症吸收、减少激素用量、减轻临床常见副作用等方面具有明显的优势。

王融冰经过统计，中西医结合治疗组在平稳降温方面疗效优于对照组，还有较好的保护细胞免疫和促进恢复的作用，中西医结合治疗组肺部炎症吸收快、甲基强的松龙剂量小且使用时间短，继发感染发生较对照组少，对降低病死率有积极意义。李秀惠认为与单纯西药治疗相比较，中西医结合治疗能显著改善“非典”患者预后，降低死亡率；同时能帮助患者恢复免疫功能，提高患者 $CD4^+$ T 淋巴细胞水平。有的医家虽未设立对照组，中西医结合治疗同样带来了较为理想的疗效。朱敏等运用中西医结合疗法治“非典”患者 45 例，西医治疗采用支持疗法、抗生素应用及对症处理，中医治疗以疏散风热、化湿解毒为基本治则，全部病例均同时静脉滴注清热解毒中药，45 例病例全部临床治愈出院。

张允岭、张晓梅等人中西医结合治疗北京市长辛店 SARS 定点医院临床确诊的 65 例传染性非典型肺炎，按重证、普通证分层，再根据抽签分为中西药结合治疗组、基础治疗组。基础治疗组予以基础治疗，激素+抗病毒药+抗生素+免疫增强剂；中西药结合组予以基础治疗+中药治疗。中药治疗将病程发展分为三期，分别为高热期、渗出期、吸收期。高热期予以清热解毒、祛湿化浊，服用非典 1 号方（生石膏、知母、黄芩、苍术、青蒿、赤芍、柴胡、羚羊角粉）；渗出期予以清化湿热、宣肺降逆，服用非典 2 号方（黄芩、川萆薢、黄连、蚕沙、全瓜蒌、青蒿、薏苡仁、旋覆花、郁金、丹参）；吸收期予以益气养阴、化瘀活血、利湿降浊，服用非典 3 号方（西洋参、山萸肉、生黄芪、全瓜蒌、贝母、黄连、败酱草、猪苓、茯苓、丹参）。研究发现，非典 1 号方可以缩短平均发热时间，非典 2 号方、非典 3 号方可以减缓发热所致全身中毒症状，包括头痛、关节或全身痛、咳嗽、咳痰血、气短喘憋、胸痛、食欲不振、恶心呕吐、汗出、心悸等，并且可以加快激素减量，促进肺部炎症吸收。

参考文献

[1] 任继学,宫晓燕.中医对非典治与防[J].天津中医药,2003,(3):9-11.
[2] 宋祚民.湿温疫的临症思路[J].中国健康月刊,2003,(6):41-42.
[3] 刘德泉,黄卫祖.试论传染性非典型肺炎的中医病名病机与处方用药[J].中国医药学报,2003,18(7):393-395.
[4] 张伯礼,王晓晖.非典的中医命名、分期及病机[J].天津中医药,2003,20(3):12-14.
[5] 仝小林.非典治疗思路[J].中华实用中西医杂志,2003,3(16):882.
[6] 周平安,焦扬,杨效华,等.传染性非典型肺炎中医病因病机治则述要[J].中国医药学报,2003,18(7):388-389.
[7] 曹东义,王生茂,郭双庚,等.非典过去带给中医的新思考[J].湖北民族学院学报·医学版,2005,22(1):1-7.
[8] 仝小林,陈晓光,李爱国,等.中西医结合治疗SARS的临床疗效分析[J].中国医药学报,2003,18(10):603-608.
[9] 彭胜权.中医对非典型肺炎的认识及论治[J].新中医,2003,35(7):3-5.
[10] 石克华,余小萍.中医治疗传染性非典型肺炎的优势[J].上海中医药杂志,2003,37(12):3-4.
[11] 李兴旺,蒋荣猛,郭嘉祯.糖皮质激素治疗重症急性呼吸综合征初探[J].中华内科杂志,2003,42(6):378-381.
[12] 康静,陈恒雯,刘仲云.中西医结合治疗传染性非典型肺炎43例临床观察[J].山西中医,2003,19(4):34-35.
[13] 王融冰,刘军民,江宇泳,等.中西医结合治疗SARS疗效初步分析[J].中国中西医结合杂志,2003,23(7):492-493.
[14] 李秀惠,张可,胡建华,等.中西医结合治疗严重急性呼吸综合征(SARS)临床疗效观察[J].中国医药学报,2003,18(6):326-328.
[15] 朱敏,叶志中,林新峰,等.中西医结合治疗传染性非典型肺炎(SARS)45例临床分析[J].中国医药学报,2003,18(6):328-330.
[16] 中华中医药学会.传染性非典型肺炎SARS中医诊疗指南[J].中医杂志,2003,44(11):865-871.
[17] 张允岭,张晓梅,金耀文,等.中西医结合治疗65例非典型肺炎(SARS)的临床研究[J].北京中医药大学学报,2003,26(6):60-64.

第四节　社区获得性肺炎

一、概述

社区获得性肺炎(community acquired pneumonia,CAP)亦称院外肺炎,指在医院外环境中由于病原体入侵引起的肺部炎症,不包括医院内感染,包括具有明确潜伏期的病原体感染而在入院后平均潜伏期内发病的肺炎。临床以发热≥38℃,新出现的咳嗽、咳痰或原有呼吸道疾病症状加重,并出现脓性痰,伴或不伴胸痛为主要特征。老年或免疫力低下的患者往往无发热,而仅仅表现为意识模糊、精神萎靡或原有基础疾病加重。X线检查可见肺实质炎症浸润,肺叶累及范围及是否存在肺脓肿、肺结核、气道阻塞或胸腔积液是评价病情严重程度的重要参考指标。细菌、真菌、衣原体、支原体、病毒和寄生虫均可引起本病，其中以细菌最为常见，肺炎链球菌居首位。在北半球1~3月份是肺炎链球菌、金黄色葡萄球菌、卡他莫拉菌和甲型流感病毒呼吸道感染和肺炎的好发季节；乙型流感自1月份起，高峰在3月份，延续至4月份；4~6月份可出现立克次体感染（Q热），7~8月份肠道病毒，8~10月份军团菌和副流感3型病毒；而11月至翌年2月份则是流感嗜血杆菌、呼吸道合胞病毒以及副流感病毒1型和2型的好发季节。肺炎支原体每3~6年出现流行，持续2~3个冬季；肺炎衣原体感染亦有散发和流行交替出现的特点，流行期持续2~3年，而散发期则持续3~4年，没有季节性；军团菌肺炎虽然好发在夏季，但散发病例一年四季均有所见。本病一年四季均可发生，年龄、居住环境、基础疾病和免疫状态、季节等诸多因素可影响发病与预后。本病发病率、死亡率都很高，我国尚缺乏可靠的本病流行病学资料，据估计每年我国有250万CAP患者。戒烟、戒酒可预防本病的发生。预防接种肺炎链球菌疫苗和（或）流感疫苗可减少某些特定人群罹患本病的机会。

二、病因病机

中医认为本病属“风温肺热”的范畴，多由劳倦过度，或寒温失调，起居不慎，内有蕴热，暴感外邪而卒发，病因尤以温热之邪居多。CAP发病包括外邪侵袭、肺卫受邪和正气虚弱、抗邪无力两个方面，病位以肺为主，兼及心、胃、肠、肾等脏腑，其传变和证治特点多符合卫气营血的发展规律。

风热之邪初起先犯肺卫，临证多见发热微恶寒、咳嗽、口微渴等卫分证；邪热郁肺，或邪为寒束化热，或素体热盛，导致热邪灼津炼液成痰，痰热蕴肺，若顺传于胃肠，可为肺胃无形热盛，或为肠腑有形热结；阳明气分邪热不解，除可内陷营血外，还可深入下焦，伤阴耗液，下劫肝肾，而致证候由实转虚；此外风热邪盛亦可逆传心包，热毒炽盛，则烦躁不安，神昏谵语；邪热闭阻于内，阳气不达，则身体灼热而四肢厥冷；邪正剧争，正气骤脱，则阴津失其内守，阳不能固，终致阴竭阳脱之危象。本病初期以实证多见，随着病理发展虚证渐显，邪实正虚贯穿于整个病程。老年人体内多积痰蕴湿、瘀血阻络，则更易感受外邪而患本病，以痰热壅肺或痰浊阻肺为主，常兼有气阴两虚、肺脾气虚、瘀血内停等。恢复期多以气阴两虚、肺脾气虚为主，常兼有痰热或痰瘀阻络。

三、温病学辨治思路

（一）辨治思路

本病可用卫气营血辨证结合三焦辨证论治。初期邪犯肺卫，肺失宣降，肺气上逆而见咳嗽、咳痰、恶寒、发热、气急、胸痛之象，以热证、急证、实证为主，病在卫气分阶段，病位主要在肺及卫表，治以疏表透热，宣肺止咳；中期邪热充斥气分，炼液成痰，病位涉及肺、胃、大肠，治以清肺泄热，化痰通腑等治法；后期气阴两虚、肺脾不足，当益肺调脾，养阴清透余热。若出现邪中营血分，热闭心包、邪陷正脱等，当及时配合清营凉血、开窍固脱等急救治法，并配合西医支持疗法。有基础疾病的老年患者，在治疗中尤其要注意辨别正气的盛衰，合理地因人制宜实施扶正祛邪并进的治法。

（二）分型论治

1. 卫分证治

(1)风热袭肺

临床表现:身热无汗或少汗,微恶风寒,咳嗽或干咳,咳痰不爽,痰少色黄白质黏,鼻塞、鼻窍干热、流浊涕,头痛,口干,咽干,咽痛,舌边尖红,苔薄白,脉浮数。

治法:疏风清热,清肺化痰。

代表方:银翘散加减。

临床加减:头痛目赤者,加菊花、桑叶;喘促者,加桑白皮、石膏;咽喉肿痛者,加山豆根、马勃;口渴者,加天花粉、玄参;胸痛明显者,加川郁金、全瓜蒌。

中成药:可选用银翘解毒丸、乐频清胶囊、清开灵颗粒等。

(2)外寒内热

临床表现:发热,恶寒,无汗,或肢体酸痛,咳嗽,痰白干黏或黄,咳痰不爽,口渴或咽干,甚至咽痛,舌质红,舌苔黄或黄腻,脉数或浮数。

治法:疏风散寒,清肺化痰。

代表方:麻杏石甘汤合清金化痰汤加减。

临床加减:恶寒,无汗,肢体酸痛者,减荆芥、防风,加羌活、独活;往来寒热不解、口苦者,加柴胡、黄芩。

中成药:可配合使用蒲地蓝消炎口服液等。

2. 气分证治

(1)痰热壅肺

临床表现:身热烦渴,汗出,咳嗽气粗,咳痰色黄或痰中带血,胸闷,胸痛,口渴喜饮,舌红,苔黄或黄腻,脉洪数或滑数。

治法:清热解毒,宣肺化痰。

代表方:贝母瓜蒌散合清金降火汤加减。

临床加减:咳嗽带血者,加白茅根、侧柏叶;咳痰腥味者,加金荞麦、薏苡仁、冬瓜子;痰鸣喘息而不得平卧者,加葶苈子、射干;胸痛明显者,加延胡索、赤芍、郁金;热盛心烦者,加金银花、栀子、黄连;热盛伤津者,加麦冬、知母、玄参;兼有气阴两虚者,加太子参、麦冬、南沙参;大便秘结者,加(酒)大黄、枳实、桑白皮;下利而肛门灼热者,加黄连、葛根。

中成药:新雪颗粒、急支糖浆、鲜竹沥口服液、十味龙胆花颗粒等。

(2)痰湿阻肺

临床表现:咳嗽或气短,痰多、白黏或呈泡沫,胃脘胀满或腹胀,纳呆或食少,舌苔白腻,或脉滑或弦滑。

治法:燥湿化痰,宣降肺气。

代表方:半夏厚朴汤合三子养亲汤加减。

临床加减:痰从寒化,畏寒、痰白稀者,加干姜、细辛;痰多咳喘,胸闷不得卧者,加麻黄、薤白、葶苈子;脘腹胀闷,加木香、槟榔、陈皮;便溏者,减紫苏子、莱菔子,加白术、泽泻、葛根;兼血瘀证,见口唇紫绀,舌有瘀斑、瘀点者,加川芎、赤芍,或选用血府逐瘀口服液。

中成药:可选用二陈丸、半夏糖浆、慢支紫红丸等。

3. 营血分证治

(1)热陷心包

临床表现:高热夜甚,心烦不寐,甚则神昏谵语,惊厥或四肢厥冷。咳嗽,甚则喘息、气促,舌绛少津,脉细数。

治法:清心凉营,豁痰开窍。

代表方:清营汤合安宫牛黄丸加减。

临床加减:谵语、烦躁不安者,加服安宫牛黄丸;痰盛气喘者,加瓜蒌、葶苈子、竹沥;抽搐者,加用钩藤、全蝎、地龙、羚羊角;口唇紫绀,舌有瘀斑、瘀点者,加牡丹皮、紫草;腑气不通者,加大黄、芒硝。

中成药:安宫牛黄丸、清开灵口服液等。

(2)邪陷正脱

临床表现:呼吸短促,鼻翼煽动,面色苍白,大汗淋漓,甚则汗出如油,四肢厥冷,发绀,烦躁不安,身热骤降。或起病无身热,面色淡白,神志逐渐模糊,舌质淡紫,脉细数无力,或脉微欲绝。

治法:益气救阴,回阳固脱。

代表方:生脉散加味;四逆加人参汤加味。

中成药:参麦注射液、参附注射液等。

4. 后期证治

(1)肺脾气虚

临床表现:咳嗽,气短,或乏力,动则加重,自汗,纳呆或食少,胃脘胀满或腹胀,舌质淡或苔薄白,舌体胖大或有齿痕,脉沉细、沉缓、细弱。

治法:补肺健脾,益气固卫。

代表方:参苓白术散加减。

临床加减:咳嗽明显者,加款冬花、紫菀;纳差不食者,加六神曲、(炒)麦芽;脘腹胀闷者,减黄芪,加木香、莱菔子;虚汗甚者,加浮小麦、(煅)牡蛎;寒热起伏,营卫不和者,加桂枝、白芍、生姜、大枣。

中成药:参苓白术丸、百令胶囊、补中益气丸等。

(2)气阴两虚

临床表现:身热渐退,干咳痰少而黏,盗汗或自汗,神倦纳呆,手足心热,口干或渴,舌红瘦,少苔,脉细数。

治法:益气养阴,润肺化痰。

代表方:生脉散合沙参麦冬汤加减。

临床加减:咳甚者,加百部、炙枇杷叶、苦杏仁;低热不退者,加银柴胡、白薇,亦可合用青蒿鳖甲汤;盗汗明显者,加煅牡蛎、糯稻根;呃逆者,加竹茹、炙枇杷叶;纳差食少者,加炒麦芽、炒谷芽;腹胀者,加佛手、香橼皮;余热未清,症见身热多汗,心烦,口干渴,舌红少苔,脉虚数者,可用竹叶石膏汤加减。

中成药:生脉饮、百合固金口服液、川贝止咳糖浆等。

四、中医治疗研究进展

社区获得性肺炎基本病机为痰热壅肺兼气阴两虚,痰浊阻肺兼肺脾气虚。故邪实(痰热、痰浊)正虚(气阴两虚、肺脾两虚)贯穿于疾病整个病程中。

分类分型:李建生等将本病分为实证类(风热犯肺证、外寒内热证、痰热壅肺证、痰湿阻肺证)、正虚邪恋类(肺脾气虚证、气阴两虚证)、危重变证类(热陷心包证、邪陷正脱证)3类8个证候,常见证可单独存在或兼见,如热陷心包兼痰热壅肺证等。

研究表明,苇茎汤加味治疗痰热壅肺型非重症社区获得性肺炎患者,加味星蒌承气汤治疗痰热腑实型脑卒中后遗症社区获得性肺炎患者,均显示较好疗效,可缩短发热时间,改善咳嗽咳痰症状,缓解气促症状,控制感染且促进炎症吸收,有效清除细菌,临床效果较单纯西医治疗方案更优,且可能减少二重感染等不良事件发生。赵净净研究认为通过风温肺热病中医临床路径治疗非重症型社区获得性肺炎,疗效较好,费用较低,患者满意度较好,路径规范可操作。单方验方可用:①鱼腥草、鸭跖草、半枝莲各15g,金银花12g;②穿心莲、功劳木各15g,橘皮6g;③重楼、败酱草、大青叶、矮地茶各15g,水煎服,用于痰热壅肺证。此外,还有如气雾疗法、灌肠疗法、针刺疗法、贴敷疗法、拔罐疗法等特色疗法。临床实践表明,中医药干预治疗CAP有良好的疗效,同时可以缩短病程,减少抗生素使用时间,进而减少并发症的发生,临床值得推广。对于社区获得性肺炎的预防,除饮食忌肥腻、生冷、辛辣及过咸、戒烟酒外,应在季节变化和气温骤降时注意保暖,避免受凉、过度疲劳,减少与流感患者密切接触等。

参考文献

[1] 李建生.老年人社区获得性肺炎中医辨证治疗概要[J].中医学报,2010,52(21):439-441.

[2] 李建生,王至婉,李素云,等.社区获得性肺炎中医证候诊断标准(讨论稿).中华中医药学会内科分会,全国中医内科肺系病第十四次学术研讨会论文集[C].2010:438-440.

[3] 李建生,李素云,余学庆,等.国家重点基础研究发展计划("973"计划)项目课题——基于肺炎的辨证论治疗效评价方法基础理论研究[R].课题研究结题报告,2010:12.

[4] 韩祥林.苇茎汤加味治疗非重症社区获得性肺炎研究[D].广州中医药大学,2014.

[5] 李得民.加味星蒌承气汤治疗脑卒中后遗症患者社区获得性肺炎的临床研究[D].北京中医药大学,2014.

[6] 赵净净.风温肺热病中医临床路径的应用探索[D].广州中医药大学,2014.

[7] 余学庆,李建生,王至婉,等.中医药治疗肺炎临床随机对照试验的文献系统评价[J].中国中医基础医学杂志,2009,15(3):229-233.

第五节 手足口病

一、概述

手足口病(hand,foot and mouth disease,HFMD)是由肠道病毒引起的传染性疾病。临床分为普通病例和重症病例。普通病例表现为急性起病,发热、口痛、厌食、口腔黏膜(舌、颊黏膜及硬腭等处为多,也可波及软腭,牙龈、扁桃体和咽部)出现散在疱疹或溃疡,手、足、臀部、臂部、腿部出现斑丘疹,后转为疱疹,疱疹周围可有炎性红晕,疱内液体较少,消退无色素沉着。部分病例仅表现为皮疹或疱疹性咽峡炎。多在一周内痊愈,预后良好。部分病例皮疹表现不典型,如单一部位或仅表现为斑丘疹。少数病例(尤其是小于3岁者)病情进展迅速,发病1~5天左右出现脑膜炎、脑炎(以脑干脑炎最为凶险)、脑脊髓炎、肺水肿、循环障碍等,极少数病例病情危重,可致死亡,存活病例可留有后遗症。

HFMD好发于5岁以下儿童,常年均可发病,以4~9月份为流行高发期。患者及隐性感染者均为传染源。目前研究认为,引发手足口病的肠道病毒有20多种(型),其中以柯萨奇病毒A16型(Cox A16)和肠道病毒71型(EV71)最为常见,主要通过消化道、呼吸道和密切接触等途径传播。潜伏期为2~10天,平均3~5天。HFMD是全球性传染病,最早自1957年在新西兰首次描述该病,1958年在加拿大从患者粪便和咽拭中分离出Cox A16,1959年英国、美国加利福尼亚也发生流行,1972年EV71在美国被首次确认。此后EV71感染与Cox A16感染交替出现,成为手足口病的主要病原体。我国于1981年上海首次报道该病后,北京、河北、天津、福建、吉林、山东、湖北、西宁、广东等十几个省市均有本病报道。卫生部于2008年5月2日将其列入《中华人民共和国传染病防治法》规定的丙类传染病进行管理。

二、病因病机

手足口病属新发外感病,中医古籍中未有关于此病的记载及论述。多数学者认为本病可归属于中医温病学中"风温(风温夹湿)"或"暑温(暑温夹湿)"或"湿温"等病范畴,因重型手足口病病情严重,死亡率、致残率高,也有医家将其归为"温疫"、"时疫"范畴。病因总以湿热为特点。普通型手足口病邪多首犯肺卫,表现为发热、咳嗽、头身痛等,亦有兼犯脾胃者,出现纳呆、恶心、呕吐、舌苔腻等症。重型手足口病初起可邪陷厥阴心包,表现为神昏谵语,意识不清等,严重者亡阴、亡阳。普通型患儿亦有首犯肺卫而后至肺之化源欲绝、或逆传心包、或邪陷厥阴肝经者。小儿稚阴稚阳之体,若脾胃虚弱,运化不及而积滞内停或湿热内蕴,感邪后"内外相引",多现表里同病。病变过程中随着中焦脾胃阳气的盛衰,可有传变中湿重于热、热重于湿之别。

三、温病学辨治思路

(一)辨治思路

根据手足口病发病及临床表现,基本符合温病特点,可以按温病学卫气营血、三焦辨证理论加以辨治。但临证中当辨明是否夹有湿邪为患。前驱期邪犯肺卫,主以发热、微恶风寒、口渴、咳嗽、舌边尖红、苔薄白、脉数而见浮者,疱疹稀疏散在。应以轻清宣透、兼以透疹;若患儿有纳差、呕恶、便溏、苔腻等症,当属夹湿为患,而当遵循叶天士之"渗湿于热下"之法。发疹期,患儿多表现为疹出增多、分布稠密,若主以高热、口渴、舌红、脉数或指纹紫红等,当为邪热由肺卫传至气分,治以疏散邪热、透疹外出,清热解毒,若患儿出现湿热内蕴明显者,当辨清湿热轻重以及湿热所处三焦不同部位而予以清热祛湿。此时患儿亦可因感邪过重或素体娇弱而出现多部位疱疹,分布稠密,或成簇出现,疹色紫黯,根盘红晕显著,疱液混浊,并伴有高热、烦躁、口痛、拒食、尿赤便结,多为毒炽气营,为重证。甚者可见神昏、抽搐等邪陷厥阴,或邪毒犯心等证,亦可见高热,神昏喘促,手足厥冷,面色苍白晦暗,口唇紫绀,咳吐粉红色或血性泡沫痰等肺之化源欲绝之危象，中医“随证治之”，予以凉血散血、清热祛瘀、醒神开窍、息风镇惊、回阳固脱等治疗，可结合西医学急救措施。

（二）分型论治

参考原国家卫生部颁发《手足口病诊疗指南（2010年版）》相关内容。

1. 前驱期

邪犯肺卫

临床表现：发热，微恶风寒，鼻塞流涕，咽红疼痛，咳嗽，或伴见呕恶，纳差，便溏，舌不甚红，苔薄白或薄腻，脉浮数或濡数。可见少量、散在疱疹，疹色红润，疱液清亮，根盘红晕不著。

治法：轻清宣透，疏散表邪。见有疱疹者，兼以透疹外出。

代表方：银翘散加减。

临床加减：呕恶苔腻，加苏梗、竹茹和胃降逆，佩兰、生薏米化湿清热；高热加生石膏；肌肤痒甚，加蝉蜕、白鲜皮、浮萍解肌透表，兼以透疹外出；恶寒加豆豉、荆芥祛风解表。

中成药：银翘解毒丸、疏风解毒胶囊、香菊胶囊、银翘解毒类、桑菊感冒类、双黄连类口服制剂等。

2. 发疹期

（1）普通型

1）邪犯肺卫

临床表现：低热或无发热，流涕咳嗽，咽红疼痛，或纳差恶心，呕吐泄泻，口腔及手足掌心疱疹，分布稀疏，疹色红润，疱液清亮，根盘红晕不著，舌质红，苔薄黄腻，脉浮数。

治法：宣肺解表，化湿解毒。

代表方：银翘散合桑菊饮加减。

临床加减：恶心呕吐，加苏梗、竹茹和胃降逆；泄泻加黄连、地锦草、苍术祛湿止泻；高热加葛根、柴胡解肌退热；咳嗽痰多加前胡、桔梗、浙贝母；肌肤痒甚，加蝉蜕、白鲜皮祛风止痒；恶寒加防风、荆芥祛风解表。

中成药：清开灵注射液静脉滴注。咳嗽气促，加儿童清肺口服液口服。

2）脾肺湿热

临床表现：发热，手、足和臀部出现斑丘疹、疱疹，口、咽散在疱疹，口痛拒食，咽红、流涎，烦躁不安，夜寐不宁，尿赤便溏或干结，舌红，苔腻，脉数或滑数，指纹红紫。

治法：清热解毒，祛湿透邪。

代表方：内服方以甘露消毒丹加减；外用以青黛散、双料喉风散、冰硼散等。

临床加减：便结，加大黄；咽痛严重者，加元参、板蓝根。

中成药：蓝芩口服液、小儿豉翘清热颗粒、金莲清热泡腾片、抗病毒口服液等。

3）湿热郁蒸

临床表现：高热，疹色不泽，口腔溃疡，精神萎顿，舌红或绛，苔黄腻，脉细数，指纹紫黯。

治法：清气凉营，解毒化湿。

代表方：清瘟败毒饮加减。

临床加减：湿重苔白腻者，去知母、生地黄，加藿香、茯苓、佩兰等芳香利湿；热重湿轻，舌红苔黄腻者，加滑石、茵陈蒿清热利湿；腹胀痞满者，加枳壳、厚朴理气除胀；头痛剧烈、呕吐频繁,加龙胆草、青黛清肝泻火。

中成药:可配合选用清瘟败毒散、茵栀黄口服液、茵陈五苓丸、香连丸等。

(2)重型

1)毒热动风

临床表现:高热不退,易惊,呕吐,肌肉瞤动,或见肢体痿软,甚则昏蒙,舌暗红或红绛,苔黄燥,脉弦细数,指纹紫滞。

治法:解毒清热,息风定惊。

代表方:羚角钩藤汤加减。

临床加减:高热昏谵者,合安宫牛黄丸或紫雪丹;痰涎壅盛者,合猴枣散。

中成药:热毒宁注射液、痰热清注射液、喜炎平注射液、醒脑静注射液静脉滴注。

2)心阳式微,肺气欲脱

临床表现:壮热不退,神昏喘促,手足厥冷,面色苍白晦暗,口唇紫绀,可见粉红色或血性泡沫液(痰),舌质紫黯,脉细数或沉迟,或脉微欲绝,指纹紫黯。

治法:回阳救逆。

代表方:参附汤加减。

临床加减:若见面色灰白,四肢厥冷,汗出脉微,是心阳虚衰之危象,应急用参附龙牡救逆汤。

中成药:参麦注射液、参附注射液等。

3. 恢复期

(1)气阴不足,余邪未尽

临床表现:身热渐退,皮疹渐愈,咽干不适,口唇干燥,或有干咳,食欲不振,乏力,或伴肢体痿软,舌淡红少津,苔剥脱,脉细数。

治法:益气养阴,化湿通络。

代表方:生脉散加减。

临床加减:食少纳差,舌干少津者,加益胃汤或沙参麦冬汤;口干咽痛,舌红少津明显者,加生地黄、芦根养阴生津,清热润咽;大便干结,加瓜蒌仁、火麻仁清肠润燥。若有低热不退者,加地骨皮、银柴胡、生地黄养阴清热。

中成药:生脉饮、金果饮。

(2)肺脾气虚

临床表现:病程较长,低热反复,面色少华,多汗易汗,或咳嗽无力,或纳呆便溏,神疲乏力,舌质偏淡,苔薄白或白腻,脉细无力或指纹淡红。

治法:补肺健脾,益气助运。

代表方:参苓白术散加减。

临床加减:咳嗽痰多加法半夏、杏仁化痰止咳;自汗,动则尤甚,加煅牡蛎、煅龙骨收敛止汗;若汗多不温,加桂技、白芍、浮小麦以调和营卫;食欲不振,加炒谷芽、砂仁以生发脾胃之气;便溏加苍术、煨木香、煨葛根以健脾升阳止泻。

中成药:参苓白术丸、百令胶囊、补中益气丸等。

四、中医治疗研究进展

中医学在手足口病防治中具有一定优势，中西医结合用药可明显提高疗效。有从分期治疗者，如陈世俊将本病分为急性期和恢复期，急性期治以清热解毒、泻脾凉血；恢复期理脾助运，兼以清化。张琳等将本病分为前驱期、发疹期、恢复期，并认为前驱期病位主要在肺，故治以清凉解表、疏风透热；发疹期病位在脾，治以清热解毒祛湿；恢复期阴伤脾虚，治以健脾助运、生津养阴。有从分型治疗者，如鄂晓梅将此病分为邪犯肺卫证及肺脾湿热证两型，予以清热解毒、化湿透疹。黄子亮等将本病分为肺脾湿热证、湿热郁蒸证两型，以肺脾湿热证为主。两型均可进一步加重而表现为气营两燔，治疗宜用清热解毒、利湿透疹。罗珊珊将本病分为肺脾湿热证、湿热郁蒸证及毒热动风证进行治疗，分别予以甘露消毒丹、清瘟败毒饮及羚角钩藤汤加减治疗。陈争光等通过 Delphi 法分析专家问卷将本病分为常证与变证，共七型，其中常证有邪犯肺脾证、湿热毒盛证、心脾积热证，变证有邪陷心肝证、邪犯心肺证、邪热犯心证及湿热伤络证。邪犯肺脾证方选甘露消毒丹，湿热毒盛证方选清瘟败毒饮，心脾积热证方选清热泻脾散，邪陷心肝证方选清瘟败毒饮合羚角钩藤汤，邪伤心肺证方选己椒苈黄丸合参附汤，邪毒侵心证方选葛根黄芩黄连汤合血府逐瘀汤，湿热伤络证治方选四妙丸。施小敏等认为手足口病有湿热犯肺卫证、湿热郁阻中焦证、热入营血证三种，临证以三焦辨证结合卫气营血辨证。单方验方的使用也有较好的效果。如治疗手足口病合并脑干脑炎患儿，孙浩武在常规抗感染、营养脑神经、肠道内外营养支持治疗和对症处理基础上，予加味升降散（姜黄 10g、大黄 6g、白僵蚕 8g、蝉蜕 5g、石菖蒲 12g、郁金 20g、何首乌 15g、龟板胶烊化 10g）鼻饲给药；任霞运用葛根银翘散治疗手足口病高热不退患儿；黄晓利在西医治疗基础上以甘露消毒丹加减联合透疹外洗方外洗治疗肺脾湿热证手足口病患儿。徐荣等自拟中药手足口病一号方（大青叶、菊花、金银花、紫草、葛根、杏仁、佩兰、薄荷、竹叶、蝉蜕、牛蒡子、甘草）等。

参考文献

[1] 中华人民共和国卫生部.手足口病预防控制指南（2009 版）[Z].2009.

[2] 中华人民共和国卫生部.手足口病诊疗指南（2010 年版）[J].中西医结合杂志，2012，22（7）：586-587.

[3] 王剑，金国强.小儿手足口病中西医结合治疗的新思路[J].世界中西医结合杂志，2008，3（1）：53-54.

[4] 陈世俊.中医治疗手足口病的临床疗效观察[J].中医中药，2011，18（21）：136.

[5] 张琳，何德根.手足口病的中医辨证体会[J].中医儿科杂志，2011，7（4）：36-37.

[6] 鄂晓梅，牛冬群.银翘散加减治疗小儿普通型手足口病 48 例[J].广西中医药，2014，37（3）：351.

[7] 黄子亮，罗湘艳，罗怡斯，等.普通型手足口病临床特征及中医辨证论治 100 例探讨[J].当代医学，2013，19（12）：3-4.

[8] 罗珊珊.中药治疗手足口病 4 例临床观察[J].新中医，2012，44（8）：107.

[9] 陈争光，汪受传.基于 Delphi 法的《手足口病中医诊疗指南》第一、二轮专家调查问卷结果分析[J].河南中医，2010，30（10）：970-973.

[10] 施小敏，袁莲，唐俊.中医辨证论治手足口病经验总结[J].成都中医药大学学报，2010，33（3）：64-65.

[11] 孙浩武，张胜伟.加味升降散治疗手足口病合并脑干脑炎 1 例[J].河南中医，2014，34（10）：1940.

[12] 任霞，苏富军.葛根银翘散治疗手足口病高热 11 例体会[J].中国社区医生，2012，14（42）：30.

[13] 黄晓利，刘昕.甘露消毒丹加减联合透疹外洗方治疗普通型手足口病肺脾湿热 120 例疗效观察[J].中

医儿科杂志,2012,8(6):36.

[14] 徐荣,邓燕艺,卢雄才,等.中药手足口病一号方治疗手足口病 278 例[J].中国中西医结合杂志,2010,30(6):662-663.

第六节　艾 滋 病

一、概述

艾滋病,即获得性免疫缺陷综合征(acquired immune deficiency syndrome,AIDS),是人类感染艾滋病病毒(human immunodeficiency virus,HIV)后,引起的以免疫缺陷和一系列机会性感染为主要临床表现的综合征。其中 HIV 感染者指感染 HIV 后尚未发展至艾滋病阶段的患者;艾滋病患者指感染 HIV 后发展至艾滋病阶段的患者。参照中华医学会《HIV/AIDS 诊断标准及处理原则》将艾滋病的全过程分为急性期、无症状期和艾滋病期。其中急性期出现在初次感染 HIV 后 2~4 周。患者出现发热,可伴有咽痛、盗汗、恶心、呕吐、腹泻、皮疹、关节痛、淋巴结肿大及神经系统症状。症状轻微,持续 1~3 周后缓解。在血液中可检出 HIV-RNA,而 HIV 抗体则在数周后才出现,$CD4^+$ T 淋巴细胞计数一过性减少。无症状期(后改名为慢性进展期)的临床表现不明显,持续约 6~8 年。其时间长短与感染病毒的数量、途径、机体免疫状况等有关。此期 HIV 在体内不断复制,免疫系统受损,$CD4^+$ T 淋巴细胞计数逐渐下降。艾滋病期患者的 $CD4^+$ T 淋巴细胞计数明显下降,多小于 200 个/μl,HIV 病毒载量明显升高。其主要临床表现为持续 1 个月以上的发热、盗汗、腹泻,体重减轻常超过 10%。部分患者表现为神经精神症状,如记忆力减退、性格改变等,持续性全身性淋巴结肿大 3 个月以上。

HIV 主要存在于 HIV 感染者与艾滋病患者的血液、精液、阴道分泌物、胸腹水、脑脊液及乳汁等体液中。主要经性接触(异性、同性、双性性接触)、血液及血制品、母婴传播(经胎盘、分娩及哺乳传播)三种途径传播。人群普遍易感,与 HIV 携带者经常有性接触者,男同性恋者以及静脉药物依赖者属高危险群体。目前,我国艾滋病流行总体呈全国低流行与局部地区和特定人群中的高流行特征。艾滋病已被我国列入乙类法定传染病,并被列为国境卫生监测传染病之一。

二、病因病机

根据艾滋病发病及临床表现,有学者将艾滋病归属于中医学“疫病”、“虚劳”、“伏邪温病”、“阴阳易”等范畴。其病因病机有肾虚(伤肾、伤元)、毒邪、脾虚、湿热和痰瘀等认识的不同。其中艾毒伤元的艾滋病病因病机假说,与温病中的伏气温病类似。研究者将艾滋病病因命名为艾毒,其本质是毒、疫,兼具湿、热等邪之特性,可导致痰饮、瘀血等病理产物。艾毒致病既有伏气温病的特点,又有内伤杂病的特点,具有深伏缓发、伤元损脏、繁杂多变等方面的临床表现。艾滋病的本质特征是元气亏损。艾毒侵入人体多先伤肺、脾之气,后渐入心、肝、肾诸脏,呈虚损征象。同时,毒邪阻气,气郁津聚,痰浊内生阻滞经脉可见瘰疬。病情进一步发展,脾气渐衰,肝血耗伤,邪毒与痰瘀结滞日久,可出现癥瘕包块等病证。病至终末期多因邪盛正衰、元气衰竭而死亡，故艾毒伤元是贯穿疾病的基本病机。

三、温病学辨治思路

多数学者认为本病应辨病分期与辨证相结合。参考2005年卫生部及国家中医药管理局推荐的《艾滋病诊疗指南》中的《中医药治疗艾滋病临床技术方案（试行）》及中华中医药学会防治艾滋病分会研制的《艾滋病中医诊疗指南（2013版）》试述如下。

（一）辨治思路

1. 急性期　临床上此期多发生于初次感染HIV的2~4周，多数患者症状轻微而易被忽视，多在检测得血液HIV-RNA或P24抗原阳性甚或数周后检测出HIV抗体，回顾得出急性期症状。亦有患者因出现病毒血症及免疫系统急性损伤而出现明显临床症状。此症状多表现为发热与恶寒并见，审症求因，多将其归为肺卫表证，但临证当从舌苔、脉象及口渴与否等方面综合分析其病因的寒热属性。此期治疗当以透邪外出为要。对于该期病患应采取早发现、早治疗的防治原则。

2. 无症状期　无症状是指尚未出现与艾滋病相关的症状。有学者认为此期是中医药治疗艾滋病的黄金切入点。此期疾病呈缓慢持续进展，随着邪盛正虚，表现为易于感冒、倦怠等非特征性症状且迁延难愈，舌象、脉象多有变化。此期时间较长，多持续6~15年不等。若从伏气温病角度看待此期，当属邪气伏而未发、正气暗损之时，故虽此时多无明显临床症状，但总以扶正以祛邪，延缓发病为治疗宗旨。

3. 艾滋病期　此期主要表现为正虚邪实，患者元气亏损，诸脏皆衰，同时毒、疫、湿、热等邪之特性彰显，痰饮、瘀血等病理产物齐现。此时治疗原则是减轻症状，提高生活质量，延长生命。辨证施治既要辨明元气亏损的程度及其所涉脏腑，又应认清邪之特性及病理产物聚集之程度，权衡邪实正虚之缓急轻重而随证治之。

（二）分型论治

1. 急性期

（1）风热在卫

临床表现：身热，微恶风，咽痛，口微渴，咳嗽，汗出，可见皮疹、瘰疬结节，舌红，苔薄白或薄黄，脉浮数。

治法：辛凉解表。

代表方：银翘散加减。

临床加减：若热毒之象明显，可以清瘟败毒饮加减，或合用升降散。此时重在透邪外出，不可过用苦寒，恐其凉遏冰伏之弊，而不利毒邪外透。

中成药：银翘解毒类、桑菊感冒类、双黄连类口服制剂等。

（2）风寒袭表

临床表现：恶寒，身热，无汗，头身疼痛，舌淡红，苔薄白，脉浮紧。

治法：辛温解表。

代表方：荆防败毒散加减。

临床加减：亦可酌选葱豉汤合用，重在透邪外出。若见正气亏虚者，可加党参、黄芪等。

中成药：桂枝合剂、正柴胡饮颗粒等。

2. 无症状期

(1)气血两亏

临床表现:面色苍白,畏风寒,易感冒,声低气怯,时有自汗,或有月经不调,舌质淡,脉虚弱或细弱。

治法:气血双补。

代表方:八珍汤或归脾汤加减。

临床加减:气虚兼阳虚者,可加桂枝、黄芪;偏血虚者,可加阿胶等。补血时要注意补而不腻,可酌加砂仁等。

中成药:八珍颗粒、人参归脾丸等。

(2)肝郁火旺

临床表现:情绪抑郁,焦虑恐惧,胸胁胀闷,失眠多梦,甚欲轻生,妇女月经不调,乳房结块,舌苔薄白,脉弦。

治法:疏肝理气。

代表方:柴胡疏肝散加减。

临床加减:心烦急躁,失眠多梦者,加山栀子、牡丹皮;月经不调者,加香附、益母草。

中成药:柴胡舒肝丸、龙胆泻肝丸等。

(3)痰热内扰

临床表现:嗜食辛辣厚腻,易于心烦急躁,口苦吞酸,呕恶嗳气,失眠,目眩头晕,苔腻而黄,脉滑数。

治法:化痰清热,理气和中。

代表方:温胆汤加减。

临床加减:心烦急躁者可加山栀子;口苦、吞酸者可加龙胆草、姜黄连、盐吴茱萸;目眩头晕者可加天麻、钩藤。

中成药:清气化痰丸、礞石滚痰丸等。

(4)湿热壅滞

临床表现:头昏沉如裹,身体困重,胸闷脘痞,口黏不渴,纳呆,便溏不爽,妇女可见带下黏稠、味臭,舌质红,苔厚腻,或黄腻,或黄白相兼,脉濡数或滑数。

治法:清热化湿,通利化浊。

代表方:三仁汤或藿朴夏苓汤。

临床加减:若头身困重者,可加草果、槟榔、苍术;脘痞,呕恶,口黏腻,加石菖蒲、芦根、佩兰;小便短赤,苔黄腻者,加黄芩、荷叶、竹茹、茵陈;大便黏腻不爽者,加葛根、白术;口干渴,舌红少津者,加生地、麦冬。

中成药:藿香正气水(片、颗粒、滴丸、口服液、软胶囊)。

3. 艾滋病期

(1)常证

1)气血两虚

临床表现:头晕目眩,头痛隐隐,遇劳加重,自汗,少气懒言,面色淡白或萎黄,唇甲色淡,心悸失眠,神疲乏力,舌质淡,苔薄白,脉沉细而弱。

治法:气血双补。

代表方:八珍汤加减。

临床加减:若面色萎黄,食少,畏寒肢冷,大便溏薄者,加附子、干姜温中健脾;自汗多者,可加黄芪、五味子益气固涩;心悸失眠者,加酸枣仁、远志、柏子仁养血宁心。

中成药:八珍颗粒、人参归脾丸等。

2)痰湿瘀滞

临床表现:咳喘咳痰,脘痞胸闷,纳呆恶心,呕吐痰涎,头晕目眩;痰核乳癖,喉中有异物感或有痰鸣,舌质紫或有瘀斑点,苔白腻或黄腻,脉滑或弦涩。

治法:燥湿化痰,理气活血。

代表方:二陈平胃散合血府逐瘀汤。

临床加减:痰湿郁久化热,口苦便秘,舌红苔黄腻者,可加瓜蒌、黄芩、竹茹;头晕目眩,喉中痰鸣者,加胆南星、石菖蒲、竹沥;舌质紫黯者,可加丹参、三七、土鳖虫等。

中成药:二陈丸、平胃丸等。

3)阴竭阳脱

临床表现:发热或高热持续不退,神志恍惚,无汗或有汗热不解,口唇干焦,虚羸少气,四肢不温,淡漠呆滞,不思饮食,便秘或溏泻,舌质红或黯淡,常见瘀斑,苔焦黄或腐腻或少苔或剥落,多有裂纹舌,脉细弱或脉微欲绝。

治法:益气固脱,温阳救逆,清热生津。

代表方:竹叶石膏汤合附子汤加减。

临床加减:若口唇干焦,津亏较甚者,加石斛、花粉滋养胃阴;阴精耗伤,舌干,脉微者,加玉竹、黄精以救阴液;阴不敛阳,汗泄过多者,可加龙骨、牡蛎敛汗回阳。

中成药:参附注射液、生脉注射液。

(2)兼证(常见机会性感染)

1)咳嗽(肺部感染)

①邪犯肺卫

临床表现:发热或无热,咳嗽,咳痰白或黄,舌淡红,苔薄白或薄黄,脉浮。

治法:疏散表邪,宣肺止咳。

代表方:偏于风寒者,三拗汤合止嗽散加减;偏于风热者,桑菊饮加减。

临床加减:若表寒重,恶寒无汗而不发热者,用麻黄、桂枝;或加荆芥、防风;咳嗽痰多者,加贝母、前胡、桑叶皮、陈皮等。

中成药:偏于风寒者选用桂枝合剂、正柴胡饮颗粒等;偏于风热者选用银翘解毒丸、桑菊感冒片等。

②痰湿或痰热壅肺

临床表现:身热咳嗽反复发作,痰多壅盛,苔腻,脉滑。

治法:化痰止咳。

代表方:偏于痰湿内蕴者,二陈汤合三子养亲汤加减;偏于痰热壅肺者,麻杏甘石汤合千金苇茎汤加减。

临床加减:若午后热甚,胸闷脘痞,便溏苔腻湿热内蕴明显者,合三仁汤。

中成药:二陈丸、清气化痰丸等。

2)泄泻(消化道感染)

①湿热中阻

临床表现:身热泄泻腹痛,泻下急迫,或泻而不爽,下痢臭秽,肛门灼热,口干,小便短赤,舌质红,苔黄腻,脉滑数。

治法:清热利湿。

代表方:葛根黄芩黄连汤合痛泻要方加减。

临床加减:若夹食滞者,加神曲、麦芽消食导滞;腹痛者,加炒白芍以柔肝止痛;若夏暑之间,暑湿内蕴者,可用新加香薷饮合六一散,解暑清暑,利湿止泻。

中成药:香连丸、香连化滞丸等。

②脾胃虚弱

临床表现:大便时溏时泻,迁延反复,食少纳差,脘腹痞胀,面色萎黄,神疲乏力,舌质淡,苔薄白腻,脉细弱。

治法:补脾健胃,化湿止泻。

代表方:参苓白术散加减。

临床加减:若兼见久泻脱肛,腹胀下坠,头晕目眩,心悸气短等中气下陷证,可合补中益气汤益气升清,健脾止泻。

中成药:参苓白术丸、补中益气丸、四君子丸等。

③脾肾阳虚

临床表现:黎明前脐腹作痛,肠鸣即泻,完谷不化,腹部喜暖,泻后则安,形寒肢冷,腰膝酸软,舌淡苔白,脉沉细。

治法:温补脾肾,固涩止泻。

代表方:四神丸加减。

临床加减:若脐腹冷痛,可加附子理中丸温中健脾;腰酸肢冷较甚者,加附子、肉桂以增强温补肾阳之功。

中成药:四神丸、固本益肠片等。

3)蛇串疮(带状疱疹)

①肝经郁热

临床表现:皮肤簇集性水疱,色鲜红,红斑水疱明显,疱壁紧张,排列成带状,多发生于肝胆经脉循行部位,灼热刺痛,伴口苦咽干,烦躁易怒,便秘溲赤,或有发热,舌质红,苔黄或黄腻,脉弦滑数。

治法:清泻肝热,利湿解毒。

代表方:龙胆泻肝汤加减。

临床加减:若肝郁重者,加川楝子、丹皮;肝胆实火较盛,可去木通,加黄连;火毒蕴结者,加板蓝根、大青叶;如疱壁紧张,疼痛剧烈者,加皂角刺、延胡索、乳香、没药;脾虚者,可加山药、茯苓;老年体弱者,加党参、黄芪。

中成药:龙胆泻肝丸、板蓝根颗粒等。

②脾虚湿蕴

临床表现:皮肤簇集性水疱,水疱数量较多,色淡红,疱壁松弛,排列成带状,口中黏腻不渴,脘闷食少,腹胀便溏,舌质淡红,苔薄白而腻,脉沉缓或濡或滑缓。

治法:健脾利湿。

代表方:胃苓汤加减。

临床加减:临床治疗需要标本兼治,以防止传变,故在健脾燥湿的同时,还须结合清热解毒、理气活血、通络止痛,以减少对神经的损伤,减少后遗症的发生;若脾虚湿胜者,合参苓白术散。

中成药:可配合选用参苓白术丸、四君子丸等。

③气滞血瘀

临床表现:疱疹基底瘀红,皮疹消退后,疼痛仍不止,或伴精神疲倦,夜卧不宁,烦躁不安,舌质黯,苔薄白,脉弦涩。

治法:活血化瘀,行气止痛。

代表方:复元活血汤加减。

临床加减:若疼痛仍不止者,加鸡血藤、丝瓜络、金铃子;夜卧不宁,烦躁不安者,加丹参、生地、白芍。

中成药:血府逐瘀胶囊。

4)口疮(口腔溃疡)

①脾胃湿热

临床表现:口腔黏膜无明显诱因反复出现点状片状白色或黄色腐物,拭去后呈红色创面或渗血,随后复生,多发生在上腭、舌背、咽峡、牙龈,或两口角湿烂结痂,皴裂粗糙,伴见腹胀便溏,小便短赤,舌质红,苔白黄厚腻,脉滑数。

治法:健脾和胃,清热燥湿。

代表方:甘草泻心汤加减。

临床加减:若脾胃虚弱者,溃疡以两颊及唇为主,伴有腹胀,大便稀溏,舌苔白腻者,可用参苓白术散;湿热蕴结者,溃疡缠绵难愈,小便短赤,舌红,苔黄腻,脉滑数等,以温胆汤加茵陈、滑石。

中成药:冰硼散、桂林西瓜霜等。

②心火上炎

临床表现:口腔黏膜的任何部位均可出现单个或多个大小不等溃面,溃烂周围红肿突起,中央凹陷,灼热疼痛,或见牙龈红肿疼痛,龈缘呈火红色线样改变,龈根附有灰黄色腐物,口气臭,易出血,或心烦口渴,小便黄赤,大便干结,舌质红,苔黄,脉数。

治法:清泄心火。

代表方:大黄黄连泻心汤加减。

临床加减:溃疡以舌为主,疼痛难忍,伴有小便赤涩者,可用导赤散或三才封髓丹;牙龈红肿,舌红苔黄,加龙胆草。

中成药:上清丸、导赤丸等。

③脾胃虚寒

临床表现:腭、舌背、颊黏膜呈现红色斑片,口干少唾,或舌缘出现白色灰白色斑块,甚可蔓延至舌腹,呈垂直皱褶毛茸状,不能被擦去,伴头晕耳鸣,形寒肢冷,神疲乏力,舌质淡,苔白滑,脉沉弱。

治法:温中祛寒,补气健脾。

代表方:理中汤加减。

临床加减:若黏膜苍白者,加黄芪、党参、黄精、当归;溃疡面明显者,加白及、三七粉、乌贼骨。

中成药:理中丸、小建中合剂等。

四、中医药治疗研究进展

自1981年世界上发现艾滋病,中医药就开始了探索之路,目前中药的相关研究业已成为全世界抗击艾滋病的有效途径之一。随着国家实行免费抗病毒药物治疗和免费中医中药治疗(国务院"四免一关怀"政策),我国艾滋病人群的生存期得以延长,生存质量不断提高,艾滋病已经由一种"不治"之症、"难治"之症转变为"可治"之症。HIV感染至艾滋病发病,多数患者经历多年的无症状期,加之各地患者体质、地域、治疗情况等影响因素的不同,相关中医治疗的研究结果亦有差异。但随着研究手段的丰富以及研究的深入,对于艾滋病为虚实错杂、本虚标实之证的认识亦达成基本共识。在治疗方面,总以扶正培本、祛邪解毒为两大治疗原则。王健等提出的以病为纲,先分期再分型,病证结合,据证施治三原则,在中华中医药学会防治艾滋病分会编写的《艾滋病中医诊疗指南(2013版)》得以具体体现,该指南将分期与分型相结合,常证与变证相区分,所给出的辨治分型似更具临床可操作性,具有较强指导价值。艾滋病病程长,病机变化复杂,针对艾滋病防治的中医药复方研究虽多,但多处于研究试用阶段。目前国内仅有"唐草片"一种获批国药准字号。李艳萍等综合近年国内外报道治疗艾滋病中药复方的研究进展,认为在艾滋病防治方案中中药复方或者中成药是不可缺少的部分,但是相关新药研究却因为艾滋病病程长、病证多、中药(复方)作用靶点多、作用机制复杂而进展不快,故提出在前人研究成果的基础上,遵从中医理论指导,通过"有效部位(成分)配伍组方"制成复方,应用"吸收/代谢复方原成分配伍"进行配伍优化,以"循证药学临床筛方"的思路研究开发艾滋病防治新药,也是今后的重要研究方向。此外,非药物疗法,如针、灸等方法也将成为未来临床探索的方向。

参考文献

[1] 中华中医药学会防治艾滋病分会.艾滋病中医诊疗指南(2013版)[J].中医学报,2015,29(5):617.

[2] 杨凤珍,烟建华,王健.艾滋病元气损伤病机的研究[J].中国中医基础医学杂志,2005,11(2):147.

[3] 中华医学会感染病学分会艾滋病学组.艾滋病诊疗指南(2011版)[J].中华传染病杂志,2011,29(10):629.

[4] 黄世敬.论"毒"与艾滋病的发病[J].中国中医基础医学杂志,2004,10(7):46.

[5] 李发枝,徐立然,李柏龄.中医学对艾滋病病因病机的认识[J].中医杂志,2006,47(5):395.

[6] 刘爱华,谢世平,郭选贤,等.艾滋病从湿热辨治临床分析[J].河南中医学院学报,2006,21(2):6.

[7] 徐立然,何英,张明利,等.HIV/AIDS痰瘀病机探讨[J].中医研究,2006,19(7):2.

[8] 郭选贤,郝秀梅,谢世平.艾滋病中医病因命名探讨[J].河南中医学院学报,2008,23(5):5.

[9] 郭选贤,郭会军,谢世平,等.关于"艾毒"若干理论问题的探讨[J].中华中医药杂志,2012,27(9):2274.

[10] 张海燕,郭会军,付林春,等.艾滋病期的本质特征是元气亏损——艾滋病病机研究的大样本调查报告[J].中医学报,2011,26(11):1281.

[11] 卫生部国家中医药管理局推荐《艾滋病诊疗指南》《中医药治疗艾滋病临床技术方案(试行)》[J].中国艾滋病性病,2005,11(2):80.

[12] 彭勃,王丹妮.无症状 HIV 感染期是中医药治疗艾滋病的黄金切入点[J].中国临床康复,2006,10(19):166.
[13] 何焕平.温胆汤化裁治疗顽固性口腔溃疡[J].吉林中医药,2000,(3):30.
[14] 王敬祝,任维丽.三才封髓丹加减治疗复发性口腔溃疡[J].四川中医,2003,21(3):74.
[15] 卢洪洲.艾滋病及其相关疾病诊疗常规[M].上海:上海科学技术出版社,2009.
[16] 徐志明,李铭,和丽生.对艾滋病的探讨[J].云南中医学院学报,2000,23(4):12.
[17] 王健,刘颖.艾滋病中医证候学研究的思路、方法及结果[J].中国中西医结合杂志,2012,23(6):727.
[18] 李艳萍,和丽生,赵远.治疗艾滋病中药复方制剂研究现状与新思路[J].中草药,2014,45(3):303.

第七节 病毒性肝炎

一、概述

病毒性肝炎(viral hepatitis)是由多种肝炎病毒引起的,以肝脏损害为主的一组全身性传染病。目前按病原学分类有甲型、乙型、丙型、丁型、戊型五型肝炎病毒。各型病毒性肝炎临床表现相似,以疲乏、食欲减退、厌油、肝功能异常为主,部分病例出现黄疸。

我国是病毒性肝炎高发区。甲型肝炎人群流行率(抗 HAV 阳性)约 80%。全世界 HBsAg 携带者约 3.5 亿,其中我国 1 亿左右。全球 HCV 感染者约 1.7 亿。我国人群抗 HCV 阳性者占 1%~3%,约 3000 万。丁型肝炎人群流行约 1%,戊型肝炎约 20%。

甲型肝炎主要为急性感染,经粪-口途径传播。粪便污染饮用水源、食物、蔬菜、玩具等可引起流行。任何年龄均可患本病,但主要为儿童和青少年。夏秋季节常是甲肝发病的高峰期。本病病程呈自限性,无慢性化。

乙型肝炎传染源主要是急、慢性乙型肝炎患者和病毒携带者。含 HBV 体液或血液进入机体而获得感染,具体传播途径主要有母婴传播、血液、体液传播等。抗 HBs 阴性者均为易感人群。我国为高度流行区,HBsAg 携带率 8%~20%。男性高于女性,无明显季节性,以散发为主,婴幼儿感染多见。

丙型肝炎传染源为急、慢性患者和无症状病毒携带者。传播的途径为肠胃外传播,与乙肝类似,而最主要传播途径是血液和体液。常通过输血、血制品、注射、针刺、器官移植等引起传播。人类对 HCV 普遍易感。

丁型肝炎传染源和传播途径与乙型肝炎相似。我国西南地区感染率较高,在 HBsAg 阳性人群中超过 3%,人类对 HDV 普遍易感。

戊型传染源和传播途径与甲型肝炎相似,但是暴发流行时均由于粪便污染水源所致,散发多由于不洁食物或饮品引起,且隐性感染多见,夏秋季患病较多。

(一) 急性肝炎

包括急性黄疸型肝炎和急性无黄疸型肝炎。各型病毒均可引起。

1. 急性黄疸型肝炎　甲、戊型肝炎起病较急,约 80%患者有发热伴畏寒。乙、丙、丁型肝炎起病相对较缓,仅少数有发热。先有全身乏力、食欲减退、恶心、呕吐、厌油、腹胀、肝区痛、尿色加深等,5~7 天后尿黄、巩膜发黄、皮肤发黄迅速加深,肝区疼痛明显,2~6 周后,症状逐渐消失,黄疸消退,肝脾回缩,肝功能逐渐恢复正常。

2. 急性无黄疸型肝炎　除无黄疸外，其他临床表现与黄疸型相似。通常起病缓慢，症状较轻，主要表现为全身乏力、食欲下降、恶心、厌油、腹胀、肝区痛等。恢复较快，病程多在3个月内。

（二）慢性肝炎

急性肝炎病程超过半年，或原有乙、丙、丁型肝炎急性发作再次出现肝炎症状、体征及肝功能异常者。有轻度、中度、重度之分。轻者可反复出现乏力、头晕、食欲有所减退、厌油、尿黄、肝区不适、睡眠欠佳、肝稍大有轻触痛、可有轻度脾大。重者有明显或持续的肝炎症状，如乏力、食欲缺乏、腹胀、尿黄、便溏等，伴肝病面容、肝掌、蜘蛛痣、脾大等。中度者，表现介于轻、重二者之间。

（三）重型肝炎（肝衰竭）

是病毒性肝炎最严重的一种类型，约占全部肝炎的0.2%～5%，病死率高。表现为一系列肝衰竭症候群：极度乏力、严重消化道症状，神经、精神症状（嗜睡、性格改变、烦躁不安、昏迷等），有明显出血现象，黄疸进行性加深。可见扑翼样震颤及病理反射，肝浊音界进行性缩小等。

（四）淤胆型肝炎

起病类似急性黄疸型肝炎，但自觉症状常较轻，有明显肝大、皮肤瘙痒、大便色浅，血清碱性磷酸酶、γ-转肽酶、胆固醇均有明显增高，黄疸深，胆红素升高以直接增高为主，转氨酶上升幅度小，凝血酶原时间和凝血酶原活动度正常。较轻的临床症状和深度黄疸不相平行为其特点。

二、病因病机

病毒性肝炎主要病因是感受湿热疫毒之邪。基本病理特点为本虚标实，正虚邪恋。病变部位涉及脾胃肝胆，后期可及肾。患者若饮食不节，劳倦太过，恣食生冷等，损伤脾胃，致湿热停聚，再遇外界湿热疫毒之邪，邪从口鼻或皮毛而入，内外相引，遂发本病。初起多邪遏卫气，表现为身热不扬，微恶寒，身重肢倦，恶心欲呕，胸脘痞闷，苔腻等症。继之湿热阻于气分，内归脾胃。由于体质不同，脾胃中气虚实有别，再加之感受湿热程度差异，其病机趋向呈现不同，湿热因素会发生变化。若中气实则病在阳明，中气虚则病在太阴。中焦阳气较旺者，其表现或湿重于热，或湿热并重，或热重于湿。湿热疫毒易从热化，湿热蕴蒸肝胆，蒙上、阻中、流下、溢外，从而表现为阳黄，病理呈现湿热并重，或热重于湿。若湿热疫毒炽盛，充斥三焦，深入营血，或湿热酿痰蒙蔽心包，或热灼厥阴，可见猝然发黄、出血、神昏、谵语、昏蒙、抽搐等危重症，即为急黄。若素体中焦阳气虚弱，湿热之邪易从寒化，困遏脾胃，可发为阴黄。湿性黏滞，易阻气机，导致肝郁气滞，日久则形成气滞血瘀，血不利则为水，可出现腹内水停等。后期既可伤阴，又可伤阳。伤阴则肝阴血不足，伤阳则出现阳虚水停等。

三、温病学辨治思路

（一）辨治思路

病毒性肝炎急性期或活动期可按温病中的“湿温”病辨治。首先辨病位，应立足于湿热阻于中焦，中焦气机枢纽不利。其次辨湿热轻重，当分湿重于热、湿热并重、热重于湿三种情况。初起多湿重于热，病变发展可湿热并重、热重于湿。再辨病变阶段，初起多卫气同病证，继而呈现气分证，严重者可有气营（血）两燔证、热入心包证。后期可出现伤阴证及伤阳的脾胃虚弱或肝脾虚弱、肝肾虚弱证。病程日久可有气滞血瘀证。

本病以清热祛湿解毒为基本大法。具体治法的确立当根据湿热之偏盛程度、湿热所在部位以及证候的虚实而灵活运用。祛湿采取宣湿、化湿、燥湿、利湿之法。初起卫气同病，湿邪偏盛，宜芳香宣透表里之湿。若湿热郁蒸气分，湿热并重或热重于湿，当以清热祛湿。湿热酿痰蒙蔽心包者，宜清热化痰开窍。里热重者，分别选用辛寒、苦寒等清热之法。三焦湿热，当分消走泄，通导大肠湿浊，清利小肠湿热。若湿热化燥化火，波及营血而出血者，当凉血散血。伤及肝肾之阴者，可用甘寒、咸寒之法以填补下焦。血瘀者，予以活血化瘀，软坚散结。

（二）分型论治

1. 急性肝炎

（1）急性黄疸型肝炎

1）阳黄

临床表现：尿黄，身目俱黄，色泽鲜明，恶心，厌油，纳呆，口干苦，头身困重，胸脘痞满，乏力，大便干，小便黄赤，苔黄腻，脉弦滑数。

治法：清热解毒，利湿退黄。

代表方：茵陈蒿汤加减。

临床加减：若热重于湿者，加黄柏、连翘、蒲公英清热解毒；若湿重于热者，加茯苓、薏苡仁、猪苓、泽泻淡渗利湿；初起身热不扬，身重肢倦，加藿香、薄荷等芳香宣表化湿；恶心呕吐，可加橘皮、竹茹、半夏等和胃止呕；若出现黄疸迅速加深，阻滞三焦，内陷心肝，可合用菖蒲郁金汤或安宫牛黄丸。

中成药：苦黄注射液、茵栀黄注射液、清开灵注射液、舒肝宁注射液、丹参类注射液等中药注射液。

2）阴黄

临床表现：身目发黄，色泽晦暗，畏寒喜温，形寒肢冷，大便溏薄，舌质淡，舌体胖，苔白滑，脉沉缓无力。

治法：健脾和胃，温化寒湿。

代表方：茵陈术附汤加减。

临床加减：胁痛者，加郁金、厚朴；身痒者，加苦参、丹皮、白鲜皮；腹胀者，加枳壳、青皮。

中成药：垂盆草冲剂、双虎清肝冲剂等。

（2）急性无黄疸型肝炎

1）湿阻脾胃

临床表现：脘闷不饥，肢体困重，怠惰嗜卧，或见浮肿，口中黏腻，大便溏泻，苔腻，脉濡缓。

治法：祛湿健脾，理气和胃。

代表方：茵陈五苓散加减。

临床加减：若脾虚明显者，加党参、山药；纳呆，可加麦芽、神曲；舌苔厚腻，腹胀明显者，加厚朴、藿香、白蔻仁。

中成药：可配合参苓白术丸、附子理中丸等。

2)肝郁气滞

临床表现:胁肋胀痛,胸闷不舒,善太息,情志抑郁,不欲饮食,或口苦喜呕,头晕目眩,脉弦,苔白滑,妇女月经不调,痛经或经期乳房作胀。

治法:疏肝解郁,理气止痛。

代表方:柴胡疏肝散加减。

临床加减:若气郁化火,加黄芩、龙胆草、夏枯草等;嗳气明显或恶心呕吐者,加半夏、砂仁、藿香、竹茹等;月经不调者,加当归、丹参等。

中成药:逍遥丸、柴胡疏肝丸等。

2. 慢性肝炎

(1)湿热中阻

临床表现:胁胀脘闷,恶心厌油,纳呆,身目发黄而色泽鲜明,尿黄,口黏口苦,大便黏滞秽臭或先干后溏,口渴欲饮或饮而不多,肢体困重,倦怠乏力,舌苔黄腻,脉象弦数或弦滑数。

治法:清热祛湿,解毒退黄。

代表方:王氏连朴饮合茵陈蒿汤加减。

临床加减:口苦而渴,小便黄赤者,加车前子、泽泻、生苡仁、竹叶等;发热,口干口臭,舌苔黄厚者,加黄连、金银花、虎杖、白花蛇舌草等;皮肤瘙痒者,加土茯苓、白鲜皮等。

中成药:黄连清胃丸、健脾丸等。

(2)肝郁脾虚

临床表现:胁肋胀满疼痛,胸闷太息,精神抑郁,性情急躁,纳食减少,口淡乏味,脘痞腹胀,午后为甚,少气懒言,四肢倦怠,面色萎黄,大便溏泄或食谷不化,每因进食生冷油腻或不易消化的食物而加重,舌质淡有齿痕,苔白,脉沉弦。

治法:疏肝理气,健脾和胃。

代表方:逍遥散加减。

临床加减:胁痛明显者,加香附、枳壳、青皮;脾虚重者,加党参、山药、黄芪等;食少纳呆,加焦山楂、炒麦芽、白蔻仁;气郁化火,加丹皮、黄芩等。

中成药:逍遥丸、柴胡疏肝丸等。

(3)肝肾阴虚

临床表现:右胁隐痛,腰膝酸软,四肢拘急,筋惕肉动,头晕目眩,耳鸣如蜂,两目干涩,口燥咽干,失眠多梦,潮热或五心烦热,形体消瘦,面色黧黑,毛发不荣,牙龈出血,鼻衄,男子遗精,女子经少经闭,舌体瘦,舌质红,少津,有裂纹,花剥苔或少苔,或光红无苔,脉细数无力。

治法:养血柔肝,滋阴补肾。

代表方:一贯煎加减。

临床加减:眩晕耳鸣较甚,加天麻、钩藤;腰膝酸软者,加桑寄生、牛膝、杜仲;手足心热,加青蒿、地骨皮;睡眠差者,加五味子、酸枣仁等。

中成药:六味地黄丸、杞菊地黄丸等。

(4)瘀血阻络

临床表现:面色晦暗,或见赤缕红丝,两胁刺痛,肝脾肿大,质地较硬,蜘蛛痣,肝掌,女子行经腹痛,经水色暗有块,舌质黯或有瘀斑,脉沉细涩。

治法:活血化瘀,散结通络。

代表方:膈下逐瘀汤加减。

临床加减:女子痛经,经水色暗有血块者,加鸡血藤、土鳖虫;有鼻衄等出血倾向者,加仙鹤草、旱莲草、茜草等;肝脾大者,加三棱、鳖甲、莪术;倦怠乏力,少气懒言,加党参、黄芪、白术等。

中成药:四物合剂、血府逐瘀胶囊等。

(5)脾肾阳虚

临床表现:畏寒喜暖,四肢不温,精神疲惫,面色不华或晦黄,少腹腰膝冷痛,食少脘痞,腹胀便溏,或晨泄,完谷不化,甚则滑泄失禁,小便不利或余沥不尽或尿频失禁,下肢浮肿,甚则水臌,阴囊湿冷或阳痿,舌淡胖,有齿痕,苔白或腻或滑,脉沉细弱或沉迟。

治法:温补脾肾,益气扶阳。

代表方:四君子汤合附子理中丸加减。

临床加减:畏寒肢冷,或男子阳痿、女子经少或经闭者,加淫羊藿、补骨脂、巴戟天;水肿甚者,加车前子、泽泻;泄泻者,加芡实、莲子肉。

中成药:参苓白术散、金匮肾气丸等。

四、中医治疗研究进展

中医治疗病毒性肝炎,早中期偏于祛邪,中后期偏于扶正。祛邪法以清热祛湿、解毒凉血等为主。如鄢圣英在总结岳美中治肝病经验认为,本病早期多辨证为湿热,且多数是热重于湿,均采用了清热利湿退黄的茵陈蒿汤加减治疗。对一些住院时间较长,病情较顽固的患者,以清利为主,其清利之法,并非纯用苦寒清利,还采用了甘寒清利、化瘀清利、扶正清利等多种方法,所选药物除常用的茵陈蒿汤、茵陈五苓散外,其他如龙胆泻肝汤、三仁汤、竹叶石膏汤、四物汤等加清利之茵陈、茯苓、白茅根等,皆取得了较好效果。杜宏波认为急性肝炎仍以肝胆湿热为主,随病程进展,热象快速下降,湿象缓慢减轻,部分患者可表现出肝郁、脾虚等脏腑功能失调。清利湿热、疏肝健脾是急性肝炎最常用治法。茵陈蒿汤、三仁汤以及小柴胡汤是使用频率最高的方剂。杜伟临床发现,甘露消毒丹对肝功能指标明显改善,病毒持续转阴率较高。扶正法主要采用滋补肝肾、健脾柔肝等。如张朝曦等认为气虚毒蕴是乙肝发病的机理,疫毒湿热气郁、肝脾肾失养是其主要病理环节,而其中又以脾气虚最为明显。因此,采用益气解毒法治疗,起到抗病毒作用的同时,还能促进人体免疫调节功能。邓玉群认为丙肝患者脾虚症状明显,采用健脾益气、活血解毒的治疗方法(太子参、茯苓、白术、五爪龙、丹参、益母草、珍珠草、茵陈、虎杖、柴胡)治疗本病32例,效果满意。何中平等认为长期使用祛邪的治疗方法有伤阴之弊,导致或加重肝肾阴虚。因此,采用滋肝补肾之法治疗肝肾阴虚型的慢性乙型病毒性肝炎,采用由五味子、制首乌、葛根、丹参、生山楂、垂盆草、鸡骨草等组成的舒肝降酶颗粒,不仅可以明显改善慢性乙型病毒性肝炎(肝肾阴虚证)患者的临床症状,还能在一定程度上恢复患者的肝功能。马元元认为肝脾不调证是慢性乙型肝炎患者感染疫毒日久,病情迁延不愈,导致肝失条达,脾失健运所表现的证候,临床上以肝病及脾者居多。戴晓萍认为肝郁脾虚贯穿本病始终,多兼湿热瘀血,采用小柴胡汤加减(柴胡、黄芩、赤芍、党参、半夏、枳壳、白术、丹参等)治疗肝郁脾虚型慢性丙肝,与干扰素对照组无显著性差异。梅海涛总结关幼波治肝病时认为,丙肝的辨证集中在肝郁脾虚、肝肾阴虚及瘀血阻络,以肝郁脾虚最多,提出扶正祛邪的基本治则。中医药对慢性乙肝的治疗在改善症状、调节人体免疫、抑制病毒复制等方面显示出独特的优势。中西医结合疗法相互弥补了不足,已经成为了临床治疗的主流。

参考文献

[1] 鄢圣英,胡润怀.岳美中治肝病经验[J].四川中医,2007,25(12):1-2.
[2] 杜宏波,李勇,刘铁军,等.370 例急性病毒性肝炎患者临床特征及中医疗效观察[J].北京中医药,2011,30(11):810-812.
[3] 杜伟,张航.加味甘露消毒丹联合干扰素 α-2b 治疗慢性丙型病毒性肝炎 28 例[J].陕西中医,2007,28(9):1116-1117.
[4] 张朝曦,刘平华.益气解毒法为主治疗慢性乙型肝炎气虚毒蕴证疗效观察[J].新中医,2009,41(3):26-27.
[5] 邓玉群.益气健脾法治疗慢性丙型肝炎 32 例[J].现代医药卫生,2006,22(8):1185.
[6] 何中平,廖志雄,张磊.舒肝降酶颗粒治疗慢性乙型病毒性肝炎(肝肾阴虚证)临床观察[J].湖北中医杂志,2007,29(10):33-34.
[7] 马元元.加减半夏泻心汤治疗慢性乙型病毒性肝炎临床观察[J].湖北中医杂志,2009,31(3):34-35.
[8] 戴晓萍.小柴胡汤加减治疗肝郁脾虚型慢性丙型肝炎 36 例[J].浙江中医杂志,2008,43(5):272.
[9] 梅海涛.慢性丙型肝炎的研究近况[J].江西中医学院学报,2009,21(1):89.

第八节 流行性出血热

一、概述

流行性出血热(epidemic hemorrhagic fever,EHF)又称肾综合征出血热(hemorrhagic fever with renal syndrome,HFRS),临床上以发热、低血压休克、充血出血和肾损害为主要表现。典型病例病程呈现五期,即发热期、低血压休克期、少尿期、多尿期及恢复期。本病是由汉坦病毒属(Hantan viruses)的各型病毒引起的,以鼠类为主要传染源的一种自然疫源性疾病。宿主动物和传染源主要是啮齿类,其他动物包括猫、猪、犬和兔等。在我国以黑线姬鼠、褐家鼠为主要宿主动物和传染源,人不是主要的传染源。鼠类携带病毒的排泄物,如尿、粪、唾液等污染物,通过呼吸道、消化道、接触等途径传播。人群普遍易感,一般以男性青壮年发病率高,病后有持久免疫力。流行特征主要分布在亚洲,其次为欧洲和非洲。我国疫情最重,目前,我国的流行趋势是老疫区(黑龙江、吉林等东北地区)病例逐渐减少,新疫区(陕西、湖北、浙江等东部地区)则不断增加。本病四季均能发病,但有明显的高峰季节,其中姬鼠传播者以 11~1 月份为高峰,5~7 月为小高峰;家鼠传播者以 3~5 月为高峰;林区姬鼠传播以夏季为高峰。

二、病因病机

本病的病因为温热病邪或暑热、暑湿之邪。发于春季的多为温热病邪,发于秋冬季的多为夏季伏藏于体内的暑热、暑湿之邪。基本病理为肾精不足,里热炽盛。患者往往素体正气不足,尤其是肾精亏乏,邪气潜藏于内,起病即见里热亢盛证,也可由外邪引动在里之伏热,初起即见卫气同病或卫营同病。卫表证可有恶寒发热，头痛，腰痛，全身酸痛，或有咳嗽，咽痛等。在里呈现烦热、口渴等气分证。卫分证较短暂，可迅速出现热盛阳明等证的气分病机。火性炎上，则见面红如醉，目赤咽红，壮热口渴。若病邪夹湿，内蕴脾胃，则见脘痞呕逆，腹痛腹泻，身重肢困。邪热也可较快的入于营血，热伤血络，可发斑疹，甚者吐衄与二便出血。若热邪内闭，瘀毒内壅，或邪入少阴，耗气伤阴，则发为热厥，证见神昏肢厥，舌红绛，苔黄燥，脉细弱或虚大。如正气衰败，阳气将绝，邪入少阴而寒化，发为寒厥，则见面白唇青，冷汗淋漓，舌淡胖，苔白，脉微欲绝。若湿热或热邪蕴结下焦，膀胱气化不利，初为尿频赤涩，欲解不得，继则少尿、尿闭。若肾气亏损，气失固摄，可有膀胱失约，出现多尿。

三、温病学辨治思路

（一）辨治思路

流行性出血热可按温病中的“春温”、“伏暑”辨治。病因应辨其是单纯热邪，还是兼夹湿邪。有湿邪者，多有苔腻，脘痞等脾胃症状。本病起病时往往以里热炽盛为主，辨证时，需明确气分证、营血分证。若有外邪引动，尚需察明是卫气同病还是卫营同病。若出现皮肤有斑疹，说明热入营血分。

本病治疗以清热解毒，顾护阴津为基本大法。清热时需辨明不同脏腑热势程度而分别使用不同的清热药物，或用辛寒，或用苦寒。若兼湿者，及时运用祛湿之法，采取宣湿、化湿、燥湿、利湿之品。养阴当以甘寒为主，可贯穿在疾病的始终。外邪引动，明确外邪性质，或用辛凉解表，或佐以辛温解表。本病中后期需要及时采取扶正之法，除重用养阴原则外，考虑到阴液损伤易耗气，故清热养阴的同时，可佐以补气之药，防止心阳亡脱及肾阳损伤。

本病多有小便改变及出血、斑疹的发生。小便短少不利者，可见于气、营、血各阶段。若为气分热结阴伤，治当滋阴生津，泻火解毒；若为心营小肠同病，治当清心凉营，导热通腑；若因热瘀内阻肾络而见尿闭者，急予凉血化瘀，泄浊解毒。小便频数量多者，可见于本病后期，乃病变过程中肾气受损所致，治当益肾缩尿。斑疹乃血分热瘀交结，脉络损伤，迫血妄行所致，治当凉血化瘀。如瘀滞甚者，或大量出血，可导致脏腑失养衰竭，出现气阴两脱或阳气外脱，则应益气养阴或回阳固脱。必要时，应中西医结合，积极予以救治。

（二）分型论治

1. 卫气同病

临床表现：发热，恶风寒，头痛，周身酸痛，无汗或少汗，心烦口渴，小便短赤，舌红，苔黄，脉数。若兼湿者，则有脘痞，苔腻，脉濡数等。

治法：解表清里。有湿者，佐以祛湿。

代表方：增损双解散加减。

临床加减：若感受风热之邪而引发伏热，表热之证明显者，加金银花、牛蒡子、竹叶等疏风泄热；若感受风寒之邪引发，表寒之象明显者，加苏叶、葱白等疏表散寒；若经气郁滞明显，头身疼痛显著者，加羌活、白芷疏通经脉；津伤口渴者，加花粉生津止渴；若里热不甚，大便不干燥者，可去大黄、芒硝；若有湿邪，呕而痰多，加半夏、茯苓、陈皮；小便短赤，加淡竹叶、生薏仁、白通草；如苔腻，脘痞，泛恶等湿阻证明显者，加藿香、半夏、荷叶、佩兰。

中成药：疏风解毒胶囊、香菊胶囊、双黄连类口服制剂等；兼湿者可选用清热祛湿类，如藿香正气、葛根芩连类制剂等。

2. 卫营同病

临床表现:发热,微恶风寒,头痛,无汗或少汗,心烦不寐,口干,但不甚渴饮,或有斑疹隐隐,舌赤少苔,脉浮细数。

治法:清营泄热,兼辛凉透表。

代表方:银翘散去豆豉加细生地丹皮大青叶倍玄参方加减。

临床加减:如热毒炽盛,可加入黄连、栀子等苦寒解毒之品,以增强清泄热邪的作用;热邪燔灼心营,营阴受损重者,可用清营汤合银翘散加减;阴液耗伤严重者,要注意补养阴液,可配合生地、麦冬、石斛等甘寒养阴之品。

中成药:清开灵注射液加入糖盐水中静脉滴注,以加强清热凉营的功效。气阴重者可用生脉注射液加入静脉输液中滴注。

3. 阳明热炽

临床表现:壮热持续,烦躁口渴,汗出气粗,面红如醉,目赤,舌红苔黄燥,脉洪大。

治法:清气透热,解毒生津。

代表方:白虎汤加减。热盛阴伤明显者,可用冬地三黄汤。

临床加减:如热毒盛者,可加金银花、连翘、板蓝根等清热解毒之品;津伤明显者,加天花粉、芦根以生津;若见潮热、便秘、苔黄厚燥裂,属阳明腑实者,加大黄、芒硝。

中成药:可配合选用板蓝根颗粒、栀子金花丸等。

4. 气营(血)两燔

临床表现:壮热烦渴,面红目赤,甚者神昏谵语,皮肤斑疹显露或密布成片,吐血、衄血或尿血、便血,舌红绛或紫,苔黄燥,脉弦数。

治法:清气凉营(血)。

代表方:清瘟败毒饮加减。

临床加减:若热闭心包,神昏谵语者,可加安宫牛黄丸;若邪陷厥阴,热盛动风而惊厥抽搐者,加羚羊角、钩藤;若咯血者,加白茅根、茜草、侧柏叶;吐血、便血加紫珠、地榆、槐花;尿血加大蓟、小蓟。

中成药:安宫牛黄丸、血必净、醒脑静注射液等。

5. 内闭外脱

临床表现:本型多见于低血压休克期。身体灼热,神志昏愦,倦卧,气息短促,汗多,脉散大或细数无力。或发热骤退,面色苍白,四肢厥冷,汗出不止,虚烦躁扰,气息短促,舌淡,脉微细欲绝。

治法:益气敛阴固脱或回阳固脱。若热邪内闭重者,配合清心开窍。

代表方:生脉散、参附汤加减。热闭者,配合安宫牛黄丸。

临床加减:若见汗出淋漓者,可加龙骨、牡蛎以止汗固脱;如见口唇青紫,可加桃仁、丹皮、丹参、赤芍等活血化瘀药。

中成药:参附注射液、生脉注射液等。

6. 肾阴亏耗

临床表现:本型多见于少尿期。尿少或尿闭,神情萎顿,或谵语烦躁,唇焦舌燥,皮肤干燥,口干,舌红,苔少,脉沉细数。

治法:滋阴生津,补肾泄热。

代表方：知柏地黄汤加减。

临床加减：大便不通，加大黄、芒硝攻下腑实；阴伤重者，合用增液汤；有血瘀者，加桃仁、赤芍、丹参等；谵语烦躁者，加连翘、栀子，或合用安宫牛黄丸。

中成药：左归丸、六味地黄丸、知柏地黄丸、杞菊地黄丸等。

7. 肾气不固

临床表现：本证多见于多尿期。小便频数量多，甚至遗尿，口渴引饮，腰酸肢软，头晕耳鸣，舌淡，脉沉弱。

治法：温阳化气，益肾缩尿。

代表方：右归丸合缩泉丸。

临床加减：如肾气虚较甚，尿量极多，可加桑螵蛸、鹿角胶、覆盆子等；腰酸明显者，加杜仲、怀牛膝；气虚生湿者，合用五苓散。

中成药：桂附地黄丸、右归丸等。

8. 余邪未尽，气阴不足

临床表现：本证多见于恢复期。低热不退，少气多汗，口干思饮，舌红少苔，脉虚细数。

治法：清涤余邪，益气养阴。

代表方：竹叶石膏汤加减。

临床加减：若气虚明显者，加西洋参；阴虚重者，加沙参、天花粉。

中成药：生脉饮胶囊、参芪胶囊等。

四、中医治疗研究进展

流行性出血热目前中医治疗主要体现在清热、养阴、通下、活血等方法。如刘志刚课题组在运用西药基础上联合自拟方剂“毒热清合剂”（双花、蒲公英、黄芩、丹皮、水红花子、大黄、白茅根等药物）口服，根据疾病不同的分期及临床表现随症加减治疗本病，可以明显降低死亡率，缩短病程，提高越期率，疗效显著。在滋阴法的使用上，宋海波认为本病自始至终以温热邪气损伤阴津为主要病理特点，因此，治疗上始终以泄热存阴为目的。本病伤阴既速又甚，滋阴生津需早用重用为要。中医辨证分型为肺胃阴伤型用沙参麦冬汤加减，肝肾阴伤型用加减复脉汤加减。滋阴法配合西药治疗能明显改善口渴、便秘、少尿或多尿等症状。通下法能够排除体内瘀热毒邪，尤其对本病少尿期有较好的效果。庄万象等用生大黄 30~100g，番泻叶 20~50g，开水泡服。治疗 44 例患者，血尿素氮降至正常 28 例，下降 10 例，总有效率 86%。认为本病当务之要是急下存阴，泄热排毒，从而起到生津利尿，改善少尿期症状作用。李有跃对所有 128 例患者均在综合治疗的基础上，治疗组 66 例采用加减生大黄汤（生大黄 50g，芒硝 50g，赤芍 50g，金银花 50g，蒲公英 50g，地榆 30g，黄芩 30g）结肠灌注，每天 3 次。对照组 62 例采用传统的甘露醇灌肠治疗，结果：治疗组总效率为 97.27%，对照组总有效率为 83.88%，中药加减生大黄汤结肠灌注治疗肾综合征出血热少尿期效果好，可以明显缩短少尿期，改善症状，未见不良反应。出血热有出血现象发生，因而凉血化瘀法也是重要一法。如周仲瑛擅长从“瘀热”病机学说论治流行性出血热，认为出血热少尿期属中医下焦蓄血、蓄水和阴伤液耗共同所致，病理特点是热毒、瘀毒、水毒等“三毒”并见，但以“瘀热、水结”最为关键环节，瘀热相搏，既可以动血、耗血、伤阴，也可以引起水停，更可致阻窍。采用凉血化瘀可以清散血分热毒，又可以活血止血，还可利小便，更可以救阴护阴。杨军刚对 120 例患者进行临床对比观察，凉血化瘀的丹参能够减轻出血倾向，防止弥散性血管内凝血和抑制纤溶的发生，解除小血管痉挛，促进血液微循环，促使患者越过低血压休克期和少尿期，从而最大限度降低本病的病死率。

上述清热、通下、养阴、活血等法，以多法联用为好，并根据卫气营血不同阶段及有无兼夹湿邪采取综合治疗。如刘洪德等采用清热透表，解毒祛湿的方法，运用中西医结合，中药取金银花、连翘、半枝莲、石膏、黄芩清热解毒；白茅根、鲜芦根、牡丹皮清热凉血；桔梗、菊花、蔓荆子辛凉解表；丹参活血通经，使瘀血得清，效果良好。认为中西医结合治疗流行性出血热发热期在提高越期率和机体的整体恢复方面作用显著。郑志刚在治疗上主张前期侧重清热泻火、护阴养阴、活血止血为主。后期则应注重补益脾肾、滋阴养阴为主。在西医基础治疗上结合中医辨证治疗，特别注重低血压休克期和少尿期治疗，能够预防和控制并发症的发生。

参考文献

[1] 刘志刚.毒热清合剂治疗肾综合征出血热的临床分析[J].中医中药，2008，46(8)：84.
[2] 宋海波，王蓉蓉，霍小华，等.滋阴法配合西药治疗肾综合征出血热46例[J].陕西中医，2013，34(4)：399-400.
[3] 庄万象，祝园.下法在流行性出血热少尿期的应用体会[J].中国中医药信息杂志，2007，14(12)：65.
[4] 李有跃，刘福文，华伟，等.中药汤剂灌肠治疗肾综合征出血热少尿期的疗效观察[J].四川中医，2008，26(11)：78-79.
[5] 叶放，吴勉华，周学平，等.周仲瑛教授治疗重度病毒性出血热验案探析[J].中华中医药杂志，2009，24(5)：608-610.
[6] 杨军刚.丹参注射液治疗肾综合征出血热疗效观察[J].华北煤炭医学院学报，2010，12(5)：678-679.
[7] 刘洪德，戴二黑，孙新环，等.中西医结合治疗流行性出血热发热期临床疗效观察[J].河北中医，2011，33(8)：1187-1188.
[8] 郑志刚，张志勇，苏素真.中西医结合辨证治疗流行性出血热178例[J].福建中医药，2008，39(1)：43-44.

第九节　麻　　疹

一、概述

麻疹是由麻疹病毒引起的病毒感染性传染病。主要临床表现有发热、流涕、咳嗽等卡他症状及眼结膜炎，特征性表现为口腔麻疹黏膜斑及皮肤斑丘疹。成人麻疹中毒症状较重，发热多在39~40℃，有麻疹黏膜斑，半数患者皮疹有出血倾向，常伴有嗜睡等症状，但并发症较少，预后良好。

患者为本病唯一传染源。经呼吸道飞沫传播是主要的传播途径。一般认为出疹前后5天均有传染性。本病传染性强，未患过麻疹，也未接种麻疹疫苗者均为易感者，病后有较持久的免疫力。我国实施计划免疫后，麻疹发病率和病死率已明显降低，麻疹基本上得到控制。但由于人口流动增加，部分儿童麻疹疫苗漏种或免疫失败等因素，致使麻疹小规模流行时有发生。流行多发生于冬春两季，但全年均可发病。麻疹以10月~次年2月为发病季节，普种麻疹疫苗后，发病季节后移至每年3~5月份。患麻疹者大多是8个月以内婴儿和7岁以上学龄儿童，近年成人也有发病。

二、病因病机

麻疹是由于感受风热疫毒之邪所致。风热疫毒犯肺，肺失清肃是其主要病机。小儿为稚阴稚阳之体，最易感受此邪发病。风热疫毒之邪从口鼻而入，首先犯肺，出现肺卫证，表现为发热恶寒、咳嗽、喷嚏、流涕等。继之出现肺经热盛的气分证，呈现高热，口渴，咳嗽较剧，甚则喘憋等。肺热炽盛，由气可波及营血分，出现营分证或呈现卫营同病、气营同病证，严重者呈现气血同病证，突出表现为皮肤斑疹。肺主皮毛，脾主肌肉而开窍于口，风热疫毒之邪由肺顺传至中焦脾胃，热毒熏于口腔，波及营分，故在疹前期可先见口腔黏膜有粟状疹点，即麻疹黏膜斑。若体质强壮，治疗及时得当，邪从卫表或从气营分外透而解，则为顺证。邪毒内陷，津液成痰，阻于肺络，闭阻肺窍，而为肺炎喘嗽；热毒入于血分，肉腐血败，与痰浊互结，壅阻咽喉，则为邪毒攻喉；若热盛动血，迫血妄行，而见尿血、便血等症。热毒壅盛，内迫心肝，热扰心神，可见邪陷心肝重证，从而出现躁扰不宁，甚至神昏谵妄，动风生痉；热闭于心包，阳气脱于外，可出现四肢厥冷。

三、温病学辨治思路

（一）辨治思路

麻疹可按温病中的“风温”病辨治。麻疹病因既具有风热之邪首先犯肺、伤肺胃之阴、逆传心包的特点，又具有疫邪传染性强的特征。辨病机应抓住肺热之象，初期可呈现肺卫证、卫气同病证、卫营同病证，中期热毒壅肺证。若邪毒进一步加重，可内陷心肝。后期可出现肺胃阴伤或气阴两伤证。

本病以清泄肺热为基本大法。初起邪在肺卫，或卫营同病者，治宜辛凉宣透，不可过用寒凉，防止凉遏热伏；肺经气分郁热或气营同病者，当清泄肺热为主，佐以凉营透热，促使疹邪外透。风热之邪易伤肺胃之阴，甘寒养阴之法可贯穿在疾病的始终。若热毒攻喉，肺胃热盛者，治宜清热解毒，利咽消肿；毒陷心肝者，治宜清心开窍，凉肝息风；气阴两虚者，治宜益气生津，扶正透疹。

（二）分型论治

1. 邪袭肺卫

临床表现：发热，咳嗽，喷嚏，流涕，流泪，眼结膜充血，畏光，全身不适，纳呆，幼儿可伴有腹泻、呕吐，口腔颊黏膜可见麻疹黏膜斑，舌尖红，苔薄白，脉浮数，或指纹红浮。

治法：辛凉宣透。

代表方：银翘散加减。

临床加减：若卫表证较重，恶寒无汗者，加苏叶、葛根、防风；血热较甚者，去淡豆豉、荆芥，加紫草、红花、丹皮、赤芍。

中成药：银翘解毒类、桑菊感冒类、双黄连类口服制剂等。

2. 肺热发疹

临床表现：发热，疹出齐后体温逐渐下降。皮疹先见于耳后、面部，逐渐分布全身，约3

天左右出齐。皮疹呈玫瑰色斑丘疹，可互相融合，舌红或绛，苔薄黄，脉数。指纹红紫。

治法：清肺疏卫，凉营透疹。

代表方：银翘散去豆豉加细生地丹皮大青叶倍玄参方加减。

临床加减：若高热烦渴者，加石膏、知母；咳嗽较剧者，加杏仁、前胡、桑白皮、桔梗；喘憋明显者，合用麻杏石甘汤。

中成药：银翘解毒类配合清开灵注射液等。

3. 热毒闭肺

临床表现：壮热持续，咳嗽喘憋，喉中痰鸣，鼻翼煽动，面赤唇青，躁动不安，疹色深黯，舌红，苔黄，脉数。指纹紫滞。

治法：宣肺平喘，清热解毒。

代表方：麻杏石甘汤加减。

临床加减：肺热重者，加金银花、鱼腥草、黄芩清热解毒；喘明显者，加葶苈子、瓜蒌皮肃肺平喘；面唇青紫者，加丹参、红花活血通络；疹出不畅者，加葛根、升麻解表透疹。

中成药：清热解毒口服液、双黄连口服液、金莲清热颗粒、苦甘颗粒、紫金锭等。

4. 热毒攻喉

临床表现：疹出不透，咽喉肿痛，咳嗽气急，声音嘶哑，状如犬吠，呼吸困难，面色青紫，甚或窒息，舌红，苔黄，脉数。指纹紫滞。

治法：清热解毒，利咽消肿。

代表方：普济消毒饮加减。

临床加减：若咳嗽气促者，加苏子、葶苈子；大便秘结者，加大黄、芒硝；疹色紫黯重者，加丹皮、丹参；喉中痰鸣重者，加射干、马勃。

中成药：冰硼散、锡类散等。

5. 邪陷心肝

临床表现：高热不退，烦躁谵语，神昏抽搐，喉间痰鸣，疹点密集紫黯，舌质红绛，舌苔黄糙，脉数。指纹紫滞。

治法：清心开窍，凉肝息风。

代表方：清宫汤合羚角钩藤汤加减。

临床加减：若神昏谵语或抽搐者，可合用安宫牛黄丸或紫雪丹；大便秘结者，加大黄；吐血、衄血者，加白茅根、侧柏叶、旱莲草；便血者，加地榆、槐花；尿血者，加白茅根、小蓟。

中成药：安宫牛黄丸、清开灵口服液等。

6. 肺胃阴伤

临床表现：皮疹按透发先后次序逐渐消退，呈糠麸脱屑，体温同时下降，或低热，干咳，纳呆，舌光红，无苔，脉细数。

治法：甘寒养阴，清透余邪。

代表方：沙参麦冬汤加减。

临床加减：若肺阴受伤，干咳不止者，加川贝母、瓜蒌皮、百合；气虚乏力者，加太子参、黄芪，或合用生脉散；若低热不退者，加地骨皮、银柴胡、知母清退虚热；疹退迟缓者，加赤芍、丹皮、蝉蜕凉血透疹。

中成药：生脉饮、金果饮口服液等。

四、中医治疗研究进展

郁晓维等总结江育仁治疗麻疹经验认为,麻疹顺证宜宣透、清解和养阴;治疗逆证宜清热、凉血和回阳。顺证疹前期注重因势利导,促使麻毒外达,治疗以宣透为主;出疹期疹毒已有外达之路,但内热炽盛易伤肺胃,此时须退其热毒,以保脏腑,治疗应以清热为主;疹退期病势虽然减退,但麻疹热毒多易耗伤肺胃之阴,治疗时应以养阴为主。马敏君等报道,凡麻疹出,贵透彻,宜先用发表,使毒尽达于肌表,治疗以辛凉透表、清热解毒、养阴清热为大法,采用清热透疹汤(金银花、连翘、杏仁、荆芥、防风、蝉蜕、葛根、牛蒡子、升麻、延胡索、芦根和甘草组成)治疗麻疹83例,总有效率达98.8%。麻疹并发肺炎,临床上常用麻杏石甘汤加减治疗,体现了中医特色,如王贤、刘习书等认为该方有可靠的疗效。治疗组显效率及祛疹时间均优于对照组。另外郑丽用升降散随证加味治疗麻疹合并肺炎,也取得满意的疗效。中成药,尤其是治疗热病的各种注射液在麻疹的治疗中发挥着积极作用。如许云亚、周杰、关翠英等在对症处理基础上加用痰热清注射液治疗麻疹,疗效较好。马晓红以炎琥宁注射液治疗儿童麻疹合并肺炎60例,患者体温恢复正常、呼吸困难改善、肺部啰音消失和肺部阴影吸收时间均较利巴韦林组缩短。杨卉采用中药熏洗(连翘、荆芥、蝉蜕、升麻、葛根、紫草、薄荷,水煎,兑入温水,予患者全身熏洗擦浴,每次1剂,每天2~3次)疗法辅助治疗麻疹合并肺炎25例,取得了满意的临床疗效。

参考文献

[1] 郁晓维,王明明.江育仁教授治疗麻疹临证经验[J].中华中医药杂志,2008,23(5):407-409.
[2] 马敏君,李喜梅.清热透疹汤治疗小儿麻疹肺炎83例[J].山东中医杂志,2009,28(8):534-535.
[3] 王贤.麻杏石甘汤治疗麻疹合并肺炎临床观察[J].临床和实验医学杂志,2008,7(9):153.
[4] 刘习书,罗瑞雪.中西医结合治疗小儿麻疹合并肺炎50例[J].实用中医药杂志,2009,25(8):547.
[5] 郑丽,尧传翔,郑家本.升降散随症加味治疗麻疹合并肺炎临床观察[J].中国中医急症,2014,23(4):699-700.
[6] 许云亚.痰热清注射液治疗麻疹48例疗效观察[J].中国中医急症,2005,14(11):1064.
[7] 周杰,李德昌,范红顺,等.痰热清注射液治疗麻疹并发肺炎疗效观察[J].中国中医急症,2006,15(8):837-846.
[8] 关翠英.痰热清注射液治疗婴儿麻疹后肺炎35例[J].中国中医急症,2009,18(5):786-789.
[9] 马晓红.炎琥宁注射液治疗儿童麻疹并肺炎60例疗效观察[J].现代医药卫生,2009,25(12):1821.
[10] 杨卉,张凤池,甘清.中药熏洗辅助治疗麻疹并发肺炎25例临床观察[J].中医药导报,2014,20(6):110-111.

第十节　病毒性肠道感染

一、概述

病毒性肠道感染即病毒性胃肠炎,又称病毒性腹泻,是由感染肠道内病毒引起的一组急性肠道传染病。临床主要表现为急性起病,呕吐,腹泻水样便,日数次及数十次不等,腹泻持续时间因病原体不同而有差异。可伴有轻中度发热、轻度腹痛、肌痛、头痛、乏力及食欲减退,偶有咳嗽、流涕等呼吸道症状。重者伴脱水及代谢性酸中毒,若未能及时治疗可导致循环衰竭和多器官功能衰竭。病程短且呈自限性,病死率低。有多种病毒可引起肠道感染,如轮状病毒、诺沃克病毒、肠腺病毒和星状病毒等。其主要传染源是患者及带病毒者,传播途径为粪-口或人-人传播。不同病毒引起的肠道感染流行病学特点有所不同。A 组轮状病毒主要感染 6~24 个月龄的婴幼儿,在温带和亚热带地区以秋季多见。B 组轮状病毒易感染青壮年,以 20~40 岁人群多见。其主要发生在中国,通常引起暴发流行,且季节性明显,多发生于 4~7 月份。C 组轮状病毒主要感染儿童,成人发病少见。诺沃克病毒感染多以成人和大龄儿童为主,全年均可发病,但秋冬季较多,常导致暴发性流行。肠腺病毒多数感染 2 岁以下幼儿,夏秋季节发病率较高,以散发和地方性流行为主。

二、病因病机

中医学认为病毒性肠道感染为感受湿热病邪所致,或兼寒。邪阻脾胃,以致脾失运化,胃失和降,升降失司是本病的主要病机。病变初期湿浊阻遏,卫气同病,故见恶寒发热,周身困重,肢体酸痛,恶心,呕吐,泄泻,苔白厚腻,脉浮。若湿郁化热,湿热内蕴,困阻中焦,则见身热,腹痛腹泻,泻下急迫,或泻下不爽,质黏味臭,肛门灼热,苔黄腻,脉濡数或滑数。若兼夹积滞,导致肠腑传导功能失调,则可见腹痛腹泻,便质稀溏,臭如败卵,呕吐酸腐,不思饮食,舌苔垢腻,脉滑。亦可因吐泻而伤及胃中阴液者,见干呕时作,胃中嘈杂,隐隐作痛等症。若邪气久羁,脾胃受损,以致中焦运化无权,脾胃虚弱,升降失司,可见形体消瘦,面色萎黄,纳呆,恶心欲呕,大便溏泄等症。或久病入肾,命门火衰,使脾失温煦,运化失司,水谷不化,升降失调,亦可致腹泻,呕吐等症。病重者可因频繁吐泻导致气随液泄,而成厥脱之证。

三、温病学辨治思路

(一)辨治思路

病毒性肠道感染归属于"湿温"、"暑湿"、"伏暑"等病范畴,因此可依据温病学卫气营血辨证理论指导其临床治疗。本病多为感受湿热病邪所致,其中脾胃升降功能失调是病机关键。病变初期正盛邪实,湿浊阻遏,易见卫分或卫气同病之证,当以祛邪为主,治疗宜采用表里双解法,以芳香宣透之品畅达表里气机,化除表里湿浊。进展期多见气分湿热蕴结,可应用辛开苦降、寒温并施法分解中焦脾胃湿热,具体运用时又当辨析湿热的孰轻孰重而权衡寒温药物的比例。后期若正气耗伤,脾胃气虚或胃阴不足者,宜益气养阴,调补脾胃,兼祛余湿。若病久及肾,阳气衰微者,治疗应温肾暖脾而止泻。若病情急重,吐泻频繁而成气随液脱者,应急以补气固脱法救之。

(二)分型论治

1. 湿遏卫气,湿浊下迫

临床表现:腹痛泄泻,便质清稀,甚如水样,恶心呕吐,或兼发热恶寒,头痛,肢体酸重,舌苔白腻,脉濡缓。

治法:芳香化湿,解表透邪。

代表方:藿香正气散或三仁汤加减。

临床加减:若表郁严重,身痛寒热,可加防风、荆芥,或用荆防败毒散;若湿浊偏重,腹胀肠鸣,小便不利,舌苔白腻,宜用胃苓汤。

中成药:藿香正气口服液。

2. 湿热中阻,肠热下利

临床表现:身热,恶心呕吐,腹痛泄泻,泻下急迫,或便溏不爽,质黏味臭,肛门灼热,小便短赤,口渴,苔黄腻,脉濡数或滑数。

治法:清热化湿,升清降浊。

代表方:葛根芩连汤加减。

临床加减:若热势偏重,可加马齿苋、金银花以加强清热解毒之力;若湿热并重,症见脘腹满闷,苔黄厚腻者,可用王氏连朴饮;若暑湿内盛,症见壮热头痛,烦渴,小便短赤,脉滑数等,为暑湿侵袭,表里同病,宜用六一散合新加香薷饮以清暑利湿止泻。

中成药:葛根芩连片等。

3. 湿热积滞,搏结肠腑

临床表现:身热,嗳腐吞酸,纳呆,脘腹胀满,便溏不爽,色黄如酱,臭如败卵,舌苔垢腻,脉濡数或滑数。

治法:清热化湿,导滞通下。

代表方:枳实导滞汤加减。

临床加减:呕吐甚者,加竹茹、生姜;腹痛甚者,加木香、青皮;若暑湿较盛,可加用双黄连注射液等以加强清暑化湿的功效;若热势不显而食积内阻者,可用保和丸消积导滞。

中成药:通便宁片、尿毒清胶囊等。

4. 脾胃气虚

临床表现:腹泻稀水便,或完谷不化,或有白色奶瓣,于食后作泻,食欲减退,面色萎黄,精神萎靡,乏力,舌淡,苔薄白,脉沉无力,小儿指纹淡。

治法:健脾益气,温中止泻。

代表方:七味白术散加减。

临床加减:少气懒言者,加黄芪、升麻;完谷不化者,加附子、干姜。

中成药:参苓白术丸、补中益气丸等。

5. 脾肾阳虚

临床表现:久泻不止,甚者滑脱不禁,食入即泻,完谷不化,面色苍白,精神萎靡,四肢清冷,畏寒形瘦,舌淡,苔薄白而润,脉沉缓,小儿指纹淡红。

治法:温补脾肾,固涩止泻。

代表方:附子理中汤合四神丸加减。

临床加减:久泻不止,中气下陷者,加黄芪、升麻、赤石脂,或合用桃花汤以固涩止泻。

中成药:四神丸、固本益肠片等。

6. 邪盛亡阴

临床表现:吐泻频繁,腹泻日数十次,眼窝下陷,皮肤干燥,精神萎靡或烦躁不安,唇干齿燥,口渴引饮,尿少色浓,甚则昏迷,舌红绛干枯,脉细数。

治法:救阴存津。

代表方:益胃汤合生脉散加减。

临床加减:在养阴的同时,可加用乌梅、白芍助敛阴之功。

中成药：生脉饮注射液。

7. 邪盛亡阳

临床表现：吐泻频繁，腹泻日数十次，面色苍白或青灰，眼窝下陷，精神萎靡，表情淡漠，气息低微，四肢清冷，甚则厥冷昏迷，舌淡，苔白，脉沉微。

治法：回阳救逆固脱。

代表方：参附龙牡救逆汤加减。

临床加减：可加用白芍、甘草酸甘和营，守阴留阳。

中成药：参附注射液。

四、中医治疗研究进展

病毒性肠道感染的中医学病因是感受湿热，并易郁而化热或兼夹积滞。主要证候包括初期卫气同病，中期多见湿热中阻或兼夹积滞搏结肠腑，后期可导致胃阴不足或脾胃虚弱等。目前国家卫生和计划生育委员会尚未颁布针对病毒性肠道感染相关的中医药诊疗方案，临床中医学家多依据中医内科学和温病学相关理论对其指导治疗。曹宏通过对330例小儿轮状病毒性肠炎的中医证型进行了回顾性分析，其中湿热泻228例，占69.1%，风寒泻54例，占16.3%，脾虚泻30例，占9.1%，伤食泻18例，占5.5%，认为其符合温病湿温病的发病规律，并结合多发于秋冬的季节特点，从伏暑的发病理论探讨了轮状病毒性肠炎的病机。周伟等认为轮状病毒性肠炎多属热泻、寒泻，分别采用葛根芩连汤和藿香正气散加减治疗，疗效显著。白建民运用清热化湿安肠法配合西药常规治疗200例小儿病毒性腹泻，效果显著，其研究揭示轮状病毒所致肠炎湿重热轻证型最为多见，治疗宜清热化湿，和胃安肠，分清止泻。王国杰等人认为小儿轮状病毒性腹泻为外感疫疠之气，与湿相合，致湿热蕴结，故使用健儿清解止泻散（即葛根黄芩黄连汤加减）配合捏脊疗法取得满意疗效。张绪富等人对近10年中医药治疗病毒性腹泻的文献进行统计分析，得出中医药治疗病毒性腹泻的核心方剂是葛根芩连汤、藿香正气散、泻心汤、理中汤、五苓散、七味白术散。用药以补虚药、利水渗湿药、化湿药、清热药最为常用，其中，补虚药与利水渗湿药出现的频次最高，而补虚药主要集中在健脾益气药如白术为主，并指出脾虚湿盛是病毒性腹泻的主要病机。另外，中药注射制剂治疗本病也显示较好效果。如刘荣东用炎琥宁注射液、伍权华等用痰热清注射液、骆秋龙等用热毒宁注射液等治疗本病，疗效明显。

参考文献

[1] 曹宏，周朋，陈鲁，等.小儿轮状病毒肠炎发病特点及中医辨证规律研究[J].湖南中医杂志，2012，28(5)：6-9.

[2] 周伟，兰天明，李国立.中西结合治疗婴幼儿秋季腹泻260例临床观察[J].实用预防医学，2006，13(2)：246.

[3] 白建民.清肠化湿安肠法治疗小儿秋季腹泻临床研究[J].中医学报，2014，29(1)：120-121.

[4] 王国杰，陈钦慧，丁慧敏.健儿清解止泻散加捏脊疗法治疗小儿轮状病毒性腹泻的临床疗效观察[J].中医药学报，2012，40(4)：121-122.

[5] 张绪富，周迎春.中医药抗病毒性腹泻有效方药的筛选与分析[J].辽宁中医杂志，2010，37(11)：2002-2003.

[6] 刘荣东.炎琥宁注射液治疗病毒性急性胃肠炎48例疗效分析[J].现代中西医结合杂志，2004，13

(12):1588.
[7] 伍权华,陆燕华,王彤.痰热清注射液治疗小儿轮状病毒性肠炎疗效观察[J].中国中医急症,2012,21(8):1349-1350.
[8] 骆秋龙,平明芳,朱惠仙,等.热毒宁注射液治疗小儿轮状病毒肠炎96例[J].中国药业,2012,21(16):97.

第十一节 病毒性脑炎

一、概述

病毒性脑炎(virus encephalitis,VE)是由多种嗜神经性病毒引起的软脑膜弥漫性炎症综合征,临床表现与病变的部位、范围及程度有关,其症状及体征多种多样,轻重不一。主要表现为:急性或亚急性起病,发热,头痛,恶心呕吐,全身不适,可有意识障碍,抽搐,偏瘫,失语等。病原体包括虫媒病毒、肠道病毒、流行性腮腺炎病毒、疱疹病毒和腺病毒等多种类型。不同病毒引起的脑炎流行病学特征有所不同。其中虫媒病毒中的黄病毒科黄病毒属的流行性乙型脑炎病毒可引起最重要的VE,即流行性乙型脑炎。有研究表明其主要流行于太平洋地区和亚洲国家,三带喙库蚊为主要的传播媒介。病毒性脑炎的年发病率为3.5/10万~7.4/10万,据WHO统计,亚洲地区流行性乙型脑炎的病死率每年高达31.25%,其中近半数患者形成了不同程度神经系统的后遗症。我国主要是由蚊传播的乙型脑炎病毒和由蜂传播的森林脑炎病毒,称为急性流行性脑炎。另一类是不经虫媒传播的原发性病毒性脑炎,又称急性散发性脑炎。综合近年来文献报道,在我国无论南方、北方,多以肠道病毒为第一位病原,包括柯萨奇病毒、埃可病毒及肠道病毒的某些类型。20世纪90年代以来,流行性乙型脑炎的发展呈现扩增趋势。一年四季均可见,尤夏季或夏秋季多见。

二、病因病机

中医学认为本病为外感暑热或湿热病邪所致。痰热互结、闭窍动风、阻滞经络是病毒性脑炎的主要病机。外邪侵袭人体,初则卫分证,但因温邪传变较快,卫分证持续短暂,而往里传变的过程中,很少单纯的卫、气、营、血单一证候,而多见卫气同病、气营两燔、热陷营血、痰热闭窍等。若痰热互结,则易动风生惊,蒙闭清窍,临床表现为发热、头痛、项强、嗜睡、烦躁,甚则昏愦不语、痉挛抽搐。若热势不盛,而痰浊壅阻,内闭机窍,阻滞脑络,则神明异常,可见抑郁痴呆,神情淡漠,喃喃自语,或狂躁不安,打人毁物,哭喊无常等,也有如癫痫样发作者。痰浊阻滞经络,则血运不畅,肢体失养,症见肢体麻木无力,步履不稳,甚至瘫痪。患者若素体正气不足,或后天失养,尤其是小儿脏腑薄弱,卫表不固,肾亏脑髓不足之时,温邪极易侵入肌体,沿卫气营血规律传变,病变过程可较快出现热极生风,风动痰生,蒙扰元神证。总之,暑、湿、热、毒为本病的主要病因。病情发展可夹痰、瘀等病理产物。基本病机是热极生风,风火相煽,痰热上扰神明,阻塞脑窍脉络。多有卫气营血传变规律。急性期以热、痰、风为病理基础,日久累及气血津液,造成气虚、阴虚等证。病位在脑、心、肝、肾。

三、温病学辨治思路

（一）辨治思路

目前学者多认为病毒性脑炎属于中医学温病“暑温”、“湿温”范畴，因此可依据温病学卫气营血辨证理论指导其临床治疗。病变初起多导致卫气同病，症见发热恶寒，头痛烦躁，呕吐，口渴，尿赤，舌红，苔黄，脉浮数等。治疗法则为解表透邪，清热解毒。若邪入气营，则易致闭窍、动风，症见高热，剧烈头痛，烦躁不宁，甚或神昏谵语，四肢抽搐，舌红绛，脉数等。治疗以清热解毒、凉心开窍、镇惊息风为基本方法。若热势不盛，气分湿热痰浊郁阻，内闭心窍，或阻滞经络，症见精神抑郁，表情淡漠，喃喃自语，不知饮食，或见肢体麻木不仁，步履不稳，甚至瘫痪，舌苔腻或舌质紫黯，脉滑数等。治疗宜清热化湿、豁痰开窍、化瘀通络。后期若气阴亏虚、痰瘀阻滞脑窍经络而见脑炎后遗症者，治疗需攻补兼施，益气养阴兼祛痰化瘀、通络开窍。

（二）分型论治

1. 卫气同病

临床表现：恶寒，发热，口渴，嗜睡，头痛，轻微颈项强直，或时有抽搐，舌边尖红，苔薄黄或薄白，脉浮数。

治法：解表透邪，清热解毒。

代表方：银翘散加减。

临床加减：神志不清，嗜睡者加远志、菖蒲、郁金等清热开窍；抽搐者加羚羊角、钩藤、僵蚕等息风镇惊；脘腹痞满，身重夹湿者，加藿香、佩兰、苍术等祛湿化浊。

中成药：银翘解毒丸、连花清瘟胶囊。

2. 邪在气分

临床表现：壮热，面红目赤，烦躁，汗多，头痛，气促，口渴，舌红，苔黄燥，脉洪数。

治法：清气泄热。

代表方：白虎汤加减。

临床加减：若阴伤明显者，可合用增液汤；便秘者，合用调胃承气汤加减；若神昏谵语、抽搐者以清营汤合羚角钩藤汤清心凉肝；昏愦不语者，加服安宫牛黄丸；若抽搐频繁者，加紫雪丹、羚羊角粉吞服。

中成药：可配合选用板蓝根颗粒、栀子金花丸等。

3. 气营（血）两燔

临床表现：壮热不解，头痛剧烈，呕吐频繁，口渴引饮，颈项强直，烦躁不安，或神昏谵语，四肢抽搐，舌质红绛，苔黄燥，脉细数或弦数。

治法：清气泄热，凉营解毒。

代表方：清瘟败毒饮合羚角钩藤汤加减。

临床加减：若吐血衄血重者，加白茅根、小蓟；斑疹紫黑者，重用生地、赤芍，加紫草、丹参、红花、当归；若见神昏谵语，加用安宫牛黄丸；痉厥较重者，加僵蚕、地龙、全蝎以平肝息风。

中成药：清瘟败毒散、安宫牛黄丸、血必净、醒脑静注射液等。

4. 邪入心包

临床表现：身热，呼吸气粗，神昏谵语，喉间痰鸣，语言謇涩，肢体厥冷，舌质红绛，苔黄燥或少苔，脉滑数或细数。

治法：清心开窍。

代表方：清宫汤加减，送服安宫牛黄丸。

临床加减：若见痰热蒙蔽心包，舌苔浊腻者，可合用菖蒲郁金汤以清心化痰，芳香开窍；若出现内闭外脱，宜用生脉散或参附龙牡汤加减。

中成药：安宫牛黄丸、清开灵注射液、醒脑静注射液、菖蒲郁金汤等。

5. 痰瘀内阻

临床表现：神志痴呆，精神异常，言语障碍，肢体不用，或僵硬强直，或震颤抖动，肌肉痿软无力，神疲倦怠，容易出汗，面色萎黄，舌质暗红，舌苔薄白，脉象细弱或细涩。

治法：化痰通络，养血逐瘀。

代表方：补阳还五汤加减，或三甲散加减。

临床加减：若余热未清而低热难退者，可酌加青蒿、地骨皮等；若肢体拘挛，不时抽动，可加入虫类搜风药，如乌梢蛇等；后遗症患者，除内服药、针刺治疗外，尚应配合中医按摩、中药外洗、外浸等法。

中成药：逐瘀通胶囊、七厘散等。

四、中医治疗研究进展

中医治疗病毒性脑炎以温病理论指导分型者多，基于卫气营血辨证，临床单一证型者少，以两种或三种证组合的多见，如卫气同病、气营同病、气营血同病等。后期可结合脏腑辨证方法，察其气血阴阳亏虚及痰、瘀兼夹情况以分型论治。对于早中期患者，使用较多的主要是温病方剂。中成药以清开灵注射液、醒脑静注射液、安宫牛黄丸、菖蒲郁金汤治疗报道最多，并结合病患所居地域和发病季节特点进行辨证论治。例如林兴栋等人对 120 例广州病毒性脑炎病例进行回顾性研究，结果显示岭南地区病患感受湿热邪气者居多，且病变易稽留气分阶段。故治疗以分解气分湿热为主。戚刚运用中医药治疗病毒性脑炎 100 例，归纳得出本病多因肺卫不足、肾精亏虚、肝气郁结、脾胃不健、卫外不固、脑海空虚，外来邪毒乘虚而入所致病。因此多从肺肾肝脾论治，效果显著。要建民等在传统抗病毒、脱水、激素治疗的基础上，联合应用安宫牛黄丸等治疗重症病毒性脑炎；张承莉等在常规治疗基础上加清开灵；张敏等用菖蒲郁金汤；张玉松、李玉珍等用醒脑静注射液联合常规西药；阚艳红用复方麝香注射液，陈军红用热毒宁注射液等，皆显示其在降温、脑部症状消失、意识障碍改善、抽搐停止时间等方面有较好效果。李以菊对北京地区儿童病毒性脑炎进行临床研究，通过区分患儿卫气营血不同阶段证候特点以白虎汤加味治疗，效果良好，有效缩短了病程，提高患儿的生活质量。目前，本病祛邪仍多运用清热解毒、开窍化痰、息风止痉、祛湿、活血等法，扶正多用益气养阴等。方剂使用较多的有白虎汤、凉膈散、柴葛解肌汤、甘露消毒丹、清营汤、清瘟败毒饮等。

参考文献

[1] 张娟，张海林.病毒性脑炎病原学和流行病学研究概况[J].中国病毒病杂志，2011，1(6)：471-476.

[2] 林兴栋，张敏，吴宣富，等.岭南病毒性脑炎的中医证候规律研究[J].中国中医急症，2010，19(8)：1325-1328.

[3] 戚刚.从肺肾肝脾论治病毒性脑炎[J].中国中医药现代远程教育,2010,8(11):70-71.

[4] 要建民,白爱林,刘金梅.安宫牛黄丸、清开灵及脑活素治疗重症病毒性脑炎疗效观察[J].中国误诊学杂志,2009,9(19):4608.

[5] 张承莉.小儿病毒性脑炎临床体会14例[J].中国社区医师(医学专业),2012,14(6):67.

[6] 张敏,吴宜富,张现伟.菖蒲郁金汤加减治疗急性期病毒性脑炎验案2则[J].新中医,2008,40(10):113-114.

[7] 张玉松,谢亚军.醒脑静注射液联合更昔洛韦治疗病毒性脑炎的疗效观察[J].河北中医,2008,30(12):1319-1320.

[8] 李玉珍.醒脑静注射液治疗儿童病毒性脑炎31例疗效观察[J].河北中医,2011,33(5):750-751.

[9] 阚艳红,刘晓梅,刘晓红.复方麝香注射液治疗儿童病毒性脑炎的疗效观察[J].天津医药,2013,41(5):495-496.

[10] 陈军红.热毒宁辅助治疗小儿病毒性脑炎68例[J].中国中医药现代远程教育,2013,11(19):33.

[11] 李以菊.白虎汤加味治疗北京地区儿童病毒性脑炎的临床研究[J].中国中医基础医学杂志,2013,19(12):1443-1461.

第九章　临床各科疾病温病学辨治思路

第一节　系统性红斑狼疮

一、概述

系统性红斑狼疮(systemic luspus erythematosus,SLE)是一种累及全身多系统的自身免疫性炎症性结缔组织病,是具有代表性的自身免疫性疾患,可合并其他自身免疫性疾病。多发于生育年龄女性,有一定的家族聚集性。本病易反复、病情复杂、病变范围广泛、病程长。

本病临床表现复杂多样。典型症状是面部出现蝶形红斑,亦可见其他部位红斑或斑丘疹样皮肤损害,盘状红斑,血栓性静脉炎与雷诺征(由于寒冷或情绪激动引起发作性的手指或足趾苍白、发紫然后变为潮红的一组综合征),口腔黏膜损害等;90%的患者有发热,甚至有人强调在SLE整个病程中,不发热的患者是没有的,可有长期低热,亦可呈弛张热,很少有寒战。最常见的症状组合是皮疹、发热、关节痛;其次是皮疹与发热;或发热与关节痛。可累及肾脏、心脏、肺脏、脑、浆膜、关节及血液系统等,出现各种各样的临床症状,各个系统的病变可同时发生或先后发生。肾脏损害是SLE最常见的内脏损害,早期肾损害表现为持续性蛋白尿,有管型或红细胞,但无浮肿,肾功能完全正常;可发展为肾病综合征、尿毒症。心脏损害可出现心肌炎,心包积液等。呼吸系统表现为胸膜炎,狼疮性肺炎等。神经系统损害可出现精神障碍、癫痫抽搐、瘫痪等。胃肠病变主要为恶心、呕吐、食欲不振、腹泻、腹痛,便血等。SLE引起肝损害亦较常见,可出现肿大,转氨酶升高等。常可出现贫血、中性粒细胞减少及血小板减少。不管表现如何多样,总的规律是从一个系统病变向多个系统病变发展,并常伴有不同程度的全身症状,如发热、全身不适、疲乏等。

二、病因病机

本病的症状特征散见于中医“日晒疹”、“红蝴蝶”、“温毒发斑”、“虚损”、“水肿”、“阴阳毒”等疾病的论述中。多数认为SLE是内外合邪致病,脾肾不足,气阴先伤,感受外邪,或阳热毒邪入侵,燔灼肌肤,进一步伤经动络;或湿毒之邪伤于脾,脾土失健,而致肾水泛滥等,终至变痰、成瘀、酿毒,蕴蓄于脏腑经络。总之,本虚标实为本病的主要病机,其本在于脾肾亏虚,其标在于风、火、水、湿、痰、瘀、毒。

清代沈金鳌《杂病源流犀烛·阳毒阴毒源流》论及“此阳毒之病，所以昭揭于千古也，盖以人伤寒，皆为热病，然邪在阳经，久而炽盛则为毒，故有阳毒之病。其始阳热之气，淫于营卫之间，因而结聚于胃，上冲咽喉，上焦之热极矣。”“……面为阳明之气所注火热盛，故面斑如锦……”“盖阴毒云者，乃寒邪直中阴经，久而不解，斯成毒也。”“……中于肾，遂浸淫及肝脾也，故而目为肝脾痛，又与卫气相争，故痛如被杖……”指出外邪侵袭，邪盛成毒而致病的病因病机观点。

柳宝诒《温热逢源·伏温化热郁于少阴不达于阳》：“其伤人也，本因肾气之虚，始得入而据之。”唐代王焘《外台秘要·温病论病源二首》称：“其冬月温暖之时，人感乖候之气，未遂发病，至春或被积寒所折，毒气不得泄，至天气喧热，温毒始发，则肌肤斑烂也。”晚清何廉臣指出“凡伏邪皆是火”。又隋代的《诸病源候论·温病发斑候》中指出：“表证未罢，毒气不散，故发斑疮……至夏遏热，湿毒始发于肌肤，斑烂隐疹如锦纹也。”可见本病的发生乃肾气先虚，邪气内伏，或化热化毒外发、后外邪引动而发，面部、皮肤斑疹乃热毒外发所致。

温病学者根据SLE的发病、临床表现、传变规律等认为与中医伏气温病颇相类似，认为其病因是先有正气不足（如遗传因素、内分泌因素等），邪气内蕴，化热化毒，由里外发；或由外感暑湿、湿热病邪（如病毒感染、日光、饮食不当、进食易致敏物质等）引动而发。其病理变化符合伏气温病乃正虚、邪重、病位深、病程长的病理特点。正如前人柳宝诒总结认为伏气温病：“常以少阴为据点，或出之阳，或去肺胃，或陷厥阴，或窜太阴，或结少阴，路径多歧，随处可发。”说明了本病发病的多样性、复杂性。近代名医时逸人指出：“伏邪者，其人正气弱而邪深，其病重而传变莫测，即使治之合法，亦如剥蕉抽茧，层出不穷。”综上认为本病以肾虚为本，邪毒内伏为标。肾虚蕴毒，伏气致病为本病的病理关键。观之临床，本病常见诸多毒瘀标实之象，所谓毒者，皆外感六淫、内生五邪、痰饮、瘀血者内伏所化。病程中内伏之邪可以化毒，或火热化毒肆虐，或湿蕴生毒内壅，或痰阻血瘀滞变生毒邪。由于本病本于肾虚，病邪乘虚入侵，日久邪毒瘀滞，内伏阴分，亦可痹阻经络，实属本虚标实之证。2005年卫生部颁发《中药新药治疗系统性红斑狼疮的临床研究指导原则》将其分为：热毒炽盛证、瘀热痹阻证、风湿热痹阻证、阴虚内热证、脾肾阳虚证、肝肾阴虚证、气血两虚证7个证型论治。

三、温病学辨治思路

（一）辨治思路

中医界对本病的治疗做了大量的探索，符合温病学治疗大法的有清热解毒、凉血化斑、养阴透泄等。起病如为湿热内伏从少阳而发者，宜清泄少阳，分消湿热；若为温热之邪从营血分而发，或湿热化火化毒，燔灼营血，可用清营凉血，解毒化斑治疗；邪热伤阴，阴虚内热，邪伏阴分，阻滞阴络，可用养阴透热，入络搜邪；肝肾阴虚则用滋养肝肾的方法；化瘀伤肝者可用疏肝理气，解毒化瘀。本病发展过程中，出现如下证候类型，可根据温病学的理法论治。

（二）分型论治

1. 湿热郁阻，少阳失疏

临床表现：寒热发作，寒轻热重，口渴心烦，胸闷脘痞，或见呕恶，纳呆，困倦，身热午后较甚，关节肌肉酸疼，舌苔黄白而腻，脉弦数。

治法:清泄少阳,分消湿热。

代表方:蒿芩清胆汤加减。

临床加减:若口渴甚,加芦根、石斛;纳呆者,加藿香、砂仁(后下)。

中成药:可配合应用龙胆泻肝丸。

2. 热毒炽盛,气血两燔

临床表现:壮热,面部蝶状红斑,关节肌肉酸疼,皮肤紫斑,烦躁口渴,神昏谵语,手足抽搐,大便秘结,尿短赤,舌质红绛,苔黄腻,脉洪数或弦数。

治法:清营凉血,解毒化斑。

代表方:加味犀角地黄汤、清瘟败毒饮。

临床加减:心烦躁扰加丹参、麦冬、珍珠母;关节疼痛者加威灵仙、秦艽、防己、鬼箭羽;斑疹紫绛者加毛冬青、青天葵;若大便秘结者,加大黄;若神昏,加服安宫牛黄丸。

中成药:可配合应用逐瘀通脉胶囊、清瘟败毒散。

3. 阴虚内热,邪伏阴分

临床表现:持续低热不退,夜热早凉,手足心热,心烦,斑疹暗红,疲乏懒言,关节痛楚,腰酸,足跟痛,脱发,舌红少苔,脉细数。

治法:养阴透热,入络搜邪。

代表方:青蒿鳖甲汤加减。

临床加减:若兼瘀血内阻者,加桃仁、泽兰、益母草、赤芍、水蛭;若兼关节疼痛者,加石楠藤、木瓜、乌梢蛇、全蝎、鸡血藤、独活等;若兼肝肾不足者,加菟丝子、旱莲草、山茱萸、桑寄生、川断、女贞子、枸杞子等。

中成药:可配合应用六味地黄丸、知柏地黄丸。

4. 肝肾阴虚

临床表现:本型多见于狼疮稳定期,主要表现为不发热或偶有发热,局部斑疹暗褐,腰酸腿疼,关节轻度酸楚,毛发脱落,月经不调或闭经,伴有头晕目眩,耳鸣,口燥咽干,大便干,小便黄,舌红少津,苔薄黄,脉细数。

治法:滋养肝肾。

代表方:六味地黄丸或杞菊地黄丸合二至丸。

临床加减:若眼蒙者,加蕤仁肉、蝉花;耳聋者,加白芍、黄精。

中成药:可配合应用六味地黄丸、杞菊地黄丸。

5. 瘀热伤肝

临床表现:黄疸,胸胁腹痛,腹胀纳呆,头晕失眠,月经不调,皮肤瘀斑,或见吐血,衄血,甚至肝脾肿大,舌暗红,脉弦细。

治法:疏肝理气,解毒化瘀。

代表方:丹栀逍遥散加减。

临床加减:若肝脾肿大者,加鳖甲、丹参;出血严重者,加白茅根、紫珠草。

中成药:加味逍遥丸。

6. 脾肾湿困

临床表现:本证多见于狼疮晚期或合并狼疮肾炎者,表现为神疲乏力,四肢浮肿,腹胀,腰膝酸软,口干咽燥,尿少,或见胸胁胀满,咳喘,痰鸣,气促,舌淡苔浊,脉弦细数。

治法：健脾固肾，利湿消肿。

代表方：真武汤合五皮饮加减。

临床加减：若咳喘甚者，加葶苈子、苏子；呕吐者，加法半夏、旋覆花。

中成药：可配合应用济生肾气丸。

四、中医治疗研究进展

沈丕安认为本病应以养阴为本，用补阴、清热、生津、润燥四法，并依据各个证型制订出系列方剂，临床取得满意效果。张志礼将本病分为脾肾不足、气血瘀滞，毒热炽盛、气血两燔，气阴两伤、血脉瘀滞，脾虚肝郁、经络阻隔 4 型，调查发现第一、三型多见，以中医辨证结合皮质激素及免疫抑制剂进行中药组、西药组及中西医结合组三组对比，结果表明中西医结合组远期疗效显著高于其他组。范永升采用解毒祛瘀滋阴法治疗本病，配合激素治疗，临床症状、实验室指标等均取得好转，减少了并发症，疗效好于单纯激素治疗组。叶任高对首始阶段出现的阴虚火旺之证采取滋阴降火汤，激素减量阶段气阴两虚证，加补气温肾之品，能有效防止激素撤减综合征。在维持量阶段宜加强补肾健脾治疗，自拟肾特康胶囊临床取得满意疗效。李贤在初用激素时（热毒炽盛）用清营汤、犀角地黄汤、清瘟败毒饮，在大剂量长时间应用激素期（常为阴虚火旺）治以知柏地黄汤、杞菊地黄汤；减量应用激素期（脾肾阳虚）治以五苓散、实脾饮、真武汤等。应用免疫抑制剂期（气血亏虚、气阴两亏）治以归脾汤、八珍汤、生脉饮、六味地黄汤等。钟嘉熙在伏气温病理论指导下，根据青蒿鳖甲汤创制具有清热化湿，养阴透邪，活血化瘀作用的复方制剂苓丹片，合用少量激素治疗，与常规西药治疗对照。结果表明总有效率高于对照组，且激素减量明显优于对照组。张镜人认为：本病主要为湿热侵袭，气血不畅，瘀凝脉络，累及脏腑，耗血动血，形成“本虚标实”，治疗首当着眼“热、毒、瘀”，特色用药如清热以鹿含草、野葡萄藤、白花蛇舌草，解毒如六月雪、龙葵、蚕沙，祛瘀药如接骨木、鸡屎藤、紫草等。

在中药单体方面，昆明山海棠（3~5 片口服，每日 3 次）、雷公藤多苷片（10~20mg 口服，每日 2~3 次）及青蒿琥酯（2~3 片口服，每日 2~3 次）证明具有较强的免疫抑制、抗光敏感作用及良好抗炎作用，亦有较肯定的临床疗效，对没有生育要求及绝经患者适用。

参考文献

[1] 苏晓.沈丕安教授治疗系统性红斑狼疮的经验[J].新中医，1998，30(8)：10-11.

[2] 张志礼，安家丰.中西医结合治疗系统性红斑狼疮的临床与实验研究[J].中国中医药科技，1996，3(4)：11-15.

[3] 范永升，温成平.激素并用解毒祛瘀滋阴法治疗系统性红斑狼疮观察[J].中国中西医结合杂志，1999，19(10)：626-627.

[4] 叶任高.肾病综合征的中西医结合治疗[J].江苏中医，1999，20(11)：3-4.

[5] 李贤.狼疮性肾炎应用激素及免疫抑制剂后中医治疗[J].辽宁中医杂志，1995，22(10)：453.

[6] 钟嘉熙，刘亚敏.苓丹片治疗系统性红斑狼疮 149 例[J].新中医，1997，29(11)：12-14，27.

[7] 沈秀兰.张镜人对系统性红斑狼疮辨治探讨[J].辽宁中医杂志，1997，24(7)：300-301.

[8] 吴元胜，袁娟娜.系统性红斑狼疮若干复杂问辨治浅谈[J].新中医，2012，44(10)：1-3.

[9] 钱先.风湿病特色专科实用手册[M].北京：中国中医药出版社，2011.

第二节　类风湿关节炎

一、概述

类风湿关节炎(rheumatoid arthritis,RA)是以侵蚀性、对称性多关节炎为主要临床表现的慢性自身免疫性疾病。本病呈全球性分布,是造成人类丧失劳动力和致残的主要原因之一。我国RA的发病率为0.32%~0.36%,男女比例为1∶3.5。

本病确切发病机制不明。基本病理改变为滑膜炎、血管翳形成,并逐渐出现关节软骨和骨破坏,最终可能导致关节畸形和功能丧失。美国风湿学会(ARA)对类风湿关节炎分类诊断标准:①晨僵:关节及其周围僵硬感至少持续1个小时;②3个或3个以上区域关节软组织肿胀或积液;③手关节炎:腕、掌指或近端指间关节炎中,至少有一个关节肿胀;④对称性关节炎:两侧关节同时受累(双侧近端指间关节、掌指关节及趾指关节受累时,不一定绝对对称);⑤有类风湿结节;⑥血清类风湿因子阳性;⑦骨关节X线片示:手或腕关节侵蚀性缺损和(或)关节周围骨质疏松。符合以上7项中至少4项者可诊断为RA,其中①~④项病程至少持续6周。

二、病因病机

根据RA的临床特征,属于中医学“痹证”范畴,一般认为RA的病因分内外两个方面:内因为劳逸不当、久病体虚致肝肾不足、气血亏虚,营卫失和、腠理空疏,外邪乘虚而入;外因为风、湿、寒、热邪气入侵。内外因相合而发病。其基本病机均可概括为:风、寒、湿、热、痰、瘀等邪气滞留肢体筋脉、关节、肌肉,经络闭阻,不通则痛。关于RA的病机,现代医家有的认为以肾虚为本,或兼有肝肾亏虚和脾肾两虚,也有医家认为脾胃虚弱是本病的根本原因,湿邪为贯穿于RA病程始终的病理因素。

自金元以后,对于湿热痹和热痹论述较多,如张子和《儒门亲事》曰:“痹病以湿热为源,风寒为兼,三气合而为痹。”明清以后随着温病学说的兴起,对热痹的认识也加深,特别是湿热病理论和证治的系统化,温病学家多由论湿热而及痹,湿热痹亦逐渐得到重视,如清代吴鞠通《温病条辨》云:“《金匮》谓经热则痹,盖《金匮》诚补《内经》之不足,痹之因于寒者固多,痹之兼乎热者,亦复不少。”再如清代汪廷珍亦云:“痹证,有周、行、着之别,其原有风寒湿热之异,奈古方多以寒湿论治,且多杂风药,不知湿家忌汗,圣训昭然,寒湿固有,热湿尤多,误用辛温,其害立见。”

与风寒湿痹不同的是,湿热痹多有局部灼热红肿,且可兼有湿热证的发热,或伴恶寒、身重胸闷、口渴、烦躁不安、苔腻等临床表现,如《温病条辨·中焦篇》第65条原文云:“湿聚热蒸,蕴于经络,寒战热炽,骨骱烦疼,舌色灰滞,面目萎黄,病名湿痹。”风湿热痹多由风寒湿痹,经久不愈,邪气留于经络关节,郁而化热;或久居湿热之地;或素体阳盛,或嗜酒辛辣,脏腑积热,外感风寒湿邪,从阳化热;或误用辛温香燥之品,使外感邪气热化,湿热流注筋脉关节,阻滞经络,气血失宣而致。叶天士针对热痹的病理演变过程,提出“初病湿热在经,久则瘀热入络”的观点,为后世所重视。现代学者从以“毒”为核心来认识活动性RA的基本病机。董建华认为本病可由直接感受风湿热毒,特点为热毒内蕴关节。本病以湿热型为多,为风寒湿邪内侵或内生湿邪久蕴不化,化热伤阴,热毒湿瘀滞,痹阻经隧。

三、温病学辨治思路

(一) 辨治思路

痹证的辨证,一是要辨邪气性质,二是辨别虚实。临床痹痛呈游走性者为行痹,属风邪偏盛;痛势较甚,痛有定处,遇寒加重者为痛痹,属寒邪偏盛;关节酸痛、重着、漫肿者为着痹,属湿邪偏盛;关节局部灼热红肿疼痛为热痹,属热邪盛。关节疼痛日久,肿胀局限,或见皮下结节者为痰;关节肿胀,僵硬,疼痛不移,肌肤紫黯或有瘀斑等为瘀。一般来说,痹证新发,风、寒、湿、热之邪明显者为实;痹证日久,耗伤气血,损及脏腑,肝肾不足为虚;病程缠绵,日久不愈,常为痰瘀互结,肝肾亏虚之虚实夹杂证。

经脉气血闭阻不通畅,是痹证的基本病理,宣通可使经络宣畅、气血通顺,是治疗本病的第一原则。根据病邪性质不同,临证所用宣通方法亦有不同。温病对于湿热痹治疗多主以苦辛通法和辛凉淡法,如吴鞠通《温病条辨》所记载的宣痹汤、薏苡竹叶散和加减木防己汤都体现此法;其次重视宣通气机,气化则湿亦化,湿去则气通血行;后期则重视活血通络。治疗当中以养正活血解毒之法治疗为根本,活血化瘀、清热解毒为治疗的关键。如下类型的类风湿关节炎可参照温病学理法方药辨治。

(二) 分型论治

1. 风湿热痹(行痹)

临床表现:发热、恶风、汗出、口渴、烦躁不安等全身症状,游走性关节疼痛,可涉及一个或多个关节,活动不便,局部灼热肿痛,痛不可触,得冷则舒,可有皮下结节或红斑,舌质红,苔黄或黄腻,脉滑数或浮数。

治法:清热利湿,祛风通络。

代表方:宣痹汤或木防己汤加减。

临床加减:若湿热化燥,深入营络,证见身热夜甚、肌肤红斑者,去滑石、苍术,加水牛角(刨片,先煎)、赤芍、丹皮;若发热甚、面赤、多汗、口渴者,去苍术、薏苡仁,加石膏(先煎)、知母;上肢关节肿痛者,加桑枝、威灵仙;下肢关节肿痛者,加牛膝、川萆薢。

中成药:可配合应用二妙丸。

2. 湿浊痹阻(着痹)

临床表现:肢体关节、肌肉酸楚、重着、疼痛,肿胀散漫,关节活动不利,肌肤麻木不仁,舌质淡,舌苔白腻,脉濡缓。

治法:除湿通络,祛风散寒。

代表方:薏苡仁汤加减。

临床加减:关节肿胀甚者,加萆薢、五加皮以利水通络;若肌肤麻木不仁,加海桐皮、豨莶草以祛风通络;小便不利,浮肿,加茯苓、泽泻、车前子以利水祛湿;痰湿盛者,加半夏、南星等。

中成药:可配合应用四妙丸。

3. 痰瘀痹阻(尪痹)

临床表现:痹证日久,肌肉关节刺痛,固定不移,或关节肌肤紫黯、肿胀,按之较硬,肢体顽麻或重着,或关节僵硬变形,屈伸不利,有硬结、瘀斑,面色黯黧,眼睑浮肿,或胸闷痰多。舌质紫黯或有瘀斑,舌苔白腻,脉弦涩。

治法:化痰行瘀,蠲痹通络。

代表方:双合汤加减。

临床加减:痰浊滞留,皮下有结节者,加胆南星、天竺黄;瘀血明显,关节疼痛、肿大、强直、畸形,活动不利,舌质紫黯,脉涩,可加莪术、三七、土鳖虫;痰瘀交结,疼痛不已者,加穿山甲、白花蛇、全蝎、蜈蚣、地龙搜剔络道;有痰瘀化热之象者,加黄柏、丹皮。

中成药:尫痹颗粒。

4. 肝肾不足

临床表现:关节疼痛日久,腰膝酸软,关节屈伸不利,手足拘急,头晕耳鸣,心悸不宁,肌肉削瘦,舌淡红苔薄白,脉沉。

治法:补益肝肾,祛风通络。

代表方:独活寄生汤。

临床加减:若舌暗红有瘀点,加桃仁、红花以活血化瘀;若手足拘挛,加木瓜、伸筋草以舒筋活络。

中成药:独活寄生丸。

四、中医药治疗的研究进展

通过文献统计分析,用于治疗类风湿关节炎的中药涉及十余类,其中补虚药、祛风湿药、活血化瘀药、清热药居前四位。补虚药能够通过调节细胞免疫和体液免疫增强机体的整体免疫功能,加强人体防御疾病、适应外环境的能力,相当于中医学所谓的"扶正祛邪";祛风湿药最常用的有威灵仙、独活、川乌、秦艽、防己、乌梢蛇、桑枝、桑寄生,此类药物经现代研究证明具有不同程度的抗炎、镇痛作用,尤其适用于关节炎疼痛发作较明显的阶段。活血化瘀药如当归、丹参、红花,特别适用于后期关节畸形难以屈伸。虫类药也可加入,如蜈蚣、地龙、全蝎、乌梢蛇、土鳖虫等,现代研究显示蜈蚣和地龙均有较好的抗炎、镇痛和镇静作用;全蝎具有镇痛、镇静和抗惊厥的作用,且不同提取方法作用效应有所差异;乌梢蛇提取物的水溶性部位有一定的抗炎、镇痛作用。

在临床实践中,许多医家采用固定的经验方辨证加减治疗,亦收到较好的疗效。如房定亚基于对活动期类风湿关节炎毒热致痹的认识,提出治疗宜清热解毒、活血止痛、祛湿宣痹立法,主张以四妙消痹汤为主加减治疗:金银花、玄参、青风藤各30g,当归、白花蛇舌草、萆薢各20g,山慈菇、甘草各10g,威灵仙、鹿衔草各15g。陈纪藩认为本病有寒热错杂、阴阳两虚的证候特点,以桂芍知母去附子,加制川乌、玉竹、乳香、没药、制马钱子、蜈蚣组成通痹灵方,具有温经散寒,滋阴清热,活血通络之效。孙素平以清热解毒、利湿通络为原则予痹清饮方(金银花、土茯苓、虎杖、徐长卿等)治疗60例RA患者,中医证候改善总有效率88.33%;并证实该方能抑制滑膜纤维细胞增殖和滑膜炎症细胞浸润,具有抗炎、镇痛、调节免疫作用。

参考文献

[1] 葛均波,徐永健.内科学[M].北京:人民卫生出版社,2014.

[2] 焦树德.类风湿关节炎从尪痹论治[J].江苏中医药,2008,40(1):5-6.

[3] 周仲英.中医内科学[M].北京:中国中医药出版社,2010.
[4] 王振亮.肝与类风湿关节炎的关系及从肝论治[J].中医研究,2008,21(11):49-51.
[5] 王伟刚,赵颖.类风湿关节炎从肾论治的研究概括[C].北京:中华中医药学会风湿病分会,2010:407-409.
[6] 李强,邹升产.类风湿关节炎的发生与中医脾虚关系的理论探讨[J].新疆中医药,2003,21(5):2-4.
[7] 刘建.类风湿关节炎从脾论治研究[C].长春:中华中医学会内科分会中医内科学科建设研讨会,2008:117-121.
[8] 周全,刘征堂.金实教授从湿论治风湿性关节炎经验介绍[J].新中医,2005,37(1):21-22.
[9] 姜小帆,曾进,石亮.类风湿性关节炎辨证分型及证候要素分布的文献研究[J].中国实验方剂学杂志,2014,20(4):196-199.
[10] 吴瑭.温病条辨[M].北京:科学技术文献出版社,2009.
[11] 王明喜.补虚药的合理应用简释[J].实用中医内科杂志,2005,19(3):285-286.
[12] 郭洁,张恩户.祛风湿药抗炎作用的文献再评价[J].中药药理与临床,2012,28(3):124-126.
[13] 程玥,王瑞昙,张恩户.祛风湿药镇痛作用的文献再评价[J].江西中医药,2010,41(4):10-12.
[14] 杨永华,张永寒,徐琳本,等.僵蚕、蜈蚣提取工艺的研究[J].中国中药杂志,2001,26(9):599-601.
[15] 吕金胜,吴畏,孟德胜,等.地龙醇提物抗炎及镇痛作用的研究[J].中国药师,2003,6(1):16-18.
[16] 孔成诚,张传标,方成武.不同提取方法全蝎镇痛、镇静、抗惊厥作用的考察[J].中国医药科学,2012,2(4):39-41.
[17] 马哲龙,梁家红,陈金印.乌梢蛇的抗炎镇痛作用[J].中药药理与临床,2011,27(6):58-60.
[18] 贾二涛.马武开治疗类风湿关节炎经验[J].长春中医药大学学报,2011,21(1):43-44.
[19] 孙素平."痹清饮"对活动期类风湿关节炎患者生存质量的影响[J].江苏中医药,2011,43(1):29-30.
[20] 周翠英,孙素平,刘健,等.痹清饮对类风湿关节炎成纤维样滑膜细胞的干预作用[J].山东中医杂志,2009,28(5):332-335.

第三节　干燥综合征

一、概述

干燥综合征(Sjogren syndrome,SS)是一种主要累及外分泌腺的慢性炎症性自身免疫病。本病发病没有明显的季节性,可分为原发性和继发性两类。原发性干燥综合征在我国人群的患病率为0.3%~0.7%。本病女性多见,男女比为1∶(9~20),发病年龄多在40~50岁。

干燥综合征患者多数起病隐匿,病情进展较慢。病变若仅局限于唾液腺、泪腺、皮肤外分泌腺者预后良好,即使有内脏损害者,经恰当的治疗后大多可以控制病情。内脏损害中若出现进行性肺间质纤维化、中枢神经系统病变、肾小球受损后出现肾衰竭以及演变为恶性淋巴瘤者,预后较差。本病以其受累的外分泌腺中的泪腺和唾液腺症状作为诊断的依据。依据2002年《干燥综合征国际诊断标准》,具备口干、眼干持续3个月以上,有明显的吞咽干性食物时需用水帮助,成年后腮腺反复或持续肿大,反复的眼部砂磨感觉,再结合眼部体征、组织学、唾液腺受损及自身抗体检查等,即可明确诊断。在干燥综合征诊断5~10年后,约50%的患者将出现腺体外脏腑或组织,如肺、肾、胃肠、血管、肌肉等损害,出现干咳、气短、蛋白尿、关节痛、皮疹、胃部不适、腹泻、乏力、低热等症状。

目前西医对干燥综合征的治疗，大多以替代疗法和对症处理为主。

二、病因病机

干燥综合征在中医文献中无相似的病名记载，可属于“燥证”、“燥毒”、“痹证”、“虚劳”等范畴。《素问·阴阳应象大论》中谓：“燥胜则干。”刘河间《素问玄机原病式》中说：“诸涩枯涸，干劲皴揭，皆属于燥。”

素体阴液不足，或年老、久病致阴液亏乏，不能濡养脏腑筋骨、四肢百骸、经络九窍而致燥证丛生。上焦肺阴不足，影响肺为水之上源功能，使治节失权，不能通调水道，水津不布，产生一派燥象。中焦脾胃阴虚，不能行其津液，则脾胃及诸脏腑失于濡润，日久可影响下焦肝肾。肺脾肾三脏，虽有所偏重，但往往又相互影响。肺燥津伤，津液失于敷布，脾胃不得濡养，肾精不得滋助；脾胃燥热偏盛，上可灼伤肺津，下可耗伤肾阴；肾阴不足则阴虚火旺，亦可上灼肺胃，终致肺脾肾三脏阴亏，正如《通俗伤寒论》曰：“先伤肺经，次伤胃液，终伤肝血肾阴。”

总之，本病本虚标实为其病机特点，本虚为阴虚，标实主要体现在燥、毒、瘀三个方面。涉及的脏腑有肺、脾、肝、肾，日久可累及心、胃以及皮肤黏膜、肌肉关节等。其病位在口、眼、鼻、咽等清窍，也可累及全身。燥病日久入络，阴津亏虚，津不运血，血行涩滞不畅可致瘀血，或阴虚日久耗气，气虚推动血液无力，也可致瘀。表现为关节疼痛、变形、屈伸不利，腮腺、泪腺肿大，皮肤瘀斑，舌质紫黯等。

三、温病学辨治思路

（一）辨治思路

由于本病的基本病机为阴虚燥热，与温病中的秋燥病及风温、春温后期的病机特点相似，可参考论治。遵《素问·至真要大论》提出的“燥者濡之”原则，立法以“上燥治气，中燥增液，下燥治血”为大纲，采取滋润祛邪方法。但本病燥邪较重，日久燥蕴成毒，又需采取清燥解毒法，但清热解毒药物大多苦寒之品，为避苦燥，临床多选用甘寒凉润之解毒药为主，或清热解毒需与养阴生津一法配合，使苦寒不伤阴，养阴不敛邪。适时选用甘寒、辛寒、苦寒、酸寒、咸寒之品。

根据温病过程中伤阴特点，针对上中下三焦阴液损伤的不同，分别采取相应滋阴养液之法。偏于上中焦肺胃者，表现为口咽干燥，干咳少痰，或干呕而不思食，舌苔干燥，或舌光红少苔，治宜滋养肺胃法，可选沙参麦冬汤、益胃汤、玉竹麦门冬汤等方加减。临床选药以甘寒、甘凉的药物，如沙参、麦冬、玉竹、花粉为主。若出现大便干结，咽干口燥，此为肠道津伤，宜用增液润肠之法，选甘寒、咸寒之品以通便，代表方增液汤。偏于下焦肝肾阴虚者，表现为手足心热甚于手足背，目干，口干，舌绛少苔或干绛而萎，脉虚，治法以填补真阴为主，方选加减复脉汤、三甲复脉汤、大定风珠等，用药以甘寒、酸寒、咸寒同用为原则，如麦冬、生地、芍药、玄参、龟板、鳖甲等，还可配合性味甘平或酸涩药，如枸杞子、沙苑子、山茱萸、五味子、乌梅等。燥热之邪属阳，燥热日久不解，蕴久成毒，应采取清解燥热、解毒治法。选用既有清解燥热毒邪，又无明显伤阴的方药为佳，如温病中的竹叶石膏汤、银翘散、连梅汤、冬地三黄汤等。常用药物为金银花、连翘、蒲公英、紫花地丁、夏枯草、白花蛇舌草、青葙子、玄参、石斛、谷精草等。在应用苦寒药如黄连、黄芩等药的同时，若佐以甘寒之药，如生地、麦冬等，可起到甘苦合化阴气之效用,使甘得苦而不呆滞,苦得甘则不刚燥。

叶天士谓“燥邪延绵日久,病必入血分”,干燥综合征的血瘀多由于阴虚致瘀,可按温病中的营血分证辨证施治,采取清营、凉血散血治法,方选清营汤或犀角地黄汤等。既能清热又可化瘀,兼以养阴的药物为佳,如丹参、丹皮、赤芍、生地等。干燥综合征及时采取活血化瘀方法,可达到血活气畅,津液得输的目的。出现如下证型可结合温病学理法方药进行辨证论治。

(二) 分型论治

1. 燥邪犯肺

临床表现:口鼻干燥,干咳无痰或痰少黏稠,难以咯出,常伴有胸痛,发热,头痛,周身不爽等,舌淡红或稍红,苔薄白或薄黄而干,脉细数。

治法:清肺润燥止咳。

代表方:清燥救肺汤加减。

临床加减:燥热伤阴明显者,可合用麦门冬汤、益胃汤、沙参麦冬汤等方中的甘寒养阴药物。

中成药:可配合应用清肺养阴丸。

2. 气阴两虚

临床表现:口干,眼干,神疲乏力,心悸,气短,食少纳呆,大便溏泄,舌淡红,少苔,脉细弱。

治法:益气养阴。

代表方:生脉散加减。

临床加减:气虚重者,加炙黄芪、党参,或用人参;有血虚者,合用八珍汤等方;肝肾阴虚明显者,可合用六味地黄丸等滋养肝肾药。

中成药:生脉饮。

3. 阴虚津亏

临床表现:口干,眼干,鼻干,咽干,干咳少痰,吞咽干涩,头晕耳鸣,五心烦热,腰膝酸软,夜尿频数,舌红少苔或裂纹,脉细数。

治法:滋补阴液。

代表方:偏于肝肾阴虚者,用杞菊地黄丸合一贯煎加减;偏于脾胃阴虚者,用益胃汤合玉女煎加减;偏于肺胃阴虚者,用百合固金汤合益胃汤、玉女煎加减。

临床加减:滋阴药物易滋腻碍胃,可加入砂仁、陈皮等理气和胃;火旺明显者,宜加入养阴泄火之药,如知母、玄参等。

中成药:可配合应用杞菊地黄丸、养胃舒颗粒、养阴清肺丸。

4. 阴虚热毒

临床表现:口干,眼干,咽干,咽痛,牙龈肿痛,鼻干鼻衄,目赤多眵,发颐或瘰疬,身热或低热羁留,大便干结,小便黄赤,舌质干红或有裂纹,苔少或黄燥苔,脉弦细数。

治法:解毒养阴。

代表方:加减复脉汤合黄连解毒汤加减。

临床加减:阴伤重者,解毒的同时,可佐以生地、玄参、麦冬、花粉等;心烦,眠差者,合用黄连阿胶汤。

中成药:可配合应用知柏地黄丸、牛黄上清丸。

5. 阴虚血瘀

临床表现:口干,眼干,关节肿痛,肌肤甲错,肢体瘀斑瘀点,肢端变白变紫交替,皮下脉络隐隐,舌质黯或瘀斑,苔少或无苔,脉细涩。

治法:养阴活血。

代表方:犀角地黄汤合桃红四物汤、血府逐瘀汤等方加减。

临床加减:血瘀重者,可加入虫类通络活血药,如全蝎、蜈蚣、土鳖虫等;气行则血行,故可佐以补气药,如西洋参、黄芪、党参等。

中成药:可配合应用桃红四物丸、血府逐瘀丸。

四、中医治疗研究进展

目前对本病的治疗,多以养阴生津、润燥解毒为主,辨证配以补气、活血等法。养阴润燥法贯穿始终,从现代临床角度,立足上中下三焦,强调治肺、治脾胃、治肾者较多。如周仲英认为本病治疗总宜养阴生津,但需区分肺胃、肝肾阴液亏耗。病位在肺胃,治疗以甘寒培补,养阴生津为主,代表方如沙参麦冬汤、麦门冬汤;病及下焦肝肾,当予咸寒滋润,补肾填精,方用六味地黄丸、大补阴丸、左归饮等。叶海军提出上燥在肺,宜清肺润燥,微苦化阴,方选清燥救肺汤合翘荷汤;中燥脾胃,治宜甘寒濡润、清养胃阴,宜沙参麦冬汤;下燥肝肾,夺精耗血,治宜咸寒苦甘填阴,宜三甲复脉汤。

茅建春从脾论治,组方以益气健脾为主,配以滋阴润燥、养血活血之法。治下焦肝肾时,除滋补肝肾之外,彭剑虹以育阴潜阳法论治,皆收效良好。丁德经认为燥痹气失宣降是关键,重在肺脾,采用叶天士“开泄”一法,选药“杏、蔻、橘、桔”等,起到开宣肺气,宣通气滞,气通则津布之效。

针对本病阴虚病机,梁慧英等认为滋阴生津药物在治疗处方中出现频率最高,其中尤以麦冬、生地、沙参、石斛、玄参为最。但沈丕安认为本病的津液不足是由于免疫复合物沉积,阻塞了腺体分泌。这与温热病的伤津脱液是有区别的,若仅用沙参、麦门冬、石斛、天花粉、枸杞子等生津药,虽能增加唾液、泪腺分泌,但不能治疗免疫复合物沉积和血管炎的问题。有时生津药使用不当,提高了免疫功能反而会加重腺体阻塞而加重干燥症状。

陈湘君认为本病在阴虚津亏之外兼有燥毒血瘀等病机,常用解毒化痰消肿之药,同时配合滋阴之品可获良效。李奔治疗本病尤重视解毒,用药首选甘寒凉润,如金银花、连翘、蒲公英、紫花地丁、夏枯草、贯众、白花蛇舌草、青葙子、玄参、蚤休、半枝莲、石斛、谷精草等,禁用或慎用黄芩、黄连、黄柏、栀子、苦参、龙胆草等枯燥之品。

何庆勇采取针刺合谷、廉泉、肾俞、三阴交、太溪穴,眼干明显者加睛明、攒竹、阳白等,膝关节疼痛者加梁丘、血海等,外阴或阴道干涩明显者加中极、会阴等,平补平泻法,配以滋阴补肾生津方药,效果满意。古青取穴合谷、廉泉、肾俞、足三里、三阴交、太溪穴,平补平泻法,中药以活血化瘀、扶正解毒,针刺结合中药取得较好疗效。

参考文献

[1] 胡荫奇,韩永刚.名老中医治疗风湿病经验[M].北京:军事医学科学出版社,2006.

[2] 叶海军.从三焦论治干燥综合征[J].辽宁中医杂志,2004,31(6):477.

[3] 茅建春,陈湘君,苏励,等.益气健脾法治疗原发性干燥综合征的临床观察[J].中国临床药学杂志,2007,16(4):231-233.
[4] 彭剑虹.治疗干燥综合征重在育阴潜阳辨析[J].光明中医,2009,24(9):1685-1686.
[5] 丁德经,周学平.开泄法在干燥综合征中的运用[J].新中医,2010,42(3):10-11.
[6] 梁慧英.干燥综合征的中医论治进展[J].北京中医药,2010,29(2):151-153.
[7] 洪渌.沈丕安治疗干燥综合征经验介绍[J].浙江中医杂志,2006,41(1):10-11.
[8] 张瑾.陈湘君治疗干燥综合征之经验[J].辽宁中医杂志,2009,36(12):2050-2051.
[9] 李奔,薛莺.清热解毒法在干燥综合征治疗中的应用探析[J].风湿病与关节炎,2014,3(20):44-46.
[10] 何庆勇.针药并用治疗干燥综合征23例[J].中国针灸,2007,27(1):38.
[11] 古青,强世平,刘保成.针药并用治疗干燥综合征疗效观察[J].时珍国医国药,2008,19(1):195-196.

第四节 尿路感染

一、概述

尿路感染(urinary tract infection,UTI)是指病原体在尿路中生长繁殖,并侵犯泌尿道黏膜或组织而引起的炎症,是细菌感染中最常见的一种,尿路感染分为上尿路感染和下尿路感染,上尿路感染指的是肾盂肾炎,下尿路感染包括尿道炎和膀胱炎。肾盂肾炎又分为急性肾盂肾炎和慢性肾盂肾炎,好发于女性。

急性肾盂肾炎表现包括以下两组症状群:①泌尿系统症状:包括尿频、尿急、尿痛等膀胱刺激征,腰痛和(或)下腹部痛;②全身感染的症状:如寒战、发热、头痛、恶心、呕吐、食欲不振等,常伴有血白细胞计数升高和血沉增快。一般无高血压和氮质血症。

膀胱炎即通常所指的下尿路感染,成年妇女膀胱炎主要表现为尿路刺激,即尿频、尿急、尿痛,白细胞尿,偶可有血尿,甚至肉眼血尿,膀胱区可有不适。一般无明显的全身感染症状,少数患者可有腰痛,低热(一般不超过38℃)。少数的膀胱炎为自限性,可在7~10天内自愈。

二、病因病机

尿路感染属中医淋证的范畴。《金匮要略·五脏风寒积聚病脉证并治》中将淋证的病机归结为"热在下焦"。《中藏经》提出"诸淋与小便不利者,皆由五脏不通,六腑不和,三焦痞涩,营卫耗失"。淋证的病位在肾与膀胱,且与肝脾有关。其病机主要是肾虚,膀胱湿热,气化失司。肾与膀胱相表里,肾气的盛衰,直接影响膀胱的气化与开合。淋证日久不愈,热伤阴,湿伤阳,易致肾虚;肾虚日久,湿热秽浊邪毒容易侵入膀胱,引起淋证的反复发作。因此,肾虚与膀胱湿热在淋证的发生、发展及病机转化中具有重要的意义。淋证有虚有实,初病多实,久病多虚,初病体弱及久病患者,亦可虚实并见。实证多在膀胱和肝,虚证多在肾和脾。

膀胱湿热多因食辛热肥甘之品,或嗜酒过度,酿成湿热,下注膀胱,或下阴不洁,湿热秽浊毒邪侵入膀胱,酿成湿热,或肝胆湿热下注皆可使湿热蕴结下焦,膀胱气化不利,发为热淋;若灼伤脉络,迫血妄行,血随尿出,则发为血淋;若湿热久蕴,煎熬尿液,日积月累,结成砂石,则发为石淋;若湿热蕴结,膀胱气化不利,不能分清别浊,脂液随小便而出,则发为膏淋;肝郁气滞恼怒伤肝，肝失疏泄，或气滞郁于下焦，致肝气郁结，膀胱气化不利，发为气淋。

三、温病学辨治思路

（一）辨治思路

淋证的发生，主要与外感湿热、脾肾亏虚、肝郁气滞有关。病位在肾与膀胱。其病机主要是湿热蕴结下焦，导致气化不利。若病延日久，热郁伤阴，湿遏阳气，或阴伤及气，可导致脾肾两虚，气化无权，则病证从实转虚，而见虚实夹杂。一般来说，初起或在急性发作阶段属实，以膀胱湿热、湿热生石、气滞不利为主；久病多虚，病在脾肾，以脾虚、肾虚、气阴两虚为主。淋证分气、血不同阶段。在气者，实证由于气滞不利，虚证缘于气虚下陷，一虚一实，迥然有别。在血者，由于湿热下注，热盛伤络者属实，由于阴虚火旺，虚火灼络者属虚。又出现肾阴不足或气阴两伤等证候。本证一般初病属实、属气分湿热，治疗以清热利湿为主；气分火盛当苦寒泻火。在血分当凉血泄热。久病属虚，病在脾肾，宜以补益脾肾治之。甘苦合化，泄热与益气、养阴并施。忌用一味清利之品，更伤阴生热。本节内容侧重在温病相关证型的辨治。

（二）分型论治

1. 膀胱湿热

临床表现：小便频急不爽，尿道灼热刺痛，少腹拘急，口渴，尿黄浑浊，腰痛，恶寒发热，大便干结，舌红苔黄腻，脉滑数。

治法：清利膀胱（湿热），清热通淋。

代表方：八正散加减。

临床加减：若口渴甚，加芦根、石斛；纳呆者，加藿香、砂仁（后下）；热重加黄芩；若夹砂石加石韦。

中成药：八正合剂。

2. 肝经湿热

临床表现：小便短涩不畅或混浊，少腹拘急疼痛，口苦，或恶心呕吐，大便干结，脉弦滑数。

治法：清利肝经（湿热），利尿通淋。

代表方：龙胆泻肝汤加减。

临床加减：若热重加滑石；若夹砂石加石韦；湿重加泽泻；少腹痛加白芍。

中成药：龙胆泻肝丸。

3. 阴虚燥热

临床表现：尿频不畅，解时刺痛，腰酸乏力，午后低热，手足烦热，口干口苦，舌质嫩红，苔薄黄，脉细数。

治法：益阴清热，生津通淋。

代表方：生脉散合导赤清心汤。

临床加减：如有阳虚表现可加附子、肉桂等药；如有血尿等则可用小蓟饮子加减。

中成药：生脉饮、导赤丸。

4. 热盛迫血

临床表现：小腹涩痛，尿中有血或尿时夹有血块，疼痛满急加剧，心烦，舌尖红，苔黄，脉数。

治法:清热通淋,凉血止血。

代表方:小蓟饮子合导赤散加减。

临床加减:若热甚淋重,加萹蓄、瞿麦;血量较多,加大蓟、白茅根;若瘀阻尿道痛甚,加少量琥珀、牛膝;若有结石而见本方者,可加金钱草、海金沙、石韦。

中成药:可配合应用癃清片、导赤丸。

四、中医治疗研究进展

近代医家对本病的阐述,一方面突出了湿热的致病因素。朱良春提出,“肾虚而膀胱热也”,如在“热”上再加一个“湿”更符合临床实际。甚至有“无湿不成淋”之说。而阮诗玮认为,肝气阻滞膀胱,亦可导致淋证的发作。另一方面,学者认为脏腑功能失调或虚弱是发病重要因素。黄文政在淋证的发病中强调“邪之所凑,其气必虚”,首先是脾肾虚损于前,致膀胱湿热下注于后。临床表现,初期以下焦湿热为重,多实;后期以脾肾两虚为主,多虚。罗宏等人采用了八正散加减法来治疗湿热型尿路感染。其总有效率达可达98%,其对于尿路的刺激性症状可以起到明显减轻的效果。杜爱民等人认为,在治疗尿路感染的过程中,清热解毒这一主旨应该贯穿整个疗程,同时还应采用疏理肝气、健脾益肾以及活血凉血的药物,并且还应适时采用通利的药物,以达到增强体质,提升免疫能力,从而祛除邪秽,防止疾病复发。目前,有许多学者依据自己的经验。其按照患者不同的病情,主张采用中西医结合对病症进行辨证论治,都取得了一系列良好的效果。罗宏等人采用清热解毒药方(川牛膝、茯苓、凤眼草、紫荆皮、地肤子、金钱草)和口服左氧氟沙星配合治疗老年女性尿路感染,其总有效率达到94%;而丁俊毅等人采用三金片联合左旋氧氟沙星用药,其具有良好的协同作用,这样显著提高了治疗的疗效,值得在临床上推广应用。王怡等认为中老年女性肾气渐亏,加之长期服用大量抗生素及苦寒清热类中药,临床多表现为肾阳虚衰为主,选用二仙汤为主方佐以清热利湿之品,组成加味二仙汤以温补肾阳兼清湿热,取得较好疗效。

参考文献

[1] 罗宏,中医治疗尿路感染的研究进展[J].辽宁中医药大学学报,2010,3(12):96-97.

[2] 杜爱民,刘红静,麻金木.尿路感染的中医治疗研究[J].吉林中医药,2011,31(9):849-850.

[3] 丁俊毅,朱燕文,蒋健.从尿路感染个案治疗反思中医临床若干问题[J].中西医结合学报 2009,6(11):1127-1129.

[4] 王怡,金文欢.加味二仙汤治疗中老年女性慢性尿路感染 25 例[J].新中医,2006,38(6):67-68.

第五节　尿　毒　症

一、概述

慢性肾衰竭(chronic renal failure,CRF)是指各种肾脏疾病导致肾脏功能渐进性不可逆性减退,直至功能丧失所出现的一系列症状和代谢紊乱所组成的临床综合征,简称慢性肾衰。慢性肾衰竭的终末期即为人们常说的尿毒症。尿毒症不是一个独立的疾病,而是各种晚期肾脏疾病共有的临床综合征,是慢性肾衰竭进入终末阶段时出现的一系列临床表现所组成的综合征。

本病临床表现复杂多样,是在各种原发或继发慢性肾脏疾病的基础上缓慢的出现肾功能减退而至衰竭。临床以代谢产物和毒素潴留,水、电解质和酸碱平衡紊乱以及某些内分泌功能异常等表现为特征,常见腰部酸痛、倦怠、乏力、尿多或少尿无尿、血压持续升高、贫血、水肿、胸水或腹水等,可累及泌尿、心血管、血液、神经、内分泌、消化等系统,出现各种各样的临床症状,各系统的病变可同时发生或先后发生。心血管系统可并发尿毒症性心肌炎,也可因水液代谢失调出现心力衰竭;血液系统可表现出肾性贫血、出血倾向、白细胞异常等;神经系统可出现疲乏、失眠、抑郁或兴奋、神经周围病变等;消化系统可表现食欲不振、恶心、呕吐;还可并发皮肤瘙痒,肾性骨营养不良,感染,内分泌失调诸症。不管表现如何多样,总的规律是从一个系统病变向多个系统病变发展,并常伴有不同程度的全身症状,如水肿、全身不适、疲乏等。

二、病因病机

本病临床表现极为复杂,在古医籍中未见专门论述,根据尿毒症常见的原发病、演变经过、临床表现及发展预后,当属中医学的"关格"、"癃闭"、"肾劳"、"肾风"、"虚劳"、"溺毒"等病范畴。对于尿毒症的中医病因病机多数认为尿毒症是内外合邪致病,病情由浅及深,由轻到重发展。由于先天禀赋不足或后天失于调养,肾元虚衰,湿浊内蕴是根本病机,感受外邪、饮食不当、劳倦过度、药毒伤肾是常见诱因。总之,本虚标实为本病的主要病机,本病病位主要在肾,涉及肺、脾胃、肝等脏腑,本虚以肾元亏虚为主,标实为水气、湿浊、湿热、血瘀、肝风之证。目前,从事尿毒症中医证型研究的医家多借鉴卫生部颁发的2002年版《中药新药临床研究指导原则》中关于慢性肾衰竭的证候分型,分脾肾气虚证、脾肾阳虚证、脾肾气阴两虚证、脾肾阴虚、阴阳两虚证、湿浊证、湿热证、水气证、血瘀证、风动证,共10型,具有权威性。

三、温病学辨治思路

(一) 辨治思路

中医界对本病的治疗做了大量的探索,符合温病学治疗大法的有清热解毒、清利湿热、养阴透泄等。起病如为湿热内伏从少阳而发者,宜清泄少阳,分消湿热;若为水湿日久,损伤阳气,浮溢于外,可用温肾健脾,利水消肿治疗;邪热伤阴,阴虚内热,耗伤肾精肝血,虚风内动之候,可用滋阴养血,柔肝息风之品治疗;肝肾阴虚则用滋养肝肾法;久病化瘀伤肝者可用疏肝理气,解毒化瘀。本病发展过程中,出现如下证候类型,可根据温病的理法论治。

(二) 分型论治

1. 湿热郁阻少阳

临床表现:寒热发作,口渴心烦,口干口苦,胸闷脘痞,恶心频频,纳呆,困倦,关节腰背肌肉酸疼,小溲黄赤或小便不畅,尿频、尿急、尿痛,舌苔黄腻,脉弦数。

治法:清泄少阳,分消湿热。

代表方:蒿芩清胆汤加减。

临床加减:恶心明显者,加苏叶、代赭石;尿频尿急者,加蒲公英、车前草、萹蓄、土茯苓。

中成药:可配合应用龙胆泻肝丸。

2. 湿热蒙上流下

临床表现:渴不多饮,头胀痛,神志昏迷,呕逆,小便不利,舌苔白腻。

治法:淡渗利湿,芳香开窍。

代表方:茯苓皮汤合苏合香丸。

临床加减:脾气虚加太子参、薏苡仁、炙甘草;血压高者加防己;喘促者加苏子、葶苈子、炒莱菔子。

中成药:可配合应用五苓散、苏合香丸。

3. 湿胜阳微

临床表现:形寒肢冷,口渴胸痞,呕吐泄泻,面、肢体浮肿或全身浮肿,甚者有胸水腹水,舌淡苔白腻,脉沉细。

治法:温肾健脾,利水消肿。

代表方:薛氏扶阳逐湿汤加减。

临床加减:气虚水湿内停者,加黄芪补气健脾利水;兼肝肾气阴两伤,加淡渗不伤阴之品如薏苡仁、猪苓;若水气日久伴有血瘀者,加益母草、泽兰。

中成药:可配合应用桂附地黄丸。

4. 虚风内动

临床表现:头晕头痛,手足蠕动,筋惕肉瞤,心悸或心中憺憺大动,形神倦怠,舌干绛,脉虚细无力。

治法:滋阴养血,柔肝息风。

代表方:三甲复脉汤加减。

临床加减:若肝肾亏虚者,加枸杞子、山茱萸、首乌等滋补肝肾,养阴息风。

中成药:可配合应用大定风珠。

四、中医治疗研究进展

关晓清等认为本病主因与脾肾虚损有关,诱因则责之外邪与过劳。基本病机为本虚标实,正虚包括气、血、阴、阳的虚损,实邪有湿浊。张志明认为,肾阴虚日久及阳,阳虚则不化阴,气化功能减退,致湿浊停滞:肝失疏泄则气不化津,湿浊之邪留而为毒;肾阳虚失于温煦,则脾阳亦伤,脾不健运则气血生化无源,加重正虚。刘毅认为,本病由于各种原因导致脾肾受损,二便失司,三焦气化严重障碍,分清泌浊功能减退,秽浊溺污不得外泄,蓄积体内,蕴积于血,是发病之主因。而脾肾虚弱是发病的关键,正虚邪实贯穿于慢性肾衰竭的始终,虚、瘀、浊、毒相互间夹,弥漫三焦。陈智新将本病分为脾肾两虚、脾肾阴虚、阴阳两虚三型。张天秀将本病分下焦湿热、寒热错杂、血虚血瘀、脾肾气虚血瘀、血瘀水停、阳虚浊阻、血瘀浊停、毒蕴浊积八型。张沛虬认为脾肾衰败是尿毒症发病之本,所以扶助正气是治疗本病的关键,在治疗上注重治病求本、补肾扶正,顾护后天、调理脾胃,解毒泄浊、祛邪安正。柳刚等发现,丹参可减少大鼠 ECM 的沉积、缩小肾小球体积、减少尿白蛋白的排泄,从而起到较好的保护肾脏的作用。陈开仪等用丹参粉针剂治疗 22 例 CRF 患者,结果表明治疗后患者尿量增加,尿蛋白减少,肾功能有明显改善。张国强等发现,丹参素能明显抑制人肾成纤维细胞增殖，延缓尿毒症的发生。柯凌则认为大黄可以减少尿素合成原料，抑制尿素生成，增加尿肌酐和尿素排泄量，延缓 CRF 的病程进展。

参考文献

[1] 关晓清，于敏，刘平夫，等.慢性肾衰竭的中医临床研究进展[J].中国中西医结合肾病杂志，2003，4(5)：306-308.
[2] 张志明.慢性肾功能衰竭的中医药治疗[J].江西中医学院学报，2004，16(6)：15-16.
[3] 刘毅.慢性肾衰"毒邪"中医证治探讨[J].江苏中医药，2002，23(11)：52-54.
[4] 陈智新，李世宏.中西医结合疗法治疗慢性肾功能衰竭 104 例临床观察[J].新中医，1998，30(10)：20.
[5] 张天秀.治疗慢性肾功能衰竭采用重标轻本法的经验[J].成都中医药大学学报，1992，15(3)：14.
[6] 龚艰奋.张沛虬治慢性肾功能衰竭经验[J].江西中医药，2000，31(1)：7-9.
[7] 柳刚，关广聚，亓同钢，等.丹参对糖尿病大鼠肾脏的保护作用及其机制研究[J].中西医结合学报，2005，11，3(6)：459-462.
[8] 陈开仪，肖丽英.丹参粉针剂治疗慢性肾衰临床观察[J].中医药信息，2002，19(6)：3.
[9] 张国强.丹参对狼疮性肾炎成纤维细胞增殖、凋亡及 c-myc 蛋白表达的影响[J].中国中西医结合杂志，1997，17(8)：173.
[10] 柯凌.大黄的药理及其在肾脏病中的运用[J].中国中西医结合肾病杂志，2001，2(6)：347-348.

第六节 盆 腔 炎

一、概述

盆腔炎即盆腔炎性疾病(pelvic inflammatory disease，PID)是指女性上生殖道及其周围组织的炎症，主要有子宫内膜炎、输卵管炎、输卵管卵巢脓肿、盆腔腹膜炎，最常见的是输卵管炎及输卵管卵巢炎，炎症可局限于一个部位，也可同时累及几个部位，盆腔炎性疾病大多发生在性活跃期、有月经的妇女。盆腔炎按发病过程、临床表现可分为急性盆腔炎和慢性盆腔炎。急性盆腔炎继续发展可引起弥漫性腹膜炎、败血症、感染性休克，严重者可危及生命。若在急性期未得到彻底治愈，则可转为慢性盆腔炎，往往日久不愈并可反复发作。

盆腔腹膜的炎症多系混合感染，大多继发于盆腔生殖器官的炎症。病原体主要以静脉或淋巴系统扩散及直接蔓延等方式波及盆腔腹膜，少数经由输卵管伞端排出脓液感染。

急性盆腔炎症状是下腹痛、发热、阴道分泌物增多，腹痛为持续性，活动或性交后加重。若病情严重可有寒战、高热、头痛、食欲不振。月经期发病者可出现经量增多，经期延长，若盆腔炎包裹形成盆腔脓肿可引起局部压迫症状，压迫膀胱可出现尿频、尿痛、排尿困难；压迫直肠可出现里急后重等直肠症状。慢性盆腔炎症的症状是下腹部坠胀、疼痛及腰骶部酸痛，常在劳累、性交后及月经前后加剧。其次是月经异常，月经不规则。病程长时部分妇女可出现精神不振、周身不适、失眠等症状。往往经久不愈，反复发作，导致不孕、输卵管妊娠，严重影响妇女的健康。

二、病因病机

中医古籍根据其临床特点，可散见于"热入血室"、"带下病"、"经病疼痛"、"妇人腹痛”、“产后发热”等范畴，而根据其慢性期腹痛，带下多，包块，月经失调，不孕等临床表现特点，又可将其归属“癥瘕”、“不孕”等范畴。急性盆腔炎多于经期、产后、术后、房事不洁或体质虚弱等机体防御功能低下之时，感受邪毒，乘虚入侵，热毒炽盛，与湿、瘀混杂，下犯胞宫，并与气血相搏。病机上具有热毒炽盛、湿热瘀结、气血壅滞之特点。慢性盆腔炎病因病机离不开血瘀，或为寒凝血瘀，或为热结血瘀，或为气滞血瘀，或为气虚血瘀，或为肾虚血瘀，其主要病因病机是正气亏虚，复因经期、产后感受寒、热、湿之邪，或因七情所伤，以致气机不利，血行不畅，瘀阻胞宫胞脉，或日久成瘀所致，其病理实质是血瘀。

三、温病学辨治思路

（一）辨治思路

对本病的治疗，符合温病学治疗大法的有清利湿热、清热生津解毒、清营凉血解毒、泄热逐瘀等。起病若为湿热侵袭冲任胞宫，流注于带脉，宜清热利湿；若热入阳明，气分热甚，可用清热生津药加清热解毒之品治疗；若为热毒炽盛，热毒入营血者，可用清营凉血解毒治疗；热邪深入下焦血脉，消耗血中津液，使血液黏稠成瘀，最终导致瘀血蓄积于胞宫者，可用泄热逐瘀之品治疗。本病发展过程中，出现如下证候类型，可根据温病学的理法论治。

（二）分型论治

1. 湿热下注

临床表现：身热起伏，少腹坠胀疼痛，经行或劳累时加重，带下量多，色黄，质黏稠，气秽臭，腰骶酸痛，外阴瘙痒，大便溏或秘结，小便黄赤，舌体色红，苔黄腻，脉滑数。

治法：清热利湿。

代表方：茵陈白芷汤加减。

临床加减：若带下秽臭者，加椿根皮、黄柏、茵陈；外阴瘙痒甚者，加白鲜皮、地肤子；湿重于热者，可用藿朴夏苓汤加减。口干不欲饮，舌体紫黯，有瘀斑、瘀点，月经紊乱，有癥瘕者可与桂枝茯苓丸合用。

中成药：可配合应用茵陈五苓丸。

2. 阳明热甚

临床表现：身热面红，恶热汗出，下腹部疼痛拒按，大便秘结，小便短赤，口渴，舌质红，苔黄，脉洪数。

治法：清热生津解毒。

代表方：白虎汤加减。

临床加减：大便秘结者，加大黄、芒硝；腹胀满者，加厚朴、枳实；湿热重者，加薏苡仁、冬瓜仁。

中成药：可配合应用牛黄解毒丸。

3. 热入营血

临床表现：高热神昏，烦躁谵语，下腹痛不减，斑疹隐隐，带下量多，色黄，或赤白相杂，质黏稠，如脓血，气秽臭，舌红绛，苔黄燥，脉数。

治法：清营凉血解毒。

代表方：清营汤加减。

临床加减：热毒重者合五味消毒饮清解热毒；盆腔形成脓肿者，加红藤、皂角刺、白芷活血散结排脓。

中成药：可配合应用石龙清血颗粒、清开灵口服液、丹参注射液。

4. 血热蓄血

临床表现：身热，少腹急结或硬满，按之疼痛，神志如狂或发狂，但欲漱水不欲咽，舌绛紫而黯，脉沉实或沉涩。

治法：泄热逐瘀。

代表方：桃仁承气汤加减。

临床加减：有炎症结块者，加皂角刺、三棱、莪术等活血散结之品。

中成药：可配合应用活血止痛散、逐瘀通脉胶囊。

四、中医治疗研究进展

近年来中医利用整体调整及辨证论治相结合来治疗本病，有明显的优势。目前多数医家采用清热除湿、行气活血通络及化瘀散结止痛等功效的中药内服，同时配合中药灌肠、阴道给药、穴位外敷、针灸、理疗等多种途径联合治疗，通过促进盆腔局部的血液循环，解除盆腔组织粘连、增生，消散输卵管积水及附件包块等，最终达到改善疼痛及临床症状的目的。谈红英根据临床症状将其分3型论证治疗：热毒壅盛型，宜清热解毒止痛，用红藤败酱汤加减；湿热蕴结型，宜清热解毒利湿，用萆薢渗湿汤加减；癥瘕包块，宜清热托脓消瘀，用仙方活命饮加减。黄健玲以阶段性分期治疗，初期以清热解毒为主，选用金银花、蒲公英、白花蛇舌草等；中期以清热利湿为主，佐以活血化瘀，选用毛冬青、败酱草、鱼腥草、黄柏等清热利湿，并加车前子、佩兰等；后期以活血化瘀、益气养阴为主，常选用赤芍、牡丹皮、丹参、太子参等。范伶等采用中药口服消症饮（当归、丹参、牡丹皮、金银花、薏苡仁、生大黄等），同时使用红藤汤（红藤、败酱草、蒲公英、鸭跖草、紫花地丁）保留灌肠；西药用头孢曲松钠、甲硝唑注射液静滴杀菌；治疗80例，显效27例，有效42例，无效11例，总有效率为86.3%。周双媛自拟盆腔炎方（红藤、忍冬藤、败酱草、制大黄等）口服，同时中药保留灌肠（红藤、忍冬藤、半枝莲等），治疗50例，治愈43例，显效5例，总有效率96%。郜艳华采用西医输液、中药灌肠和盆腔操，三联中西医结合治疗，治疗65例，治愈27例，显效23例，总有效率96.9%。陶向辉等用黄连解毒清营汤配合抗生素治疗慢性盆腔炎100例，并与单纯依靠西医治疗的100例对照，治疗组的总有效率为95%，对照组的总有效率为72%，差异显著（$P<0.05$）。黄小艳等将91例患者分为试验组和对照组，对照组45例，试验组46例，试验组采用中药内服（桃仁10g、莪术10g、三棱10g、土鳖虫10g、薏苡仁10g、红花10g、赤芍10g、苍术10g、黄柏10g、蒲公英10g、川芎10g、丹参10g、败酱草10g、白芷12g、肉桂3g）及中药灌肠（川芎30g、蒲公英30g、刘寄奴60g、当归60g）、大青盐外敷、针刺取穴的中医综合治疗加西药抗生素治疗，对照组用抗生素治疗，结果试验组有效率为93%，对照组有效率为73%，中西医结合治疗慢性盆腔炎效果比单用西药治疗效果好。胡晓霞采用中药与运动相结合的综合疗法治疗慢性盆腔炎，给予盆炎清胶囊（丹参、赤芍药、枳实、毛冬青、延胡索等）口服、复方毛冬青灌肠液（毛冬青、莪术、北黄芪、大黄等）保留灌肠、四黄水蜜（黄柏、大黄、黄芩、黄连）外敷，盆腔操运动疗法，治疗60例，痊愈30例，显效18例，有效9例，总有效率达95.0%。

参考文献

[1] 谈红英.中西医结合治疗急性盆腔炎[J].现代中西医结合杂志，2001，10(2)：163-165.

[2] 黄健玲.黄健玲教授治疗盆腔炎经验介绍[J].新中医,2006,38(7):18-20.
[3] 范伶,曾凡雨.中西医结合治疗慢性盆腔炎80例临床研究[J].中国卫生产业,2012,(28):179.
[4] 周双媛.中西医结合治疗慢性盆腔炎50例疗效观察[J].浙江中医杂志,2012:47(11):791.
[5] 郃艳华.三联中西医结合方法治疗慢性盆腔炎65例临床体会[J].现代诊断与治疗,2012,23(7):996-997.
[6] 陶向辉,郑定容.黄连解毒清营汤配合抗生素治疗慢性盆腔炎疗效观察[J].中国医药报,2009,6(19):92.
[7] 黄小艳.中西医结合治疗盆腔炎临床研究[J].中医学报,2013,28(183):1201-1202.
[8] 胡晓霞.中药与运动疗法综合治疗慢性盆腔炎60例[J].安徽中医学院学报,2008,27(4):15-17.

第七节　银 屑 病

一、概述

银屑病(psoriasis)俗称牛皮癣,是一种常见的具有特征性皮损的慢性复发性炎症性皮肤病。临床表现以红斑、丘疹、鳞屑为主,全身均可发病,以头皮、四肢伸侧较为常见。本病在自然人群的发病率为0.1%~3%,可见于各个年龄阶段,但青壮年是主要发病人群。本病病程长,易反复,一般冬季加重,夏季缓解。

大多认为本病是遗传因素与环境因素(如感染、精神紧张和应激事件、外伤、手术、妊娠、吸烟和某些药物作用)等多种因素相互作用下的多基因遗传病。另外,免疫介导的炎症损伤在银屑病的发病中有重要作用。根据临床特征,本病分为寻常型、关节炎型、脓疱型及红皮病型四种类型,其中寻常型占95%以上,其他类型多由寻常型银屑病外用刺激性药物、系统使用糖皮质激素、免疫抑制剂过程中突然停药以及感染、精神压力等诱发。寻常型银屑病以白色鳞屑、发亮薄膜现象、点状出血为主要特征。关节炎型除皮损外可出现关节病变,多侵犯远端指(趾)间关节,受累关节红、肿、痛,逐渐至关节畸形,严重者可侵犯多个大小关节及脊柱,形成骶髂关节炎和强直性脊柱炎。红皮型银屑病表现为弥漫性全身皮肤潮红、肿胀,并伴有大量糠状鳞屑,仅有小片状正常皮肤正常,犹如岛屿状(皮岛),可伴有全身症状如发热、畏寒、头痛、全身淋巴结肿大等,常迁延数月或更长时间。脓疱型银屑病根据皮损部位分为泛发性和局限性两种。泛发性发病急,可在数周泛发全身,多在寻常型银屑病的基础上出现密集的针尖至粟粒大小浅在性无菌性小脓疱,表面常有不典型的银屑病鳞屑覆盖,同时伴全身不适,高热、关节疼痛等症状;局限性仅限于手掌足跖部,常对称发生,伴明显指(趾)甲损害。

二、病因病机

中医古籍中所描述的"白疕"、"干癣"、"白癣"、"风癣"、"疕风"、"松皮癣"、"银钱疯"等,都是从不同角度较为形象的描述了本病的特征。关于本病的病因病机,历代医家有不同的认识,明代以前认为本病主要由外因引起,并且以"风"、"寒"、"湿"、"虫"为主。至金、元时期开始重视火(热)致病,如《严用和医学全书》"肺毒热邪……生疮癣",认为肺毒热邪可导致银屑病的发生,首先认识到热邪在银屑病发病中的作用。

明清时期的医家多认为本病是由内外因共同作用所致。外因主要为“风毒”、“风”、“热”、“湿”、“虫”，内因主要是“血燥”、“血虚”。成书于清初的《外科大成》首次提出“白疕”的病名，“白疕，肤如疹疥，色白而痒，搔起白，俗呼蛇风。由风邪克于皮肤，血燥不能荣养所致。宜搜风顺气丸、神应养真丹加白蛇之类。”从该书对“白疕”临床表现的描述来看，与西医学的银屑病基本一致。总之，本病初起多由外感风寒或风热之邪，以致营卫失和，气血不畅，阻于肌表而生；或外邪郁久化热，生风化燥，搏结于肌肤；或湿热内蕴，外不能宣泄，内不能利导，蕴阻肌肤，痹阻经络；或病情迁延，日久致气血耗伤，血虚风燥，肌肤失养；或热毒之邪，流窜经脉，燔灼营血，内侵脏腑所致。中华中医药学会皮肤科专业委员会2013年发布《寻常型银屑病（白疕）中医药循证临床实践指南》，指出寻常型银屑病的辨证论治规律是“辨血为主，从血论治”，血热证、血燥证和血瘀证是其基本证型，可见以血分证为纲辨证该病已为各医家所认同。

三、温病学辨治思路

（一）辨治思路

银屑病的发病过程与温病的发展有很多相似之处，故其治疗可参考温病卫气营血辨证。从其临床表现看，卫分证多见于寻常型，气分证多见于寻常型进行期、红皮病型早期、脓疱型、关节型，营血分证则可见于各型中。银屑病之卫分至气分、气分至营血分的传变过程均较快，故注重卫分、气分的辨证并及时治疗，有助于遏制病情的发展。尤其是银屑病进行期，主要原因是气分热邪有窜入营血之势，其中缘于外感风热、化热入里者最常见，故应清解气分热邪，气分热邪既解，受波及之营血分热邪亦随之减轻。邪热内陷营血，宜清营凉血、透热转气、解毒化斑。对于本病，亦有按伏邪理论辨治，治疗时清泄里热，注重透邪外出。总之，本病属温热性，围绕热生风、热化毒、热致血瘀的病理，治以清热凉血，解毒化斑。属湿热性的，注重清化湿热，防止寒凉过度，阻遏气机，湿热更加闭阻。本病发展过程中，出现如下证候类型，可根据温病的理法论治。

（二）分型论治

1. 血热炽盛

临床表现：皮肤起红斑丘疹，且压之褪色，皮损基底鲜红或暗红，表面覆有鳞屑，自觉瘙痒，搔刮后点状出血现象明显，伴有咽痛、口渴、心烦、便干、尿黄，舌质红绛，苔黄，脉滑数。

治法：清气凉血、泻火解毒。

代表方：清瘟败毒饮加减。

临床加减：心烦口渴，加麦冬、黄连；大便秘结加大黄、火麻仁；出血明显，红斑面积大者，加白茅根、紫草。

中成药：清瘟败毒散。

2. 热瘀互结

临床表现：皮疹扩散迅速，基底暗红，鳞屑易剥离，自觉口渴烦躁，瘙痒，大便结，小溲赤，舌质暗红，或有瘀斑、瘀点，苔黄，脉弦滑或滑数。

治法：清热解毒，凉血活血。

代表方：犀角地黄汤加减。

临床加减：大便燥结者，加大黄、栀子；关节肿大者，加秦艽、鬼箭羽、防已、穿山龙等。

中成药:可配合应用逐瘀通脉胶囊。

3. 湿热蕴阻

临床表现:多见于渗出性银屑病,亦可见掌跖脓疱型银屑病。表现为皮肤潮红肿胀,红斑上可见脓疱,皮损多发于掌跖和下肢,遇阴雨病情往往加重,伴体倦乏力、脘痞腹胀、纳呆、便溏、女子白带量多色黄,舌红,苔黄腻,脉滑数。

治法:清热利湿,凉血解毒。

代表方:萆薢渗湿汤加减。

临床加减:脾虚湿盛,大便溏泄,加茯苓、扁豆;痒甚,加蝉蜕、乌梢蛇;渗出液较多,加黄柏、马齿苋;关节红肿,加宣痹汤。

中成药:可配合应用龙胆泻肝丸、四妙丸。

4. 风热郁肺

临床表现:多见于儿童和青年,患急性扁桃体炎或上呼吸道感染者。此型多急性发病,皮损呈泛发性点状或融合成片,常伴发热、咽痛、口干渴、便秘、溲赤,舌红苔黄,脉滑数。

治法:疏风泄热,清热化斑。

代表方:银翘散合化斑汤加减。

临床加减:咽部红肿明显者,可加牛蒡子、鱼腥草;风盛痒甚者,加白鲜皮、刺蒺藜、防风。

中成药:可配合应用银翘解毒丸。

四、中医治疗研究进展

银屑病多由内外合邪而为病,目前多从血热、血燥、血瘀论治。赵炳南、朱仁康、张志礼等均认为"血热"不仅是银屑病发病的根本原因,还是病情转化的关键,"内有血热,外受风邪或夹杂燥热之邪;内外合邪,热壅血络"是其发病关键,针对血热证,银屑病多采用清热凉血,祛风解毒之法。温病学中的清营汤、犀角地黄汤、化斑汤、清瘟败毒饮等常用方剂辨证治疗银屑病在临床亦取得良好的疗效。

邓丙戌等采用中西医结合方法治疗红皮病型银屑病113例,中医辨证分毒热炽盛、气阴两伤两个证型(其中毒热炽盛证73例,血瘀阴虚证40例),以中药煎剂为首选治疗方案,其中部分患者同时采用清开灵、丹参注射液、雷公藤等综合治疗,结果痊愈81例,占71.68%;好转32例,占28.32%,认为中医治疗安全有效,无明显副作用,优于糖皮质激素及免疫抑制剂。王禾等以赵炳南凉血活血汤(生槐花30g,白茅根30g,生地30g,紫草根15g,赤芍15g,丹参15g,鸡血藤30g)为基础,改进工艺研制而成凉血活血胶囊,观察其治疗血热型银屑病疗效并探讨疗效发生的机理,结果显示其有效率为62.5%,并发现治疗组治疗前自然杀伤细胞较正常人降低,治疗后有上升趋势,表明凉血活血胶囊治疗银屑病的机制,可能在于调节免疫细胞和细胞因子,从而恢复免疫平衡状态。周垒、王萍等对凉血活血汤进行了多项实验研究,证实此药可抑制银屑病患者淋巴细胞对角质形成细胞的促增殖作用,并具有调节银屑病患者血清中细胞因子(TNF-α、IL-8、PGF、TXB_2)保持平衡状态的作用,经凉血活血汤治疗后,TNF-α、IL-8水平随着病情的改善而降低,提示该方对TNF-α、IL-8等细胞因子有调节作用。周琳等将56例诊为进展期轻、中度寻常型银屑病患者随机分为两组,均辨证为血热型,病情严重程度采用PASI评分,治疗组28例口服清营汤加减方每次150ml,每天2次;对照组

28例口服安慰剂。结果显示治疗组有效率78.6%，对照组有效率21.4%，认为清营汤加减方治疗血热型银屑病疗效满意。

参考文献

[1] 刘淮，刘景桢.名老中医治疗银屑病经验分享[J].皮肤病与性病，2014，36(4)：195-198.

[2] 赵岩松，宋乃光.清营汤研究进展[J].江苏中医药，2002，23(1)：43-44.

[3] 董小瑜.犀角地黄汤联合阿维A胶囊治疗红皮病型银屑病30例临床观察[J].北京中医，2006，25(7)：423-424.

[4] 关祥娥.红皮病型银屑病证治体会[J].湖北中医杂志，2002，24(5)：34.

[5] 李学军，潘振亮，邹竞飞.清瘟败毒饮的临床应用概况[J].时珍国医国药，2003，14(9)：569-570.

[6] 邓丙戌，张志礼，王萍，等.中西医结合治疗红皮病型银屑病113例分析[J].中华皮肤科杂志，1998，31(2)：123.

[7] 王禾，王萍，孙丽蕴.凉血活血胶囊治疗血热型银屑病的临床观察及外周血淋巴细胞亚群的检测[J].中国皮肤性病学杂志，2004，18(3)：176-177.

[8] 周垒，张志礼，邓丙戌，等.中药凉血活血汤对角质形成细胞增殖的影响[J].中华皮肤科杂志，2001，34(6)：445-446.

[9] 王萍，张芃，李伟凡，等.凉血活血汤治疗寻常型银屑病临床观察及TNF-α水平检测[J].中国皮肤性病学杂志，2001，23(3)：90-91.

[10] 周琳，尚会敏.清营汤治疗热毒炽盛型寻常型银屑病56例[J].光明中医，2011，26(11)：2226-2227.

第八节 湿 疹

一、概述

湿疹(eczema)是由多种内外因素引起的与变态反应有关的浅层真皮及表皮的炎症病变，常伴随明显渗出倾向，表皮局部有明显瘙痒，多形性损害，易反复发作，严重影响患者的生活质量。本病是皮肤科常见病，男女均可发，见于各个年龄阶段。近年来湿疹等过敏性皮肤病发病率不断上升，我国一般人群患病率约为7.5%。

湿疹的病因及发病机制，多数认为是内外因素综合作用的结果。机体内因包括免疫功能异常(如免疫失衡、免疫缺陷等)和系统性疾病(如内分泌疾病、营养障碍、慢性感染、肿瘤等)以及遗传性或获得性皮肤屏障功能障碍；外因包括环境或食品中的过敏原、刺激原、微生物、环境温度或湿度变化、日晒等，均可以诱发或加重湿疹。社会心理因素如紧张焦虑也可诱发或加重本病。本病的发病机制与免疫功能异常、皮肤屏障功能障碍等因素有关。湿疹皮疹一般对称分布，常反复发作，自觉症状为瘙痒，甚至剧痒，急性期表现为红斑，水肿基础上粟粒大小丘疹、丘疱疹或小水疱，多对称分布，自觉剧烈瘙痒。搔抓后可见糜烂及渗出，病变中心往往较重，而逐渐向周围蔓延，外围又有散在丘疹、丘疱疹，故边缘不清。亚急性期仍有剧烈瘙痒，红肿和渗出减轻，糜烂面结痂、脱屑。慢性湿疹主要表现为患处皮肤粗糙增厚、苔藓样变，可伴有色素改变，手足部湿疹可伴发甲改变。

二、病因病机

湿疹在中医有不同的命名，如“湿疮”、“奶癣”、“旋耳疮”、“肾囊风”、“阴湿疮”、“乳头风”、“鹅掌风”等，其他如风湿疮、湿毒疮、顽湿疮、疯疮、月蚀疮等，都属于湿疹的范畴。本病总由禀赋不足，饮食失节伤及脾胃，脾失健运，以致湿热内生，兼外受风邪，内外两邪相搏，浸淫肌肤所致。湿邪犯表或内传入里是本病发病的重要原因。湿邪犯表，停滞于肌腠脉络之间，可致阳气郁闭，郁结不散，与气血相搏而发病；湿邪内传入里，湿困中焦，脾失健运，从而发为本病。湿为阴邪，其性趋下，易侵袭人体下部，尤以阴部、小腿为主，表现为丘疱疹、糜烂；湿性黏滞，侵袭肌表，可见皮损渗出、浸渍；湿性缠绵则致使病情长久，反复难愈。风善行而数变，此正与湿疹皮损的多样性、病情变化迅速相吻合。风邪侵入人体，阻于肌肤，邪毒结聚，内不得疏散，外不得表解，使营卫不和，气血运行失常，肌肤失于濡养而发病。风性开泄，易袭阳位，表现为人体上部瘙痒、脱屑。风为百病之长，其致病最易兼夹其他病邪，如寒、热、湿、火等，从而出现相应的症状。总之，本病多因饮食不当或情志失调，损伤脾胃，致使湿热内蕴，复感外界风湿热邪，内外两邪相搏，充于腠理，浸于肌肤而发，湿邪贯穿本病的始终。慢性湿疹因疾病迁延日久，风邪化燥伤阴，瘀阻经络，血不濡肤；或脾虚湿困，阴虚血瘀，以致病势缠绵。

三、温病学辨治思路

（一）辨治思路

对于湿疹的辨治，各医家均重视湿热在发病中的重要作用，其治法虽多，但清热利湿贯穿始终，并辨清湿热孰轻孰重。符合温病学治疗大法的有燥湿泄热、清热解毒利湿等。湿疹初起，因风湿热相搏，浸淫肌肤，湿热蕴结是早期基本病理改变，故治宜清热利湿；湿热日久，蕴酿成毒，可清热燥湿、祛风解毒。后期有血虚或素体脾虚，可健脾养血、除湿化浊。对湿疹诊治可借鉴叶天士“初病湿热在经，久则瘀热入络”之说，后期湿热瘀毒深入络脉，表现为病情迁延难愈，反复发作，剧烈瘙痒者治以活血解毒，同时可用虫类药加强搜风通络之效。湿热郁久化燥，伤及阴血，可养阴清热除湿。本病发展过程中，出现如下证候类型，可根据温病的理法论治。

（二）分型论治

1. 湿热郁蒸

临床表现：发病迅速，皮损有丘疱疹、红斑，或有水疱，灼热瘙痒，搔抓后有渗液，局部浸润；伴有身热不扬，纳差呕恶，心烦口渴，大便黏滞不畅，小便不利；舌红，苔黄厚或腻，脉滑数。

治法：清热燥湿，泻火解毒。

代表方：龙胆泻肝汤或萆薢渗湿汤加减。

临床加减：瘙痒明显者加白鲜皮、地肤子、蝉蜕；身热不扬者加以宣表化湿，如藿香、豆豉、佩兰等；水疱明显加生苡仁、冬瓜仁等。

中成药：龙胆泻肝丸。

2. 血热湿毒

临床表现：周身或局部成片红色粟疹，瘙痒无度，抓破后出血，血痕累累，伴心中烦热，口干欲饮，舌红绛，苔薄黄或薄白，脉数。

治法：凉血解毒祛风。

代表方：清营汤加减。

临床加减：若皮疹色深红可加大生地、赤芍用量，并加紫草、白茅根；渴喜凉饮，脉滑数，加生石膏、知母；湿阻苔腻加藿香、佩兰、生苡仁、蔻仁。

中成药：可配合应用清开灵口服液、丹参注射液。

3. 脾虚湿盛

临床表现：发病较缓，病程长，皮损有丘疱疹、水疱，皮损色黯，伴瘙痒，搔抓后有渗液，可见鳞屑；伴有腹胀纳呆，面色萎黄，乏力体倦，大便稀溏，小便可；舌淡胖，苔白或腻，脉滑弦。

治法：健脾理气，除湿化浊。

代表方：除湿胃苓汤。

临床加减：腹胀加大腹皮、厚朴；纳呆加藿香、佩兰、焦三仙；瘙痒甚加全蝎、乌梢蛇。

中成药：可配合应用参苓白术丸。

4. 血虚风燥

临床表现：病程日久，形体偏瘦，皮损色黯或色素沉着，病患皮肤肥厚，表面粗糙，伴鳞屑痂皮，瘙痒时作，口干，大便燥结，小便色黄，舌红苔少，脉细数。

治法：滋阴养血，祛风止痒。

代表方：当归饮子。

临床加减：瘙痒剧烈难以入眠，加夜交藤、酸枣仁、珍珠母、白鲜皮等；眼睛干涩，加菊花、枸杞子等；口干甚，加玄参、花粉、石斛等；大便秘结，加玄参、麦冬等。

中成药：当归饮子。

四、中医治疗研究进展

赵炳南认为，湿疹为病，起于湿热。体内蕴湿为其本，郁久化热为其标，故临证辨治多以龙胆泻肝汤清热利湿。张志礼认为在湿疹急性发作期，多属湿热蕴结、湿热并重证，故宜采用清热除湿法为主；亚急性湿疹、慢性湿疹，多属湿热困脾或脾虚湿盛证，宜采用清脾除湿或健脾除湿法；反复发作，耗伤气阴，致使阴血不足，血虚风燥，在健脾除湿同时，必须佐以养血润肤、疏风止痒药。禤国维认为，慢性湿疹迁延日久，风邪化燥伤阴，瘀阻经络，血不濡肤，或脾虚湿困，阴虚血瘀。临床辨证论治，分血虚风燥、脾虚湿困、阴虚血燥三个证型，但又不拘泥于祛风、清热、利湿等治法，应辨清虚实，分辨急缓，审症求因。治疗时注意虫类药、引经药的应用，注意内外、整体与局部结合。秦亮甫认为湿疹初起因风湿热相搏，浸淫肌肤，久之湿蒸化热，伤及阴血，血不养肤所致。本病无论新旧都离不开"湿"邪。红者属热，痒者属风，故凡治湿疹，皆以清热凉血、祛风除湿为大法，再根据风、湿、热、燥的偏胜，随证加减，灵活应用。同时强调"治湿不利小便，非其治也"。周鸣岐在湿疹的诊疗过程中，既重视湿热内结的临床表现，又刻于脾失健运的根本原因，将湿疹辨证为风湿热毒、风燥血瘀两大证型，治疗中化瘀解毒利湿之法贯穿始终。因湿毒是湿疹的病根，而瘙痒又是湿疹的突出症状，所以彻底清利湿毒，改变患者内在环境及体质，湿疹才有望治愈。化瘀一可开气血之闭，有利于湿毒的化解；二可活血止痒，取其血行风自灭之意；三则改善肌肤通透性，恢复脉络皮肤的功能。

单敬文以清热祛湿法治疗 160 例湿热浸淫证患者，根据就诊先后分为 2 组，其中治疗组 112 例，对照组 48 例，治疗组口服清热除湿饮煎剂，对照组口服抗组胺药西替利嗪，结果显示治疗组总有效率 78.5%，对照组总有效率 53.3%，认为清热除湿法治疗湿疹疗效优于抗组胺药西替利嗪。

参考文献

[1] 北京中医医院.赵炳南临床经验集[M].北京：人民卫生出版社，2006.
[2] 王萍，张芃.张志礼治疗湿疹经验[J].中医杂志，1999，40(2)：83-84.
[3] 王欣.禤国维教授治疗慢性湿疹经验介绍[J].新中医，2005，37(2)：9-10.
[4] 王小萍.秦亮甫教授治疗湿疹 150 例[J].上海中医药，2001，7：31.
[5] 周升平，董玉.周鸣岐老中医湿疹散的临床运用体会[J].辽宁中医杂志，2000，27(6)：271-272.
[6] 单敬文.中药清热除湿饮治疗湿热型湿疹 112 例临床研究[J].中华中医药杂志，2005，20(4)：256.

第九节　痤　　疮

一、概述

痤疮（acne）又称粉刺、青春痘，是一种与性腺内分泌功能失调有关的毛囊、皮脂腺慢性炎症性皮肤病。本病是皮肤科的常见病，好发于面部及胸背部，主要表现为白头、黑头粉刺、炎性丘疹、脓疱等多形性皮损。青春期男女多发，青春期过后，大多自然缓解或痊愈。

痤疮是一种多因素引起的疾病，其发生主要与雄性激素水平增高，皮脂分泌过多、毛囊皮脂腺导管堵塞、细菌感染和炎症反应等因素相关。由于青春期后人体内雄激素尤其是睾酮的水平迅速增高，促进皮脂腺发育，皮脂分泌增多，使毛囊皮脂腺导管角化异常而堵塞，皮脂排出障碍，形成角质栓即粉刺。初起主要表现为白头、黑头粉刺，用手挤压后有头部为黑色而体部为黄白色半透明的脂酸排出，其后可出现炎性丘疹、脓疱、结节囊肿、萎缩性瘢痕及色素沉着。

二、病因病机

本病属中医学"粉刺"、"肺风粉刺"范畴，大多认为肺胃血热，上熏头面是其主要发病机制。《外科正宗》说："粉刺属肺……总皆血热郁滞不散所致。"明确指出粉刺发病与肺胃血热有关。亦有医家在传统肺热、血热发病理论的基础上，提出了血瘀、湿热、阴虚火旺等病因。本病初起多因青春之年，血热气盛，血热上壅，夹湿夹毒，壅于肌肤而成；亦可因饮食辛辣刺激及膏粱厚味之品，酿生湿浊，或汗出见湿，湿郁化热而成；湿毒郁滞，不能外宣，郁而化热，热盛肉腐，有化脓之势，可见痤疮成脓疮，连接成片，多见于脓疱性痤疮。部分中度和重度患者因脾胃失调，运化失健，酿生湿浊，湿聚成痰，凝滞肌肤而成结节坚韧之痤疮或成囊状。素体肾阴不足，相火旺则三焦之火上炎，使营气壅遏，卫气郁滞，血结气聚于头面肌腠，往往病势缠绵，反复发作。2010 年国家中医药管理局和中华中医药学会皮肤科分会发布的

《常见皮肤病中医诊疗指南》将肺风粉刺分为肺经风热，胃肠湿热，肝经郁热，热毒夹瘀，痰瘀聚结5个证型。

三、温病学辨治思路

（一）辨治思路

部分痤疮患者病因涉及风热、湿热、热毒等温邪，其病位涉及上、中、下三焦，因此可按温病相关理论辨治。符合温病学治疗大法的有疏风清热，清热祛湿，清热解毒，凉血活血等。病初邪在上焦，此时重在治肺，以疏风泄热为主，可用枇杷叶、野菊花等花类、叶类轻清之品，正如吴鞠通所云："治上焦如羽，非轻不举"，配以桑白皮、黄芩、知母等共同清泻肺热。病至脾胃中焦，当以运脾胃，清热祛湿为大法。气郁化火，脾胃郁热，气血同病，当清肝泄胃。后期因湿热化燥伤阴，以致阴虚相火妄动，故清下焦相火，滋肝肾之阴兼清湿热方为治本之法。本病发展过程中，出现如下证候类型，可根据温病的理法论治。

（二）分型论治

1. 肺经风热

临床表现：面部皮疹以红色或皮肤粉刺、丘疹为主，伴顶部脓疮，红色结节，口干口渴，心烦，大便干结，小便短赤，舌红苔黄，脉数。

治法：疏风散热，解毒散结。

代表方：银翘散去豆豉加生地丹皮大青叶倍玄参方。

临床加减：若便秘者加大黄；皮疹色深红加紫草、白茅根；有结节囊肿加皂角刺、浙贝、莪术；有脓疱者加蒲公英、天葵子；瘙痒加蝉蜕、山楂。

中成药：可配合应用银翘解毒丸。

2. 湿热蕴毒

临床表现：颜面丘疹红肿焮痛、起脓疱，口干，便结尿黄，舌红，苔黄腻，脉滑数。

治法：清热解毒，化痰溃坚。

代表方：甘露消毒丹加减。

临床加减：皮损感染明显者，加千里光、重楼；有结节或囊肿者，加猫爪草、浙贝；月经不调者加丹参、香附、益母草。

中成药：甘露消毒丹。

3. 阴虚内热

临床表现：面部皮疹以红色或皮色粉刺丘疹为主，或伴有小脓疱、小结节。口干、心烦、失眠多梦、大便干结、小便短赤。舌红少苔或薄黄苔，脉细数。多见于女性。

治法：滋阴泻火，清肺凉血。

代表方：消痤汤加减。

临床加减：大便秘结加大黄、枳实、通腑泄热；大便溏而不畅，舌苔厚浊，去地黄加土茯苓、茵陈蒿利湿清热解毒；失眠多梦加合欢皮、茯苓宁心安神；肺胃火盛加生石膏、地骨皮清泄肺胃之火。

中成药：可配合应用知柏地黄丸、黛蛤散。

4. 瘀热痰结

临床表现：面部皮损以红色或暗红色结节、囊肿和凹凸不平的瘢痕为主，反复发作，经久不消，渐成黄豆或蚕豆大小肿物，或伴有小脓疱、粉刺和色素沉着。结节多发于口周以及下颌。舌红或暗红有瘀点，苔薄黄，脉弦滑或细涩。

治法：清热养阴，化瘀散结。

代表方：桃红四物汤合消痤汤。

临床加减：囊肿脓血多者加皂角刺、穿山甲、白芷消肿排脓；结节严重伴疼痛加玄参、浙贝母清热解毒散结；瘢痕明显重用丹参，加强活血化瘀。亦可合用用海藻玉壶汤。

中成药：桃红四物合剂。

四、中医治疗研究进展

徐宜厚治疗痤疮时重视病变部位、皮损、体质和兼证的辨证，其主要治法有清泄肺胃、解毒散结、调理冲任、疏肝清解、活血散瘀及湿敷除痤，常用清热解毒类、消肿散结类、减轻皮脂类及减轻色素沉着类中药煎汤于睡前湿敷。禤国维认为肾阴不足、冲任失调、相火妄动，肾之阴阳平衡失调为痤疮发病的根本原因，当采用滋肾育阴、清热解毒、凉血活血之法进行治疗。赵纯修立足整体辨证论治，将痤疮分为痰湿蕴热、痰湿结节、热毒炽盛三型论治，治疗上利湿化痰为本病的基本治法，采用健脾利湿、淡渗利湿和化痰散结利湿法，对于热毒为患者治疗时以金银花、蒲公英、紫花地丁、败酱草清解外邪化热之热毒；以黄芩、栀子、黄连、黄柏清脏腑蕴热之毒邪；病久瘀阻而致湿痰血热瘀结者宜活血化瘀，药用桃仁、赤芍、穿山甲、山慈菇、三棱、莪术，同时辅以行气散结或化痰散结之剂。马中建将 64 例痤疮患者随机分为对照组和治疗组各 32 例，治疗组予以三仁汤加减内服，对照组予以维胺脂胶囊口服，结果治疗组总有效率为 81. 2%，对照组为 59. 4%，认为运用清热祛湿法治疗寻常型痤疮疗效较一般西药治疗为优。邓暖繁用甘露消毒丹加减治疗痤疮，对照组用口服维胺脂胶囊治疗，结果治疗组总有效率为 91. 42%，对照组总有效率为 75. 76%，认为甘露消毒丹治疗湿热型痤疮疗效确切，值得临床推广。张虹亚等用清热化痰活血方治疗痰瘀互结型痤疮患者，结果显示清热化痰活血法能明显改善痰瘀互结型痤疮患者的临床症状，降低 IL-4 水平，升高 IFN-γ 水平，其疗效优于丹参酮胶囊。韩宪伟等以清利三焦湿热为基础，酌加清热解毒之品治疗痤疮取得良好效果。

参考文献

[1] 徐爱琴.徐宜厚诊疗痤疮经验[J].中医杂志，1998，39(2)：80-83.
[2] 陈达灿.禤国维临床经验集[M].广州：广东科技出版社.2013.
[3] 张晓杰.赵纯修治疗痤疮经验[J].山东中医杂志，1999，18(9)：420-421.
[4] 马中建.运用清热祛湿法治疗寻常型痤疮 32 例疗效观察[J].中医药导报，2010，16(12)：64-65.
[5] 邓暖繁.甘露消毒丹加减治疗湿热型面部痤疮 35 例[J].光明中医，2011，26(6)：1158-1159.
[6] 张虹亚，许光仓，曹宇，等.清热化痰活血法治疗痰瘀互结型痤疮疗效观察及对血清 IL-4，IFN-γ 的影响[J].中国皮肤性病学杂志，2012，26(3)：256-257.
[7] 韩宪伟，马天明，刘贵军.从湿热论治寻常痤疮 104 例[J].中医药信息，2012，29(5)：78-79.

第十节　带状疱疹

一、概述

带状疱疹(herpes zoster)是一种由水痘-带状疱疹病毒(VZV)所引起的,累及神经和皮肤的急性疱疹性病毒性皮肤病。临床表现为皮肤上出现红斑、水疱或丘疱疹,累累如串珠,排列成带状,沿一侧周围神经分布区出现,局部刺痛或肿大。本病水疱常发生于身体之一侧,以胸胁或腰胁部最为多见,可发生于任何年龄,多见于青壮年。好发于春秋季节,一般愈后不再复发。

二、病因病机

带状疱疹属中医学"蛇串疮"、"缠腰火丹"、"火带疮"、"蛇丹"、"蜘蛛疮"范畴。对于带状疱疹的中医病因病机大多认为本病为内外合邪致病。外因是由于感受湿热毒邪,内因或是情志内伤,肝气郁结,气郁日久化火;或因脾失健运,湿邪内生,蕴湿化热,湿热内蕴;或禀赋不足,正气亏虚,外感病邪侵入人体,使局部湿热火毒蕴结致水疱蔓延。从本病的发展过程来看,初起多为湿热困阻,中期多为湿毒火盛,后期多为火热伤阴,经络阻塞,气滞血瘀,余毒不清。本病病位在肝胆,与心、肺、脾有密切联系,病性多属实证、热证。总结历代医家对带状疱疹的认识,湿热内蕴,兼感邪毒为带状疱疹主要病机特点。2012年国家中医药管理局发布的《中医皮肤科病证诊断疗效标准》将带状疱疹分为肝经郁热、脾虚湿蕴、气滞血瘀三种证型。

三、温病学辨治思路

(一)辨治思路

本病总的治疗原则应以解毒、泻火、利湿、凉血、通瘀为主。初期以清热利湿,后期以活血通络止痛。符合温病学治疗大法有辛凉透表,清热解毒,泻火凉血,清热利湿等。本病可按卫气营血理论分型辨治,部分患者初起外感风热湿毒之邪,郁于卫表,此时当清热解毒,辛凉透表;如火热毒盛,热毒深入血分,当凉血泻火解毒;湿热较甚,蕴酿成毒,治以清热解毒,利湿化浊。有部分患者热毒郁而化火,发于头面部,当清热解毒,疏风散邪,特别要注意"火郁发之"之治法的运用。带状疱疹后遗神经痛可参考叶天士"久病入络,血瘀作痛"之论述治以清热解毒,活血化瘀,通络止痛。本病发展过程中,出现如下证候类型,可根据温病的理法论治。

(二)分型论治

1. 风火犯卫

临床表现:皮疹初起,发热重,恶寒轻,头身重痛,口渴心烦,局部灼热刺痛,瘙痒,红色斑丘疹如针尖大小水疱,舌尖红,苔薄白或微黄,脉浮细数。

治法:辛凉透表,清热解毒。

代表方:银翘散加减。

临床加减：若心烦眠差者，加珍珠母、牡蛎、栀子、合欢皮；皮损潮红疼痛明显者，加大黄；疼痛剧烈者，加玄胡索、制乳香、制没药、蜈蚣。

中成药：银翘解毒丸。

2. 火毒炽盛

临床表现：水疱较大，疹色深红，疱壁紧张、灼热、刺痛，水疱破溃、渗液，可有头痛、发热，口苦口干，大便干结，小便短赤，舌质红绛，苔黄，脉滑数。

治法：清热解毒，凉血泻火。

代表方：清瘟败毒饮合龙胆泻肝汤加减。

临床加减：若有血疱坏死者，加水牛角粉、白茅根；疼痛明显者，加制乳香、制没药；大便秘结者，加大黄、芒硝（冲服）；发热者，加天葵子、贯众。

中成药：清瘟败毒散、龙胆泻肝丸。

3. 脾经湿热

临床表现：皮肤起大疱或黄白水疱，疱壁松弛易于穿破，渗水糜烂或化脓溃烂，重者坏死结痂；纳呆，口不渴，腹胀，便溏，女性患者常见白带多；舌质淡胖，苔黄腻或白腻，脉濡或滑。

治法：健脾利湿，解毒止痛。

代表方：除湿胃苓汤或三仁汤加减。

临床加减：若发于下肢者，加牛膝、黄柏；水疱大而多者，加土茯苓、萆薢、车前草；化脓者，加野菊花、忍冬藤、败酱草；糜烂渗出者，加马齿苋、生地榆、藿香；腹胀便溏者，加白术、薏苡仁、砂仁。

中成药：可配合应用香连丸。

4. 肝胆湿热

临床表现：皮疹鲜红，疱壁紧张，灼热刺痛，口苦咽干，烦躁易怒，食欲不佳，大便干结或不爽，小便短赤，皮疹多发于胸胁和头面部，舌红苔黄或黄腻，脉弦数。

治法：清泄少阳，解毒利湿。

代表方：龙胆泻肝汤加减。

临床加减：皮疹若发于颜面部，可加牛蒡子、野菊花；如发于眉眼，可加谷精草；如发于上肢，可加姜黄；如发于腰背，可加杜仲、桑寄生；如发于下肢，可加牛膝、黄柏；如出现血疱，可加丹皮、白茅根。

中成药：龙胆泻肝丸。

5. 气滞血瘀

临床表现：疱疹基底暗红，疱液成为血水，疼痛剧烈难忍，或皮疹虽干涸，结痂，脱落，但疼痛不止，痛如针刺或隐痛绵绵，动则加重，舌紫黯或有瘀斑，苔白，脉沉弦。

治法：活血化瘀，行气止痛。

代表方：血府逐瘀汤加减。

临床加减：年老体虚者可加用黄芪，党参。温病方剂犀角地黄汤、化斑汤、清瘟败毒饮可选用。

中成药：血府逐瘀丸。

四、中医治疗研究进展

赵炳南认为带状疱疹辨治重在权衡湿、热、毒之偏重,并提出清热利湿解毒以治其因,化瘀通络理气以治其果。热盛者泻肝胆实火,清热利湿解毒,方以龙胆泻肝汤加减;湿盛者清热燥湿,理气和中,并辅以外治法,取得满意疗效。朱仁康在临证上将带状疱疹分干、湿两类,干者皮肤起红粟疹成簇,痛如刺螫,舌红苔黄,脉弦数,属于肝经湿火,治宜龙胆泻肝汤加丹皮、赤芍,外用玉露丹敷之;湿者起黄白水疱,糜烂流水,其痛尤甚,如见纳呆腹胀便溏,舌苔白腻,脉滑数,属于脾经湿热,治宜除湿胃苓汤加减,外用金黄膏敷之。另自拟清热解毒为主的马齿苋合剂(马齿苋 60g、大青叶 15g、蒲公英 15g),治疗用药简单,在缩短病程、减轻疼痛方面具有较好的作用。张志礼认为本病急性发病,多属肝胆湿热蕴结,兼感毒邪,正邪俱盛,故治以清利肝胆湿热,清热解毒为主。少数患者属脾肺湿气蕴结,兼感毒邪,应以健脾除湿解毒,活血止痛治之。并提出中医治疗应紧紧抓住三个环节:一是清热解毒;二是行气活血止痛,这是贯穿治疗全过程的手段;三是结合临床辨证,给予清热除湿或健脾除湿的药物,对证用药。对于后遗神经痛,一方面重视活血祛瘀,行气止痛,另一方面又要注重祛风通络止痛,对久病或年老患者更应重视益气养血,扶正固本。侯平玺认为带状疱疹辨证论治应分急缓,由于急性发作期乃肝胆湿热炽盛,毒邪侵入血分发于肌肤,故以龙胆泻肝汤加减,以清泄肝胆湿热毒邪,佐以通络止痛之品;缓解期则湿热毒邪渐消,肝阴已伤,经络失养,故以一贯煎加减滋阴清热养肝,佐以疏肝止痛药物。方药切合病机,故而效宏,合用外治,其效更显。侯平玺在以内服药物辨证论治的同时,创拟清热解毒消疹搽剂(雄黄 10g,枯矾 30g,冰片 8g,青黛 30g。共为极细末,用生大黄 30g 泡开水取浓汁,调上药末成稀糊状,涂布患处,一日 4 次),直达病位,经皮肤吸收,可有效减轻疼痛,促进疱疹吸收干燥,迅速消除症状和体征,缩短病程,且方法简便,用药安全,无需特殊设备。唐毅等将 70 例眼部带状疱疹患者按就诊顺序随机分成治疗组和对照组各 35 例,对照组采用西医常规治疗,治疗组在对照组治疗的基础上辨证给予普济消毒饮加味内服。结果显示治疗组痊愈率为 94.3%,对照组为 77.1%,说明常规西药治疗的基础上辨证给予普济消毒饮加味治疗,对风热毒蕴型眼部带状疱疹疗效确切,优于单纯西药治疗。刘庆春等用泻火解毒汤(板蓝根、马齿苋、红藤、生地各 30g,蒲公英、紫花地丁各 20g,龙胆草、夏枯草、全蝎、僵蚕、泽泻、车前子各 10g,大黄 10~15g)配合药渣煎洗患部治疗本病 61 例,治愈率为 80.32%。

参 考 文 献

[1] 北京中医医院.赵炳南临床经验集[M].北京:人民卫生出版社,1970.
[2] 中医研究院广安门医院.朱仁康临床经验集[M].北京:人民卫生出版社,1979.
[3] 安家丰,张凡.张志礼皮肤病医案选萃[M].北京:人民卫生出版社,1994:203-205.
[4] 马璋玲.侯平玺教授治疗带状疱疹经验举隅[J].中医药研究,2002,2(18):32-33.
[5] 唐毅,周瑶.普济消毒饮加味联合西药治疗眼部带状疱疹 70 例疗效观察[J].湖南中医药大学学报,2013,33(9):85-87.
[6] 刘庆春.泻火解毒汤治疗带状疱疹 61 例疗效观察[J].实用中西医结合杂志,1998,11(6):566-567.

第十一节 复发性口腔溃疡

一、概述

复发性口腔溃疡是口腔黏膜上生黄白色圆形或椭圆形溃烂点的疾病，又称复发性阿弗他溃疡（RAU）、复发性阿弗他（希腊文，灼痛）口腔炎（RAS）、口疳。人群中至少有10%~25%的人患有此病，在特定人群中，患病率可高达50%，女性的患病率一般高于男性，好发于10~30岁的女性。

本病内因主要为内分泌失调，自身免疫力降低，遗传因素等；外因多为精神压力及刺激、工作疲劳、失眠等；大部分女性患者月经来潮前后而诱发此病，或使病情加重。

本病的诊断主要以病史特点（复发性、周期性、自限性）及临床特征（黄、红、凹、痛）即溃疡表面覆盖假膜，周围有红晕，中间凹陷，疼痛明显为依据，一般不需要做特别的实验室检查及活检。

溃疡的发作周期长短不一，可分为发作期（前驱期-溃疡期）、愈合期、间歇期。按Lehner's分类，RAU可分为轻型、重型、疱疹型三类。

目前国内外均以对症治疗为主，将减轻疼痛、促进溃疡愈合、延长复发间歇期作为治疗目的。可用药物治疗、物理治疗、心理疗法和中医辨证论治等方法进行治疗。

二、病因病机

中医认为本病是由脾胃积热，心火上炎，虚火上浮而致。其性质类似温病。在中医学古籍中，口疮之名始于《素问·气交变大论》："岁金不及，炎火上行，民病口疮，甚则心痛。"《素问·至真要大论》有："火气内发，上为口糜"，及"诸痛痒疮，皆属于心"的记载。《幼幼集成·口疮证治》："口疮者，满口赤烂，此因胎禀本厚，养育过温，心脾积热熏蒸于上，以成口疮"，将本病的病因病机概括为心脾积热、肺胃热炽、阴虚火旺、脾虚贼火四个方面。

其心脾积热多由于饮食不节，嗜食辛辣肥甘，煎炒酒酪，损伤脾胃，内蕴化热或忧思郁怒，情志不遂，致使心脾积热，循经上冲，熏蒸口舌，热腐肌膜，故《外台秘要》曰："心脾中热，常患口疮。"

肺胃热炽证多责之素体胃火较旺之人，又感受风热之邪，两阳相煽，化火上蒸。如《寿世保元·口舌》说："口疮者，脾气凝滞，加之风热而然也。"

阴虚火旺证多见于素体阴虚，又复加因饮食不节，或情志不遂，或热病后期虚火上炎，损伤肌膜，此证多见于糖尿病、肺结核及患有结缔组织病的患者。

脾虚贼火证多见素体脾虚或气虚，复因饮食劳倦，更伤脾气，以至中气下陷，阴火上乘，循经上犯，即李东垣所谓的"阴火"、"贼火"。

三、温病学辨治思路

（一）辨治思路

本病在病证过程中，尤其是疱疹性复发性阿弗他溃疡，可伴有头痛、低热等全身不适、病损局部的淋巴结肿痛等症状，颇类似温病中温毒局部红肿热痛甚则溃烂的特点。所以在治疗时，应注意清热泻火解毒与滋养阴津。对心脾积热者，治宜清热泻火，生肌疗疮；对气阴两虚，火热乘心者，治宜益气补元，养阴清心；虚火上炎者，治宜养阴生津，滋阴降火。

（二）分型论治

1. 心脾积热

临床表现：舌尖、舌边、舌面，或齿龈，或两颊部口疮反复发作，溃疡表面覆盖黄苔，中间基底凹陷，四周隆起，红肿热痛，口苦口臭，心烦躁热，小便短赤，大便秘结，舌红苔黄，脉弦滑。

治法：清热泻火，生肌疗疮。

代表方：泻黄散加味。

临床加减：热毒内盛，心中烦热，加栀子、黄芩；大便秘结，加生大黄（后下）；小便赤热加木通；牙龈肿痛，口渴甚者，加生石膏、知母；夜寐不安者，加淡竹叶、连翘；舌苔厚腻者加苍术、藿香；嗳腐食嗅者，加莱菔子、蒲公英、陈皮、焦三仙等。

中成药：泻黄丸。

2. 气阴两虚，火热乘心

临床表现：反复发作性口腔溃疡，局部灼热病痛数年，口舌生疮此起彼伏，灼痛难忍，发无间隔，伴神疲乏力，心悸失眠，口渴咽干，大便每日一行，质稍干，舌边、两颊黏膜、齿龈可见多处溃疡，其周围黏膜水肿，中间色白，舌嫩红，边有齿痕，苔薄，脉细。

治法：益气补元，养阴清心。

代表方：补气养阴清心汤加减。

临床加减：兼肝阴虚加白芍、北沙参；肾阴虚加龟板、知母；大便秘结加火麻仁、郁李仁；失眠多梦加酸枣仁、柏子仁。

中成药：可配合应用生脉饮、天王补心丸。

3. 虚火上炎

临床表现：口疮反复发作，疼痛不堪，溃疡表面覆盖白苔，中间基底部凹陷，四周隆起，色不红，气短乏力，烦热颧红，口干不渴，小便短赤，舌尖红苔少或有裂纹，脉略细数。

治法：养阴生津，滋阴降火。

代表方：知柏地黄丸加味。

临床加减：兼肝阴虚加白芍、北沙参；肾阴虚加龟板、知母；大便秘结加火麻仁、郁李仁；失眠多梦加酸枣仁、柏子仁。

中成药：知柏地黄丸。

四、中医治疗研究进展

近年来对于本病的中医药治疗方法颇多。口服中药治疗，如周小军等用甘草泻心汤治疗。阙汀贤等用银菊双花口服液治疗实火型口腔溃疡，方药组成为金银花 20g，菊花 10g，甘草 2g。王萍等用补中益气丸加菊花莲心代茶饮，采用饭前口服中成药补中益气丸，每次 6g，每日三次，温水送服；加菊花 9g，莲子心 9g，煎水代茶饮。陈香涛等用甘露消毒丹治疗，方药组成：滑石 15g，黄芩 15g，茵陈 10g，石菖蒲 6g，川贝母 5g，木通 5g，藿香 4g，连翘 4g，白蔻仁

4g，薄荷4g，射干4g，每日1剂，服2次。严子兴等以养阴清热利湿的三才封髓汤合甘露饮为基本方，方药组成：熟地黄、生地黄、党参、盐水炒黄柏、砂仁（后入）、天冬、麦冬、石斛、绵茵陈、黄芩各15g，枳壳12g，甘草5g。陈琳等用泄心脾导赤汤治疗。陈锦团等给予半夏泻心汤加减，溃疡面大而深者加白及；疼痛较重者加王不留行；阴虚火旺明显者加生地黄、石斛、知母；心脾积热明显者加淡竹叶、栀子。

中药穴位贴敷治疗。贾凯采用中药吴萸散穴位贴敷治疗，药物组成：吴茱萸15g，南星10g，鲜姜10g，使用时首先将患者两脚洗净，将吴茱萸制成两个药饼，分别贴敷两脚的涌泉穴，贴24小时，即可见效，如未治愈，可重复2~3次。付广平等用中药贴涌泉穴及锡类散外用治疗口腔溃疡，于发病的第2天取中药适量，以米醋调成糊状，锡类散每瓶1g，加入3mg地塞米松粉吹敷于溃疡处，每日4次。黄彦等用六味地黄丸治疗，同时用3%双氧水和0.9%生理盐水交替漱口，然后将维生素B_1、维生素B_2、维生素C、谷维素各一粒碾成粉末，与冰硼散一起混匀，涂抹在溃疡处。石宇用具有清热解毒，收敛止痛的功效的复方青黛贴片（由青黛、冰片、氧化锌等中药制成），用于治疗热毒内盛而致的口腔溃疡。

针灸治疗。王环仁等运用通任调脾胃脉针法治疗老年难治性复发性口腔溃疡，取穴：内关、中脘、下脘、气海、关元、地机、陷谷、内庭、天枢，除任脉穴外均双侧取穴，腹部配合特定电磁波治疗器照射，每日1次，5天为一个疗程。马民取穴照海（双）、通里（双）、神阙，痛甚加廉泉、金津、玉液。

针灸配合中药治疗。马辅安等以针灸配合地黄二陈散治疗，处方：熟地黄、生地黄各80g，山茱萸、山药各40g，丹皮、茯苓、陈皮各30g，胆南星、法半夏、甘草、木香各20g，大黄9g，郁金25g，共研粉末，8~12g/次，2次/天，并配合针灸、心理治疗。张红军等选用局部点刺配合自拟牛黄口疮散治疗，治疗方法：令患者张大口，医者用左手牵住嘴唇，右手持三棱针，视溃疡大小，在患部点刺数10针，以出血为宜，等饭后10分钟用已消毒的薄板将牛黄口疮散（牛黄、冰片、硼砂、炉甘石、青黛、黄连、白矾、全蝎等）均匀涂抹患部，用药后2小时内不宜进食和饮水，每日1次。陈夏燕用针灸结合中药治疗复发性口腔溃疡，取穴：合谷、内庭、太溪、照海、风池、足三里、三阴交、曲池、商阳等，中药处方：生甘草6g，防风10g，生石膏15g（先煎），栀子10g，藿香10g，升麻10g，黄芩10g，半夏10g，枳壳10g，木通10g，竹叶10g，白芷6g，生地15g，石斛15g。

中医药治疗口腔溃疡方法多样，且具有简、便、验、廉等优势，但缺乏统一的辨证分型标准、疗效判定标准。如何在中医理论指导下，统一辨证分型标准、疗效判定标准，规范治疗，将是我们以后研究的方向。

参考文献

[1] 周小军，卫金岐，鲁红云，等.甘草泻心汤治疗复发性口腔溃疡的临床疗效[J].中国实用医药，2010，5(7)：8-9.

[2] 阙汀贤，沈维增.银菊双花口服液治疗实火型复发性口腔溃疡疗效观察[J].现代中西医结合杂志，2009，18(15)：1745-1746.

[3] 王萍，李立群，魏传芳，等.补中益气丸治疗复发性口疮临床研究[J].医学研究与教育，2010，27(2)：60-61.

[4] 陈香涛，郭静.甘露消毒丹治疗复发性口疮溃疡48例疗效观察[J].中国社区医师，2009，1(24)：156-157.

[5] 严子兴,林振文,朱子奇,等.三才封髓汤合甘露饮加味治疗复发性口腔溃疡33例[J].福建中医药,2010,41(1):50.
[6] 陈琳,项叶萍,王健,等.中药治疗复发性口腔溃疡的体会[J].山西医药杂志,2013,42(11):1303-1304.
[7] 陈锦团,孙恒岩,洪青.寒热并用法治疗复发性口腔溃疡55例[J].中医研究,2009,22(5):19-20.
[8] 贾凯.中药穴位贴敷治疗复发性口腔溃疡临床观察[J].中医中药,2007,4(11):97.
[9] 付广平,刘萍,林兴德.中药贴穴联用锡类散治疗口腔溃疡临床观察[J].中国现代医生,2009,47(2):155.
[10] 黄彦,何文莉,任世明.[J].湖南中医药大学学报,2009,29(7):12-13,46.
[11] 石宇.复方青黛贴片治疗复发性口腔溃疡的药效研究[D].河北大学硕士学位论文,2010,12.
[12] 王环仁,迟晓伟.通任调脾胃脉针法治疗老年复发性口腔溃疡62例[J].中医外治杂志,2006,15(6):55.
[13] 马民.针灸治疗复发性口腔溃疡疗效观察[J].辽宁中医杂志,2005,32(2):151.
[14] 马辅安,唐继璞,唐仰琦.针灸配合地黄一陈散及心理治疗复发性口腔溃疡256例[J].陕西中医学院学报,2008,31(3):42-43.
[15] 张红军,高莉,高敬力,等.局部点刺配合牛黄口疮散治疗口腔溃疡240例[J].河北中医,2005,27(9):692.
[16] 陈夏燕.针药并用治疗复发性口腔溃疡28例[J].针灸临床杂志,2007,23(1):23.

第十二节　儿童抽动秽语综合征

一、概述

儿童抽动秽语综合征(Tourette syndrome,TS)又称多发性抽动症,是一种原因不明的慢性复杂的神经精神障碍性疾病。发病没有明显的季节性,以学龄儿童和青少年多见,其患病率为0.05%~3.00%,近年来发病率有逐年增高趋势,男孩多发于女孩。

主要表现为反复、不自主、快速、无目的的动作。常起始头面部,如点头、眨眼、努嘴等,发展到耸肩、抬腿、腹部抽动等多组肌肉抽动,并伴有不同程度的喉音,如轻咳、喊叫,有时带有轻度谩骂(秽语)。一般病程较长,症状常反复变化不定,时轻时重,病情迁延持续。

本病预后良好,研究表明有50%的患者完全恢复,约40%的患者部分改善,仅约5%患者持续到成年,罕见进展为精神分裂症者。

二、病因病机

中医根据其临床表现,可归属于"瘛疭"、"抽搐"、"慢惊风"、"痉病"、"目眨"等病症范畴。《素问·至真要大论》说:"诸风掉眩,皆属于肝"、"诸暴强直,皆属于风"。故凡一切抽动、抽搐、震颤、痉挛,都为风邪偏盛之象,内风、外风皆可引起。风善行数变,病变过程往往因风生痰,风痰窜动,上扰心窍,以致抽动、秽语不休。

《素问·至真要大论》曰:"诸热瞀瘛,皆属于火"。小儿体质稚阳,肝常有余,若饮食不节,嗜食肥甘,酿生痰热,或所欲不遂,肝阳妄动,均可出现热灼肝经,筋脉拘急而致本病发作。抽动日久,火盛伤阴,阴血内耗,则导致水不涵木,阳亢风动。无论实证还是阴虚抽动,易出现风动生痰,痰热上蒙清窍,金鸣异常,可有喉间作声。痰热扰神则秽语。

总之,本病病机特点为本虚标实、上盛下虚。本虚重在阴虚,标实重在风、火、痰。病位在肝、心、脾、肺、肾,以肝为主。五脏之中,心肝之热有余,肺脾肾常虚。风动则痰生,火盛则生风,风火相煽,阴液损伤,灼津为痰,痰热蒙闭心窍故秽语。风火痰阻于经络,筋脉不通故抽动。

三、温病学辨治思路

(一) 辨治思路

辨证时大多有热象,不在病位之热,虚实之热。着眼于“肝热生风”、“心火扰神”、“胃肠郁热”、“痰热蒙窍”等标实因素证候,本虚则注重肺脾肾阴虚。治疗当辨证施治。“风”是标象,如胃肠郁热,淫及肝经,当以清泄胃肠为主,辅以息风。对于一些病情较轻、病程较短的抽动患儿,息风药多选用植物类,如钩藤、菊花、桑叶、天麻等,此类药性较平和,虚证、实证均可选用;对于抽动频繁,症状反复者,多选用贝壳类、虫类或金石类息风药,如生龙骨、生牡蛎、石决明、全蝎、僵蚕、蜈蚣、代赭石、磁石等。若肝经热邪较轻者,可用钩藤、菊花、白蒺藜等。运用养阴之法,可根据温病三焦养阴治法思想,偏于上、中焦病变所致者,可用甘寒养阴之药,如生地、麦冬、玉竹等;偏于下焦病变所致者,可用咸寒养阴之法,如玄参、鳖甲、龟板等。若热邪不重者,也可使用酸寒之品,如白芍等。若肾阴精明显不足者,可用熟地、女贞子、沙苑子、枸杞子、山茱萸等。血不足所致者,多用阿胶、四物汤等,不可再用伤阴耗液之药,正如叶天士在《临证指南医案》中所说:“身中阳化内风,非发散可解,非沉寒可清”、“非柔润不能调和也”。

(二) 分型论治

1. 风热外袭

临床表现:发热或不发热,鼻塞、喷嚏、流涕,咽痛、咽干,目眨,咳嗽,或其他部位肌肉抽动,舌边尖红,脉浮数。

治法:疏散风热。

代表方:桑菊饮加减。

临床加减:咳嗽者,加前胡、紫菀等;抽动明显者,加僵蚕、钩藤、蝉蜕等。咽干、鼻干、眼干明显者,加沙参、花粉、麦冬等。

中成药:银翘解毒片、桑菊感冒片。

2. 阴虚动风

临床表现:形体消瘦,精神萎靡,手足心热,盗汗,挤眉眨眼,耸肩摇头,头晕眼花,肢体震颤,便干,口渴,唇红,舌光红少津,脉细数。

治法:滋肾养肝,息风止痉。

代表方:三甲复脉汤加减。

临床加减:纳呆者,加炒麦芽、炒神曲、焦山楂等;血虚者,合用四物汤;火旺明显者,加银柴胡、胡黄连等。

中成药:可配合应用大定风珠。

3. 心肝火旺

临床表现:烦躁,易怒,睡眠不安,大便干燥,挤眉眨眼,皱额歪嘴,摇头耸肩,抽动有力,舌红，苔黄，脉弦数或滑数。每因情绪紧张、学习压力大而诱发或加重。

治法：清心凉肝。

代表方：偏心火旺者，可用凉膈散加减；肝火明显者，用龙胆泻肝汤加减。

临床加减：阴液不足易致火旺，清火的同时，宜佐以养阴药，如生地、麦冬、花粉等；因情绪变化加重者，可合用柴胡疏肝散或逍遥丸等。

中成药：牛黄清心丸、龙胆泻肝丸。

4. 肺脾气虚

临床表现：面色萎黄，气短懒言，汗多，容易感冒，精神不振，胸闷，喉间痰鸣，肢体摇动，舌淡苔白腻或薄白，脉沉弱。

治法：补肺健脾。

代表方：偏于肺气虚者，用补肺汤合玉屏风散加减；偏于脾虚者，用参苓白术散加减。

临床加减：兼肾气虚者，合用右归丸加减；便秘者，加火麻仁、郁李仁等。

中成药：玉屏风散颗粒、参苓白术散。

四、中医治疗研究进展

目前关于儿童抽动秽语综合征的中医药治疗方法主要分为中药治疗和针灸推拿治疗。

宣桂琪将本病分为8个证型：外感、肝亢风动、痰火扰神、脾虚肝亢、阴虚风动、瘀血内阻、阴虚火旺、心脾不足。朱生全将本病分为3型：肝阳上亢、脾虚肝旺、肾虚肝亢。史英杰将本病分为3型，肾虚肝旺、脾虚痰湿、肝郁化火。张帆等将本病分为实证和虚证两大类，实证包括3种证型：①肝郁化火，肝风内动型：治以疏肝泻火、镇肝息风，方选千金龙胆汤加减；②痰火扰心，肝风内动型：治以涤痰清心、凉肝息风，方选黄连温胆汤加减；③外感风邪，引动肝风型：治以疏风宣肺、平肝息风，方选桑菊饮加赤芍、钩藤、僵蚕、全蝎等。虚证包括3种证型：①肝肾阴虚，风阳上扰型：治以滋水涵木、柔肝息风，方选杞菊地黄汤合羚角钩藤汤加减；②肺肾阴虚，虚风内动型：治以滋养肺肾、息风止痉，方选百合固金汤加减；③脾虚肝旺，木火刑金型：治以培土生金、抑木息风，方选四君子汤酌加平肝息风之品。于仲华将本病分3型：心神受损型治宜养心安神，药用当归、石菖蒲、远志、益智仁、郁金、牡蛎、白芍、钩藤、僵蚕等；肝气郁结型治宜疏肝解郁、安神定惊，药用当归、柴胡、郁金、香附、枳壳、白芍、牡蛎、天麻等；气机逆乱型治宜镇惊安神降气，药用当归、代赭石、牡蛎、白芍、桔梗、半夏等。蔡建新平肝息风为主，以熄风汤（谷精草、木贼草、刺蒺藜、菊花、蝉蜕、生龙骨、生牡蛎、钩藤、石决明、龟甲、芍药、石菖蒲）为基础方治疗，总有效率97.9%。黎欣等治以平肝息风，同时豁痰止痉，用宁肝熄风汤（天麻、钩藤、白芍、僵蚕、蝉蜕、胆南星、郁金、柴胡）为基础方治疗，总有效率82.5%。陈亨平等以祛风为法，兼以平肝健脾，以牵正汤（白附子、僵蚕、全蝎、龙齿、牡蛎、蜈蚣、黄芪、白芷、羌活、独活、生甘草）为基础方治疗。张顺湧等从肝脾论治，自拟柔肝健脾汤（白芍、菊花、钩藤、地龙、麦芽、白术、甘草）加减治疗，治愈率97.3%，总有效率100%。杨峰等从肝、心论治，自制琥珀定惊熄风汤（琥珀、天麻、茯苓、天竺黄、全蝎、僵蚕、石菖蒲等）治疗。李宜瑞提出本病主要为风痰，平肝息风、燥湿化痰为基本大法。胡成群认为本病以肝亢脾虚为主因，治以平肝、健脾为主，辅以化痰、息风、清热、泻火、消食等法。胡建华则强调本病以肝风扰动为主，平肝息风、养心安神、化痰定志为常用治法，其中以平肝息风为主。刘弼臣尤善从肺的气机论治，提出治肝勿忘调肺，强调肝肺同治的重要性。

刘丽等选百会、风池、合谷、舞蹈震颤区为主穴，用头部电针法治疗，总有效率 90.0%。徐世芬选额中线、顶中线、顶旁线为主穴，用头穴动留针法治疗，总有效率 73.4%。高月用整脊疗法治疗，同时配合生活指导，结果总有效率 95%。奇纹治疗多发性抽动症以调节手足阳明经经气和足太阳经经气为主，重视气街理论的应用，善用背俞穴。姜雪原将 70 例 TS 患者的治疗组给予针灸、推拿结合治疗，结果治疗组近期疗效、远期疗效均优于对照组，认为针灸推拿结合治疗抽动秽语综合征具有较好的临床效果。

中医治疗多发性抽动症取得了可喜的成果，但仍存在一些问题，如中医诊断标准描述较为模糊，尚无统一的中医证候评分标准等。因此应进一步深入的研究。

参考文献

[1] 陈祺，宣桂琪.宣桂琪名老中医治疗小儿抽动-秽语综合征[J].中医药学报，2009，37(3)：43-45.

[2] 朱生全.中医辨证治疗小儿抽动秽语综合征 76 例临床观察[J].中国中西医结合儿科学，2009，1(1)：83-84.

[3] 张霞.史英杰辨治多发性抽动症经验[J].北京中医药，2009，28(1)：20-21.

[4] 张帆，朱盛国，李艳.儿童多发性抽动症的中医辨证施治规律探讨[J].上海中医药杂志，2007，41(5)：52-53.

[5] 于仲华.儿童抽动秽语综合征的辨证施治[J].黑龙江医学，2007，31(12)：958-959.

[6] 蔡建新.熄风汤治疗抽动-秽语综合征 48 例疗效观察[J].光明中医，2010，25(10)：1827-1828.

[7] 黎欣，孟晓露，孙香娟."宁肝熄风汤"治疗小儿多发性抽动症 10 例临床观察[J].江苏中医药，2012，44(2)：28-29.

[8] 陈亨平，胡人匡，张小罗，等.牵正汤加减治疗儿童抽动症 13 例临床观察[J].浙江中医杂志，2009，44(11)：814.

[9] 张顺湧，吕少卿.自拟柔肝健脾汤治疗抽动-秽语综合征 37 例疗效观察[J].中外医疗，2010，(3)：117.

[10] 杨峰，丁丽.琥珀定惊熄风汤治疗小儿抽动-秽语综合征[J].光明中医，2012，27(9)：1761-1765.

[11] 李丹，肖应耀.李宜瑞从肝肾论治儿童抽动秽语综合征[J].辽宁中医杂志，2008，35(12)：1815-1816.

[12] 张军，叶冬兰.胡成群主任医师辨治小儿多发性抽搐症经验[J].北京中医药，2008，27(1)：15-16.

[13] 刘堂义，胡建华.胡建华治疗多发性抽动-秽语综合征经验举隅[J].上海中医药杂志，2007，41(5)：50-51.

[14] 陈自佳，吴琼.刘弼臣辨治多发性抽动症思路浅析[J].辽宁中医杂志，2009，36(1)：14-16.

[15] 刘丽，于学平，李晓陵，等.头部电针治疗抽动-秽语综合征临床疗效观察[J].针灸临床杂志，2012，26(10)：21-22.

[16] 徐世芬，朱博畅.头穴动留针治疗抽动秽语综合征 30 例疗效观察[J].中医药导报，2009，15(6)：58-59.

[17] 高月.整脊疗法治疗抽动-秽语综合征 20 例[J].中外健康文摘，2010，7(31)：171.

[18] 郑耀庭，于慧娟，姜亚梅，等.谭奇纹针刺治疗多发性抽动症经验[J].山西中医，2009，25(2)：9-10.

[19] 姜雪原.针灸推拿结合治疗儿童多发性抽动症[J].四川中医，2009，27(8)：115-116.

第十三节　糖　尿　病

一、概述

糖尿病是一种与遗传因素和多种环境因素相关联的以慢性高血糖为特征的代谢紊乱综

合征。据统计,目前全球罹患糖尿病人数达2.46亿,预计到2025年全世界将超过3.8亿。我国是当今世界糖尿病患者最多的国家之一,男性稍多于女性,40岁以上人群高发,具有明显的家族聚集性。

糖尿病以多饮、多尿、多食、体重下降以及血糖高、尿液中含有葡萄糖为临床特征,属于中医消渴的范畴。临床上有一些糖尿病患者并无多饮多食等典型的消渴症状,还有不少患者是以并发症作为首诊症状,在此之前也无“三多一少”的典型症状,可见,糖尿病的发生发展是渐进的过程。饮食治疗、运动治疗和药物治疗是治疗糖尿病不可或缺的“三驾马车”,三者之间相辅相成、相互依赖。

二、病因病机

糖尿病的病因早在《内经》就已指出。如《内经》曰:“五脏皆柔弱者,善病消瘅”;“此肥美之所发也。此人必数食甘美而多肥也,肥者令人内热,甘者令人中满,故其气上溢,转为消渴”;“怒则气上逆,胸中蓄积,血气逆流……转而为热,热则消肌肤,故为消瘅”。《外台秘要·消渴消中》曰:“消渴者,原其发动,此则肾虚所致,每发即小便至甜”。《刘河间·三消论》曰:“消渴者……耗乱精神,过违其度,而燥热郁盛之所成也”。历代医家均认识到,消渴不是单一的某脏某腑的病变,而是多因素、多脏腑的功能紊乱;其病理变化随着疾病的迁延不愈而由实至虚、虚实夹杂。日久阴损及阳,导致气阴亏虚、甚则阴阳两虚。典型糖尿病是因肺、脾(胃)、肾失调,水谷精微输布失常所致。其病因病机主要有以下六个方面。

1. 禀赋不足,五脏虚弱　尤其是肾脏素虚,脾胃运化失健,水谷精微化生不足,气血津液不充,日久导致阴精亏虚,发为消渴。

2. 饮食不节,蕴热伤津　或过食肥甘厚味,肆饮醇酒,辛燥刺激食物,导致胃肠积热,脾胃运化失职,水湿停滞而内生痰浊,痰浊湿热相搏,中焦气化不利,日久易病消渴。

3. 情志失调,郁热伤阴　肝失疏泄,气郁化火,消烁津液,上灼肺胃阴津,下灼肾阴。

4. 劳逸失度,肾精亏损　过度劳累,耗伤脾气,运化失司,水谷精微化生不足,不能充养先天肾精,或房事不节,劳欲过度,损伤肾阴,阴虚火旺,更伤精血,发为消渴。若过度安逸,脾胃运化呆滞,消化不良,易致胃肠积滞不化,日久则易化燥生热,燥热内盛伤阴津,引发消渴。

5. 外感六淫,化热伤阴　六淫邪袭卫表,郁阻卫阳而化热,热伤津液而生燥,燥热易伤肺阴,肺失宣降,津液敷布失常,导致肺燥、胃燥、肾阴虚等一系列燥热阴伤的病理变化,进而发为消渴。

6. 滥服温燥,化燥伤津　长期服用温燥壮阳之剂,燥热伤阴,继发消渴;或乱用补品,滋补太过,碍伤脾胃,导致脾不“游溢精气”,发生消渴。此外,痰阻、血瘀也是消渴发生发展过程中不可忽视的因素,消渴病程中的脾虚、燥热、肝郁等脏腑功能失调都有可能引起痰阻、血瘀的病变,反过来痰阻、血瘀又加重了脏腑功能的失调,气机郁滞,血行不畅,气血津液的敷布失常,加重阴虚燥热的程度,进而加重病情。

三、温病学辨治思路

（一）辨治思路

糖尿病以“阴虚燥热”为病机中心，可参照温病学中的秋燥病或其他温热类温病后期证治进行辨证论治。在糖尿病的发生发展过程中，不同病程阶段有着不同的病机特点，病之初起多以燥热为主，与肺燥、胃热有关；病程迁延日久，多以阴虚燥热为主，与肺、胃、肾的阴液亏虚有关，与下焦温病热证相近，少阴温病，厥少同病热证。燥热不解，灼伤肺胃阴津，见咽干鼻燥、口渴多饮；肺燥伤阴，胃热亢盛，热结胃肠，既会损伤脾胃运化功能，又会大量消耗人体进食所获得的水谷精微，造成人体营养物质的匮乏，机体失去濡养而出现形体消瘦；随着病程迁延，伤及肾阴，精气亏虚，气化无权，导致膀胱开合失司而不能统摄，出现多尿、尿浊或尿甜等症状。对阴虚燥热的治疗，在肺在胃肠。选择运用不同的养阴润燥方法。若燥热病邪不解，日久化火传入下焦，耗伤肝肾阴液，阴血亏虚，水亏火旺，水不涵木，筋脉失养，则肢体麻痹不仁，视物不清等，治宜填补真阴，奉养精血。病程中，燥热伤阴甚者可致阴损及阳，轻则气阴亏虚，治宜益气养阴，生津润燥；重则阴阳两虚，治宜益肾温阳，填补真阴。对病程中常见的痰热、血瘀等病理产物兼夹为患时，应根据患者的体质、临床证候来辨证施治，采用益气健脾，清热化痰或理气活血，化瘀通络等方法治疗。此外部分患者呈现胃热脾湿之证，胃热由气及血，湿遏热伏，由实到虚，变化多端，当化湿泄热。

（二）分型论治

1. 肺燥伤津

临床表现：鼻咽干燥，烦渴多饮，干咳少痰，善饥，尿频，舌边尖红，苔薄黄或薄白而干，脉细数等。

治法：清热润肺，生津止渴。

代表方：清燥救肺汤。

临床加减：鼻咽燥甚者加沙参、梨皮、生地；燥热烦渴饮多者加知母、天花粉、芦根；善饥多食者加黄芩、黄连、玉竹；咳嗽、痰中带血丝者加白茅根、侧柏叶、仙鹤草。

中成药：养阴清肺丸。

2. 胃热炽盛

临床表现：口干舌燥，烦渴欲饮，消谷善饥，尿频量多，舌红苔黄燥，脉洪大等。

治法：清胃泻火，养阴增液。

代表方：白虎加人参汤。

临床加减：饮多者加天花粉、石斛、葛根；尿多者加覆盆子、桑螵蛸、莲子肉；消瘦者加山药、白扁豆、白术；皮肤瘙痒或有疖肿者加金银花、连翘、元参、蒲公英；肢体痛、麻者加丹参、赤芍、忍冬藤；便秘者加生地、元参、大黄。

中成药：可配合应用牛黄解毒丸、栀子金花丸。

3. 湿热阻滞

临床表现：口干、口苦、口腻，脘腹胀满，咽喉痰黏，四肢倦怠，饥不欲食，小便频数，大便溏泄，舌红苔黄腻，脉濡缓或濡数。

治法：清热化痰，健脾祛湿。

代表方:王氏连朴饮加减。

临床加减:口干苦甚者加黄芩、龙胆草、天花粉;恶心呕吐者加藿香、竹茹、半夏;胸闷心悸者加瓜蒌、薤白、炙甘草;痰涎壅盛者加陈皮、半夏、苍术;倦怠乏力者加党参、白术、茯苓;肢体酸重者加苍术、黄柏、车前子;厌食腹胀者加木香、神曲、鸡内金;便溏者加牡蛎、淮山药、车前子。

中成药:可配合应用藿香正气水。

4. 肾阴亏虚

临床表现:尿频量多,浑浊如脂如膏,或尿甜,腰膝酸软,头晕耳鸣,口干唇燥,皮肤瘙痒,舌红少苔或无苔,脉细数等。

治法:滋养肝肾,填补阴血。

代表方:肝肾阴虚者六味地黄汤加减;阴虚火旺者连梅汤加减。

临床加减:尿多浑浊者加益智仁、覆盆子、金樱子;头晕者加天麻、钩藤、牛膝;口干甚者加知母、石斛、桑椹子;皮肤瘙痒者加元参、大青叶、白鲜皮;倦怠乏力者加黄芪、白术、菟丝子;腰酸膝软者加山茱萸、杜仲、牛膝。

中成药:六味地黄丸。

5. 气阴两虚

临床表现:口干舌燥,口渴多饮,神疲乏力,气短懒言,形体消瘦,腰膝酸软,自汗盗汗,五心烦热,心悸失眠,舌红苔薄白而干或少苔,脉细数。

治法:益气养阴,生津润燥。

代表方:生脉散加味。

临床加减:口干渴甚者加元参、知母、石斛;自汗者加黄芪、白术、五味子;心悸失眠者加阿胶、酸枣仁、鸡子黄;肢体麻木或疼痛者加当归、川芎、丹参、地龙干。

中成药:生脉饮。

6. 气虚血瘀

临床表现:神疲乏力,气短懒言,肢体麻木或疼痛,下肢紫黯,胸闷刺痛,或语言謇涩,眼底出血,唇舌紫黯,或舌下青筋显露,苔薄白,脉弦涩等。

治法:益气活血,化瘀通痹。

代表方:血府逐瘀汤加减。

临床加减:神疲气短者加党参、白术、黄芪;肢体麻木疼痛者加鸡血藤、络石藤、海风藤;胸闷痹痛者加红花、赤芍、水蛭;眼底出血者加桑叶、菊花、白茅根、三七。

中成药:血府逐瘀丸。

四、中医治疗研究进展

近年来,随着中医学对糖尿病研究的不断深入,有学者提出糖尿病从脾(胰)论治、从肾气虚论治、从瘀论治的辨证论治新思路。

有人通过对中医古籍中记载的胰的解剖形态、功能作用等与西医学的认识进行比较分析,认为中医学中脾的功能包括了胰的功能。因此,糖尿病治疗当以调补"脾(胰)"为本,进行辨证论治。

有人通过对糖尿病肾气虚理论渊源的探讨、病机关键的分析、常见证型的归纳、常用药物功效的梳理结合长期的临床观察,认为糖尿病与肾气虚,体内阴精水液代谢失调有着密切关系。提出糖尿病以肾气虚为本,津枯液燥为标;从肾论治,益气治本,养阴治标;以益气养阴活血为治法,拟定丹蛭降糖胶囊(主要药物:太子参、生地、丹皮、菟丝子、泽泻、水蛭等)开展临床干预,取得良好的临床效果。

有人通过对糖尿病临床有较明显瘀血表现证型的辨治探讨,认为糖尿病的发生发展与瘀血有关,瘀血既是病因,又是各种并发症的主要病理基础,并存在于病程的各个阶段,临床常有脾气亏虚、湿郁血瘀,久病入血、瘀血阻络,郁久积热、阴虚血瘀,阴伤气耗、肾虚血瘀等不同病机特点,提出糖尿病瘀血是表现在全身多脏器的病理现象。因此,糖尿病的治疗在养阴清热、生津润燥的同时,必须与活血化瘀同步进行,方能奏效。

唐晓晨等在对西医降糖药进行运用的基础之上,采用加味生脉散可以促进疗效的显著提升,同时还可以明显的改善患者的症状。有效率为67.5%,两组比较差异具有统计学意义($P<0.05$)。研究认为,糖尿病的主要病机是阴津亏损,燥热偏胜。其病理特点为本虚标实证,阴虚为本,燥热为标。生脉散原方古朴精炼,为益气养阴代表方剂。

姜子成在二甲双胍片基础上采用六味地黄汤加减治疗2型糖尿病患者,并与单纯西药治疗的患者疗效进行比较,结果治疗组总有效率为91.03%,对照组有效率为76.92%。比较差异均有统计学意义($P<0.05$)。研究认为,本病的病机为阴津亏损、燥热偏盛。其病理特点为阴虚为本、燥热为标,二者互为因果。治疗应以清热润肺、生津止渴为主。六味地黄丸具有三补三泻的配伍特点,能标本兼治,加五味子、枸杞子能清热润肺、生津止渴。

林文革在口服降糖药或胰岛素治疗基础上加用中药辨证治疗,基础方由黄芪、花粉、玄参、生地、黄连、大黄、苍术、丹参组成。随证加减:阴虚燥热型胃中热者加玉女煎;肺热者加消渴方;肾阴虚者加知柏地黄汤。阴阳两虚者加金匮肾气丸,气阴两虚者加生脉散。结果示,中西医结合治疗组总有效率为94.2%,西药对照组总有效率为75.0%,两组总有效率比较差异有统计学意义($P<0.05$)。

聂静涛等在胰岛素或口服降血糖药物治疗基础上加用黄芪、茯苓、淮山药等为主的中药,随证加减:以口干多饮、烦渴舌燥为主者,加大花粉、葛根;以多食易饥为主者,加生石膏、知母、葛根、生地、麦冬;以多尿为主者,加用六味地黄丸加减熟地黄;阳虚者,加用肉桂、鹿茸和覆盆子;气滞血瘀者,加桃仁、红花、土鳖虫。并以胰岛素或口服降血糖药物治疗作对照。结果显示,中西医结合组在生理功能和治疗程度改善程度上较西药组更明显,两组比较差异有统计学意义($P<0.05$);中西医结合组在空腹及餐后2小时血糖、糖化血红蛋白糖代谢指标变化较对照组明显降低,两组比较差异均有统计学意义($P<0.05$)。研究表明,中西医结合组在改善患者糖代谢指标上明显优于西药组,中西医结合治疗方案具有稳定空腹血糖和降低糖化血红蛋白的作用,对糖代谢有明显改善作用。

参考文献

[1] 方朝晖.中西医结合糖尿病学[M].北京:学苑出版社,2011.
[2] 辛燕,庄乾竹.中医防治糖尿病百家验方[M].北京:人民卫生出版社,2009.
[3] 唐晓晨.加味生脉散治疗2型糖尿病60例[J].当代医学,2012,18(4):145-146.
[4] 姜子成.中西医结合治疗糖尿病78例疗效观察[J].浙江中医杂志,2012,47(1):54-55.

[5] 林文革.中西医结合治疗2型糖尿病52例疗效观察[J].海南医学,2011,22(8):41-43.
[6] 聂静涛,罗从容.中西医结合治疗对2型糖尿病患者生存质量及糖代谢的影响[J].中国现代医学杂志,2010,20(21):3328-3330.

第十四节 中 风

一、概述

中风是一组以脑部缺血或出血性损伤症状为主要临床表现的疾病,因发病急骤,症见多端,病情变化迅速,与风之善行数变特点相似,故名中风、卒中,西医称脑卒中或脑血管意外,包括脑梗死和脑出血。脑梗死是指因脑血液供应障碍,缺血、缺氧引起的局限性脑组织的缺血性坏死或脑软化;而脑出血则指原发性非外伤性脑实质内的自发性出血,最常见高血压性脑出血。

中风一般突然发病,可有头晕、头痛,肢体麻木或短暂脑缺血发作的前驱症状。脑出血发病多伴有高血压,常在白天活动时发病。脑梗死可在睡眠中发病,醒来才发现半身肢体瘫痪。临床症状大致可分成全脑症状和局灶症状,前者系出血、脑水肿和颅内压增高所致,如头痛、呕吐、嗜睡和昏迷等;后者为出血破坏脑实质导致的症状,如中枢性偏瘫、面瘫、舌瘫、交叉性瘫痪、失语和感觉障碍等。偏身感觉障碍、偏盲、偏瘫即通常所说的中风"三偏"症状。

中风诊断不难,对于突发起病,出现偏瘫或其他脑局灶症状,结合影像学证据可确诊。本病是威胁人类生命和生活质量的重大疾患,具有较高的病死率和致残率,常留有后遗症,发病年龄也趋向年轻化。

二、病因病机

对中风病因的认识,历代持火热观点者颇多。《内经》云:"诸逆冲上,皆属于火。""阳气者,烦劳则张,精绝,辟积于夏,使人煎厥"。刘河间力主"心火暴甚",其曰:"由乎将失宜,而心火暴甚,肾水虚衰,不能制之,则阴虚阳实,而热气怫郁,心神昏冒,筋骨不用,而猝无所知也。"朱丹溪主张"湿痰生热",其指出:"东南之人,多是湿土生痰,痰生热,热生风也。"叶天士认为风病的病机主要为阳化内风,其在《临证指南医案·中风》阐明"精血衰耗,水不涵木……肝阳偏亢,内风时起"的发病机理。

中风之发生,主要因素在于患者平素气血亏虚,与心、肝、肾三脏阴阳失调,加之忧思恼怒,或饮酒饱食,或房室劳累,或外邪侵袭等诱因,以致气血运行受阻,肌肤筋脉失于濡养;或阴亏于下,肝阳暴张,阳化风动,血随气逆,夹痰夹火,横窜经隧,蒙蔽清窍,而形成上实下虚,阴阳互不维系的危急证候。其病机虽较复杂,但归纳起来不外虚(阴虚、气虚),火(肝火、心火),风(肝风、外风),痰(风痰、湿痰),气(气逆),瘀(血瘀)六端,其中以肝肾阴虚为其根本。此六端在一定条件下,互相影响,相互作用而突然发病。有外邪侵袭而引发者称为外风,又称真中风或真中;无外邪侵袭而发病者称为内风,又称类中风或类中。从临床看,本病以内因引发者居多。

总之,风、火、痰、瘀、气、虚皆可导致气血逆乱,脑脉痹阻或血溢脉外而发中风。

三、温病学辨治思路

(一) 辨治思路

中风虽为内伤杂病,但其病机特点与外感温病有相似性。在温病中,火盛、动风、湿痰、气逆、血瘀、肝肾阴虚常常可见,充分反映了中医"异病同机"、"异病同证"的特点,故对本病的治疗,可采取"异病同治"的方法,运用温病学思路来指导辨证论治。

中风的病因病机较为复杂。其中,热毒、瘀热、痰浊、腑实、阴虚等为中风发生的主要相关因素,可以根据中风的临床表现,推断其病邪种类及病因性质,也即"审证求因"。中风与温病虽有内伤、外感不同性质,但在其发展过程中的某些阶段,却可出现相同的病因病机与证候表现。故对中风的中医辨证中,辨清热毒、瘀热、痰浊、腑实和阴虚对分型论治尤其重要。

中风发生的主要相关因素有热毒、瘀热、痰浊、腑实、阴虚等不同,针对这些病邪可采取清热解毒、活血化瘀、化痰逐饮、祛除积滞、滋阴清热等相应的治法。温病学以其丰富的临床经验为基础,具有独特的理论体系和较为完善的论治方法。温病学中的常用治法,诸如清热解毒、凉血散血、通腑泻热、化痰泄浊、滋阴息风、清心开窍、豁痰开窍等,以及温病的一些常用方药均可应用于中风的治疗,从而提高对中风的防治水平。

(二) 分型论治

1. 热毒炽盛

临床表现:烦躁易怒,甚或神昏谵语,面红目赤,声高气粗,渴喜冷饮,大便干,尿赤,舌红或红绛,苔黄而干或灰黑干燥,脉大有力或弦数或滑数。

治法:泻火解毒,开窍醒神。

代表方:安宫牛黄丸合黄连解毒汤加减。

临床加减:安宫牛黄丸为热闭心包的代表方剂,融芳香化浊利窍,咸寒保肾安心,苦寒清热泻心为一体,也可用醒脑静、清开灵注射液等。醒脑静为麝香、冰片、栀子、郁金等提取物,清开灵含牛黄、水牛角、黄芩、栀子、金银花、板蓝根等药物,具有清热泻火解毒、醒脑开窍之功。临床若兼腑实者用《温病条辨》的牛黄承气汤清心开窍通腑;热盛煎灼血液致血瘀动风,可在本方基础上加川芎、丹参、全蝎等活血通络祛风;痰多色黄者加天竺黄、制胆南星;眩晕加天麻;四肢麻木加鸡血藤;气虚加黄芪。

中成药:安宫牛黄丸。

2. 瘀热阻窍

临床表现:猝然昏仆,不省人事,或躁扰不宁,或昏蒙不语,或神志恍惚,半身不遂,肢体强痉拘急,口眼歪斜,舌强语謇,腹胀硬满,便干便秘,发热甚至高热,面色红赤或深紫,舌质红绛或紫黯,苔黄燥,脉弦滑数或结。

治法:凉血散血,通瘀醒神。

代表方:犀角地黄汤合桃仁承气汤加减。

临床加减:如果兼见气阴两虚明显,加用黄芪、太子参益气养阴;抽搐者可加羚羊角粉、僵蚕、钩藤息风止痉;若夹有痰瘀互结者配伍天竺黄、竹沥、川贝母清热化痰。

中成药:可配合应用逐瘀通脉胶囊。

3. 痰湿(热)阻窍

临床表现:形体肥胖,神志不清,喉中痰鸣或口吐痰涎,半身不遂,肌肤不仁,手足麻木或患侧肢体肿胀，舌淡胖苔白腻，脉滑；或舌强不语，口黏痰多，腹胀便秘，午后面红烦热，口苦口臭，甚至嗜睡神昏，舌红苔黄腻，脉弦滑。

治法：清热化痰开窍。

代表方：小半夏加茯苓汤再加厚朴杏仁方加减。

临床加减：本方属辛温淡法，适用于蕴结肺脾的湿痰证。临床治疗中风痰湿证时可加入石菖蒲、郁金、车前子、泽泻等开窍利湿药；如痰湿蒙蔽心窍，神志不清者可加服局方至宝丹芳香开窍醒神；对于痰热闭阻清窍，可用黄连温胆汤加减，以温胆汤分消走泄痰湿，加黄连苦寒清热，合以清热化痰开窍之力；痰热腑实兼大便不通者，用大黄温胆汤加减，以温胆汤分消走泄，宣展气机，泄热化痰，加大黄通腑泄下，共奏豁痰开窍，通腑泄热之功，或用胆南星、瓜蒌、大黄、厚朴、枳实，清化痰热，通腑泄热，取釜底抽薪之意。

中成药：可配合应用局方至宝丹。

4. 阴虚动风

临床表现：半身不遂，口舌歪斜，舌强言謇或不语，咽干舌燥，心悸怔忡，虚烦少寐，手足心热，烦躁耳鸣，舌质红绛或暗红，少苔或无苔，脉弦细或弦细数。

治法：滋阴息风。

代表方：三甲复脉汤加减。

临床加减：本方属于咸寒甘润法，具有育阴潜阳的功能，是治疗阴虚动风的代表方剂。阴虚偏阳亢者可用镇肝熄风汤加减治疗；心烦失眠者，加夜交藤、珍珠母镇心安神；头痛重者加生石决明、夏枯草以清肝息风；阴液亏虚，肠失滋润，大便干燥或便秘者，合用《温病条辨》中的增液承气汤滋阴通腑，潜阳息风；若纯虚无邪，时时欲脱者可用《温病条辨》的大定风珠治疗。

中成药：可配合应用大定风珠。

四、中医治疗研究进展

目前中医对中风的治疗主要有中药和针灸推拿两方面。

黄月芳等总结发现，目前临床上，中风的辨证以阴虚风动型、气虚血瘀型和痰浊阻滞型3型出现次数最多。阴虚风动型治予补益肝肾，镇肝息风，方选天麻钩藤饮，或地黄饮子，或青蒿鳖甲汤，或镇肝熄风汤；气虚血瘀型治予益气活血，方多选补阳还五汤；痰浊阻滞型治予化痰通络，方选半夏白术天麻汤，或温胆汤，或导痰汤等。在治法方面，杨云芳等提出中风急性期的主要治法有活血化瘀法、清热解毒法、化痰通腑法、醒脑开窍法，经过实验研究表明均有较好疗效；在中风恢复期运用和研究较多的是益气活血法。王永炎等依据临床表现的差异，将100例急性缺血性中风患者分为风痰瘀血、痹阻脉络，风痰上扰、痰热腑实，气虚血瘀，阴虚风动等证型进行辨证施治，显效率达80%。张树泉等认为补肾益气方药本身就具有抗血栓，降脂，改善血液的流动性，增加脑的灌注，扩血管及抗自由基损伤的作用。活血化瘀法不仅可以促进血肿的吸收，减轻脑水肿，降低颅内压，而且具有改善脑组织供血，防治脑出血后继发的缺血过程。早期使用补肾活血化瘀方[制首乌、山茱萸肉、炒山药、麦冬、石斛、五味子、肉苁蓉、石菖蒲、郁金、三七粉(冲服)、大黄、茯苓、当归、川芎、丹参、益母草、生水蛭、炙甘草]能够缩小血肿体积，减小血肿周围水肿体积，促进神经功能恢复，提高患者的独立生活能力，改善患者预后。朱之国等根据“津血同源，血水相生”、“血利则为水”之说，以活血利水法(丹参 15~20g,泽兰 15g,水蛭 6g~12g,益母草 15~30g,川牛膝 15~30g,白茅根 30~50g)治疗,显示有利于患者临床症状改善和神经功能恢复,疗效明显高于对照组。王力等认为,中风闭证乃阳升无制,迫血上壅,夹痰夹火,上蒙心窍,当以菖蒲、远志化痰开窍。用醒脑静注射液(栀子、郁金、冰片)治疗重型脑出血 201 例,与对照组(用脑活素治疗)170 例比较,用药 10 天后,治疗组患者清醒率、抽搐发生率、高热(由肺部、尿路感染所致)发生率及疗效转归等方面均优于对照组。戴珍等针对缺血性中风气虚血瘀型的患者,予以益气通络胶囊(金钱白花蛇、黄芪、川芎、当归、地龙等)治疗 30 例,并与步长脑心通组对照,结果治疗组总有效率为 93.3%,对照组为 71.4%,治疗组在神经功能缺损及生活能力评分改善方面优于对照组($P<0.05$)。牛冰等以抗栓胶囊(黄芪、当归、桃仁、红花、水蛭等)治疗缺血性中风 60 例,有效率达 87%,并能改善血流变学各项指标,降低血脂。宋吉菊等采用丹红注射液治疗脑梗死患者 87 例,结果显示治疗组总有效率 94.3%高于对照组 77.1%,治疗组 LPA、AP 均低于对照组,两者差异均有统计学意义($P<0.05$),表明丹红注射液可明显改善血小板积聚状态。

针刺治疗中风疗效显著,针刺能疏通经络、推动气血运行,促进大脑皮质运动中枢的功能恢复,解除血管痉挛,改善皮质病损区的血氧供应,以利功能恢复,减少致残率及复发率。目前取穴上,多在传统取穴的基础上配合辨证选穴法,如杨继采取普通针刺治疗中风 88 例,气虚血瘀重在补气活血,穴位主要选肩髃、曲池、外关、足三里、合谷、环跳等;肝阳上亢重在平肝潜阳,穴位主要选风池、大椎、曲池、外关、合谷等;痰浊阻窍重在化痰开窍,穴位主要选哑门、上廉泉、天突、通里、丰隆等。近年来电针疗法应用逐渐增多,电针是在针刺的基础上结合电刺激。如匡田采用电针治疗中风偏瘫总有效率达到 94.44%。此外,还有头针疗法。穴位注射也是较为常用的治疗方法。临床观察表明,穴位注射治疗中风疗效优于普通针疗法。报道显示,灯盏细辛注射液穴位注射血海穴治疗缺血性中风,对肢体功能和神经功能的改善具有非常良好的疗效。穴位埋线疗法是治疗中风的又一针灸疗法,医用生物羊肠线穴位埋线治疗中风,不但可以提高临床疗效,而且还可以有效地解决针刺治疗时间、门诊治疗不方便以及刺激量不足、针感得不到有效维持等问题。唐素云指出,中医认为风病多在阳经,阳主动,肢体运动功能障碍,其病在阳,因此在上肢的阳经穴多用补法,下肢的阳经穴多用泻法。在治疗缺血性中风后轻度认知功能障碍上,阮经文等取穴四神聪、本神、通里、照海、舌二针、四关等,每天治疗 1 次,每周 5 次,治疗 3~4 个月,共观察 60 例,实验组治疗前后认知功能得分比较,差异有统计学意义($P<0.01$),与对照组治疗后认知能力积分比较,差异有统计学意义($P<0.01$)。柳华等则在选穴配方上采用"以阴经穴为主,阳经穴为辅"的方法,取主穴内关、人中、三阴交,每周治疗 5 次,共计 3 周,共观察 43 例,结果 NCSE、ADL,MRS 评测针刺组优于非针刺组,差异有统计学意义($P<0.05$)。杨正辉等将 40 例脑梗死患者随机分为针灸组(常规治疗加针灸治疗)和对照组(常规治疗)各 20 例,主穴选百会、风池、风府、头维、人中,治疗后针灸组在 MMSE 评分及 Barthel 指数改善方面更为明显($P<0.05$)。

除了针灸疗法外,对中风弛缓期的患者,曾庆云等认为推拿疗法较西医康复手段具有更为显著的优势,其原因在于该期患者往往肢体肌肉松弛,肌张力下降,自主运动受限或丧失,不具备主动运动能力,西医康复作为要求患者主动参与的治疗方法,就受到很大的限制,而推拿此时就可以发挥其治疗作用。推拿治疗对于诱导卒中弛缓期患者出现主动运动,改善上肢功能具有较好的效果。吴佶等认为在此基础上加用点压井穴的手法,可进一步缩短患者弛缓期,更快诱导患者出现主动运动。此外,何育风等认为以运用擦法为主的内功推拿也是较好的治疗中风后遗症推拿方法。程淑贤等认为运用砭石按摩足部反射区对于中风后失眠可起到平肝息风、补益心肾和宁心安神的作用。

参考文献

[1] 黄月芳,章正贤.中医药防治缺血性中风的临床研究概况[J].中医杂志,2011,52(10):885-888.

[2] 杨石芳,白雪.中风病的中医药防治优势[J].辽宁中医药大学学报,2010,12(6):85-87.

[3] 王永炎,孙塑伦,邓振明,等.辨证论治加复方活血注射液治疗中风急症的临床研究[J].北京中医学院学报,1988,11(1):22-24.

[4] 张树泉,张长平,陈马力,等.补肾活血化瘀方治疗急性期脑出血临床研究[J].中国中医急症,2012,21(4):529-531.

[5] 朱之国,郭相河,刘尊秀.中药活血利水法治疗脑出血 45 例[J].辽宁中医杂志,2005,32(8):798-799.

[6] 王力,李翠萍,热依汗,等.醒脑静注射液治疗重型脑出血 201 例疗效观察[J].中国中西医结合急救杂志,2002,9(3):181-182.

[7] 戴珍,李战炜.益气通络胶囊对缺血性中风神经功能缺损及生活能力影响的临床研究[J].辽宁中医药大学学报,2009,11(6):125-126.

[8] 牛冰,王立军.抗栓胶囊治疗缺血性中风 60 例临床观察[J].中医药学报,2009,37(2):58-59.

[9] 宋吉菊,王光明.丹红注射液治疗脑梗死对血浆 LPA 及 AP 的影响[J].临床合理用药,2010,3(3):36-37.

[10] 杨继.针刺为主治疗中风 88 例[J].内蒙古中医药,2012,42(1):42.

[11] 匡田.电针治疗中风偏瘫 54 例疗效观察[J].齐齐哈尔医学院学报,2011,32(24):4013.

[12] 蔡恒,李萌.头针配合体针治疗中风后偏瘫疗效观察[J].上海针灸杂志,2009,28(7):383-385.

[13] 赵俊喜,杨瑞芳,王海东.督脉穴位注射疗法治疗中风后遗症的疗效评价[J].西部中医药,2012,25(3):78-80.

[14] 郭毅坚,吴成翰.穴位注射灯盏细辛注射液对缺血中风恢复期血液流变学和肢体功能的影响[J].光明中医,2012,27(7):1385-1389.

[15] 郭灿,刘万宏,李淑娟.穴位埋线联合黄芪中风方治疗脑梗死恢复期 106 例疗效观察[J].河北中医,2012,34(5):712-714.

[16] 唐素云,韦雄.偏瘫方配合针刺治疗中风后遗症 80 例[J].现代中西医结合杂志,2008,17(17):2684-2685.

[17] 阮经文,郑沛仪,温明,等.针刺对中风早期患者认知功能影响的临床观察[J].针刺研究,1999,24(3):223-226.

[18] 柳华,王毅,任惠,等.针刺对缺血性脑卒中患者 ADL 能力和认知功能的影响[J].中国康复医学杂志,2006,21(5):444-448.

[19] 杨正辉,郁可,李从阳,等.针灸在脑梗死康复治疗中的应用价值观察[J].西南军医,2009,11(3):434-435.

[20] 曾庆云,谢雁鸣,曹晓岚,等.中风病推拿治疗中西医汇通的思路与经验[J].现代中西医结合杂志,2011,20(3):325-326.

[21] 吴佶,崔晓,周翠侠,等.点压井穴对卒中弛缓期患者上肢功能影响的临床观察[J].四川中医,2013,31(1):129-131.

[22] 何育风,雷龙鸣.内功推拿治疗中风后遗症 68 例临床观察[J].按摩与导引,2006,22(1):13-14.

[23] 程淑贤.砭石足部反射区按摩治疗中风后失眠的临床观察[J].光明中医,2013,28(1):127-128.
[24] 唐春妮,刘海兰,包艳.中药烫疗肌群辅助治疗中风后偏瘫30例[J].广西中医学院学报,2011,14(4):8-9.
[25] 洪敏巧,李灵萍,李秀彬.中药包热敷配合康复训练治疗脑卒中后肩痛的疗效观察[J].浙江中医杂志,2012,47(5):328.
[26] 许新霞,焦伟.隔附子饼灸治疗中风后神经源性膀胱30例临床观察[J].江苏中医药,2012,44(9):56-57.
[27] 张景川.补阳还五汤结合针灸治疗中风后遗症[J].中国民族民间医药,2012,21(21):103-104.
[28] 古丽娜·麦麦提明.补阳还五汤结合针灸治疗气虚血瘀型中风恢复期48例[J].新疆中医药,2012,30(2):28-30.

第十章　近代温病名家学术思想与临床经验

第一节　张聿青

一、生平概况与著作

张聿青(1843—1905),字乃修,号且休馆主,江苏无锡人,清末著名医家。张聿青宗《内经》之旨,尊仲景之著,广采刘完素、李东垣、朱丹溪、薛己诸家学说,论病处方善集众家之长。张聿青遗世医案《张聿青医案》,为其门人吴文涵编辑。全书共20卷,前17卷包括外感、内伤和杂病,最后1卷为膏方及丸方。书中对疾病的病因病机论述简明扼要,突出了以脏腑气机升降理论为总纲的辨证方法,治法则突出整体观念,重视顾护胃气,审证求因,治病求本;处方用药构思精巧,条理分明,平中见奇。

二、学术思想与临床经验

(一)重视对腻苔的辨治

在外感病中,张聿青以腻苔判断是否夹湿。化湿燥湿之品,多选用陈皮、半夏、白术、薏苡仁、瓜蒌、枳实、菖蒲、广郁金、南星等,或配用三仁汤。张聿青肯定腻苔主湿、痰,还强调与气虚不能化湿有关。除选条参、人参须、炙甘草、炒谷麦芽、炒焦秫米等甘淡益气养胃之品,还配佩兰叶、玫瑰花等芳香醒脾之品。腻苔经久不化,不能一味以化湿为主,亦与胃阴虚不能化湿,浊气上泛,胃中之浊随虚火升浮有关。"然气不足不能推送,液不足不能滑利,张介宾先生谓熟地为化痰之圣药,即此意也"(《张聿青医案·卷七·痰湿痰气》)。指出阴虚不能化气者,应予育阴化气法,首选熟地,多以砂仁炒熟地来避其滋腻之性。

(二)治湿温重气化

湿温初起,身热不扬,胸闷肢困,苔白不渴,"乃阳气不能敷布,阳何以不布,湿阻之也"(《张聿青医案·卷二·湿温》)。单用健脾化湿无效,"为敌助粮,引虎自卫"。以此宜坚壁清野法,勿犯谷气为先,方选杏仁、郁金、藿香、砂仁、蔻仁、半夏、桔梗、滑石、薏苡仁、通草等使邪与湿分,气行汗畅而愈。湿温中期,湿困上中二焦,"其所以淹淹者,邪轻于湿,湿重于邪也。湿蕴肺胃,胃气不降,所以饮汤入口,似有噎塞之状,并作恶心。热蒸则口渴,而湿究内踞,所以仍不欲饮。湿为水属,得暖则开,所以喜进热饮。大便一日数次,皆是稀水,《内经》

所谓湿胜则濡泄也”。方选杏仁、豆豉、菖蒲开宣上焦，蔻仁、薏苡仁淡渗中焦，滑石、猪苓渗利下焦，配半夏、干姜辛开苦降。

（三）调治脾胃，顾护肾阴，贯穿始终

温热之邪最易伤津劫液，张聿青多有调治脾胃方法，大致有三：一甘药益脾。太阴湿土，得阳始运；阳明燥土，得阴始安。故调治脾胃，需益脾气，补胃阴。每取黄芪、人参、茯苓、白术等以补益脾气；石斛、芦根、扁豆衣、西洋参等以养胃阴。二升清降浊。升降出入，无器不有，脾胃即元气之本，又是升降之根。脾胃气虚，升降失常，则诸疾由生。常选用枳实、刀豆、谷麦芽、竹茹等降胃浊；以黄芪、麦芽、升麻、柴胡等以升脾阳。三调畅气机。健脾同时，加木香、川朴、枳壳等。除注重治脾外，更重视补肾。曾谓：“金为水母，养肺必先益肾，中气下根于肾，治脾胃亦必先治肾也”（《张聿青医案·卷四·虚损》）。因此，特别重视补肾一法。其法有：一为甘润滋肾，对肾阴亏虚，虚热内生之证，常选用生地、熟地、天冬、麦冬、山药、女贞子等。二为甘温补肾阳，对肾阳亏损，下元虚寒之证，常选用菟丝子、潼蒺藜、杜仲、山茱萸等。三为补肾阴以摄肾气，对于肾气不足，封藏失职之病证，常以左归丸、麦味地黄丸之类与胡桃肉、补骨脂、菟丝子、怀牛膝等补阳药同用。

（四）以邪有出路为第一要义

大凡有邪者宜祛邪，欲祛邪，必使其有逐出之路，邪之出路不外三途：一是从上，肌表透散；二是涌吐，从口中排除；三是从下，二便而去。张聿青重视温病由表入里，由浅入深的转变，邪之出路，多以“透”、“托”之法引邪外出。做到因势利导，祛邪而正不伤。如卫表不宣，多以桑叶、豆豉、杏仁、桔梗等合力疏风泄热，透邪外出。若正虚不能托邪外出，或因邪盛化火内陷，可致疹发不透，形成逆证，或发喉痧，急予山豆根、马勃、牛蒡、荆芥、射干发表透疹、清热利咽。湿困中下焦，以薏苡仁、滑石、通草淡渗下行。腹满矢气不通，津枯便燥，以槟榔、木香破气散结。热入营分，木火升动，有神昏发痉之虞，以羚羊角透热凉肝。

第二节　张锡纯

一、生平概况与著作

张锡纯（1860—1933），字寿甫，河北盐山人。世代书香门第，少时习儒，读书涉猎经史百家。20岁开始疏方治病。日后逐渐接触西医及理化、数学、机械等多种西学，受时代思潮的影响，萌发了衷中参西的思想，致力于医学研究与实践，并结合自己的体会融为一体，自成一家，为中西汇通学派的代表人物。张锡纯以毕生心血研究中西医学，著《医学衷中参西录》。原书自1918—1934年分七期陆续刊行，1957年又获其遗稿编为第八期。该书旨在“合中西而融贯为一”，书中结合中西医学理论和作者的医疗经验阐发医理，颇多独到见解，并创制了若干有效方剂，既反映了清末民国时中西融汇的时代特色，也体现了张锡纯的创新精神。除该医著之外，张锡纯尚撰有《代数鉴源》、《易经图说》（未刊行），另有诗作《种菊轩诗草》，曾附于《医学衷中参西录》第六期刊行。

二、学术思想与临床经验

（一）伤寒温病“始异终同”论

张锡纯对伤寒、温病学说研究深入，针对伤寒学派与温病学派间的“寒温之争”，提出“伤寒与温病，始异而终同。为其始异也，故伤寒发表，可用温热，温病发表必须辛凉。为其终同也，故病传阳明之后，无论寒温，皆宜治以寒凉，而大忌温热”（《医学衷中参西录·医方·治伤寒方》）。在详细比较伤寒与温病发病特点、传变规律及治法异同后，张锡纯进一步指出：“《伤寒论》一书，原以中风、伤寒、温病平分三项，特于太阳首篇详悉言之，以示人以入手之正路。至后论治法之处，则三项中一切诸证皆可浑统于六经，但言某经所现之某种病宜治以某方，不复别其为中风、伤寒、温病，此乃纳繁于简之法，亦即提纲挈领之法也”（《医学衷中参西录·医论·温病之治法详于伤寒论解》）。张锡纯认为温病传变路径与伤寒相似，只不过有寒热、迟速之别，虽初起治法与伤寒不同，但传为阳明实热证之后，则治法一如伤寒，主张以六经分证治疗温病。

（二）伏寒化温不足以概括温病之成因

医者论温病之成，多言由伏气化热。张锡纯提出，“冬日所感之寒化热”为春日温病之病因的观点，尚有一定道理，若以为夏日、秋日之温病统统由“冬日所感之寒化热”所致就不确切了。张锡纯指出：“伏气触发于外，感而成温，因肾脏虚损而窜入少阴也。《内经》谓‘冬伤于寒，春必病温’，此言冬时所受之寒甚轻，不能实时成为伤寒，恒伏于三焦脂膜之中，阻塞气化的升降，暗生内热，至春阳萌动之时，其所生之热恒激发于春阳而成温。然此等温病未必入少阴也。《内经》又谓‘冬不藏精，春必病温’，此言冬不藏精之人，因阴虚多生内热，至春令阳回，其内热必益加增，略为外感激发，即可成温病。惟其人冬伤于寒又兼冬不藏精，其所伤之寒伏于三焦，随春阳而化热，恒因其素不藏精乘虚而窜入少阴”（《医学衷中参西录·医案·温病少阴症》）。总结张锡纯关于伏气温病的基本观点为：伏邪温病是温病成因之一，不能概括全部。伏邪伏藏部位为三焦脂膜，其发病诱因为春回阳生和外感。发病途径多里陷阳明，也有外出太阳，致病除内有蕴热外，又常兼有阴虚，伏气也可乘肾脏之虚损而入少阴。

（三）提出温病大纲当分三端

张锡纯将温病分为三类，在《医学衷中参西录·医方·治温病方》中提出“知温病大纲，当分为三端”，即春温、风温、湿温，并拟定了相应的验方。一为春温，本病是因冬季感受外邪，当时未发，所受之邪伏于膜原之间，阻塞脉络，使气机不能宣通，暗生内热，迨至春季阳气生发之时，外感引触内蕴之热，陡然发病，表里俱热，治宜凉解汤（薄荷叶三钱，蝉蜕二钱，生石膏一两，甘草一钱五分）。二为风温，即《伤寒论》中所谓风温者。其时令已温，外感之气已转而为温，故不称为伤寒、伤风，而名风温。其证有得之春初者，有得之春暮者，有得之夏秋者，辨证应根据发病气候之寒热，参以脉象，而分别治之。若发于春初或秋末，时令在寒温之间，初得时虽不恶寒，脉但浮而无热象者，宜用清解汤（薄荷叶四钱，蝉蜕三钱，生石膏六钱，甘草一钱五分）加麻黄一二钱，或用仲景大青龙汤。三为湿温，多发生于溽暑季节，其间阴雨连绵，湿气随呼吸传入上焦，窒塞胸中大气，而致营卫之气不相贯通，其表似外邪所束，实非所感。舌苔白而滑腻，微带灰色，当用解肌利小便之药，使湿邪由汗与小便而出，方用宣解汤（滑石一两，甘草二钱，连翘三钱，蝉蜕三钱，生杭芍四钱）。此外，张锡纯认为内虚之人易受外感，其中阴虚体质尤易患温病。故无论风温、春温，兼阴虚者，其发表、清解、通降之时，皆宜佐以滋阴之品，如生山药、生地黄、玄参、阿胶、生鸡子黄之类均可酌情使用，或宜兼用补气之品，如白虎汤或竹叶石膏汤加人参之类，都是以人参与凉润之药并用，不但补气，还能滋养阴津。

（四）力主中西汇通

张锡纯认为，医学以治病救人为宗旨，不宜有中西之界限，“夫愚之著书以衷中参西为名，原欲采西人之所长以补吾人之所短”，即以中医为本，西医为用，取长补短，共同促进中医学发展。

1. 西医之理多融于中医之中　张锡纯曰：“年过三旬始见西人医书，颇喜其解新异多出中医之外。后又十余年，于医学研究功深，乃知西医新异之理原多在中医包括之中。”

2. 中西药宜相助为理　张锡纯指出：“自西药之入中国也，维新者趋之恐后，守旧者视之若浼，遂至互相抵牾，终难沟通，愚才不敏，而生平用药，多喜取西药之所长以济吾中药之所短，初无畛域之见存于其间。”张锡纯应用石膏得心应手，认为凡外感实热，放胆使用石膏直胜金丹。张锡纯认为石膏可与西药阿司匹林合用。对阿司匹林的药性功用，张锡纯力图从中医角度进行阐发：“其味甚酸，其性最善发汗、散风、除热及风热着于关节作疼痛；其发表之力又善表瘀疹；其退热之力若少用之又可治虚劳灼热、肺病结核……其性少用则凉，多用则热。”

3. 中西医结合论疾病机制　张锡纯将中医观点与西医理论相结合，以西医理论释中医，试图将中医现代化。如对痿证，张锡纯以脑立论，分脑贫血致痿和脑充血致痿虚实两证，一虚一实病皆在脑。论及脑充血致痿的治疗，主张先当重用牛膝、赭石之重镇下引，后继以补气活血、畅达经络之法。谈及痢疾转肠溃疡的治疗，张锡纯擅用鸦胆子、硫黄，因鸦胆子为治血痢要药，并治二便下血，硫黄为除阿米巴痢之毒菌要药，二药并用，则凉热相济，性归和平奏效当速也。

（五）变古方、立新方治伤寒温病

张锡纯临诊治疗不拘一格，不仅能化裁古方，汲取各家精华，还能独出新意，自立了许多新方。对每张新方，张锡纯均对其用意及适用情况加以阐释。

1. 治伤寒之麻黄知母汤　麻黄知母汤由麻黄、桂枝尖、甘草、杏仁、知母组成，用以治伤寒无汗。加知母者，针对服此汤后间有汗出不解者，非因汗出未透，实因余热未清也，佐以知母于发表之中，兼寓清热之意。

2. 治温病之清解汤　清解汤由薄荷叶、蝉蜕、生石膏、甘草组成，用以治温病初得，头疼、周身骨节酸痛、肌肤壮热、背微恶寒无汗、脉浮滑者。本方源自麻杏石甘汤。麻杏甘石汤为治温病初得之方，而于发表药中不用麻黄，宜用薄荷、蝉蜕，或更加连翘，方能得清凉解热之汗。

3. 治伤寒温病同用之仙露汤　仙露汤由生石膏、玄参、连翘、半夏四味组成，用以治寒温阳明证，表里俱热，心中热，嗜凉水，而不至燥渴，脉象洪滑，而不至甚实，舌苔白厚，或白而微黄，或有时背微恶寒者。本方系白虎汤方中，以玄参之甘寒，易知母之苦寒，又去甘草，少加连翘，欲取其轻清之性，以解阳明在经之热也。

（六）完善多种治法

张锡纯将治疗瘀证、血证的心得凝练成“治瘀十法”、“治血十五法”，丰富、完善了中医治法：

治瘀十法：补气通瘀法、滋阴解瘀法、止血行瘀法、通经导瘀法、调和化瘀法、酒助散瘀法、温通积瘀法、行气破瘀法、祛痰逐痰法、攻积下瘀法。治血十五法：益气活血法、理气活血法、滋阴活血法、温阳活血法、活血安神法、解毒活血法、软坚活血法、活血止血法、活血止痛法、息风活血法、祛风活血法、燥湿活血法、涤痰活血法、利水活血法、攻下活血法。

第三节 丁甘仁

一、生平概况与著作

丁甘仁(1865—1926)，名泽周，江苏武进孟河人。早年受业于同乡前辈孟河名医马培之，兼收马培之内外科之长，先行医于苏州，后迁居上海。自幼刻苦学习，业成即设所应诊。1916年与夏应堂、谢利恒等联合创办上海中医专门学校，并成立沪南、沪北广益中医院。临证内、外、妇、幼各科全面精通，尤擅治外感病，喉科诊疗技术更负盛名，且勤于钻研，吸取众长，形成了独特的学术特点，被公认为孟河丁氏学派创始人。丁甘仁医术精湛，勤奋创业，贡献卓著，誉满江南。1926年夏，患暑温病逝世，享年62岁。遗著有《丁甘仁医案》、《喉痧症治概要》、《脉学辑要》及《药性辑要》，未正式出版著作尚有《伤寒六经辨证定法》、《诊方辑要》、《丁氏套方》等。

二、学术思想与临床经验

（一）熔伤寒、温病于一炉

丁甘仁治疗外感热病卓有成效，主张融合伤寒、温病两大学说，化经方、时方于一炉，宗《伤寒论》法而不拘泥于《伤寒论》方，宗温病学说而不拘泥四时温病。认为《伤寒论》与温病学说的辨证方法，在实际应用时必须互相联系，不能对立起来，在临床上也可同时采用伤寒与温病方。

（二）烂喉痧证治独得心传

在外科方面，丁甘仁全面继承了马培之经验，不仅掌握了各种内服方药，而且继承了多种外用药的配制，如阳和解凝膏、千槌膏等，尤其在喉科方面有更多发挥，治烂喉痧、白喉等著名当世。论述烂喉痧甚为完整，兹录其片语于下。“症发于夏秋者少，冬春者多，乃冬不藏精，冬应寒而反温，春犹寒禁，春应温而反冷……邪从口鼻入于肺胃，咽喉为肺胃之门户，暴寒束于外，疫毒郁于内，蒸腾肺胃两经，厥少之火乘势上亢，于是发为烂喉丹痧。丹与痧略有分别，丹则成片，痧则成颗，其治法与白喉迥然不同……时疫喉痧初起则不可不速表，故先用汗法，次用清法，或用下法，须分初、中、末三层，在气在营，或气分多，或营分多，脉象无定，辨之宜确，一有不慎，毫厘千里……先哲云，丹痧有汗则生，无汗则死。金针度人，二语尽之矣。故此症当表则表之，当清则清之，或用釜底抽薪法，亦急下存阴之意。谚云：救病如救火，走

马看咽喉。用药贵乎迅速,万不可误时失机。”(《喉痧证治概要》)

(三) 急证杂病各具匠心

丁甘仁治疗急证杂病,不执一家之见,不以经方、时方划界,而是因人制宜,随症施方,总结了急证、内伤杂病救治的特点。

1. 急证救治特点 ①把握大证时机:如伏温夹湿,邪胜正虚,而气郁不达四肢,四肢厥冷,取四逆散以救治。②善用轻清透达:认为不仅营分之邪可透热转气,血分之邪也可转出气分而解,神昏谵语重证,常用轻清泄肺之品。③每用以温治温变法:认为温病亦能化寒,曾用参附龙牡屡解险情。④擅长涤痰开窍:神识昏迷常用温胆汤加减涤痰醒神。⑤吐血重证每用降肺平肝之法。⑥痛证重用疏肝调气,畅达气机为治痛关键。

2. 中风常用治法 ①育肾阴,柔肝息风法。②涤痰浊,畅通经髓法。③通腑气,导热下行法。④降肺气,承制肝阳法。⑤益气血,复正气法。

3. 泄泻辨治心得 ①疏邪化浊法。②和中化浊法。③温中化浊法。④扶土和中法。⑤益火扶土法。

4. 其他杂病辨证要点 虚劳须辨阴虚阳虚,且应重视培土生金,补给营养源泉以顾护脾胃;喘肿分肺、脾、肾辨治;痿证辨肺、肝、肾论治,不局限于独取阳明,重视下病治上;痹证有虚实、寒热之辨。

(四) 方药运用颇有特色

丁甘仁用药十分慎重,擅长选用那些既能发挥治疗作用又无碍邪伤正之虑的平衡之品,且用量轻微,中病即止。

1. 注重调理脾胃 推崇叶天士“脾宜升则健,胃宜降则和”,认为治脾与治胃迥然有别。太阴湿土得阳始运,阳明燥土得阴自安。脾喜刚燥,胃喜柔润。《丁甘仁医案》共载病例400例,处方648张,以补气药为君组成方剂最多,人参、黄芪为君的方剂有165张,占26%,构成四君子汤和二陈汤加川贝母的配伍框架,蕴含丁甘仁益气健脾,燥湿化痰的学术思想。

2. 药味适中,药量尚轻 在648方中用药最多32味,最少8味,平均12味。用量最大120g,最小0.6g,平均6.5g。提出轻可去实颇有见解,“药量无可再加而又无别法可施之时,可以运用轻可去实之法”。认为用药量的标准第一要估计患者体质的强弱,第二要酌量病势的轻重缓急,第三对患者风土习惯、饮食嗜好亦要做适当考虑。

第四节 夏应堂

一、生平概况与著作

夏应堂(1871—1936),名绍庭,原籍江苏江都,后随父迁居上海。从师许菊泉,与丁甘仁比肩齐名,有“北丁南夏”之称(沪北丁甘仁,沪南夏应堂)。学术所宗,上溯《内经》、《伤寒论》、金元四家,下及叶天士、薛生白、王孟英诸家,博采众长,崇古而不泥古。常告诫弟子为医之道:“读医书不难,治病则难,治病虽难,诊断更难,诊断之难,难在辨证。最要者‘辨证’两字而已。证既辨不清,焉能治病。”夏应堂治学严谨,曾说“学无专长,不可轻易著述”,故未见专著遗世,临证医案有《九芝山馆集方》手稿等。夏应堂谦虚好学,尤重医德,对贫病者每邀必诊,免费给药。热心公益事业,于宣统三年(1911 年)发起成立中国红十字会沪城分会,越两年,成立沪城分会医院,任院长。后又被选为沪城分会理事长。曾与丁甘仁等创办上海中医专门学校。晚年被推举为上海中国医学院董事长。其子夏理彬、堂侄夏德馨、门人范新孚均为当代名医。

二、学术思想与临床经验

(一)温热病诊疗经验

1. 辨高热证候顺逆　夏应堂认为,热势上午能减轻,口渴能饮水,夜间能安睡,纵使热度高,尚属顺候。发热为邪正交争,上午轻表明正气尚足支持,口渴能饮说明阴津不致干涸,夜间能睡表示心神安宁不致发生闭脱之变。反之如见吐泻昏迷或烦躁不寐等往往昏厥可虑。

2. 耳聋、目糊轻重辨湿温　耳聋病机为湿蔽清阳或金受火凌。夏应堂阐述其机制为:“金之结穴在耳中,名曰笼葱,专主乎听,故热证耳聋,皆为肺金受燥,治以清肺,不可泥于少阳一经而再以小柴胡汤益其病也。”目糊之症尤当注意,“或夜间灯火甚明,而患者反云光浅不亮,凡见此症,应加注意,往往有昏厥之变,尤以初病一周之内出现者更为重要”。夏理彬按语:“此证之出现,很可能为邪陷阴伤之先兆,临床遇此,不可疏忽。”

3. 汗、痦、疹、斑辨治　夏应堂指出汗属卫分,痦属气分,疹属营分,斑属血分。汗:无汗要使有汗,汗多要使汗少。使有汗不都用表药发汗,病在气分,开展气分也能发汗;病在血分,可用犀角地黄得汗。使汗少,不是要用回阳固表之药,阳明气分辛凉清热可使汗收热解,麻杏石甘亦可使喘平汗收,若在卫分汗多者应慎用发表,但不能固表。痦:白痦乍见,治宜松肌,如用蝉蜕、牛蒡之类,不必发表。若延及面部、手足者,正气大伤,当予扶正,用人参。疹:若舌不红绛,阴液未伤,不必太寒太滋,可用神犀丹于清热解毒中寓以透热。斑:一面活血解毒,一面仍冀其邪从肌表外达。

4. 丹痧、大头瘟治法　夏应堂提出“丹痧以透疹为要”。初起每用豆豉、桑叶、薄荷、炙僵蚕、牛蒡、蝉蜕、金银花、连翘之类。若邪热不透,易伤阴劫津,加鲜石斛、玄参等,勿早用滋腻之品。大头瘟为风热时毒所致。毒头肿疱以上行者为顺,此平彼起,环绕头面一周即愈;若向下行者为逆,倘若下循躯体,多属不治,选用普济消毒饮。

5. 治湿温要懂得“守”字　湿温病最属淹缠,症状每多持续不变。夏应堂主张证不变方法亦不变,故治湿温要懂一个“守”字。“治得其位,守即是攻,邪不得逞,终期于尽”,按部就班,一丝不乱,即“守”字诀。

6. 养阴保津法　津为汗液之源,胃为津之本。津液既伤,固须养阴,但亦应注重胃气,大汗固能亡阳,过汗亦能耗液。夏应堂提出,解表慎用辛温,化湿慎用刚燥,清热慎用苦寒,养阴慎用滋腻。

7. 桑菊、银翘、栀豉用法　温病在卫,桑叶为常用,而菊花必须有头目症状才用,湿重者更不宜用,若用之服后易出现口淡乏味。连翘透表最适合,金银花乃清热解毒之品,宜用于热象显著有咽肿痛者,否则用前胡、象贝较金银花、菊花为妥。豆豉有大豆卷(麻黄水渗入)、淡豆豉、炒香豉、清水豆卷四种。大豆卷与淡豆豉无汗者用,形体壮实,或用豆豉汗不出,则用大豆卷,一般用淡豆豉足以取汗。炒豆豉无汗能发,有汗能止,适于汗少者。有汗者则用清水豆豉，湿温用之最多。

8. 湿温病后宜饮食调理　湿温热退之后，一般胃纳大好，但亦有身无所苦，苔脉无特殊而不思饮食者，进以各种方药而无效，可用饮食疗法，择平日喜爱之食物，在其房中煮炖，使香味蒸发，以引胃气，诱其食欲。一般可用鸽子加茴香同炖，此法用之，屡多有效。

（二）临证用药特色

夏应堂提出临证遣方用药须做到“三求”：“辨证求准，制方求稳，用药求纯。”用药很少原方照搬，不用全方，根据自身所处地域环境，自出机杼，灵活变通。处方以轻灵见长，所谓轻，既不是“轻可去实”的轻，也不是剂量轻重的轻，而是于平淡无奇的处方中收获佳效，举重若轻。对于温病和内伤杂病的治疗，每于平淡处见功夫，轻灵中显效力。其用药体悟概括如下。

1. 辨证求准，“用药难，识病更难”。要找寻重点，“探得骊龙颔下珠”。

2. 制方求稳，“有板方，无板病”。证情既不同，体质亦各别，要照顾全面。

3. 用药求纯，用药最忌夹杂。若一方中有一二味夹杂，则难见其功。因而治病求中病，宜针锋相对，直击要害，正似“庖丁解牛，批郤导窾”。

第五节　吴锡璜

一、生平概况与著作

吴锡璜（1872—1950），字瑞甫，号黼堂。祖籍泉州南门外塘市乡（亦称南塘）。吴瑞甫 14 岁奉父命习医，初授幼科，旋因麻痘两门未得要领，又学“诊痘术于大田杨氏……始悟《种痘新书》乃治痘疹之金科玉律”。吴锡璜攻读医书，喜涉猎方书，且擅于词章书法。

24 岁起，开始在厦门行医。曾悬壶申江，后返回厦门行医。为发扬中医学，他与社会知名人士洪鸿儒、陈培锟等主办厦门医学传习所，由吴锡璜担任所长。1932 年 7 月创办厦门国医专门学校，任校长。1934 年主编《国医旬刊》杂志，1937 年吴锡璜创办《厦门医药月刊》弘扬国粹。1938 年厦门沦陷，吴锡璜远涉重洋创办中医学会，主办弘扬中医学的刊物《医粹》、《医统先声》，又创办星洲中医专门学校，培育中医人员，饮誉新、马，被称为“医学大家”。吴锡璜一生著述甚丰，由上海文瑞楼书局印行的有：《中西温热串解》、《删补中风论》、《新订奇验喉症明辨》、《中西脉学讲义》、《评注陈无择三因方》、《校正圣济总录》；铅印的医校教材有：《四时感症》、《伤寒纲要》、《诊断学》、《卫生学》；医校的油印讲稿有：《难经》、《伤寒》、《病理学》、《中药学》、《内科学》、《妇科学》、《儿科学》、《传染病学》等。

二、学术思想与临床经验

（一）中西汇通，取长补短

1. 以测体温为辨证　首先提出用体温计测算体温，为中医温病辨证之参考。《中西温热串解》卷一:“谓人为温血动物,以热度表测算。温特尔里希氏以三十七度五分乃至三十八度,名为次热;三十八度乃至三十八度五,名为轻热;三十八度五分乃至三十九度五分,名为中热;三十九度五分乃至四十度五分,名为高热……夫次热、轻热,即温热之类也;高热、剧热,即热病之类也。观此而温与热之名义,涣然冰释矣。”根据体温变化异常,结合脉证来判断温热病的转归。

2. 以心搏、血压释中医虚、实之热 吴锡璜用西医学中心脏搏动以及血压状况来解释中医之虚、实之热。《中西温热串解》卷一中曰:“健康强壮者,每遇热病,心力及血压亢进,脉大而且洪实。然于危重之热证,或慢性热病之末期,心力及血压衰减,脉遂小而且虚软。医学家遂以前者为实性热,后者为虚性热。”

3. 以代谢变化释寒热之原理 对发热、恶寒产生的原理,吴锡璜认为与微生物、脏器功能变化以及皮肤血管的收缩扩张有关。《中西温热串解》卷一中说:“然既罹于传染病,则由微生体之作用于身体内,增生蛋白质之分解,以是发生体温。”体温的升高与蛋白质的分解加速有关。对温病初起恶寒,以及温病过程中寒战原理的解释,吴锡璜在《中西温热串解》卷一中云“热病初起,因皮肤血管收缩而起恶寒”。吴锡璜认为温热初起的恶寒发生原理与病原体作用人体微血管而致血管收缩有关。

(二)温病退热为治之首要

温热病证发热为必见之症。吴锡璜在《中西温热串解》中对发热原因、发热辨证、发热的预后判断以及发热的治疗作了详细论述。首先,对各类发热结合西医进行辨证。如疮疡发热,必有痛处;痨病发热,必有咳;时疫发热,必恶寒重等。对四时温病的治疗,吴锡璜在总结前人的基础上提出独到之处。风温,始发热恶寒,主张用葱豉汤加芦根、桑叶、滑石、生芍。春温,伏寒化热,主张苦寒直清里热,苦味坚阴,主张用苦参汤。夏日暑病,暑温盛为热,主张用白虎汤去粳米,加芦根、天花粉以透肌表而清暑热。瘟疫、疫毒蕴久而成热,以化斑汤、清瘟败毒饮解热凉血,特别对传染病发斑,往往获效。温热而致恶寒,寒战发热,身体倦怠,呕吐,初起耳下微肿,继则咀嚼,开口亦觉困难,耳下腺渐次肿胀,延至颊部颈项,治用加减普济消毒饮。暑温症见头痛发热,伤暑表实,用银翘祛暑方。

第六节 曹炳章

一、生平概况与著作

曹炳章(1878—1956),名赤电,又名琳笙,浙江鄞县曹妙乡人。师从名医方晓安、何廉臣等,晚年与裘吉生成莫逆之交。清代光绪末年,与何廉臣等共同发起成立“绍兴医学会”,创办《医药学报》。民国二年(1913年),创办《医学卫生报》。民国五年(1916年),续办《绍兴医药学报》。编辑有《辨舌指南》、《三焦体用通考》、《瘟疹证治要略》、《秋温证治要略》、《喉痧证治要略》、《暑病证治要略》、《霍乱证治要略》等著作。1934年应上海大东书局聘请,主编《中国医学大成》。中华人民共和国成立后,任《浙江中医药》总编辑。曹炳章精内、妇、儿科,尤擅喉证,熟谙药性。博采众长,师古不泥,常说“古人随证以立方,非立方以待病”,“只有板方，没有板病”。临床用药主张加减变通，遇疑难危病，或补或泻，进退自如，每收桴鼓之效。

二、学术思想与临床经验

（一）温病辨证，首重辨舌

曹炳章在《辨舌指南》中指出“当首重辨舌”。书中图文并茂，别具一格地将自己临证经验所得，绘成精图。书中详细记载了观舌心法，列举了包括舌之形态、质地、神气等。曹炳章认为病期发展，病之吉凶，关键在于舌有无神。

（二）擅用成药，辨证施治

关于痧胀、霍乱，他认为二者皆由清浊不分所致，治宜开关通窍、行气活血。然证有夹湿、夹食及伏暑、中寒之别，治疗丸散中应分平性、凉性、热性，不能误投。猝然昏迷闷倒，牙关紧闭，即用开关散吹鼻取嚏，牙关即开。另用此散二分，开水调服，即能吐去痰水，昏闷立苏。又如中恶触秽，暴厥闷痞，心腹急痛，宜厥证返魂丹二分，开水调灌，立即松解。

（三）治学严谨，编著参证

曹炳章乃编辑著书之大家，最为卓著的是主编被誉为“医学之渊府”的《中国医学大成》。其评校医书成功因素，主要在于他对每个医案的症因脉治和理法方药各环节，相互参证，不肯掉之以轻心，多读古人书，善于分析，能使书为我用，不使我为书用。

（四）辨证细致，方证相应

曹炳章除了编书治学严谨外，临床功底也很深厚。有关他本人的医案据悉披露在《慈溪魏氏验案类编初集》评按题序，其中有不少精辟的医学见解和宝贵的临床经验。惜此书印数有限，根据浙江省中医院魏睦森记述，现摘录如下。伏暑衄血，营分伏热逼血上溢而为衄。余常用银翘散加鲜生地、鲜茅根、粉丹皮、焦山栀，甚效。气分湿热正盛，误用育阴滋腻药，压伏气机，郁结不宣，发为白痦，当以辛凉宣透气机药，如连翘、荆芥、僵蚕、杏仁、芦根、淡竹叶、枇杷叶等，则气窍宣达，邪从外解。秋季涉大水，受湿化疟，舌白无血色，用麻附五苓散温太阳，暖太阴，以散寒水之邪，为针锋之治。

第七节　蒲辅周

一、生平概况与著作

蒲辅周（1888—1975），四川梓潼县人，出身中医世家，幼承家学，弱冠即悬壶乡间，后执业于成都，以善治急性热病著称，中华人民共和国成立初受聘于西南铁路医院。1955年奉命调至中医研究院，曾任中医研究院副院长。精于内、妇、儿科，尤擅治热病。伤寒、温病学说熔于一炉，经方、时方合宜而施。在几次传染病流行时，他辨证论治，独辟蹊径，救治了大量危重患者。对若干内、妇科疑难杂证，亦颇有治验，其治病主张灵活辨证，反对泥古不化。其学术经验留存于《中医对几种传染病辨证论治》、《蒲辅周医疗经验》、《蒲辅周医案》中。

二、学术思想与临床经验

（一）外感病辨治重岁气时令

强调“必先岁气，毋伐天和”，治外感热病必须掌握年岁、气运。一年之中四时时令更为重视，认为四时为病各有特点，同一种病发于不同季节，其见症也不尽相同，治法有同有异。

1. 春季时病　大寒、立春、雨水、惊蛰为初之气，主厥阴风木，此时外感病称风温、春温，法宜辛凉解表，宜银翘散、桑菊饮二方加减化裁为主。寒疫为应温反寒，而病寒疫治法宜芳香温散和解，不宜辛凉苦寒，一般可用香苏饮加味或十神汤化裁。

2. 夏季时病　先夏至为病温，春分、清明、谷雨、立夏为二之气，主少阴君火，其病多属温热病范围，初起在表用银翘合栀豉以解之；若表解里热盛可用白虎汤清解之。后夏至为病暑，小满、芒种、夏至、小暑为三之气，主少阳相火，为病即为暑病。暑温致病，风、暑、湿三气夹杂，发病最骤，变化亦速，治法可先用辛凉，次用甘寒，终用甘酸。夏秋之际病湿温，大暑、立秋、处暑、白露为四之气，主太阴湿土。此时为病多属湿温，湿邪之害，不同于暑，盖盛暑之时必兼湿，湿盛之时不一定兼暑。

3. 秋季时病　秋分、寒露、霜降、立冬为五之气，主阳明燥金，为病秋燥。叶天士所谓秋燥一证，颇似春月风温，肺先受病；秋风凉劲肃杀，感之而病者为凉燥；暑气未消，秋阳过盛，感之而病者，则为温燥。

4. 冬季时病　小雪、大雪、冬至、小寒为终之气，主太阳寒水，多伤寒病，但冬阳偏胜，气候应寒反温，亦有冬温，冬温治法可与风温治法互参。

（二）强调治病求本

治病必须求本，本就是疾病的本质。正确认识和处理标与本的关系、正与邪的关系，才能抓住主要矛盾，战胜疾病。

1. 正气为本，邪气为标　热病初期、中期当祛邪散热以存阴，邪热尚盛而阴液已伤，清热之中佐以养阴。温病后期胃津耗伤法宜甘寒养胃，可选麦门冬汤、益胃汤之类，益胃当先柔肝，可加白芍、石斛、甘草等。若邪热已彻，津液耗伤，法从生津益胃，如麦门冬汤、益胃汤。若邪去八九，真阴欲竭，方如大定风珠。

2. 注意胃气为本　防治外感病须助胃气，卫气来源于中焦，若惑于炎症之说，滥用苦寒解毒之品，则有伤脾胃之弊。特别注意治病勿伤胃气，胃为后天之本，有胃气者生，无胃气者死。凡用苦寒攻下之法，必须谨慎，中病即止。调理脾胃为外感病恢复期的治疗关键。

（三）融合贯通“伤寒”、“温病”学说

1.《伤寒论》与温病学说应有机结合　蒲辅周认为《伤寒论》与温病学说的有机结合，丰富和扩充了热病辨证论治内容。外邪以寒温之性而分，《伤寒论》详于寒，而略于温；温病学说在伤寒的基础上详论其温，有发扬创新，但又多离不开《伤寒论》理法方药的源泉。指出“六经、三焦、营卫气血等辨证，皆说明生理之体用、病理之变化、辨证的规律、治疗的法则，当相互为用、融合贯通”。

2. 灵活运用《伤寒温疫条辨》　蒲辅周云：“治疗急性病，尤其急性传染病，要研究杨栗山的《伤寒温疫条辨》。”蒲辅周治温疫多灵活运用杨栗山温疫十五方，而升降散为其总方，治温疫之升降散，犹如治四时温病之银翘散，烂喉痧用加味凉膈散，大头瘟用增

损普济消毒饮，春温火毒甚者，选用增损双解散、加味六一承气、解毒承气等方皆有较高疗效。

（四）八法运用掌握分寸

蒲辅周认为八法运用都已包含着对立统一的治疗原则。太过不及，用之不当皆能伤正。提倡汗而勿伤、下而勿损、温而勿燥、寒而勿凝、消而勿伐、补而勿滞、和而勿泛、吐而勿缓。

第八节　时逸人

一、生平概况与著作

时逸人（1896—1966），江苏无锡人，幼从同邑名师学医。1928年在上海创设江左国医讲习所，并受聘于上海中医专门学校、中国医学院等校担任古今疫病教授。1929年秋受聘于山西中医改进研究会，主编《山西医学杂志》。抗日战争爆发后，曾辗转武汉、重庆、昆明，后返回上海，受聘中国医学院、新中国医学院、上海中医专科学校等校任教，后又创办复兴中医专科学校，并主办《复兴中医杂志》。中华人民共和国成立前夕在南京办首都中医院，1949年秋又办中医专修班，后转入江苏省中医学校任教。1955年由卫生部聘至中医研究院，后任西苑医院内科主任。1961年派赴宁夏回族自治区医院任中医科主任。著有《中国传染病学》、《中医伤寒与温病》、《时氏处方学》、《中国内科学》、《中国药物学》、《实用中医内科诊疗手册》等。

二、学术思想与临床经验

（一）伤寒与温病统一中存在矛盾

时逸人认为伤寒与温病初起具有一致性，可以统一起来，临床上外感病初起“恶寒与发热，常相互并见，不能分离”。仲景对于温病的界定“太阳病，发热而渴，不恶寒者，为温病”，则过于简单。临床上，那种“单恶寒而不发热，或单发热而不恶寒，极为少见”，多在一段时间以后，方有不恶寒、但发热之现象。主要是由于寒邪闭塞孔窍，肌肤温煦失职，即见恶寒，阳气郁闭则见发热。同时，伤寒和温病之间也有区别，其标准是“恶寒轻而发热重、口渴者，为温病；反之，恶寒重而发热轻，口不渴者，为伤寒”。二者区别的关键“系乎发热之轻重，口渴与不渴之间耳”。从而也说明了伤寒与温病之间的差别，只是热的程度与热伤津液之程度的不同。这种划分有着一定的进步意义，这也就是时逸人认为伤寒与温病在统一中存在着矛盾之谓。

（二）立“伏热之有无”为伤寒与温病之区分

时逸人重视温病伏气学说，认为伏温外发可有气分化温，与血分化温的不同。气分化温则初起头身俱痛，恶寒无汗，继则寒热似疟，口苦口黏，渴不欲饮或饮水不多，胸闷欲呕，胸胁支满，舌苔黄；亦可见灼热心烦，大渴引饮，不恶寒但发热，大便秘结，神昏谵妄，舌苔黄而干，舌质鲜红。血分伏温则初起微恶风寒，身热无汗，面赤唇焦，继则亢热灼手，无汗或有汗不多，或有失血心烦，手足躁扰，或神识昏蒙，静则不语，或状若惊病，时时短缩，舌苔初则底红浮白,继则舌色鲜红或紫绛。

(三) 四诊合参,尤重舌脉

时逸人强调四诊合参,反对"医者不屑问,病者不肯言"的态度。望诊要观神、察色、察体质、别形体,尤以舌诊更为重要。注重辨脉,特别在脉之疑似之处详加辨别:"如浮虽属表,凡阴虚血少,中气亏损者,必浮而无力,是浮不可以概言表。沉虽属里,凡外邪初感之深者,寒束于外,脉不能达,必有沉象,是沉不可概言里。数为热,凡阴虚之证,阴阳俱困,气血虚弱,皆可见数,虚甚者,数亦愈甚,是数不可以概言热。迟为寒,凡温热初退,余热未清,脉多迟滑,是迟不可以概言寒。"辨脉还重视冲阳、太溪及太冲脉,时逸人认为:"冲阳者,胃脉也。冲阳脉不衰,胃气犹在,病虽危困,尚有生机,但忌弦急。太溪者,肾脉也,太溪不衰,肾犹未绝,此脉不衰,生机未绝。太冲者,肝脉也,女人专以此脉为主。"

(四) 热病急症,治验丰富

惊、厥、闭、脱是温病急症中的四大症,多为神志改变的表现,属于西医学中休克的范畴。时逸人在急症治疗中积累了丰富的经验,治疗喜用各类丹丸制剂。他在验案中提到飞马金丹(巴豆霜、生大黄、没药、山慈菇、雄黄、乳香、广木香、橘红、五灵脂、百草霜、广郁金)开窍通腑治疗邪浊内壅。卧龙丹搐鼻内取嚏以开关宣窍,平肝化痰。治疗中风突然厥倒以卧龙丹取嚏,苏合香丸温开,礞石滚痰丸化痰。治疗霍乱吐利,欲吐不能吐,欲泻不能泻,乃浊邪内闭,热盛于内,并见脉伏,进一步将有发生热厥之虞,急宜宣通开窍、取嚏放血,盐汤探吐,并以通腑,使邪浊得泄,病势大减,以芳香化浊、苦辛开泄之剂收功。

第九节　严苍山

一、生平概况与著作

严苍山,浙江宁海人(1897—1968),稍长从严志韶公读岐黄书,诵诸经典,奠定了医学理论的坚实基础。就读于上海中医专门学校,获亲炙于丁甘仁先生,与秦伯未、章次公、程门雪等诸公为同窗知己。20世纪20年代,中医事业处于风雨飘摇中,严苍山为拯救中医学,自1927年起与秦伯未、章次公、许半龙、王一仁筚路蓝缕,创建中国医学院,从事中医教育事业;后又执教鞭于新中国医学院,桃李遍大江南北。20年代末,主持四明医院工作。长期从事临床工作,任上海中医学会常委兼秘书组长,上海中医文献研究馆馆员。严苍山擅治急症、重证,于急性外感温热病尤所专长,所创疫痉(脑膜炎)"三护一防"(护脑、护津、护肠、早防)防治法,颇具疗效。对内伤杂病以调理为主,常用北沙参,时有"严北沙"之称。自拟新方治疗慢性肝病、慢性肠炎、风湿性关节炎等病有独到之处。著有《疫痉家庭自疗集》、《汤头歌诀续集》等,遗有《严苍山先生医案》稿。

二、学术思想与临床经验

（一）治疗温病应有“三护”

严苍山擅治温病，认为伤寒和温病的根叶相连，不可分割。指出温病疫疠变化迅速，事实上难以循序区分，主张从临床实际出发，敢于打破先后论治的框框，灵活综合地运用汗、清、下治温病的三大法则。同时他根据温病的变化规律，又提出温病的三护法则，防病于未然。“夫百病不离乎内伤与外感，而外感则有伤寒与温病之异。伤寒辛温之方不能施于温邪病变之证，盖以温治温，易于化燥伤津。治温病应有三护之法，即护脑、护津、护肠也”。

（二）治温病的汗、清、下三大法则

汗法、清法、下法，严苍山归结为治温病的三大基本方法。无汗则发，有汗则清，腑结则下，三者不可偏废。由于“治温病之法，在里贵通，在表贵达”，所以他对汗法、下法，尤为重视。关于汗法，认为温病重视护养津液，并非禁汗，反之，“令热达腠开，邪从汗出”，是治疗温病的一大法则；且治疗温病，也绝非单纯用“清”法所能获效。若因此而忽视汗法，是不妥当的。关于下法，严苍山认为是温病中祛邪退热的重要手段，对“温病下不嫌早”的说法，十分赞同，认为温病跟伤寒不同，不仅可早下，而且可汗下兼施，下法同样也可与其他治温病诸法同用，有是症即用是药，不必拘泥，如清气通腑、凉血通泄、养阴通便、泻下开窍等等。至于清法，有清气、清营、凉血之分，提出：“在卫应兼清气，在气须顾凉血，以杜传变为上工。”这是他治疗温病的宝贵经验和新的创见。

（三）治病遣药，妙手随机

严苍山指出：“热者寒之，寒者热之，以及虚补实泻，是人人尽知的大法，然有时又往往不效，总因病情复杂，治乏良策之故。当此之时，务须正确地把握主要病机，必伏其所主，而先其所因，然后决定治疗，或正或奇，或逆或从，贵在临证选择，用得其宜。”同时，他又主张中医学一定要推陈出新，结合时代，须“多创治法，以应病变”。他反对囿于门户之见，执死方以治活病，如“本末倒置，未有不偾事者”。因此，他在辨证的前提下，善从古人方法中灵活化裁，以治疗今病。

（四）重视脾胃，善用北沙参

严苍山指出：脾胃是后天之本，气血生化之源，故治病而舍脾胃，非其治也。不论防病治病、外感内伤种种杂病，俱十分重视调治脾胃，把它作为抗御外邪，治疗诸脏腑疾病及强身益寿的重要手段。

1. 理虚兼顾土，多虚取其中　严苍山认为治疗各种虚证，不能忘记脾胃，指出土气的盛衰是决定疾病预后转归的重要标志。若中土未衰，凭其生发之气，使阴阳气血渐次来复；反之，若脾胃衰惫，生气凋残，往往会积虚成损，延为痼疾。在治诸虚丛集的慢性疾病时，严苍山反对率直地一味理虚，甚或补而壅滞，非但无助于病，反增邪气。他主张对诸虚丛集者，应重取其中土，使脾胃之气舒展，令得谷为上策。只有脾胃升降运化得健，方能药调食补相济而奏效，促使诸虚渐复。

2. 病后调理，其要在脾　大多疾病，无论外感内伤，终伤正气，脾胃每致受累。故严苍山不仅对病后食欲不振、脾胃不运等症，注意先苏脾醒胃，而且对病后阴阳气血之虚，也强调必须结合脾胃，进行调治。冀脾胃得以健运，化水谷而为精微，溉脏腑，复正气。他反对一见

邪去正虚，即峻补气血，漫投滋腻，困惫脾胃之气，非徒无益，而又害之。

3. 轻灵流通，甘润柔养　严苍山认为，脾虽宜补，得运乃健；胃虽主纳，以通为贵。故综合脾胃功能，核心在“动”；治疗脾胃，关键在于流通。胃腑之通降，贵在通；脾气之舒展，亦在运。故治脾不宜呆补，切忌滋腻，主张辛芳悦脾，取法轻灵流通。他平时常用甘平之品补脾元，辛香之品调胃气，如缪仲醇的资生丸及玫瑰花、代代花、须谷芽等，都是他调治脾胃的常用方药。严苍山认为结合临床，体会到南方之人，体质往往气火有余，阴液不足。他在临床中擅用北沙参，认为该药甘润而不腻，补养而不滞，无党参、黄芪偏温之嫌，故列为苏脾醒胃首选之品。因擅用北沙参，故医林中有“严北沙”之称。

（五）热病之“四肢厥逆”辨

严苍山以其临床之所见，认为热病见四肢厥冷者有四：一为阳郁不伸。病之初见，头痛微寒，肢节酸楚，口燥而不饮，脉象浮数，然四肢末端厥冷，或者乍凉乍温，此乃表阳被寒邪所郁，不得透达于四末也，当法四逆散之意；二为热深厥深。病阳明而见身壮热，口渴饮，呼吸气热，胸腹灼热而四肢厥冷，甚则冷至腕踝，此郁热于里，里不通达，故须清里彻表之治，每以白虎佐桂枝取效；三为湿遏热伏。湿温病多淹缠，以湿处热外，热居湿中，是热在阳明，湿在太阴也，治宜清热燥湿，方用白虎清阳明之热，苍术、滑石、杏、蔻化太阴之湿，湿热分消，热清湿化，两足逆冷即回暖矣。四为战汗肢冷。湿热之邪逗留气分，正被邪困。正虽不胜邪，但邪亦不得深入，正邪相持，惟待正气来复，即力透重围，与邪交战，故当身栗肤冷之际，四肢亦厥冷不暖，若得正胜邪却，肢冷遂逐渐回暖。

参考文献

[1] 张晓良，郭栋.《张聿青医案》肝气挟痰说及其用药特点初探[J].北京中医药，2011，30(3)：193-194.
[2] 俞志高.《张聿青医案》刊刻始末[J].江苏中医，1988，(2)：38.
[3] 池建淮，万毅.《张聿青医案》腻苔的探析[J].上海中医药杂志，1993，(2)：30-35.
[4] 刘艳骄.《张聿青医案》中失眠症的诊治特色[J].安徽中医临床杂志，1998，10(2)：123-125.
[5] 张乃修.张聿青医案[M].北京：人民卫生出版社，2006：15-20.
[6] 徐景藩.张聿青诊治气郁证学术思想分析[J].江苏中医，1994，15(8)：39-40.
[7] 刘德桓.张聿青治疗中风经验探析[J].江西中医药，1987，(3)：13-14.
[8] 曹永康.张聿青先生湿温治法试析[J].江苏中医，1988，(3)：33-34.
[9] 张锡纯.医学衷中参西录[M].石家庄：河北人民出版社，1974.
[10] 刘越.张锡纯医案[M].北京：学苑出版社，2008.
[11] 陆拯.近代中医珍本集：喉痧证治概要[M].杭州：浙江科学技术出版社，2003.
[12] 鲁兆麟.中国古今医案类编.肝胆温病病类[M].北京：中国建材工业出版社，2001.
[13] 武进县医学会.丁甘仁医案[M].南京：江苏科学技术出版社，1988.
[14] 余瀛鳌.现代名中医类案选.第2版[M].北京：人民卫生出版社，1983.
[15] 夏理彬.夏应堂氏临床经验介绍[J].上海中医药杂志，1962，(4)：1-4.
[16] 陆平.探骊得珠，病无遁形——著名内科名家夏应堂[J].上海中医药杂志，1990，(5)：25.
[17] 吴瑞甫，刘德荣，金丽点校.中西温热串解[M].福州：福建科学技术出版社，2003.
[18] 傅金汉.辨舌之神气——读曹炳章《辨舌指南》[J].浙江中医杂志，2005，(11)：465-466.
[19] 曹炳章.辨舌指南[M].福州：福建科学技术出版社，2005：70-77.
[20] 徐荣斋.曹炳章先生对中医药学的贡献[J].浙江中医药大学学报，1979，(1)：42-45.
[21] 魏睦森.曹炳章医论拾零[J].中医杂志，1987，(5)：6-7.

[22] 沈元良.曹炳章先生临证心法撷要[J].中华中医药杂志,2010,25(8):1327-1328.
[23] 中国中医研究院.蒲辅周医案[M].北京:人民卫生出版社,2005.
[24] 时振声.时逸人[J].中国医药学报.1989,4(3):71.
[25] 时振声.时逸人急证治验四则[J].广西中医药,1983,6(4):4-6.
[26] 陆翔.时逸人伤寒温病观探析[J].中医杂志,2011,52(4):278-280.
[27] 时振声.忆时逸人的学术思想与治学精神[J].山东中医学院学报,1982,6(1):23-27.
[28] 上海中医药大学.近代中医流派经验选集,第3版[M].上海:上海科学技术出版社,2011.
[29] 严世芸.内科名家严苍山学术经验集[M].上海:上海中医药大学出版社,2008.

主要参考书目

1. 刘完素.素问玄机原病式.影印本.北京：人民卫生出版社，1956.
2. 吴有性.温疫论.北京：人民卫生出版社，2007.
3. 余霖.疫疹一得.影印本.北京：人民卫生出版社，1956.
4. 戴麟郊.广瘟疫论.上海：上海科学技术出版社，1959.
5. 杨栗山.伤寒温疫条辨.北京：人民卫生出版社，1986.
6. 俞根初.重订通俗伤寒论.上海：上海科学技术出版社，1959.
7. 雷丰.时病论.北京：人民卫生出版社，2007.
8. 吴贞.伤寒指掌.上海：上海卫生出版社，1957.
9. 吴瑭.温病条辨.北京：人民卫生出版社，2007.
10. 王士雄.温热经纬.北京：人民卫生出版社，2005.
11. 陆懋修.世补斋医书.北京：中国古籍出版社，2007.
12. 柳宝诒.温热逢源.北京：人民卫生出版社，1959.
13. 何廉臣.重订广温热论.铅印本.绍兴：浙东书局，1914
14. 高辉远.蒲辅周医疗经验.北京：人民卫生出版社，1976.
15. 孟澍江.温病学.北京：人民卫生出版社，1989.
16. 彭胜权.温病学.北京：人民卫生出版社，2000.
17. 杨进.温病学.北京：人民卫生出版社，2003.
18. 张文选.温病方证与杂病辨治.北京：人民卫生出版社，2007.